Stefanie Becker
Hermann Brandenburg
(Herausgeber)
Lehrbuch Gerontologie

Verlag Hans Huber
Programmbereich Gerontologie

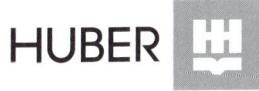

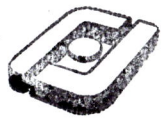

Stefanie Becker, Hermann Brandenburg

(Herausgeber)

Lehrbuch Gerontologie

Gerontologisches Fachwissen
für Pflege- und Sozialberufe

Eine interdisziplinäre Aufgabe

Unter Mitarbeit von

Sabine Bartholomeyczik
Eva Birkenstock
Matthias Brünett
Theresa Fibich
Helen Güther
Sabine Hahn
François Höpflinger
Manfred Hülsken-Giesler
Franz Kolland
Stefanie Klott

Ursula Köstler
Cornelia Kricheldorff
Remi Maier-Rigaud
Kristina Mann
Heike Marks
Ruth Remmel-Fassbender
Michael Sauer
Daniel Tucman
Frank Schulz-Nieswandt
Renate Stemmer

Mit einem Geleitwort von Prof. Dr. Mike Martin

Verlag Hans Huber

Stefanie Becker (Hrsg.). Prof. Dr. phil., Dipl.-Psych., Dipl.-Geront.
E-Mail: stefanie.becker@bfh.ch (Korrespondenzanschrift).

Hermann Brandenburg (Hrsg.). Univ.-Prof., Dr. phil.
E-Mail: hbrandenburg@pthv.de.

Lektorat: Jürgen Georg, Michael Herrmann, Andrea Weberschinke
Herstellung: Jörg Kleine Büning
Umschlagillustration: Vera Kuttelvaserova – fotolia.com
Umschlaggestaltung: Jörg Kleine Büning
Druckvorstufe: Claudia Wild, Konstanz
Druck und buchbinderische Verarbeitung: Hubert & Co., Göttingen
Printed in Germany

Bibliografische Information der Deutschen Nationalbibliothek
Die Deutsche Nationalbibliothek verzeichnet diese Publikation in der Deutschen Nationalbibliografie; detaillierte bibliografische Daten sind im Internet über http://dnb.d-nb.de abrufbar.

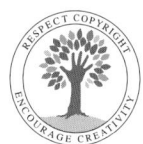

Dieses Werk, einschließlich aller seiner Teile, ist urheberrechtlich geschützt. Jede Verwertung außerhalb der engen Grenzen des Urheberrechtes ist ohne Zustimmung des Verlages unzulässig und strafbar. Das gilt insbesondere für Vervielfältigungen, Übersetzungen, Mikroverfilmungen sowie die Einspeicherung und Verarbeitung in elektronischen Systemen.
Die Verfasser haben größte Mühe darauf verwandt, dass die therapeutischen Angaben insbesondere von Medikamenten, ihre Dosierungen und Applikationen dem jeweiligen Wissensstand bei der Fertigstellung des Werkes entsprechen. Da jedoch die Medizin als Wissenschaft ständig im Fluss ist und menschliche Irrtümer und Druckfehler nie völlig auszuschließen sind, übernimmt der Verlag für derartige Angaben keine Gewähr. Jeder Anwender ist daher dringend aufgefordert, alle Angaben in eigener Verantwortung auf ihre Richtigkeit zu überprüfen.
Die Wiedergabe von Gebrauchsnamen, Handelsnamen oder Warenbezeichnungen in diesem Werk berechtigt auch ohne besondere Kennzeichnung nicht zu der Annahme, dass solche Namen im Sinne der Warenzeichen-Markenschutz-Gesetzgebung als frei zu betrachten wären und daher von jedermann benutzt werden dürfen.

Aus Gründen der besseren Lesbarkeit werden hier und in den einzelnen Beiträgen nicht durchgehend weibliche und männliche Formen parallel, sondern oftmals neutrale Formen oder – den Regeln der deutschen Sprache folgend – das generische Maskulinum verwendet. Dennoch schließen alle enthaltenen Personenbezeichnungen das jeweils andere Geschlecht mit ein.

Anregungen und Zuschriften bitte an:
Verlag Hans Huber
Lektorat Pflege
Länggass-Strasse 76
CH-3000 Bern 9
Tel: 0041 (0)31 300 4500
verlag@hanshuber.com
www.verlag-hanshuber.com

1. Auflage 2014
© 2014 by Verlag Hans Huber, Hogrefe AG, Bern
(E-Book-ISBN [PDF] 978-3-456-95343-4)
(E-Book-ISBN [EPUB] 978-3-456-75343-0)
ISBN 978-3-456-85343-7

Inhaltsverzeichnis

Danksagung 13

Geleitwort 15

1.	**Gerontologisches Fachwissen und Interdisziplinarität: Warum?**	
	Stefanie Becker, Hermann Brandenburg	17
1.1	Welche Zielgruppen sind angesprochen?	18
1.2	Worum geht es in diesem Buch?	18
2.	**Gerontologie – eine interdisziplinäre Wissenschaft**	
	Stefanie Becker	21
2.1	Einführung	22
2.2	Gerontologie – ein Definitionsversuch	23
2.3	Interdisziplinarität der Gerontologie	25
2.3.1	Bezugsdisziplinen der Gerontologie	27
2.3.2	Interdisziplinäre Tätigkeitsfelder der Gerontologie ..	28
2.3.3	Interdisziplinäre Herangehensweise	31
2.3.4	Herausforderungen interdisziplinärer Kooperation	33
2.4	Schlussfolgerung	33
2.5	Literatur	34

Teil 1 – Theoretische Grundlagen 35

3.	**Theorien des Alters und des Alterns**	
	Stefanie Klott	37
3.1	Einführung	38
3.2	Theorien – eine erste Annäherung	39
3.2.1	Über Sinn und Nutzen von Theorien	39
3.2.2	Der Status quo	40
3.3	Theorien in der Gerontologie – die Klassiker	42
3.3.1	Vom Defizitmodell zur Theorie des erfolgreichen Alterns	42

3.3.2	Disengagement-Theorie	44
3.3.3	Aktivitätstheorie	46
3.3.4	Kontinuitätstheorie	47
3.3.5	Selektive Optimierung durch Kompensation (SOK)	48
3.3.6	Kompetenztheorie	49
3.4	Multidisziplinäre Perspektiven des Alters	50
3.4.1	Psychologische Alter(n)stheorien	50
3.4.1.1	Theorien der Entwicklungsaufgaben	51
3.4.1.2	Theorien der Intelligenzentwicklung	52
3.4.2	Soziologische Alter(n)stheorien	54
3.4.3	Ökogerontologische Ansätze	56
3.4.4	Pflegewissenschaftliche Ansätze in der Gerontologie	57
3.4.5	Soziale Arbeit und Gerontologie	61
3.5	Abseits vom Mainstream: Vern Bengtson	65
3.5.1	Sozialkonstruktivismus	65
3.5.2	Kritische Gerontologie	66
3.6	Schlussfolgerungen	67
3.7	Literatur	70

4. Altern und Pflege
Sabine Bartholomeyczik 75

4.1	Einführung	76
4.2	Entwicklungen und Perspektiven	76
4.3	Zentrale Aufgaben der Pflege	82
4.3.1	Allgemeine Aufgaben bei der Pflege alter Menschen	82
4.3.2	Menschen mit Demenz als besondere Herausforderung für die Pflege	85
4.4	Settings	87
4.4.1	Altenheime und Langzeitversorgung	89
4.4.2	Ambulante Pflege	90
4.4.3	Krankenhäuser und Akutversorgung	91
4.5	Bildungsfragen	91
4.6	Verbände und Politik	93
4.7	Schlussfolgerungen	94
4.8	Literatur	95

5. Altern und Soziale Arbeit
Cornelia Kricheldorff 97

5.1	Soziale Arbeit und Altern – Entwicklungslinien	99
5.2	Soziale Arbeit und Soziale Gerontologie – Positionen und Tendenzen in Theorie und Praxis	101

5.3	Theorie- und Identitätsbildung in der Sozialen Arbeit und Sozialen Gerontologie	105
5.3.1	Empowerment	106
5.3.2	Lebensweltorientierung	108
5.4	Zusammenfassung und Ausblick	110
5.5	Literatur	111

Teil 2 – Lebenslagen im Alter 115

6. Alterssozialpolitik, soziale Sicherung und soziale Ungleichheit (D, CH, A)
Frank Schulz-Nieswandt, Ursula Köstler, Remi Maier-Rigaud, Kristina Mann, Heike Marks und Michael Sauer 117

6.1	Einführung	118
6.2	Theorierahmen	119
6.3	Wohlfahrtsstaatstypologischer Vergleich	120
6.4	Alterssicherung	121
6.5	Krankenversicherung und Gesundheitswesen	126
6.6	Langzeitpflege	131
6.7	Migration und Alter	137
6.8	Bürgersolidarität: Freiwilliges Engagement und Sozialkapital	141
6.9	Die Relevanz für die Soziale Arbeit und die Alterspflege	146
6.10	Schlussfolgerungen	149
6.11	Debatten und Kontroversen	149
6.12	Literatur	150

7. Demografisch-gesellschaftliche Wandlungen und soziale Folgen
François Höpflinger 161

7.1	Einführung	162
7.2	Lebensphasen in einer dynamischen Gesellschaft mit hoher Lebenserwartung	163
7.3	Phasen des Alters – vom Seniorenalter zur Hochaltrigkeit	165
7.4	Lebenslagen im dritten Lebensalter – ausgewählte Feststellungen	172
7.5	Lebenslagen im vierten Lebensalter – Lebenssituationen Hochaltriger	177
7.6	Schlussfolgerungen	179
7.7	Debatten und Kontroversen	180
7.8	Literatur	182

8.	**Anforderungen an eine professionelle Pflege in einer alternden Gesellschaft**	
	Sabine Hahn	185
8.1	Einführung	186
8.2	Gelebte Erfahrung von Gesundheit und Krankheit	188
8.3	Imageprobleme und Attraktivität	189
8.4	Qualität und Zufriedenheit	191
8.5	Integration und Koordination	192
8.6	Anforderungen und Kompetenzen	193
8.7	Debatten und Kontroversen	195
8.7.1	Generalistische versus spezifische Kompetenzen	195
8.7.2	Attraktivität Langzeitpflegebereich versus Akutversorgung	196
8.7.3	Intraprofessionell berufsorientiert versus interprofessionell bereichsorientiert	196
8.7.4	Fragestellungen für die interdisziplinäre Zusammenarbeit	196
8.8	Literatur	198

Teil 3 – Ethische Grundlagen und Leitbilder guter Altersarbeit 201

9.	**Mut zur gut begründeten Entscheidung**	
	Eva Birkenstock	203
9.1	Einführung	204
9.2	Universale moralische Prinzipien und Stationen ihrer historischen Entwicklung	205
9.3	Ethik und menschliches Handeln	207
9.4	Weitere Ansätze zur Theorie ethischen Handelns	210
9.4.1	Moralische Prinzipien – universal und interkulturell gültig	211
9.4.2	Kommunikative Ethik ist reziprok	214
9.5	Ethische Konflikte im Spannungsfeld zwischen idealer Lösung und pragmatischem Kompromiss	215
9.5.1	Autonomie und Freiheit kollidieren mit Fürsorge	216
9.5.2	Wahrheit kollidiert mit Fürsorge	217
9.5.3	Subjektives Wohlbefinden kollidiert mit Fürsorge	218
9.5.4	Wahrheit und Treue kollidieren mit Psychohygiene	220
9.5.5	Die Einhaltung eines Versprechens kollidiert mit dem Gewissen	221
9.6	Debatten und Kontroversen	222
9.7	Schlussfolgerung	224
9.8	Literatur	225

10.	**Autonomie**	
	Helen Güther	229
10.1	Einführung	230
10.2	Begriffsbestimmung und Tradition des heutigen Autonomieverständnisses	231
10.3	Autonomie im Kontext von Krankheit, Behinderung und Alter	232
10.3.1	Medizin	232
10.3.2	Heilpädagogik	233
10.3.3	Gerontologie	234
10.3.4	Gerontologische Pflege	235
10.4	Autonomie als Polaritäten	236
10.4.1	Autonomie als Alltagskompetenz	237
10.4.2	Autonomie als graduelle Selbstbestimmung	237
10.5	Würdigung und kritische Einschätzung der Autonomiedebatte und -konzepte	238
10.6	Autonomiekonzept als Verhältniskonzept	239
10.7	Autonomie und verantwortungsvolle Handlungspraxis	242
10.8	Schlussfolgerung und Ausblick	244
10.9	Literatur	244
11.	**Empowerment**	
	Daniel Tucman, Matthias Brünett	249
11.1	Einführung	250
11.2	Etymologische Bedeutung des Begriffs «Empowerment»	251
11.3	Historische Betrachtung des Empowerment-Konzepts	252
11.4	Das Konstrukt Empowerment	253
11.5	Experten und Lebenswelt: ein Paradoxon	257
11.6	Ressourcenorientierung: Versuch der Operationalisierung einer Haltung	259
11.7	Schlussfolgerungen	263
11.8	Debatten und Kontroversen	265
11.8.1	Schlagwort Empowerment?	265
11.8.2	Empowerment und Macht	266
11.9	Literatur	268

Teil 4 – Gerontologie in Pflege und Sozialer Arbeit – eine interdisziplinäre Aufgabe ... 271

12. Auf dem Weg zur Gerontologischen Pflege
Hermann Brandenburg ... 273
12.1 Zur Geschichte der Gerontologischen Pflege ... 274
12.2 Ambivalenzen in der Professionalisierung des Felds ... 277
12.3 Gegenstand, Zielsetzung, Notwendigkeit und Themenfelder der Gerontologischen Pflege ... 280
12.4 Fazit ... 282
12.5 Literatur ... 283

13. Interventionen und Methoden aus der Sicht der Pflege und Sozialen Arbeit
Ruth Remmel-Faßbender und Renate Stemmer ... 287
13.1 Einführung ... 288
13.2 Soziale Altersarbeit – Versuch einer Standortbestimmung ... 291
13.3 Handlungskonzepte und Methoden ... 295
13.4 Direkte interventionsbezogene Konzepte auf der Mikroebene ... 297
13.4.1 Einzelfallbezogene Methoden ... 297
13.4.2 Beratung als Kernkompetenz in der Altenarbeit ... 303
13.5 Gruppen und sozialraumbezogene Methoden ... 306
13.5.1 Gruppenarbeit ... 306
13.5.2 Gemeinwesenarbeit ... 308
13.5.3 Netzwerkarbeit ... 310
13.6 Case Management als Verbindung von Mikro-, Meso- und Makroebene ... 312
13.6.1 Voraussetzungen für Case Management auf der Organisationsebene ... 316
13.6.2 Assessment und Hilfeplanung im Case Management ... 318
13.6.3 Linking ... 319
13.6.4 Monitoring und Re-Assessment ... 319
13.6.5 Fallabschluss und Evaluation ... 320
13.7 Interventionen und Methoden der Pflege ... 322
13.7.1 Pflegetheoretische Grundlagen ... 323
13.7.2 Der Pflegeprozess als Rahmenmethode auf der Mikroebene ... 324
13.7.2.1 Erster Schritt: Informationssammlung ... 326
13.7.2.2 Zweiter Schritt: Diagnosestellung ... 328
13.7.2.3 Dritter Schritt: Planung der angestrebten Ergebnisse ... 330
13.7.2.4 Vierter Schritt: Planung der Intervention ... 332

		13.7.2.5 Fünfter Schritt: Durchführung/Implementierung des Pflegeplans	334
		13.7.2.6 Sechster Schritt: Evaluation	334
	13.7.3	Der organisationale Fokus – die Mesoebene	334
	13.7.4	Flächendeckende Versorgung, politische Strukturen – die Makroebene	337
	13.8	Diskussion und Fazit	339
	13.9	Literatur	342

14. Professionelle Soziale Arbeit und Pflege zwischen Theorie und Praxis
Franz Kolland, Theresa Fibich 349

14.1	Einführung	350
14.2	Beruf und Profession	351
14.3	Theoretische Positionen in der Professionsforschung	356
14.3.1	Strukturfunktionalismus – Profession als institutionalisierter Altruismus	356
14.3.2	Strukturtheorie – Problemlösung und Autonomiestärkung	357
14.3.3	Systemtheorie – Wirksamkeitskalkulation von Handlung/ Nicht-Handlung	358
14.3.4	Interaktionstheorie – die adäquate Reaktion auf das Unbekannte	359
14.3.5	Machttheoretische Ansätze – Exklusive Expertise	360
14.4	Soziale Arbeit als pragmatische eigenreferenzielle Profession	361
14.5	Pflege zwischen Eminenz und Evidenz	364
14.6	Multiparadigmatismus am Beispiel der Geriatrischen Pflege und Sozialen Altenarbeit	367
14.7	Schlussfolgerungen	370
14.8	Debatten und Kontroversen	371
14.9	Literatur	372

15. Professionalisierung der Pflege: Möglichkeiten und Grenzen
Manfred Hülsken-Giesler 377

15.1	Einführung	378
15.2	Zur Ausgangslage im deutschsprachigen Raum	378
15.3	Pflege als Arbeit	381
15.4	Pflege als Beruf	382
15.5	Pflege als Profession	384
15.5.1	Berufliche Pflege im Lichte der klassischen Professionskriterien	385
15.5.2	Selbstorganisation und berufliche Autonomie	389

15.5.3	Zur Integration der beruflichen Pflege in das Gesundheitssystem	390
15.5.4	Berufliche Pflege zwischen Ohnmacht und Machterwerb	392
15.6	Zur Professionalität der Pflege	395
15.7	Zusammenfassung und Ausblick	399
15.8	Literatur	402
16.	**Herausforderungen in der Zusammenarbeit zwischen Pflege- und Sozialberufen**	
	Hermann Brandenburg, Stefanie Becker	409
16.1	Zum Schwerpunkt des Buches	409
16.2	Berufsgruppenübergreifende Zusammenarbeit für mehr Lebensqualität	410
16.3	Weitergehende Bedeutung dieses Studienbuchs	411
16.4	Literatur	412

Glossar	413
Verzeichnis der HerausgeberInnen und AutorInnen	423
HerausgeberInnen	423
AutorInnen	425
Sachwortverzeichnis	435

Danksagung

Unser ganz herzlicher Dank gilt an erster Stelle allen Autorinnen und Autoren, die mit ihrer ausgezeichneten Expertise und ihrem enormen Engagement zum Entstehen dieses Buches beitragen haben. Es ist nicht nur die Güte der einzelnen Beiträge, die dieses Buch in der vorliegenden Qualität haben entstehen lassen, sondern auch die Bereitschaft aller Beteiligten, sich auf dieses interdisziplinäre Experiment einzulassen. Insbesondere möchten wir auch Mike Martin für das Verfassen des Geleitwortes danken, das den Bedarf an gerontologischem Fachwissen und die Notwendigkeit der interdisziplinären Kooperation in Pflege und Sozialer Arbeit klar und mit Nachdruck deutlich macht und die Bedeutung einer integrativen Sicht auf das Individuum überzeugend darlegt.

Weiterhin gilt unser Dank auch dem Verlag Hans Huber und unserem Lektor Jürgen Georg in Bern, der uns bei diesem Buchprojekt unterstützt hat.

Und nicht vergessen möchten wir auch den besonderen Dank an unsere Lebenspartner Kurt Weber und Sabine Brandenburg, die uns motivierend unterstützt haben und bereit waren, doch einige Abende und Wochenenden auf unsere Gesellschaft zu verzichten.

Bern und Vallendar, im Frühjahr 2014

Prof. Dr. Stefanie Becker   Prof. Dr. Hermann Brandenburg

Geleitwort

Mit dem vorliegenden Gerontologie-Lehrbuch *Gerontologisches Fachwissen für Pflege- und Sozialberufe – Eine interdisziplinäre Aufgabe* liegt eine dringend benötigte fachliche Grundlage für den kompetenten Umgang von Pflege- und Sozialberufen im Bereich der Gerontologie vor.

Die in der Altenhilfe hauptsächlich tätigen Disziplinen der Pflege und Sozialen Arbeit weisen in ihren Tätigkeitsfeldern mit älteren und hochaltrigen Menschen vielfältige Berührungspunkte und Schnittmengen auf. Dennoch treten Berufsangehörige beider Disziplinen meist unabhängig voneinander und nicht aufeinander bezogen auf, Interventionen erfolgen jeweils disziplinspezifisch und Synergien der Kooperation sind noch eher selten. So können wichtige Potenziale für den Erhalt und die Förderung der Lebensqualität älterer und hochaltriger Menschen nicht genutzt werden und eine Weiterentwicklung der Professionen entlang der gesellschaftlichen Bedürfnisse und Bedarfe unterbleibt.

Dankenswerterweise ist der Untertitel, *Eine interdisziplinäre Aufgabe*, hier ernst gemeint und wird im Band durchgehend umgesetzt. Für eine Gerontologie, die den einzelnen Menschen mit allen seinen Eigenschaften und Fähigkeiten, nicht nur mit einzelnen Symptomen oder Pflegebedürftigkeit, in den Mittelpunkt stellt, ist Interdisziplinarität grundlegend. Innerhalb von alternden Personen interagieren zur Erreichung größtmöglicher Lebensqualität Merkmale auf unterschiedlichen Analyse-Ebenen, von der Zelle und Organen, vom Verhalten und Erleben über individuelle Handlungsentscheidungen, Ziele und Bedürfnisse bis hin zu sozialen Beziehungen sowie gesellschaftlich-kulturellen und technischen Kontexten. Interdisziplinarität bedeutet aus theoretischer Sicht daher nicht nur die genaue Kenntnis und Addition dieser durch einzelne Fachdisziplinen separat betrachteten Analyse-Ebenen, sondern die Thematisierung des handelnden und entscheidenden Individuums, innerhalb dessen diese Analyse-Ebenen in Wechselwirkung treten. Aus methodischer Sicht erfordert eine interdisziplinäre Gerontologie die Berücksichtigung der individuell unterschiedlichen Entwicklungsverläufe dieser Wechselwirkungen, um eine evidenzbasierte und gleichzeitig individuell zugeschnittene, im Alltag der Person wirkende Intervention zu identifizieren.

Das Buch ist vorbildlich für die Weiterentwicklung einer interdisziplinären und praktisch wirksamen Gerontologie, die wichtige Grundlagen für eine verbesserte und zukünftig wichtiger werdende interdisziplinäre Verständigung und Zusammenarbeit in verschiedenen Berufsfeldern der Altenhilfe – auch über die Pflege und Soziale Arbeit hinaus – liefert. Die genaue Kenntnis von und Auseinandersetzung mit den hier zusammengetragenen gerontologischen Grundlagen können ein wichtiger Beitrag für ein erweitertes Berufsverständnis in der Altenhilfe sein und werden in den kommenden Jahren zentrale Beiträge zur Professionalisierung der Pflege und Sozialen Arbeit im gerontologischen Bereich leisten.

Univ.-Prof. Dr. Mike Martin,
Ordinarius für Gerontopsychologie an der Universität Zürich

1 Gerontologisches Fachwissen und Interdisziplinarität: Warum?

Stefanie Becker, Hermann Brandenburg

Im Zuge des demografischen Wandels verändern sich verschiedene Berufsbilder, darunter auch solche mit einer eher traditionellen Ausrichtung. Im Schnittbereich der Beratung, Begleitung, Betreuung und Pflege älterer Menschen treffen sie dann aufeinander. In diesem Zusammenhang ist es für eine erfolgreiche Wahrnehmung der Aufgaben in diesen Tätigkeitsfeldern entscheidend, dass Professionen und Disziplinen einerseits näher zusammenrücken, über den Tellerrand der eigenen Zuständigkeiten hinausschauen und ein erweitertes Verständnis auch anderer Disziplinen entwickeln. Andererseits müssen sie spezialisiertes Wissen und Fachkompetenzen ausbilden, sich besonders an den Schnittstellen der Versorgung besser profilieren und ihren Zuständigkeitsbereich abgrenzen. Die Gerontologie als interdisziplinäre Wissenschaft kann hierfür quasi als Vermittler bzw. Grundlage beider Disziplinen dienen. Gerontologie stellt spezifisches Wissen bereit, das in der Praxis verschiedener Disziplinen in der praktischen Altersarbeit von wachsender Relevanz ist. Ziel ist es letztlich, die Beratung, Unterstützung und Pflege alter und hochbetagter Menschen in einem multidisziplinären Handlungsfeld zu fördern.

Das *Lehrbuch Gerontologie, Gerontologisches Fachwissen für Pflege- und Sozialberufe – Eine interdisziplinäre Aufgabe* möchte hierzu einen innovativen Beitrag leisten und soll den Dialog der genannten Disziplinen fördern. Dies ist nur durch die Kenntnis der Ansätze und Perspektiven der jeweils anderen Disziplin möglich. Diese Verständigung zu leisten und beispielhaft zu zeigen, wo dieser Brückenschlag sowohl im Sinne der professionellen Helfer als auch der älteren Menschen selbst sinnvoll und notwendig ist, ist ein wesentliches Anliegen dieses Buchs.

1.1 Welche Zielgruppen sind angesprochen?

Explizit soll dieses Buch Studierende der Studiengänge in Pflege und Sozialer Arbeit ansprechen, die in Grundlagen und Herausforderungen der Gerontologie eingeführt werden. Praktiker, die sich mehr für wissenschaftlich gestützte Reflexion als für «How-to-do»-Texte interessieren, sind sicherlich eine weitere Zielgruppe, und zwar auch deshalb, weil ein Dialog zwischen Wissenschaft und Praxis am besten dann stattfindet, wenn die Wissenschaft die praktischen Herausforderungen aufnimmt, die Praxis aber auch die entsprechenden Diskussionen mitverfolgt – und sich zu Wort meldet.

In diesem Sinne geht es um einen kritischen Dialog, auch zwischen den Leserinnen und Lesern und uns als Herausgebern sowie den Autorinnen und Autoren dieses Buches. Es gehört zu den Absurditäten der modernen Wissenschaft, dass zwar viel publiziert, aber wenig ernsthaft und wertschätzend gestritten wird. Umgekehrt greift die Praxis noch viel zu wenig wissenschaftliche Befunde auf. Vielleicht ermuntert dieses Buch die/den eine/n oder andere/n der Leserinnen und Leser, uns zu schreiben? Bitte zögern Sie nicht und rechnen Sie damit, dass Ihre Anregungen auf fruchtbaren Boden fallen – und vielleicht in der nächsten Auflage umgesetzt werden.

1.2 Worum geht es in diesem Buch?

Es geht in diesem Buch primär um eine zusammenfassende Darstellung von Grundlagen *und* um die Anregung zur interdisziplinären Reflexion. Leitwissenschaft ist – wie erwähnt – die Gerontologie. Die Situation alter Menschen im deutschsprachigen Raum (Deutschland, Österreich, Schweiz) steht dabei im Vordergrund. Wir haben uns darum bemüht, insbesondere durch die Auswahl der Autorinnen und Autoren, alle drei Länder «abzubilden». Die länderspezifischen Besonderheiten kommen dabei ebenso zum Ausdruck wie ihre gemeinsamen Herausforderungen. Dort, wo nicht alle drei Länderperspektiven parallel in einem Kapitel dargestellt sind, wird jeweils aus der Sicht der jeweiligen Autorin bzw. des Autors argumentiert und – sofern sinnvoll und möglich – an den entsprechenden Stellen durch Hinweise auf Besonderheiten in den anderen Ländern hingewiesen.

Aber auch das Folgende ist ein Ziel dieses Buches: Sowohl über Grenzen der Disziplinen, aber auch über Ländergrenzen hinweg zu einem besseren Verständnis der Lebenssituation älterer Menschen heute beizutragen. Und dies nicht (nur) vor dem Hintergrund des wachsenden Anteils der Fachpersonenströme in und aus den deutschsprachigen Ländern, sondern vor allem vor dem Hintergrund des gemeinsamen Anliegens aller in der Altenarbeit Tätigen: der effektiven und effizienten Förderung und Erhaltung der individuellen Lebensqualität der auf Hilfe, Unterstützung und/oder Pflege angewiesenen älterer Menschen.

Dabei steht nicht nur die Beschreibung der Ist-Situation im Vordergrund. Es soll auch ein kritischer Ansatz für die Praxis bereitgestellt werden, der auch die Professionen selbst von der Kritik nicht ausnimmt. Mehr noch – das Buch hat den Anspruch, einen Beitrag zum Theorie-Praxis-Transfer zu leisten. Dies wird an vielen Stellen deutlich werden, unter anderem bei den Fallbeispielen und Reflexionen. Wir haben auch versucht, die beiden Disziplinen Soziale Arbeit und Pflege direkt miteinander ins Gespräch zu bringen, und zwar im Hinblick auf ihre Aufgaben bzw. Einsatzfelder im Lebenskontext älterer Menschen einerseits und die Interventionen bzw. Methoden andererseits. Der Bezug zu gerontologischem Fachwissen wird in allen Kapiteln des Buches hergestellt. So finden sich manche Konzepte und Bezüge in mehreren Ausführungen wieder. Dies ist jedoch keine Redundanz, sondern vielmehr ein Zeichen ihrer breiten Anschlussfähigkeit. Da sie jedes Mal in einem anderen Kontext Erwähnung finden, wird auch je eine andere Facette, sei es aus pflegerischer oder sozialarbeiterischer Perspektive, deutlich.

Schlussendlich wünschen wir uns, dass unser Buch als Grundlagenwerk für die Ausbildung der Pflege- und Sozialberufe genutzt wird, wenn es um die Arbeit mit alten Menschen geht. Die Gerontologie dient dabei als «Klammer» und verbindendes (wissenschaftliches) Element, das als eine gemeinsame Basis zum Verständnis der Lebenssituationen alter und hochbetagter Menschen und damit als Verständigungsmedium zwischen den Disziplinen genutzt werden kann und Fachwissen bereitstellt, das für eine optimale Beratung, Betreuung und Pflege älterer und hochaltriger Menschen von zentraler Bedeutung ist.

Folgende Kerninhalte stehen im vorliegenden Buch im Fokus:

- ein einführender Überblick zum Verständnis der Gerontologie
- theoretische Grundlagen («klassische» und neue Alternstheorien)
- Analyse der demografischen Situation und der Lebenslagen im Alter (Sozialpolitik und soziale Sicherung, Migration und Gesundheit, Versorgung)
- ethische Herausforderungen und Leitbilder einer guten Arbeit mit alten Menschen (Autonomie, Normalität, Empowerment)
- die «Schnittmenge» beider Berufsfelder aus der Expertensicht beider Disziplinen
- Interventionen und Methoden (Tools, Instrumente, Werkzeuge, die in der täglichen Praxis helfen können)

- Möglichkeiten und Grenzen der Professionalisierung (Förderung eines kritischen Selbstverständnisses der Disziplinen).

Wir wünschen den Studierenden der beiden Disziplinen, den Lehrerinnen und Lehrern in Aus-, Fort- und Weiterbildung (vor allem an den Hochschulen) sowie allen Interessierten, die das vorliegende Buch für ihre eigene professionelle Reflexion nutzen, eine anregende und interessante Lektüre.

2 Gerontologie – eine interdisziplinäre Wissenschaft

Stefanie Becker

> ### Zusammenfassung
>
> Die Auswirkungen des demografischen Wandels und einer Gesellschaft des langen Lebens sind in fast allen gesellschaftlichen Bereichen spürbar. Daher sind in vielen Arbeitsfeldern heute gerontologische Kenntnisse erforderlich, um mit dem Phänomen des Alters bzw. Alterns angemessen und produktiv umzugehen. Das gilt für den Bereich der Bildung ebenso wie für die Arbeitswelt, die Stadtentwicklung, die technologische Entwicklung und – insbesondere – für die Pflege und Soziale Arbeit. Grundkompetenzen der Gerontologie bzw. grundlegendes gerontologisches Fachwissen sind in verschiedenen Arbeitsbereichen und damit unterschiedlichen Disziplinen zunehmend gefragt.
> Wie in der Einleitung dargelegt, verstehen wir die Gerontologie (Alters- bzw. Alternswissenschaft) und ihre Erkenntnisse als Grundlage für eine qualitativ hochstehende professionelle Tätigkeit im Altersbereich. In dieser Eigenschaft kann gerontologisches Fachwissen helfen, eine Brücke zwischen verschiedenen Disziplinen zu schlagen und als gemeinsame Kommunikations- und Verständnisgrundlage dienen. Dies vor allem, weil sich Gerontologie als interdisziplinäre Wissenschaft versteht. In diesem Kapitel sollen daher zunächst das Selbstverständnis der Gerontologie und ihre sich daraus ergebende mögliche Vermittlerrolle erläutert werden, da sie die Grundlage und Hintergrundfolie darstellt, vor der die weiteren Kapitel dieses Buches zu lesen sein werden.

> **Lernziele:**
>
> - Gerontologie als interdisziplinäre Wissenschaft kennenlernen.
> - Ein erstes Verständnis von Gerontologie und der Bedeutung gerontologischen Fachwissens in der Pflege und Betreuung älterer Menschen erhalten.
> - Die Unterschiede zwischen Multi-, Inter- und Transdisziplinarität kennenlernen.
> - Die Bedeutung gerontologischen Fachwissens für die eigene Berufstätigkeit in Pflege oder Sozialer Arbeit reflektieren.

2.1 Einführung

Die Gerontologie als wissenschaftliches Forschungsgebiet und praktische Tätigkeit verdankt ihre Entwicklung vor allem Strömungen im 20. Jahrhundert, die einerseits von wachsendem Bewusstsein über die älteren und wachsenden Bevölkerungsanteile und andererseits durch eine damit verbundene Defizitorientierung (s. a. Kap. 3) geprägt waren. Die Erhöhung der Lebenserwartung bei Frauen auf durchschnittlich 84,6 Jahre und bei Männern auf 80,2 Jahre bei der Geburt sowie die damit verbundene Chance der Langlebigkeit haben dazu geführt, dass die Lebensphase Alter einen wachsenden Anteil an der Gesamtlebenszeit ausmacht und sich durch hohe inter- und intraindividuelle Variabilität (Lehr, 2007) und Vielfalt auszeichnet. Zentrale Trends dieser demografischen Veränderungen, die auch die Handlungsfelder der Sozialen Arbeit und der Pflege mit älteren Menschen zunehmend prägen, sind:

- *Individualisierung:* Die Lebensverläufe und -lagen im Alter sind heute weitaus weniger normativ und standardisiert.

- *Singularisierung:* Die veränderten Familienstrukturen und die alt gewordene Kriegsgeneration führen zu einer hohen Anzahl alleinstehender alter Menschen in unserer Gesellschaft (vor allem Frauen).

- *Multimorbidität:* Mit steigendem Alter werden Mehrfacherkrankungen wahrscheinlicher und damit geeignete Versorgungs- und Unterstützungsangebote notwendig. Dazu zählen auch spezifische Bedarfslagen, wie z. B. chronische Erkrankungen oder Demenz.

- *Migration:* Die Anzahl älterer Menschen mit Migrationshintergrund steigt. Der Bedarf an spezifischen Angeboten, die kulturelle Eigenarten berücksichtigen, wird entsprechend zunehmen.

Allein diese Vielfalt der relevanten «Altersthemen» macht deutlich, dass Gerontologie bzw. die wissenschaftliche und praktische Beschäftigung mit Alter(n)sfragen nicht nur aus der Perspektive einer einzelnen Disziplin erfolgen kann. Gerontologie bezieht die verschiedenen «Lebenswissenschaften» auf das höhere und hohe Alter, versucht dabei die altersspezifischen Besonderheiten zu identifizieren, diese – wie für eine Wissenschaft angemessen – in Form von Erklärungen, Modellen, Theorien und Vorhersagen aufeinander zu beziehen und zu integrieren. Daraus entsteht jedoch nicht eine additive Formation disziplinspezifischer Ansätze, sondern im Bezug aufeinander sind eigene gerontologische Theorien und Modelle entstanden, die für die diversen Lebenssituationen älterer und hochaltriger Menschen angemessen sind und somit einen spezifischen Gültigkeitsbereich haben (s. Kap. 3). Gerontologie kann somit nur im Bezug zu anderen Disziplinen verstanden werden und ist damit per se interdisziplinär.

2.2 Gerontologie – ein Definitionsversuch

Der Begriff Gerontologie leitet sich etymologisch vom griechischen «géron» für Greis und «lógos» für Lehre bzw. Wissenschaft ab. Nach Wahl und Heyl (2004) wurde der Begriff Gerontologie erstmals vom russisch französischen Gelehrten Elie Metchnikoff 1903 in der Wissenschaftsgemeinde benutzt und hat seither eine Reihe zeitgeschichtlicher Veränderungs- und Anpassungsprozesse durchlaufen, die zur Entwicklung unterschiedlicher theoretischer Ansätze geführt haben. Dabei betont die Gerontologie stets, dass es *das* Alter nicht gibt, sondern dass es immer dynamisch und als Prozess der Veränderung und Entwicklung verstanden werden muss. Entsprechend wird man meist in gerontologischen Fachtexten vom Alter*n* lesen können – eine ausführliche Darstellung verschiedener Definitionen von «Alter» findet sich bei Wahl und Heyl (2004). Jedoch ist es bis heute nicht einfach, eine allgemein akzeptierte Definition von Gerontologie zu formulieren (vgl. Wahl/Heyl, 2004; Martin/Kliegel, 2010). Eine der nach wie vor am häufigsten zitierten Definitionen ist die von Baltes und Baltes:

> Gerontologie beschäftigt sich mit der Beschreibung, Erklärung und Modifikation von körperlichen, psychischen, sozialen, historischen und kulturellen Aspekten des Alterns und Alters, einschließlich der Analyse von altersrelevanten und alternskonstituierenden Umwelten und sozialen Institutionen. (Baltes/Baltes, 1992: 8)

Allein die Vielfalt der Adjektive, die zur Beschreibung des Alters bzw. Alterns (als Prozess) genutzt werden, kann als Hinweis auf die Vielfalt der Bezugswissenschaften der Gerontologie gewertet werden. Wahl und Heyl (2004) machen dies noch deutlicher, indem sie so genannte «Essentials» (ebd.: 2004: 40ff.) nennen, denen zufolge Altern einen Prozess darstellt, der …

1. … dynamisch ist und sowohl Verluste wie auch Gewinne umfasst.
2. … medizinisch und biologisch mitbestimmt ist.
3. … lebenslang dauert und damit biographisch verankert ist.
4. … sozial und sozio-kulturell bestimmt ist.
5. … das Produkt von Person und räumlicher Umwelt darstellt.
6. … auch ökonomisch geprägt ist.
7. … geschlechtsspezifisch ist.
8. … sich durch hohe Individualität auszeichnet und damit differenziell ist.
9. … bezüglich aller Dimensionen des Alterns multidimensional ist.
10. … in verschiedenen Dimensionen (z. B. Körper, Geist) unterschiedliche Verläufe zeigt und somit auch multidirektional ist.
11. … sich zwischen Objektivität und Subjektivität bewegt.
12. … innerhalb gewisser Grenzen gestaltbar und damit plastisch ist.

Exkurs

Für die natürliche maximal mögliche Altersgrenze, die meist mit etwa 120–130 Jahren angegeben wird, gibt es nicht erst heute durch biotechnologische Möglichkeiten Visionen ihrer Veränderbarkeit. Bereits im Mittelalter war der Glaube an Jungbrunnen und andere Möglichkeiten des ewigen Lebens verbreitet. Science-Fiction-Autoren beschreiben uns, wie man durch Einfrieren des Körpers Jahrhunderte überleben und dann zu einem vorherbestimmten Zeitpunkt wieder aufgetaut werden und «normal» weiterleben kann. In unserer modernen Industriegesellschaft haben aktuell «Anti-Ageing»-Produkte eine enorme Marktpräsenz und die erst kürzlich gegründete «California Life Company (CALICO)» von Google (www.edition.cnn.com/2013/10/03/tech/innovation/google-calico-aging-death/, [03.01.2014]) ist davon überzeugt, dass der natürliche Alternspro-

> zess aufgehalten bzw. mindestens (sehr weit) hinausgezögert werden kann. Eine Lebenserwartung von mindestens 170 Jahren erscheint den Gründungsmitgliedern ein durchaus erreichbares Ziel. Auch Wissenschaftler wie Aubrey de Grey (www.en.wikipedia.org/wiki/Aubrey_de_Grey, [03.01.2014]) verfolgen schon seit Jahren die These der Möglichkeit der Unsterblichkeit oder des ewigen Lebens. Unabhängig davon, ob dies wünschenswert erscheint oder nicht, sicherlich wird die Entwicklung der durchschnittlichen Lebenserwartung – bedingt durch den weiteren biotechnologischen und medizinischen Fortschritt (u. a. in der Stammzellentherapie) – ihren Trend auch in den kommenden Jahrzehnten fortsetzen.

Schaut man sich die verschiedenen «essenziellen» Facetten des Alternsprozesses an, mit denen sich die Gerontologie beschäftigt, so ließe sich Gerontologie auch als Sammelbegriff für unterschiedliche Forschungs- und Tätigkeitsfelder verstehen, die jeweils in unterschiedlichen Bezugsdisziplinen begründet sind. Dieses Verständnis greift jedoch zu kurz, denn – wie bereits oben erwähnt und in Kapitel 3 ausführlich dargelegt – ist die Gerontologie keine additive Zusammenstellung von Erkenntnissen anderer Disziplinen für das höhere Lebensalter, sondern die wissenschaftlich begründete, synergetisch entwickelte und eigenständig weiterentwickelte Beschreibung und Erklärung von Alternsprozessen. Vor dem Hintergrund eines solchen Verständnisses erscheint es fast zwangsläufig, dass die Gerontologie sich selbst als interdisziplinäre Wissenschaft versteht. Interdisziplinarität hat in diesem Sinne jedoch zwei komplementäre Bedeutungen:

- Interdisziplinarität im Hinblick auf die verschiedenen disziplinären Wurzeln der Gerontologie, ihre Bezugsdisziplinen
- Interdisziplinarität auch in Bezug auf die Tätigkeitsbereiche und Arbeitsformen von Gerontologinnen und Gerontologen.

2.3 Interdisziplinarität der Gerontologie

Von Interdisziplinarität spricht man, wenn Ansätze, Methoden oder Theorien verschiedener Fachrichtungen bzw. Disziplinen in das jeweilige Arbeiten (z. B. Forschung oder praktische Tätigkeit) einfließen bzw. genutzt werden. Dabei steht meist eine Fragestellung oder ein Themenbereich im Mittelpunkt, der durch mehrere, voneinander unabhängige Einzelwissenschaften untersucht wird. Interdisziplinarität ist dabei vor allem von «Multidisziplinarität» abzugrenzen, nach der die verschiedenen Ansätze der Disziplinen lediglich parallel zueinander genutzt werden. Beispielsweise kann die Frage der angemessenen Wohnform im Alter sowohl aus dem Blick der Medizin (Ist die Person körperlich noch in der Lage, selbstständig zu wohnen?), der Architektur (Wie muss der Wohnraum gestaltet sein, um z. B. möglichst lange in der eigenen Wohnung bleiben zu können?) und der Psychologie (Welchen Einfluss haben unterschiedliche Wohnformen auf das psychische Wohlbefinden?) betrachtet und in einem gemeinsamen multidisziplinären Forschungsbericht zusammengetragen werden. Wird aber die gleiche Forschungsfrage vor einem gemeinsamen Hintergrund, einem gemeinsamen Verständnis bearbeitet, werden Methoden der verschiedenen Disziplinen zu einer neuen Lösungsstrategie zusammengeführt und somit eine Erkenntnis erzielt, die über die der Einzeldisziplinen hinausgeht (z. B. die Passung von physischen und psychischen Personen- und räumlichen Umweltmerkmalen bestimmt die jeweils individuell angemessene Wohnform – siehe auch Essential 5), so kann von interdisziplinärer Forschung gesprochen werden. Grundlage interdisziplinären Arbeitens ist jedoch eine Offenheit für und eine gewisse Kenntnis über die jeweils andere Disziplin, um deren Erkenntnisse auch zur Förderung der eigenen Arbeit nutzen zu können. Ein Team, das aus Fachexpertinnen und -experten zusammengesetzt ist, arbeitet daher noch nicht per se interdisziplinär. Erst durch den gegenseitigen Bezug und das gemeinsame Weiterentwickeln der Ansätze und Methoden entsteht ein «Mehr» an Erkenntnis, das jedoch ohne die Grundlagen der Einzeldisziplinen nicht entstehen kann. Dieses Verständnis von Interdisziplinarität steht auch hinter der Motivation für dieses Buch.

Reflexion

- Welche Bedeutung hat die Unterscheidung zwischen Alter und Altern für Sie persönlich? Welche kann sie für den pflegerischen oder sozialarbeiterischen Umgang mit älteren oder hochaltrigen Menschen haben? Wie könnten Sie sich dieses Verständnis in Ihrer eigenen Tätigkeit zunutze machen?

- Sowohl Pflege als auch Soziale Arbeit verstehen sich als eigenständige Disziplinen. Dennoch nehmen sie Bezug auf verschiedene andere Wissenschaftsbereiche. Welche sind Ihnen in Ihrem Studium oder Ihrer Tätigkeit bisher begegnet? Welche erachten Sie als besonders bedeutsam für Ihre eigene Disziplin?

- Gibt es noch weitere Bezugsdisziplinen, die für die Gerontologie Bedeutung haben könnten?

2.3.1 Bezugsdisziplinen der Gerontologie

Eine umfassende und erschöpfende Aufzählung aller relevanten Bezugsdisziplinen der Gerontologie scheint fast unmöglich. Dieser Abschnitt soll jedoch ein erstes Verständnis des Verhältnisses der Gerontologie zu anderen Disziplinen ermöglichen. Dabei kann nur bis zu einem gewissen Grad eine «exakte» Aussage gemacht werden, da abhängig von der eigenen Disziplin und der damit verbundenen Perspektive sehr unterschiedliche Vorstellungen, Überzeugungen und Herangehensweisen vorherrschen. Dies muss aber nicht zwingend ein Nachteil sein, vielmehr kann aus den dadurch angeregten Diskussionen sowohl bei den etablierten Expertinnen und Experten, aber auch bei «Neulingen» der Gerontologie eine Weiterentwicklung der Disziplin gefördert werden, die der Komplexität und dem Facettenreichtum der Alternsprozesse zukünftig möglicherweise noch besser gerecht werden kann.

So haben Martin und Kliegel (2010) in ihrem sehr zu empfehlenden Standardwerk zur Psychologischen Gerontologie neben Medizin, Biologie, Soziologie, Psychologie und Demografie noch die Ernährungs- und Bewegungswissenschaften aufgezählt (ebd., 2005: 11). In diesem Sinne – und darin herrscht unter den Gerontologinnen und Gerontologen Einigkeit – versteht sich die Gerontologie selbst als interdisziplinäre Wissenschaft. Aber selbstverständlich können auch die Theologie, Philosophie und Ethik, Politologie, Ökonomie, Geschichts- und Kulturwissenschaften oder auch die Architektur und die Technologie zu den (neueren) Bezugsdisziplinen der Gerontologie gezählt werden. Dies ist jedoch nicht als abschließende Aufzählung zu verstehen, daher seien alle, die sich hier nicht explizit wiederfinden, sich aber dennoch angesprochen fühlen, gebeten, dies zu verzeihen. Eine noch ausführlichere Aufzählung von 20 Disziplinen findet sich bei Karl und Zank (2002) mit dem Fokus auf Sozialer Gerontologie.

Das Ergebnis des Bezugs auf verschiedene «Primärdisziplinen» ist eine Differenzierung innerhalb der Gerontologie. Beispielsweise beschäftigt sich die Soziale Gerontologie vornehmlich mit sozialen Altersfragestellungen (z. B.: Über welche sozialen Beziehungsnetze verfügen ältere Menschen? Wie gelingt soziale Partizipation trotz körperlicher und kognitiver Einschränkungen? Welche Auswirkungen haben sozialpolitische Entscheidungen auf die Lebenslagen älterer Menschen?). Die Gerontotechnologie hingegen beschäftigt sich mit technikgestützten Hilfsmitteln (z. B.: Wie muss seniorengerechte Haushaltstechnik gestaltet sein, damit sie zu größtmöglicher Selbstständigkeit der Lebensführung beiträgt? Welchen Beitrag kann die Beteiligung Älterer in Social Media zur ihrem Wohlbefinden und ihrer Partizipation leisten? Wie und unter welchen Bedingungen beeinflussen technische Hilfsmittel in der Pflege die Lebensqualität der Pflegebedürftigen positiv?). Und die Psychologische Gerontologie oder Gerontopsychologie (auch in der Anwendung der Begrifflichkeiten herrscht keine Einheitlichkeit!) legt ihren Schwerpunkt auf die Anteile des Erlebens und Verhaltens älterer Menschen, die mit dem Alterungsprozess in Beziehung stehen und fragt nach deren Beeinflussbarkeit (z. B.: Wie lassen sich Unterschiede im subjektiven Wohlbefinden trotz objektiv gegebener Einschränkungen erklären? Welche innerpsychischen Prozesse sind für ein gelingendes Altern von Bedeutung? Wie verändert sich die kognitive Leistungsfähigkeit im Lauf des Lebens und welches sind ihre Einflussfaktoren?).

Etwas spezieller verhält es sich mit den medizinischen Disziplinen der Geriatrie (Altersmedizin, -heilkunde) und Gerontopsychiatrie (Alterspsychiatrie). Eine Taxonomie, die das Verhältnis von Geriatrie, Gerontopsychiatrie und Gerontologie in allgemein anerkannter Weise klärt, gibt es bis heute noch nicht. Je nach Quelle zeigt sich die Gerontologie einmal als «Dach», unter dem die beiden anderen als Spezialgebiete rangieren (vgl. Höpflinger, 2012) oder als drei unabhängige Disziplinen. Alle drei Fachgebiete haben eine eigene Fachgesellschaft, die unabhängig, aber kooperativ zusammenarbeiten und sich meist als «Schwestergesellschaften» verstehen. Im deutschsprachigen Raum sind dies:

- *Schweiz*: Schweizerische Gesellschaft für Gerontologie (SGG SSG), www.sgg-ssg.ch; Schweizerische Fachgesellschaft für Geriatrie, www.sfgp.ch (SFGP SPSG); Schweizerische Gesellschaft für Alterspsychiatrie (SGAP SPPA), www.sgap-sppa.ch

- *Deutschland*: Deutsche Gesellschaft für Gerontologie und Geriatrie (DGGG), www.dggg.de; Deutsche Gesellschaft für Geriatrie (DGG), www.dgggeriatrie.de; Deutsche Gesellschaft für Gerontopsychiatrie und -psychotherapie (DGGPP), www.dggpp.de

- *Österreich*: Österreichische Gesellschaft für Geriatrie und Gerontologie (ÖGGG), www.geriatrie-online.at; Österreichische Gesellschaft für Alterspsychiatrie und Alterspsychotherapie, www.alterspsychiatrie.at

- *International*: International Association of Gerontology and Geriatrics (IAGG), www.iagg.org; Gerontological Society of America (GSA), www.gsa.org

2.3.2 Interdisziplinäre Tätigkeitsfelder der Gerontologie

So vielfältig wie ihre Bezugsdisziplinen, so komplex wie die Lebenslagen im Alter, so facettenreich sind die Tätigkeitsfelder in der Altersarbeit. Viele – um nicht zu sagen fast alle – Themen und Fragestellungen befinden sich in Berührungsbereichen oder haben mehr oder weniger große Schnittmengen mit verschiedenen Disziplinen bzw. befinden sich an disziplinären Grenzen. Gerontologinnen und Gerontologen beschäftigen sich nicht nur mit der Lebensphase des Alters, sondern insbesondere auch mit den Voraussetzungen für eine optimale lebenslange Entwicklung sowie den zentralen Bedingungen für ein zufriedenes, gesundes und gutes Altern (z. B. Leben mit Demenz, Nutzung der Potenziale älterer Arbeitnehmender, Integration älterer Migrantinnen und Migranten, Wohnsituationen älterer behinderter Menschen). Ziel ist es, Grundlagen zur Optimierung sowohl kommunaler als auch nationaler Altenarbeit (z. B. Altersbeauftragte in Gemeinden, Mitarbeit bei nationalen Strategien wie zu Palliative Care oder Demenz in der Schweiz, dem Altersbericht der Bundesregierung in Deutschland, dem Bundesplan für Seniorinnen und Senioren in Österreich) zu schaffen. Zusätzlich sind sie engagiert in der Konzeption, Planung und Gestaltung bestmöglicher Rahmenbedingungen für Altersarbeit sowie der Entwicklung und Verbesserung rechtlicher, finanzieller und organisatorischer Aufgaben in diesem Zusammenhang. Sie sind grundsätzlich eigenverantwortlich tätig, arbeiten jedoch meist in einem interdisziplinären Team oder mit Vertretern unterschiedlicher Disziplinen bzw. mit Multiplikatoren, was neben ihrem gerontologischen Fachwissen auch soziale und kommunikative Kernkompetenzen erfordert.

Gesellschaftliche Herausforderungen wie die stetig ansteigende Lebenserwartung zu bewältigen und der Komplexität des Gegenstandsbereichs Alter und Altern gerecht zu werden, ist und wird auch zukünftig ohne eine solche interdisziplinäre oder gar transdisziplinäre Kooperation nicht sinnvoll möglich sein.

Definition – Transdisziplinarität

Unter Transdisziplinarität versteht man das Überschreiten vorgegebener fachlicher oder institutioneller Grenzziehungen sowie das Bestreben, verschiedene disziplinäre Denkmuster weitergehend zu integrieren. Ziel ist, der Komplexität der Lebenswelt angemessener begegnen zu können als mit ausschließlich disziplinären Ansätzen. Es werden Frage- oder Problemstellungen thematisiert, die nicht von disziplinärer Ordnung und Spezialisierung geleitet sind. Transdisziplinarität ist weniger als Theorie oder Methode zu verstehen, sondern eher als ein Arbeits- und Organisations- bzw. Forschungsprinzip. Dabei geht transdisziplinäres Arbeiten noch einen Schritt zur Integration der Disziplinen weiter als Interdisziplinarität und versucht sich auch in der Theoriebildung. Damit ließe sich argumentieren, dass Gerontologie wohl eher eine trans- als interdisziplinäre Ausrichtung habe. Doch obwohl der Begriff jüngst an Popularität gewonnen hat, wird er nicht allgemeinverbindlich genutzt, so dass sich bis heute noch keine einheitliche Definition von Transdisziplinarität durchgesetzt hat (vgl. Bogner et al., 2010; Brenauer et al., 2010). Daher wird hier im Sinne einer verbindlichen und disziplinübergreifenden und auf Integration von Theorien und Methoden abzielenden Kooperation in Praxis und Forschung weiterhin von *Interdisziplinarität* gesprochen.

Aus gerontologischer Perspektive ist somit jeglicher Arbeitsbereich von Gerontologinnen und Gerontologen interdisziplinär zu verstehen. Zu den wichtigsten gerontologischen Tätigkeits- und Aufgabenfeldern können gezählt werden:

- Leitungsfunktionen in verschiedenen Bereichen der Altenhilfe (z. B. Abteilungs-, Bereichs- oder Einrichtungsleitung)
- Forschung an Universitäten, Hochschulen oder privaten Einrichtungen
- planende, beratende, organisierende und verwaltende Aufgaben in der ambulanten und stationären Altenhilfe und Langzeitpflege
- Bildungsarbeit im Bereich der Senioren- und Erwachsenenbildung
- Entwicklung von Marketing- und Werbestrategien für die Zielgruppe der Senioren in entsprechenden Unternehmen
- (unterstützende) Planungen im Bereich der Architektur (z. B. bei Wohnungsanpassungen oder dem Bau von Langzeitpflegeeinrichtungen)
- Diagnostik und rehabilitative Mitarbeit im Bereich der Pflege und Betreuung
- Aufgaben in der öffentlichen Planung von Altenhilfe, Sozialplanung und -verwaltung
- in der Personalarbeit in Unternehmen zu Fragen der altersgemischten Teams, dynamischen Laufbahnplanung oder Pensionierungsvorbereitung
- in den Medien als Redakteurin/Redakteur für Alters- bzw. Seniorenthemen.

Diese Aufzählung zeigt zumindest einen Großteil möglicher Arbeitsbereiche, in denen jedoch gerontologisches Fachwissen allein noch nicht ausreicht, sondern immer auch Kooperation mit und damit Fachwissen aus anderen Disziplinen benötigt wird. Vor allem im Schnittbereich der beiden Disziplinen Soziale Arbeit und Pflege finden sich interdisziplinäre Fragestellungen, bei denen gerontologisches Fachwissen bedeutend ist. Dies ist vor allem bei Tätigkeiten in Institutionen des Gesundheitswesens (z. B. Krankenhaus oder Langzeitpflegeeinrichtungen) von Bedeutung, aber immer wichtiger werden auch Aufgaben in der Betreuung älterer Menschen in ihrem Zuhause oder im Bereich der öffentlichen Verwaltung (z. B. Altersbeauftrage in Gemeinden). Bereits heute lebt ein Großteil der älteren Menschen bis ins hohe Alter im häuslichen Umfeld. Da zukünftig das Primat der ambulanten/häuslichen Versorgung älterer Menschen noch stärker betont werden wird und gleichzeitig Langzeitinstitutionen sowie Institutionen der Akutversorgung immer mehr hochaltrige Klientel versorgen werden, wird sich der Bedarf an interdisziplinärer Zusammenarbeit von Sozialer Arbeit und Pflege mit und für ältere Menschen zukünftig noch verstärken. Dies gilt vor allem auch für Unterstützungsangebote in prekären Lebenslagen im Alter in (z. B. Armut, Behinderung, Inhaftierung, psychische Erkrankung). Insbesondere die Zunahme der Zahl demenziell erkrankter Menschen in der Akut- und Langzeitpflege kann aktuell als bedeutsamstes Merkmal der sich verändernden An- und Herausforderungen in der Betreuung älterer und hochaltriger Menschen sowie der Veränderung ihrer Merkmale gewertet werden. Dies bleibt nicht ohne Konsequenz für das Aufgabenprofil der Sozial- und Pflegeberufe. Auch das Feld der zivilgesellschaftlichen Engagements und der Arbeit mit Angehörigen wird – nicht zuletzt aufgrund des wachsenden Finanzdrucks – immer bedeutsamer. Hier sind neue, innovative Konzepte gefragt, die nur durch einen Blick über die eigenen disziplinären Grenzen und die wachsende integrative Kooperation aller Beteiligten entwickelt werden können. Die Arbeitsbereiche, in denen gerontologisches Fachwissen einen wichtigen Beitrag zu einer qualitätvollen Aufgabenausführung leisten kann, sind in stetem Wandel bzw. einer Erweiterung und Diversifizierung begriffen. Gerontologisches Fachwissen ist schon heute bei der Bewältigung vieler gesellschaftlicher Herausforderungen nicht mehr wegzudenken. Je mehr sich die Vielfalt der individuellen Bedürfnisse und Lebenslagen älterer Menschen aber wandelt, desto breiter und vielfältiger wird der Bedarf an gerontologischem Fachwissen werden.

2.3.3 Interdisziplinäre Herangehensweise

Wie nun die einzelnen wissenschaftlich oder praktisch Tätigen in der Gerontologie oder ihren Bezugswissenschaften ihre Perspektive der eigenen Disziplin und das gerontologische Fachwissen entwickeln und entsprechend argumentieren, ist sehr unterschiedlich. Karl und Zank (2002) beschreiben folgende Haltungen, die zwar beispielhaft für die Soziale Gerontologie formuliert sind, aber grundsätzlich auch allgemeiner gelten können:

- Einige konzentrieren sich auf die Frage nach dem Blick der eigenen Disziplin auf das Alter(n) und dem Beitrag für eine Soziale Gerontologie.
- Weitere fragen überhaupt zunächst, was den Disziplincharakter des eigenen Wissenschaftsfeldes (das sich dabei selbst schon als multidisziplinär herausstellt) ausmacht, um erst danach einen disziplinär multidimensionalen Blick auf Altern und Alter zu richten.
- Andere stellen sich grundsätzlichen Fragen eher weniger; sie argumentieren mit einem problem- und praxisbezogenen «Versorgungsbedarf», der sich nun auch im Bereich des Alters zeige.
- Ähnlich ein weiterer Zugang, der pragmatisch von der zur Verfügung stehenden «Datenbasis» her den Beitrag für eine multi- und interdisziplinäre Gerontologie begründet.
- Andere diskutieren wieder disziplinär, sie nehmen die Gerontologie als eine eigenständige Nachbardisziplin wahr und fragen umgekehrt, warum das eigene Gegenstandsgebiet von «der» Gerontologie erst so spät entdeckt wird. (Ebd.: 11/12) [Hervorhebungen im Original]

Die Unterschiedlichkeit der Herangehensweisen, die meist nur implizit im täglichen Handeln erkennbar ist, macht deutlich, dass interdisziplinäres Arbeiten nicht ohne Herausforderungen ist.

> **Reflexion**
>
> - Zu welchen Fragestellungen oder in welchen konkreten Situationen ist für Ihre Arbeit der Austausch oder die Kooperation mit Expertinnen und Experten anderer Disziplinen notwendig?
> - Entspricht Ihre Arbeitsweise oder die in Ihrem Arbeitsumfeld eher der Multi-, der Inter- oder der Transdisziplinarität? Welche Kriterien können Ihnen bei dieser Bestimmung helfen?
> - Welche Hürden oder Hindernisse für interdisziplinäre Kooperation sind denkbar? Welche Möglichkeiten des Umgangs mit diesen sehen Sie?

Interdisziplinarität kann aber nur dann entstehen, wenn alle Beteiligten offen und transparent im Dialog miteinander stehen, konstruktiv interagieren und dabei die unterschiedlichen Perspektiven ernst genommen und immer wieder im Bezug zur eigenen reflektiert werden. Interdisziplinäre Arbeitssituationen sind unter anderem auf Grund der Informationsfülle im Alltagsgeschäft sowie der sich oft gravierend unterscheidenden fachspezifischen Sprache, Begriffe und Definitionen nur schwer zu erreichen. In der Arbeit mit älteren und hochaltrigen Menschen sind sie jedoch (eigentlich) zentraler Bestandteil. Um das Aufeinandertreffen von Pflege und Sozialer Arbeit bei gemeinsamen Aufgaben nicht nur als seriell disziplinäre oder multidisziplinäre Aufgabe zu betrachten, sondern eine «echte» interdisziplinäre Zusammenarbeit entstehen zu lassen, kann gerontologisches Fachwissen eine gemeinsame (Sprach-)Grundlage darstellen. Es bedarf darüber hinaus aber auch der Fähigkeit aller Beteiligten, zu moderieren und in Assoziation und Vermittlung einen kritischen Dialog initiieren und fördern zu können. Damit wird deutlich, dass Interdisziplinarität immer auch eine kommunikative Kompetenz darstellt, die – will sie erfolgreich in der Praxis gelebt werden – Personen mit vertieften Kenntnissen und Handlungskompetenzen der beteiligten Disziplinen benötigt.

2.3.4 Herausforderungen interdisziplinärer Kooperation

Für interdisziplinäre Zusammenarbeit sind verschiedene Fähigkeiten und Kompetenzen zentrale Voraussetzung, um die disziplinären Grenzen tatsächlich überschreiten zu können. So hat zunächst jede Disziplin ihre eigenen und spezifischen Zugänge, Denkschulen, Theorien und Methoden, die auch im Verständnis bestimmter Begrifflichkeiten und in deren Verwendung zum Ausdruck kommt. Ein gemeinsames Verständnis kann jedoch nicht von heute auf morgen erreicht werden, sondern erfordert ein Stück gemeinsamen Weges (vgl. Perrig-Chiello/ Arber, 2001). Dazu ist es notwendig, die oft bestehenden gegenseitigen Vorurteile der jeweils anderen Disziplin über Bord zu werfen und sich im Sinne der Sache (d.h. der Forschungsfrage, der individuellen Betreuungssituation, der Anliegen und Bedürfnisse der Angehörigen oder des älteren Menschen selbst) für die Kolleginnen und Kollegen und ihre Disziplin zu interessieren und sich auf einen Dialog einzulassen. Dies bezieht auch Aspekte der in den Pflege- und Sozialberufen unterschiedlichen Gewohnheiten und Formen im Umgang mit und in der Anerkennung von Hierarchien ein.

Gerontologie stellt spezifisches Wissen bereit, das in der Praxis verschiedener Disziplinen in der Altersarbeit von wachsender Relevanz ist und kann im Sinne einer «neutralen» Disziplin eine Vermittlerrolle einnehmen und eine gemeinsame (Verständnis-)Basis für das Entstehen wirklich interdisziplinärer Zusammenarbeit von Sozialer Arbeit und Pflege bieten. So kann eine Optimierung der Beratung, Betreuung und Pflege älterer und hochaltriger Menschen entstehen, die der nach wie vor wachsenden Komplexität der Aufgabengebiete und damit den älteren und hochaltrigen Menschen und ihren Bedürfnissen besser gerecht werden kann.

2.4 Schlussfolgerung

Gerontologisches Fachwissen muss als unentbehrlich für ein ganzheitliches Verständnis der Alternsprozesse verstanden werden. Es kann als Voraussetzung für qualitativ gute Pflege und Soziale Arbeit gelten, ohne die eine konstruktive und klientenorientierte Altersarbeit im interdisziplinären Team nicht möglich ist. Der hohen Diversität und Komplexität von individuellen Lebenslagen im Alter steht bisher noch keine entsprechende Palette von Unterstützungs-, Beratungs- oder Begleitungsangeboten gegenüber. Hier sind Pflege und Soziale Arbeit zukünftig im Bereich der Schnittstellen sowie im Kanon der beteiligten Disziplinen der Versorgungskette für ältere Menschen in besonderer Weise gefordert. Gerontologisches Fachwissen bietet hier eine wichtige «disziplinneutrale» Grundlage zur Erweiterung des eigenen disziplinspezifischen Horizonts und zur disziplinübergreifenden Kommunikation. Die in diesem Kapitel sehr kurz und im Überblick skizzierten Merkmale der Gerontologie sowie der Argumentation bezüglich der Notwendigkeit interdisziplinärer wissenschaftlicher wie praktischer Tätigkeit sollen ein erstes Verständnis für gerontologische Fragestellungen schaffen und bereiten damit den Boden für die kommenden, inhaltlich auf die Pflege und Soziale Arbeit fokussierenden Teile des vorliegenden Buches.

2.5 Literatur

Baltes P.B., Baltes M. (1992). Gerontologie: Begriff, Herausforderung und Brennpunkte. In: Baltes P.B., Mittelstrass J. (Hrsg.). Zukunft des Alterns und gesellschaftliche Entwicklung. Berlin: Walter de Gruyter, 1–34.

Bogner A., Kastenhofer K., Torgersen H. (2010). Inter- und Transdisziplinarität im Wandel? Neue Perspektiven auf problemorientierte Forschung und Politikberatung. Baden-Baden: Nomos.

Breinhauer I.M. et al. (2010). Transdisziplinäre Alter(n)sstudien. Gegenstände und Methoden. Würzburg: Königshausen & Neumann.

Höpflinger F. (2012). Gerontologie – Definition und Entwicklung im Blick auf den gesellschaftlichen Fortschritt. www.hoepflinger.com/fhtop/fhalter1O.html, [18.12.2013].

Jansen B., Karl F., Radebold H., Schmitz-Scherzer R. (1999). Soziale Gerontologie. Ein Handbuch für Lehre und Praxis. Weinheim: Beltz.

Karl F., Zank S. (2002). Zum Profil der Gerontologie. Beiträge aus den Tagungen der Gesellschaft für sozial- und verhaltenswissenschaftliche Gerontologie in der DGGG 2000–2002. Kassler Gerontologische Schriften, Band 30. Kassel: Universität. www.soziale-gerontologie.de/publikationen/kasselergschriften/Bd%2030%202%20Aufl%20GESAMTER%20InnenTEXT.pdf, [05.12.2013].

Lehr U. (2007). Psychologie des Alterns. 11., neu bearb. Auflage. Wiebelsheim: Quelle und Meyer.

Martin M., Kliegel M. (2010). Psychologische Grundlagen der Gerontologie, 3. Auflage. Stuttgart: Kohlhammer.

Perrig-Chiello P., Arber W. (2001). Interdisziplinäres Lehren und Lernen – zwischen akademischem Anspruch und gesellschaftlichem Bedürfnis. Sion: IUKB.

Wahl H.-W., Heyl V. (2004). Gerontologie – Einführung und Geschichte. Stuttgart: Kohlhammer.

Teil 1
Theoretische Grundlagen

Im ersten Teil des Buches wird ausgehend von gerontologischen Theorien des Alters und des Alterns (Kap. 3) die theoretische Verortung der beiden Disziplinen Pflege (Kap. 4) und Soziale Arbeit (Kap. 5) vorgenommen. Dies jeweils auf der Grundlage und im Verständnis der Gerontologie als interdisziplinäre Wissenschaft, die als Hintergrundfolie dient und in den beiden zentralen Tätigkeitsfeldern der Altersarbeit zunehmend an Bedeutung gewinnt.

3 Theorien des Alters und des Alterns

Stefanie Klott

Zusammenfassung

In diesem Kapitel werden zentrale gerontologische Theorien und ihre Bedeutung für das Verständnis der diversen Lebenssituationen im Alter vorgestellt. Sie werden in einem ersten Schritt sehen, wie es um den Status Quo der Theorien in der Gerontologie bestellt ist (eher schlecht) und einige Alter(n)stheorien ausführlicher kennenlernen. In chronologischer Weise lernen Sie in einem zweiten Schritt zunächst die prägenden «Klassiker» der Gerontologie, deren Kernaussagen und Hintergründe kennen, so dass Sie in der Lage sind, deren Relevanz und Schwachpunkte kritisch zu reflektieren. Anhand konkreter Fallbeispiele üben Sie, Theorien als «Brillen» oder «Scheinwerfer» zu begreifen, die Ihnen dabei helfen, (Alter[n]s-)Phänomene wahrzunehmen, zu erklären, vorherzusagen und – tatsächlich ganz praktisch – Ihre professionellen Handlungen und Interventionen auf deren Basis zu begründen.
Nach den «Klassikern» wenden wir uns dem Beitrag unterschiedlicher Disziplinen zur gerontologischen Theorieentwicklung zu (konkret: Psychologie, Soziologie, Pflegewissenschaft, Soziale Arbeit) und werfen dabei auch einen Blick auf Theorien «abseits des Mainstreams». Dabei entwickeln Sie vor allem eine eigene Positionierung hinsichtlich des «Nutzens» von Theorien und sind in der Lage, aktuelle Diskussionen, Forschungsergebnisse und Ansätze mit gerontologischem Hintergrund auch theoretisch einzuordnen.

3. Theorien des Alters und des Alterns

> **Lernziele:**
>
> - Die wesentlichen gerontologischen Theorien kennen und kritisch diskutieren können.
> - Das eigene professionelle Handeln auf gerontologischer Basis reflektieren können.
> - Die eigene Positionierung darstellen und aktuelle Diskurse theoretisch verorten können.

3.1 Einführung

«*Nichts ist so praktisch wie eine gute Theorie.*» (Kurt Lewin)

Theorie: Kaum einem Begriff gelingt es in Seminaren, Vorlesungen, in Fort- und Weiterbildungsangeboten unter Studierenden und «Praktikern» so schnell, ein müdes Gähnen und den Wunsch nach «mehr Praxis!», «mehr «Handlungsorientierung!» hervorzurufen. Für viele, das stellen auch Rauschenbach und Züchner (2005: 139) fest, ist der Begriff Theorie «der Inbegriff lebensferner Wissenschaft», «begriffliche Abstraktion in einer formalisierten, fremden Sprache», «eine Art Geheimcode» unter Wissenschaftlern oder gar ein «Machtmittel von ProfessorInnen». Vern Bengtson, bedeutender zeitgenössischer Gerontologe und begeisterter Theoretiker, findet bei seinen Studierenden die Einstellung vor, Theorien seien respekteinflößende Sammlungen abstrakter Ideen, zu denen nur schwer Zugang zu finden sei: Dies bedürfe der «monk-like contemplation of ancient texts» (Bengtson, 2006: 5). Andere Studierende zeigen sich überzeugt, Theorien seien «obskure Argumentationslinien – erdacht von längst verstorbenen Personen, deren Namen es sich einzuprägen gilt, um möglichst belesen zu wirken» (Bengtson et al., 2009: 5).

> **Reflexion**
>
> Welche Einstellungen gegenüber Theorien sind Ihnen auf Ihrem bisherigen beruflichen und studentischen Lebensweg begegnet? Wie würden Sie Ihre eigene Haltung beschreiben? Welchen Zusammenhang sehen Sie zwischen theoriegeleitetem Handeln und Ihrer eigenen disziplinären Professionalität?

Was genau kann überhaupt unter einer wissenschaftlichen «Theorie» verstanden werden? Welche zentralen Aussagen werden in den so genannten «Alternstheorien» getroffen? Welche Bedeutung haben diese Theorien für die Praxis? Diese und weitere Fragen werden im Folgenden thematisiert und geklärt.

3.2 Theorien – eine erste Annäherung

3.2.1 Über Sinn und Nutzen von Theorien

Martin und Kliegel (2010) begreifen Theorie in ihrer zu empfehlenden Einführung in *Psychologische Grundlagen der Gerontologie* im gerontologischen Sinne als «ein geordnetes Aussagesystem, das der Erklärung von Beziehungen zwischen aufgezeigten und/oder angenommenen Regelhaftigkeiten innerhalb eines bestimmten umschriebenen Bereichs der Realität, d. h. hier der Phänomene des Alters und Alterns dient» (ebd.: 39).

Eine Theorie ermöglicht es somit, Ereignisse innerhalb eines bestimmten Wirklichkeitsbereichs zu beschreiben, zu erklären und zu prognostizieren. Sir Karl Popper (2005), Philosoph und Wissenschaftstheoretiker, vergleicht diesen Vorgang mit dem Auswerfen eines Netzes:

> «Eine Theorie ist das Netz, das wir auswerfen, um die Welt einzufangen – sie zu rationalisieren, zu erklären und zu beherrschen. Wir arbeiten daran, die Maschen des Netzes immer enger zu machen.» (Ebd.: 3)

Wie wir bereits gesehen haben, sieht sich Bengtson (2006) mit eindeutigen Vorurteilen seiner Studierenden gegenüber Theorien konfrontiert. Infolgedessen bemüht er sich, den Begriff Theorie zu «entmystifizieren» und definiert ihn recht einfach als den «Versuch zu erklären» («attempt to explain»; ebd.: 5). Fragen, die sich die Gerontologie stellt, sind beispielsweise: Warum altert der Mensch so, wie er altert? Welche Gesetzmäßigkeiten lassen sich feststellen (vgl. Lehr, 2006: 19)? Wie kann es sein, dass manche Menschen mit 90 aktiv und vital sind, während andere bereits mit 60 Jahren gebrechlich werden? Wie ist diese Unterschiedlichkeit im Altern zu erklären? Weshalb gelingt es manchen älteren Menschen, kognitive Aufgaben genauso gut oder gar besser als jüngere zu erfüllen, während andere von signifikanten kognitiven Defiziten gekennzeichnet sind? Gibt es ein Geheimnis, das den Verlust des Gedächtnisses verhindern kann? Wie hilfreich ist es, aktiv zu bleiben? Einige ältere Menschen erscheinen emotional sehr zufrieden mit ihrem Leben, obwohl sie signifikante Verluste erlebt haben – wie gelingt ihnen das (vgl. Bengtson et al., 2009: 3)?

Allen gemeinsam ist die Tatsache, dass die Antworten auf Fragen nach dem «Warum» und «Wieso» Erklärungen benötigen, «attempts to explain», folglich: Theorien. Diese …

> «[…] helfen in systematischer und kumulierender Weise, Wissen und Verstehen aufzubauen, damit empirische Anstrengungen zu einer Integration mit dem führen, was man bereits weiß, sowie mit dem, was noch gelernt werden muss». (Bengtson et al., 1996: 5)

Gute Theorien leisten für die genannten Autoren Folgendes [übersetzt durch die Autorin]:

- *Die Integration und Erweiterung von Wissen*: Verknüpfung von empirischen Einzelbefunden zu Aussagen, die Verbindungen zwischen unabhängig von einander gemachten Beobachtungen, verschiedenen Variablen und unterschiedlichen theoretischen Konstrukten beschreiben.
- *Die Erklärung des Wissens*: Das «wie» und «warum» von Phänomenen wird dargestellt – nicht nur deren Beschreibung, sondern auch Vorgeschichte und Konsequenzen.
- *Prognosen* über bisher Unbekanntes und Unbeobachtetes.
- *Interventionen* zur Verbesserung menschlicher Bedingungen: Theorie zeigt ihre Nützlichkeit, wenn wir versuchen, bestehendes Wissen anzuwenden und weiterzuentwickeln, um Probleme zu lösen oder unerwünschte Bedingungen zu mildern. Der Wert von Interventionen ist auch abhängig von ihrer Theoriegeleitetheit: «Wie will man ein Problem lösen, das man nicht versteht?» – «If you don't understand the problem, how can you fix it?» (Bengtson et al., 1999: 7).

Es zeigt sich, dass tatsächlich nichts so praktisch ist wie eine gute Theorie. Stimmen die Erklärungsmodelle nicht, so sind Forschungen, Interventionen oder politische Maßnahmen zum Scheitern verurteilt, ihre Ziele werden nicht erreicht. Handlungen könnten ohne Theorien nicht bewertet werden, die Zusammenhänge von einzelnen Aspekten sind nicht nachvollziehbar.

3.2.2 Der Status quo

Angesichts dieser vorangestellten Überlegungen zur Relevanz von (gerontologischen) Theorien kann es durchaus erschreckend sein, die wissenschaftliche Realität und gerontologische Forschung einmal genauer zu betrachten. Sie wird von James Birren, einem der weltweit anerkanntesten Gerontologen (vgl. z.B. 1999) als «data-rich and theory-poor» bzw. «data-rich and explanation-poor» beschrieben.

Die Forscher seien, so Bengtson (1997: 72) lange Zeit schnell darin gewesen, Fakten und Daten zu erheben, jedoch eher langsam bezüglich deren Integration in einen größeren, theoretischen Erklärungszusammenhang. Das Ergebnis sind «Datenfriedhöfe» (Wahl/Heyl, 2004: 126).

Belegt werden können diese Aussagen durch eine von Bengtson selbst durchgeführte Untersuchung, und zwar einen Review von Artikeln, die zwischen 1990 und 1994 in acht großen gerontologischen amerikanischen Zeitschriften erschienen sind. Er stellte fest, dass nur 27 % der 645 veröffentlichten Zeitschriftenartikel eine Theorie erwähnen oder sich auf eine Theorie bezogen, um ihre empirischen Ergebnisse zu interpretieren oder zu erklären (Bengtson, 1997: 73).

Boßle untersuchte 2008 die deutschsprachige Entwicklung dahingehend, welche thematischen und theoretischen Schwerpunktsetzungen in den sozialwissenschaftlichen Beiträgen der Zeitschrift für Gerontologie und Geriatrie in den Jahren 1994 bis 2007 vorgenommen wurden. Von den analysierten sozialwissenschaftlichen Artikeln zeigten sich nur 29 % theorie-explizierend, was dem Ergebnis Bengtsons beinahe identisch entspricht.

Alley et al. (2010) aktualisierten Bengtsons Untersuchung. In derselben Form des systematischen Reviews der acht großen Zeitschriften analysierten die Forscher nun, welche Theorien und Modelle zwischen 2000 und 2004 in einschlägigen Artikeln hinzugezogen wurden. Diesen Zeitraum konnten sie dann mit den bereits erhobenen Jahrgängen 1990 bis 1994 vergleichen. Wieder fragten sie danach, wie oft eine theoretische Fundierung zu finden sei – und welche Theorien dabei am häufigsten sind.

Im aktuellen Zeitraum konnten die Forscher in 39 % der veröffentlichten Artikel Hinweise auf Theorien finden, was einer Zunahme von 12 % entspricht. Am häufigsten wurden dabei erwähnt:

1. «life-course perspective» (Lebenslaufperspektive)

2. «live-span developmental theories» (Entwicklungstheorien der Lebensspanne)

3. «role theories» (Theorien über die verschiedenen Rollen, die eine Person innehaben kann, z. B. Kollegin, Großvater, Ehepartner)

4. «exchange theories» (Theorien über den Austausch, z. B. von Hilfe und emotionaler Unterstützung zwischen Personen)

5. «person-environment theory» (Theorie über die Beziehung von Person und ihrer Umwelt).

Bei aller Euphorie über diesen Zuwachs – mehr als die Hälfte der relevanten Artikel zeigte weiterhin keinerlei Theoriebezug:

> «Theory use in social gerontology increased between 1990 and 2004, with a shift toward theories that cross disciplines. However, the majority of research in social gerontology continues to be atheoretical.» (Alley et al., 2010)

Dabei stellt sich die Frage, ob es überhaupt möglich ist, die Realität theoriefrei zu betrachten: Liegt nicht jeder Intervention, jeder Forschungsarbeit unvermeidbar eine «implizite theoretische Richtschnur» zugrunde (vgl. Wahl/Heyl, 2004: 126)? Ob wir uns dessen jedes Mal bewusst sind, wenn wir nach Erklärungen für unsere Erfahrungen und Beobachtungen suchen oder auch nicht, entwickeln wir selbst unsere eigenen subjektiven Theorien. Sich diese Vorannahmen bewusst zu machen, ist eine wichtige Grundlage professioneller Arbeit, sowohl im praktischen als auch im forschenden Bereich, sowohl in der Gerontologie selbst als auch in der Sozialen Arbeit und in der Pflege.

Zur Veranschaulichung beschreibt Bengtson (2009: 5) seinen Studierenden Theorien als «Linsen», die es erlauben, die Welt schärfer zu sehen. Durch die Wahl unterschiedlicher Linsen können jeweils andere Objekte in den Blick genommen werden bzw. das gleiche Objekt erscheint aus dem Blick verschiedener Theorien jeweils anders. Gerade für die Betrachtung der komplexen Aspekte von Alter und Altern sind Linsen aus verschiedenen wissenschaftlichen Disziplinen notwendig, um zu einem möglichst umfänglichen Verständnis der Lebenssituation älterer Menschen zu gelangen. Im Weiteren ist es aber auch entscheidend, dass in der Kooperation zwischen den verschiedenen beteiligten Disziplinen gegenseitiges Verständnis für die jeweilige disziplinspezifische Perspektive herrscht. Nur so können Professionelle zum Wohle der älteren Menschen zusammenarbeiten.

Eine sehr schöne Metapher hierfür wählen Martin und Kliegel (2010). Sie sehen Theorie als …

> «[…] Scheinwerfer, der mehr oder weniger breite Wirklichkeitsbereiche ausleuchten hilft und dort zu einer genauen Beobachtung, Beschreibung, Erklärung oder Vorhersage von Aspekten des Interessensgebiets […] führt» (Ebd.: 40).

Diese Definition soll die Grundlage für die folgende Betrachtung möglicher «Linsen» bzw. «Scheinwerfer» sein, von denen zunächst die «Klassiker» dargestellt werden.

3.3 Theorien in der Gerontologie – die Klassiker

Die «Klassiker» der Gerontologie prägen seit vielen Jahren und bis heute (!) das Denken und Handeln in Theorie und Praxis, sie finden sich in den einschlägigen Fachbüchern und gelten als gerontologisches Grundlagenwissen.

3.3.1 Vom Defizitmodell zur Theorie des erfolgreichen Alterns

Bis vor wenigen Jahrzehnten beherrschte eine Vorstellung der kognitiven Entwicklung die gerontologische Diskussion, die heute als Stereotyp des *Defizitmodells* (auch: Maturitäts-Degenerations-Hypothese) bezeichnet wird. Dieses ging davon aus, dass verschiedene Fähigkeiten und Fertigkeiten (z. B. Gedächtnisleistungen, Urteilsfähigkeit, Intelligenz) ihren Höhepunkt im frühen Erwachsenenalter (25.–30. Lebensjahr) erreichen, um dann, biologisch vorherbestimmt, einem kontinuierlichem Leistungsabfall zu unterliegen. Dieses Bild des Alters und Alterns war geprägt von der Einstellung, dass zeitabhängige, irreversible und vorhersehbare Veränderungen im Organismus stattfinden, die in einem fortschreitenden Funktionsverlust bestehen und letztendlich zum Tode führen (vgl. Lehr, 2007: 47 oder Oswald, 2000: 110). Altwerden und Altsein galten als eine Art defizitärer Sonderstatus, ähnlich einer Krankheit. Das vom Defizitmodell propagierte «Schreckensbild des Alterns» erwies sich als «eine der hartnäckigsten und verbreitetsten gerontologischen Mythen» (Schäuble, 1995: 44) und prägte als implizite oder explizite Grundannahme zahlreiche der ersten Altersstudien. Dabei betrifft der angenommene Abbau nicht nur kognitive Funktionen, sondern auch Körperkraft, Rollenverluste, Aktivität, Ich-Stärke etc.

Als *Defektmodell* geht es mechanisch davon aus, dass der Mensch im Laufe des Alterns immer mehr Defekte aufweist, die bestenfalls «repariert» werden können (vgl. Olbrich, 1987: 319).

Etwas breiter gedacht zeigte sich das *Disuse-Modell*. Es nimmt an, dass durch Training und Übung Funktionen erhalten werden können und der drohende Abbau verzögert werden kann. Je geringer der Gebrauch von Funktionen, desto höher der Leistungsabfall im Alter. Beide Modelle sind orientiert an den Verhaltensnormen und Leistungen des mittleren Erwachsenenalters und bilden noch heute die Grundlage für Trainingsansätze im Alter.

Fallbeispiel zur Reflektion

Frau Rosenbaum (82 Jahre) besucht ihren Hausarzt. Seit einigen Jahren nehmen ihre Beschwerden zu: Die Sehkraft lässt nach, die Arthrose erschwert das Treppensteigen, nun wurde auch noch Diabetes diagnostiziert und ihr Kurzzeitgedächtnis lässt sie immer öfter im Stich. «Es geht bergab», seufzt sie. Wie kann sich ihr Arzt die vorliegenden Symptome erklären? Nach dem Defizitmodell …? Dem Defektmodell …? Dem Disuse-Modell …? Und welche Auswirkungen hat dies wohl auf die von ihm gewählte Therapie?

Ansätze, die überwiegend Defizite betonten, blieben meist auf einer rein deskriptiven Ebene. Als eine Art «Gegenkonzeption» zu ihnen können die folgenden *Theorien zum erfolgreichen Altern* gesehen werden. Das «Committee of Human Development» der Universität von Chicago, ein interdisziplinärer Zusammenschluss von Psychologen, Pädagogen und Soziologen, sah das normativ-programmatische Ziel gerontologischer Forschung darin, den Menschen im Alter ein besseres, nicht defizitäres, sondern erfolgreiches Leben zu ermöglichen (vgl. Martin/Kliegel, 2005: 57).

Die Leitbegriffe befinden sich hier im Wandel – analog zu vorherrschenden gesellschaftlichen Altersbildern und Deutungsmustern. Lange Zeit wurde das Ziel des *erfolgreichen Alterns* benannt – inklusive der impliziten Normierung. Doch es stellen sich Fragen: Wer altert «un-erfolgreich»? Was heißt «scheitern» in diesem Kontext? Gebräuchlich war im Folgenden auch die Benennung als «konstruktives Altern», während heute eher die Sichtweise des «gelingenden» oder des «guten Alters» dominiert. Welche Assoziationen verbinden Sie mit den jeweiligen Begriffen?

Folgende Theorien wenden alle den Blick auf die Voraussetzungen dieses «successful aging», das heißt, sie suchen nach der bestmöglichen Art und Weise, auf alterstypische und -spezifische Herausforderungen zu reagieren, nach den bestmöglichen Prozessen, um die Ziele «Lebenszufriedenheit» und «Wohlbefinden» zu erreichen. Weiterhin haben sie die Annahme gemein, dass der Übergang ins hohe Alter eine Instabilisierung der inneren und äußeren Situation auslöst und dass ein «innerer Zustand der Zufriedenheit und des Glücks» (zit. n. Lehr, 2007: 56) der Indikator für eine gelungene Anpassung an den Alternsprozess ist. Trotz dieser Gemeinsamkeiten könnten die Antworten, die die Theorien zur Verfügung stellen, gegensätzlicher nicht sein.

3.3.2 Disengagement-Theorie

Die Kernaussage der Rückzugstheorie besagt, dass sowohl die älteren Menschen selbst als auch die Gesellschaft eine Ausgliederung der Älteren aus dem aktiven gesellschaftlichen Leben (Erwerbsarbeit, Politik, Öffentlichkeit) anstreben. So können die Pensionäre sich ins Private zurückziehen und den Ruhestand genießen, zur Ruhe kommen, sich besinnen und sich langsam aus dem Leben verabschieden, während die Jüngeren die Leitung der Gesellschaft übernehmen. Ihren Ursprung hat die Disengagement-Theorie in einer Vorauswertung der Kansas-City-Studie, die 1955 begonnen wurde und zu «nicht ganz nachzuvollziehenden Postulaten» führte (Lehr, 2007: 59). Cumming und Henry (1961) bezweifeln, dass es zur Zufriedenheit des älteren Menschen beitrage, gebraucht zu werden – «successful aging» korreliert ihrer Meinung nach mit Rückzug und dem Finden eines neuen Gleichgewichts bzw. Ruhezustands («equilibrium»):

> «In our theory, aging is an inevitable mutual withdrawal or disengagement, resulting in decreased interaction between the aging person and others in the social systems he belongs to. […] When the aging process is complete, the equilibrium which existed in middle life between the individual and his society has given way to a new equilibrium characterized by a greater distance and an altered type of relationship.» (Cumming/Henry, 1961: 14)

Disengagement sei also ein unvermeidlicher und universeller Prozess, in dem viele Beziehungen zwischen Personen und Mitgliedern gelöst werden und die verbleibenden Beziehungen qualitative Veränderungen (z. B. Distanz) erfahren. Dieser Rückzug müsse nicht in allen sozialen Umwelten eines Individuums gleich stark ausfallen (vgl. auch Martin/Kliegel, 2005: 58).

Die Disengagement-Theorie wurde heftig kritisiert und empirisch auch bald widerlegt. Sie stellt für Lehr (2007: 59) alle Ansätze praktischer Altenarbeit in Frage, schließlich behaupte sie, ältere Menschen seien gerade isoliert und zurückgezogen glücklich und zufrieden. Sylvia Kade warnt davor, dass eine Orientierung am Disengagement-Modell (in Verbindung mit der erläuterten Defizitperspektive) zu Abhängigkeit und Hilfebedürftigkeit der älteren Menschen beiträgt:

> «Gemäß den Vorannahmen des Defizit- und Disengagement-Modells wird in Bildungs- wie Sozialmaßnahmen Betreuung angeboten und über den Kopf der Älteren hinweg entschieden, was für diese nützlich und dienlich ist. Dadurch verlieren Ältere auch noch die verfügbaren Restkräfte und -kompetenzen, nachdem ihnen die Verantwortung für die Lebensbewältigung abgenommen wird. Das Schwinden von Kräften im Alter ist nicht selten Folge der betreuenden Entmündigung und fürsorglichen Abschottung von den Lebenszwängen Jüngerer, nachdem sie in gesonderte Altenbereiche abgeschoben werden. Sie werden schließlich zu «abhängigen Alten», die ohne fremde Hilfe nicht auskommen können.» (Kade, 1994: 39)

Auch im Gesundheitsbereich haben diese Ansätze teilweise bis heute Bestand. Dies erkennt man z. B. daran, wenn über Sinn und Unsinn einer (meist teuren) Behandlung oder Therapie für ältere Menschen oder über Organtransplantationen diskutiert und gestritten wird.

Die Disengagement-Theorie wurde mittlerweile mehrfach modifiziert. Bei Lehr (2007: 60 ff.) findet sich eine ausführliche Darstellung von sieben Variationen. Beispielhaft genannt sei hier eine Studie von Lehr und Dreher (1969), die «vorübergehendes Disengagement» als *eine* Form der Reaktion auf Belastungssituationen (z. B. Pensionierung) erkennt – sobald jedoch der Prozess der Auseinandersetzung mit der neuen Situation abgeschlossen und die Umorientierung und Anpassung an die neue Lebenssituation geglückt sei, könne auch ein erneutes soziales Engagement festgestellt werden.

Trotz allem ist es wichtig zu sehen, dass es durch die Disengagement-Theorie gelang, eine theoretische Auseinandersetzung in den Vordergrund der gerontologischen Forschung zu rücken. Sie wurde schon bald als «klassisch» bezeichnet, forderte zur Diskussion und Kritik auf und trieb die weitere Forschung und Theorieentwicklung voran.

3.3.3 Aktivitätstheorie

Die Aktivitätshypothese geht – im Kontrast zur Disengagement-Theorie – davon aus, dass der Rückzug der Gesellschaft gegen den Willen des älteren Menschen stattfindet. Sie nimmt an, dass nur derjenige Mensch Lebenszufriedenheit erlangt, der aktiv ist, etwas leisten kann und von anderen Menschen «gebraucht» wird. Es gilt also, einen aktiven Lebensstil (entsprechend dem der mittleren Lebensjahre) aufrechtzuerhalten, der Einschränkung sozialer Kontakte entgegenzuwirken und durch neue Aktivitäten, Rollen, Aufgaben und Interessen Weggefallenes zu kompensieren. Diese Sichtweise bildet auch in der Pflege und Sozialen Arbeit mit älteren Menschen eine Begründungsgrundlage für den «Imperativ» der Aktivierung auch in der Langzeitpflege und für die wachsende Vielfalt entsprechender Angebote.

> «In modern Western societies, it is better to be active than to be inactive; to maintain the patterns of middle age rather than to move to new patterns of old age.» (Havighurst et al., 1968: 161)

In Deutschland gilt Tartler (1961) als wichtiger Vertreter, in den USA prägten Havighurst, Neugarten und Tobin die Aktivitätstheorie. Sie folgerten, dass es für den alten Menschen wichtig sei, geeigneten Ersatz für Aktivitäten zu finden, aber auch «Ersatz für Freunde und geliebte Menschen, die er durch den Tod verlor» (Havighurst et al., 1964: 419).

Kritisieren lassen sich zum einen, dass außer der «Fortsetzung bzw. Kompensation der Aktivitäten des mittleren Lebensalters» (Schäuble, 1995: 45) keine eigenen Akzente für das Alter formuliert werden, zum anderen die Annahme der universellen Möglichkeit, Ersatzaktivitäten, -rollen und -personen (!) finden zu können. Elisabeth Bubolz-Lutz (1984: 96) hebt hervor, dass durch die Fokussierung auf «Mittelschichts- und Leistungsnormen» des mittleren Erwachsenenalters das Ziel des Alterns im Sinne der Aktivitätstheorie nichts anderes bedeute als letztlich «die Verleugnung des Alters», was einen Widerspruch in sich darstelle. Bemängelt werden kann außerdem die Einteilung in hilfs- und betreuungsbedürftige Benachteiligte einerseits und aktive, «ideale», partizipierende Ältere andererseits.

Im Rahmen der BOLSA (Bonner Gerontologische Längsschnittstudie, eine wegweisende Untersuchung in der deutschen Gerontologie) konnte Lehr (1987) zeigen, dass je nach konkreten Rollen und spezifischen Eigenheiten einer Person beide Theorien zutreffen können – oder eben nicht. Die globale Zuordnung von Rollenaktivität und Zufriedenheit sei jedenfalls nicht zulässig. Diese Erkenntnis leistete einen wichtigen Beitrag für eine differenzierte, nichtnormative Betrachtung des Alter(n)s.

3.3.4 Kontinuitätstheorie

Die Kontinuitätstheorie von Atchley (1989) nimmt zwischen den Extremen der Aktivitäts- und Disengagement-Theorie eine Art mittlere Position ein. Ihre Kernaussage:

> «Continuity Theory holds that, in making adaptive choices, middle-aged and older adults attempt to preserve and maintain existing internal and external structures; and they prefer to accomplish this objective by using strategies tied to their past experiences of themselves and their social world. Change is linked to the persons' perceived past, producing continuity in inner psychological characteristics as well as in social behavior and in social circumstances.» (Atchley, 1989: 183)

Alternde Menschen sind demnach um Anpassungsleistungen an die Veränderungen des Alterns bemüht, «innere und äußere Strukturen» im Sinne einer Kontinuität zu bewahren. Dabei setzen sie auf bewährte Strategien, auf vertraute Muster, Menschen und Orte.

Innere Kontinuität meint dabei das Fortdauern von Einstellungen, Ideen, Eigenschaften, von Affektivität, Vorlieben und Fähigkeiten. Äußere Kontinuität bezieht sich dagegen auf die «erinnerte Struktur» der physischen und sozialen Umwelt und Beziehungen zu anderen Menschen.

Es geht demnach um die Interaktion mit vertrauten Personen an vertrauten Plätzen durch die Anwendung vertrauter Strategien, wobei die Kontinuitätsmerkmale als zugehörig zur eigenen Identität empfunden werden. Lebenszufriedenheit korreliert demnach mit der Kontinuität – der Mensch ist umso zufriedener, je ähnlicher die Lebenssituation im Alter den mittleren Lebensjahren ist.

In der Arbeit mit älteren Menschen führt eine Orientierung an der Kontinuitätstheorie zu dem Ziel, die subjektiv erlebte Kontinuität zu fördern und zu bewahren. In biografischer Form kann zum Beispiel thematisiert werden, ob sich jemand eher als «Rückzugstyp» oder als «Aktivitätstyp» versteht, und Gesprächsthemen finden sich auch mit Hochbetagten oder selbst mit Menschen mit Demenz im Bezug auf biographisch Bedeutsames.

Dabei ist Kontinuität explizit nicht gleichzusetzen mit fehlender Veränderung bzw. Stagnation: «Continuity is not the opposite of change» (Atchley, 1989: 184]. Kritisiert wird an der Kontinuitätshypothese dagegen oft, dass sie Diskontinuitäten, Brüche und Instabilitäten im Leben nicht in ihr Konzept integriere (vgl. Schäuble, 1995: 46).

Martin und Kliegel (2005: 60) stellen abschließend zu den drei bisher vorgestellten Theorien fest, dass die empirische Befundlage oft widersprüchlich und uneindeutig ist, so dass keine sich in ihrer Ausschließlichkeit durchsetzen konnte. Sie erkennen aber, dass sich verschiedene der genannten Aspekte auch in der heutigen Theoriediskussion widerspiegeln. So blieben «Lebenszufriedenheit» oder

«Lebensqualität» als einflussreiche Indikatoren eines gelingenden und guten Alterns erhalten und die Kerngedanken der drei Konzeptionen – Rückzug, Aktivität, Kontinuität – bilden (wieder) grundlegende Prinzipien, allerdings nicht mehr «exklusiv-alternativ, sondern parallel-komplementär» (Martin/Kliegel, 2005: 60).

> **Fallbeispiel zur Reflexion**
>
> Frau Richter lebt seit 2 Monaten im Pflegeheim. Als die Mitarbeiterin des Sozialdienstes sie zum gemeinsamen Singen abholen möchte, weigert sie sich mitzugehen. Sie «mag nicht». Außerdem habe sie sich schon immer lieber mit Büchern und Rätseln alleine beschäftigt und «möchte ihre Ruhe». Wie werden die Sozialpädagogin und die Pflegende in diesem Wohnbereich die Situation interpretieren und handeln, je nach Disengagement-, Aktivitäts- oder Kontinuitätstheorie?

3.3.5 Selektive Optimierung durch Kompensation (SOK)

Baltes und Baltes (1989) knüpfen an die vorausgegangenen Konzeptionen gelingenden Alterns an, orientieren sich aber neu. Hintergrund für ihr Modell ist die «Lebensspannenkonzeption» mit ihrer Annahme von Gewinnen, Stabilitäten und Verlusten im Alter. Sie sehen Altern und Erfolg nicht als Widerspruch. Auch wenn im Alter die bio-psycho-sozialen Leistungs- und Kapazitätsreserven abnehmen, seien doch auch Reserven und Ressourcen vorhanden und ausbaubar («Gewinn-Stabilitäts-Verlust-Prinzip»). Vereinfacht beschreibt das SOK-Modell, wie durch die Anpassungsprozesse *Selektion* (Auswahl, Fokussierung), *Optimierung* (Üben, Trainieren) und *Kompensation* (Tricks, Ausgleichen) «trotz einem Verlust an (vorwiegend biologischen) Entwicklungs- und Kapazitätsreserven ein wahrscheinlich leicht eingeschränktes, aber zufriedenes, erfolgreiches und selbstwirksames Leben» möglich wird (Martin/Kliegel, 2005: 61).

In diesem Kontext wird zur Verdeutlichung meist auf das Beispiel des Pianisten Arthur Rubinstein verwiesen. Dieser wurde gefragt, wie er trotz seines fortgeschrittenen Alters das hohe Niveau seiner Darbietungen halten könne. Er antwortete, dass er (a) sein Repertoire einschränke (Selektion), (b) intensiver das, was er noch spiele, übe (Optimierung) und (c) einige Tricks, wie z. B. das bewusste Langsamer-Spielen von schnelleren Passagen, einsetze (Kompensation).

Noch einmal verdeutlicht:

- *Selektion*: (Neu-)Formulierung von Entwicklungszielen, Setzen von Präferenzen, Spezialisieren
- *Optimierung*: (Neu-)Erwerben und/oder Verbessern von Mitteln, Ressourcen und Handlungsweisen (z. B. auch externe Hilfen, aber auch üben, motivieren)
- *Kompensation*: bewusste oder unbewusste Reaktion auf Defizite.

Wie Boßles Analyse deutschsprachiger Fachartikel zeigte, ist es das SOK-Modell, auf das in der aktuellen Diskussion (in der Zeitschrift für Geriatrie und Gerontologie) am häufigsten Bezug genommen wird (Boßle, 2008).

> **Reflexion**
>
> Herr Faber ist passionierter Wanderer und hat sich gefreut, im Ruhestand viel Zeit mit seiner Frau in den Bergen verbringen zu können. Nun lässt deren Gesundheit nicht mehr allzu ausgiebige Touren zu. Welche Anpassungsmöglichkeiten sehen Sie nach dem SOK-Modell?

3.3.6 Kompetenztheorie

Die von Erhard Olbrich (1987) entwickelte Kompetenztheorie knüpft an die SOK-Theorie an. Er geht davon aus, dass jedes Verhalten als ein Wechselspiel von situativen Anforderungen, persönlichen Ressourcen zu deren Bewältigung und biografischen Erfahrungen verstanden werden kann. Die Kompetenztheorie rückt die Handlungs- und Entwicklungsmöglichkeiten, die lebenslang erworbenen Fähigkeiten, Fertigkeiten und Strategien in das Zentrum des Interesses.

Kompetenz in Olbrichs Sinne ist keine Eigenschaft, sondern ein «ressourcenorganisierendes Konstrukt». Sie ist das Resultat von Umweltanforderungen und lebensgeschichtlich gewachsenen Ressourcen (Umwelt, Person) und spiegelt sich in zahlreichen Facetten wider: sensu-motorisch, kognitiv, alltagsbezogen, sozial, Appraisal (Bewertung), Bewältigung, körperlich (Olbrich, 1992: 55).

Während *Kompetenz* die möglichen Leistungen eines Menschen beschreibt, die er aufgrund seiner Fähigkeiten erbringen könnte, meint *Performanz* dagegen die tatsächlich gezeigten Leistungen. Dabei beeinflussen kumulative Belastungserlebnisse (z. B. Krankheit, Verlust nahestehender Personen) und Umweltaspekte (z. B. soziales Umfeld, Wohnung, finanzielle Sicherheit, soziale Unterstützung) das Verhältnis von Kompetenz und Performanz und tragen dazu bei, dass bestimmte Kompetenzen nicht gezeigt, nicht realisiert werden können (Kruse, 1996: 295 ff.).

Kompetenz im Alter zu akzentuieren bedeutet somit nach Olbrich (1987):

> «[…] auf ein autonomes Individuum zu vertrauen bzw. die alternde Person anzuregen, nach ihren Kräften zum Gelingen des Alterns beizutragen […]. Ein Kompetenzmodell des Alterns betont […] die Fähigkeiten des alternden Menschen zur produktiven Auseinandersetzung mit den Anforderungen seiner Lebenssituation.» (Ebd.: 329)

3.4 Multidisziplinäre Perspektiven des Alter(n)s

Rückblickend auf diese klassischen gerontologischen Theorien lässt sich feststellen, dass sie versuchen, als «grand theories» oder «master theories» auf die vielfältigen Fragen des Alterns allgemeingültige, übergreifende Antworten zu finden. Zahlreiche GerontologInnen bezweifelten in der Folge, ob dieses Ziel angesichts der Komplexität des Themas und der Individualität der alternden Menschen überhaupt zu erreichen sei. Für die Gerontologie als interdisziplinäre Wissenschaft können und müssen viele Disziplinen einen wertvollen Beitrag liefern. Sie werden entsprechend als «Bezugsdisziplinen» der Gerontologie bezeichnet. Umgekehrt können auch die anderen Disziplinen (insbesondere auch Pflege und Soziale Arbeit) von den gerontologischen Theorien, Modellen und Erkenntnissen vor allem auch in der jeweils professionellen Praxis der Altenhilfe profitieren.

In diesem Studienbuch stehen vor allem die Disziplinen Pflege und Soziale Arbeit im Mittelpunkt, da sie im Bereich der Altenarbeit immer mehr Schnittmengen bzw. -stellen miteinander, aber auch mit anderen Disziplinen aufweisen. Um das gegenseitige Verständnis der Disziplinen füreinander zu befördern, ist es hilfreich, die bisherigen gerontologischen Ansätze in den beiden Disziplinen zu beschreiben. Entsprechend werden im folgenden Abschnitt zunächst gerontologische Theorien aus den Bezugsdisziplinen der Psychologie und Soziologie als disziplinspezifische Betrachtungsweisen von Teilbereichen des Alter(n)s dargestellt, die für die Pflege, Betreuung und Begleitung älterer und hochbetagter Menschen von besonderer Bedeutung sind. Anschließend wird der Blickwinkel gewendet und gerontologische Ansätze in pflegewissenschaftlichen Theorien sowie Theorien der Sozialen Arbeit werden in den Fokus genommen.

3.4.1 Psychologische Alter(n)stheorien

Psychologische Theorien über das Alter und das Altern interessieren sich vor allem für das Denken, Fühlen und Erleben älterer Menschen. Auch die Theorien des gelingenden Alterns, die wir im vorigen Abschnitt kennengelernt haben, können somit größtenteils zu den psychologischen Alter(n)stheorien gerechnet werden.

3.4.1.1 Theorien der Entwicklungsaufgaben

Psychologische Theorien, die sich am Lebenslauf des Menschen orientieren, stellen qualitative Veränderungen im Übergang vom mittleren zum höheren Lebensalter fest (Lehr, 2007: 53). Sie ergründen, ob es bestimmte altersspezifische Schwierigkeiten und zu bewältigende Herausforderungen gibt. Ein wichtiger Vertreter ist auch hier Robert J. Havighurst. Er formuliert für jedes Lebensalter eine charakteristische Entwicklungsaufgabe. Solch eine «developmental task» ist für ihn eine Aufgabe, ...

> «[...] die zu einem bestimmten Zeitpunkt oder in einer Phase im Leben eines Individuums auftritt, deren erfolgreiche Bewältigung zu Zufriedenheit oder zu Erfolg mit späteren Aufgaben führt, während Misserfolg in der Unzufriedenheit des Individuums, der Missbilligung der Gesellschaft und Schwierigkeiten mit späteren Aufgaben resultiert.» (Havighurst, 1972: 2)

Die Aufgaben erhalten ihre Ausprägung durch ein Wechselspiel von biologischer Entwicklung, historisch-gesellschaftlichem Kontext, Persönlichkeit und individuellen Zielen (vgl. auch Martin/Kliegel, 2005: 43). Während in der Jugend beispielsweise die Erlangung von Autonomie von den Eltern, das Finden von Identität in der Geschlechtsrolle, die Internalisierung eines moralischen Bewusstseins oder auch die Berufswahl im Vordergrund stehen, sind die Entwicklungsaufgaben älterer Menschen für Havighurst stark von Abbau, Verlust und nahendem Tod geprägt. Konkret nennt er: Anpassung an abnehmende psychische Stärke und Gesundheit, Anpassung an Pensionierung und vermindertes Einkommen, Anpassung an den Tod des Partners, Aufbau einer expliziten Angliederung an die eigene Altersgruppe, flexible Übernahme und Anpassung sozialer Rollen, Aufbau altersgerechten Wohnens.

Eng mit dem Begriff der Entwicklungsaufgaben verwandt ist Erik Eriksons Modell der psychosozialen Krisen, in dem er insgesamt acht Stufen der Persönlichkeitsentwicklung beschreibt, die die gesamte Lebensspanne strukturieren. Das hohe Erwachsenenalter ist für ihn durch einen Konflikt zwischen den Polen «Integrität» und «Verzweiflung» gekennzeichnet. Mit *Integrität* meint Erikson Aspekte der Akzeptanz des eigenen Lebenslaufs, der Anerkennung der eigenen Grenzen, Möglichkeiten und Endlichkeit sowie Gefühle der Verbundenheit und des Eingebettetseins. *Verzweiflung* dagegen ist gekennzeichnet durch eine Fokussierung auf das eigene Versagen und auf verpasste Gelegenheiten und führt zu einem generellen Gefühl der Unzufriedenheit und Hoffnungslosigkeit. Die Lösung dieses Konfliktes liegt für Erikson in der Synthese der beiden Pole: wenn auch negative Aspekte des Lebens nicht geleugnet, sondern akzeptiert werden, ist die Erlangung von Weisheit möglich (Freund, 2004: 307).

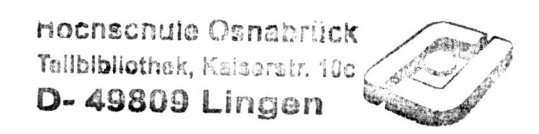

3.4.1.2 Theorien der Intelligenzentwicklung

Die folgenden Theorien betrachten die menschliche Intelligenz als ein System von Fähigkeiten und Prozessen, die in «Leistungen» zusammenwirken. Das Lösen unterschiedlichster Erkennungs-, Gedächtnis-, Denk- und Wissensaufgaben ist ein Beispiel solcher Leistungen (Kruse, 2006: 31 ff.). Mit der Defizittheorie wurde bereits ein langjähriger Blick (auch) auf die Intelligenzentwicklung als unvermeidbarer, progressiver Abbau dargestellt.

Heute hat sich dagegen ein Modell der Intelligenzentwicklung etabliert, das, beruhend auf den Erkenntnissen von Horn und Cattell (1963), zwei verschiedene Intelligenzdimensionen unterscheidet. *Kristalline Intelligenz* umfasst kulturelles Wissensgut, mechanisches Wissen, Sprachverständnis und Wortschatz. Sie zeigt sich beim Abrufen *bekannter* Sachverhalte, Regeln und Zusammenhänge und ist stark übungs- und bildungsabhängig.

> **Fallbeispiel**
>
> Im Gedächtnistraining zeigt sich, dass die ehemalige Unternehmerin Frau Schubert Gedichte aus ihrer Schulzeit mühelos rezipieren kann. Auf Fragen, die die Allgemeinbildung betreffen, weiß sie fast jede Antwort und Rechenaufgaben fallen ihr nicht schwer – solange sie nicht in Zeitdruck gerät.

Fluide Intelligenz kommt dagegen vorrangig beim Erschließen neuer Sachverhalte, Erlernen von Regeln und dem Erkennen von Zusammenhängen zum Ausdruck. Man versteht darunter die fundamentalen kognitiven Kompetenzen wie Informationsaufnahme, logisches Schlussfolgern, Beziehungserfassung, Kombinationsfähigkeit, geistige Schnelligkeit und Wendigkeit – all jene inhaltsübergreifenden kognitiven Grundfunktionen, die eine flexible Aufnahme und Verarbeitung von Informationen ermöglichen (Oswald, 2000: 112).

> **Fallbeispiel**
>
> Wenn sich Frau Schubert jedoch beim gleichen Gedächtnistraining unter Zeitdruck Dinge einprägen und diese wiedergeben soll, fällt ihr dies sehr schwer und sie wirkt verzweifelt.

Paul Baltes erweiterte dieses Modell 1990, indem er zwischen *fluider Mechanik* und *kristalliner Pragmatik* unterscheidet. «Mechanik» meint in diesem Zweikomponentenmodell nicht nur die *Struktur* des informationsverarbeitenden Systems, sondern auch die zugrunde liegenden Problemlösungsprozesse (sozusagen die «Hardware») – «Pragmatik» dagegen die *Anwendung* der Mechanik auf Wissenssysteme im sozialen Kontext (entsprechend der «Software»).

Sowohl Horn und Catell als auch Baltes gehen davon aus, dass fluide/mechanische kognitive Fähigkeiten im Alter (hauptsächlich biologisch bedingt) deutliche Leistungsrückgänge aufweisen, kristalline/pragmatische Fähigkeiten dagegen weitgehend stabil bleiben, da diese als umwelt- bzw. kulturabhängig gesehen werden.

Weiterführende Literaturtipps

Trait-Theorien (Costa/McCrae, 1992) untersuchen Persönlichkeitsmerkmale und deren Veränderung im Lebenslauf (z. B. die «Big Five»: Neurotizismus, Extraversion, Offenheit, Verträglichkeit, Gewissenhaftigkeit). Es gibt einige Belege für eine grundsätzliche Stabilität bis zum Tod. *Kontrolltheorien* interessieren sich für den Zusammenhang zwischen objektiven Situationen und individuellem Verhalten. Heckhausen und Schulz (1995) unterscheiden zwischen «primärer Kontrolle» («Ich führe durch mein eigenes Verhalten aktiv gewünschte Veränderungen in der Umwelt durch») und sekundärer Kontrolle («Ich ändere mich selbst oder ich werte Ziele, die mir früher wichtig waren, ab und erkläre sie als nicht mehr bedeutsam»). Brandstädter und Renner (1990) nennen «Assimilation» und «Akkommodation» als mögliche Kontrollstrategien. Die *Sozioemotionale Selektivitätstheorie* (Carstensen/Fredrickson, 1998) beschreiben, wie sich über die Lebensspanne hinweg Prioritäten bezüglich sozialer Beziehungen verschieben. Ein in jungen Jahren oft breites, aber weniger intensives soziales Umfeld wird im Alter selektiv auf wichtige emotionale Beziehungen konzentriert. Ältere Menschen suchen nach wenigeren, aber tieferen und unterstützenderen Kontakten. Die *Speed-Hypothese* (Salthouse, 1996) erklärt Veränderungen der kognitiven Leistungsfähigkeit mit einem Nachlassen der Geschwindigkeit der Informationsverarbeitung. Gemäß der *Inhibitionshypothese* (Hasher/Zacks, 1988) lässt im Alter die Fähigkeit nach, irrelevante Informationen zu hemmen und trotz auftretender Störbedingungen einmal begonnene Verarbeitungsprozesse effektiv weiterzuverfolgen. Die *Common-Cause-Hypothese* (Baltes/Lindenberger, 1997) führt Altersunterschiede auf eine oder mehrere gemeinsame Ursachen zurück.

3.4.2 Soziologische Alter(n)stheorien

Soziologische Alter(n)stheorien lenken den Blick auf die gesellschaftlichen Aspekte. Sie betrachten zum Beispiel die Auseinandersetzung mit der Altersrolle oder den Status, den eine Gesellschaft dem alternden Menschen zuweist. Als «Wissenschaft von sozialem Handeln und Gesellschaft (von ihren Strukturen und Prozessen, von Institutionen und deren Wandel bis hin zu Interaktion und Handeln)» kann die Soziologie heute als «zentrale Herkunftsdisziplin oder Zubringerwissenschaft» der Sozialen Gerontologie bezeichnet werden (Backes, 2003: 46). Leopold Rosenmayr, bedeutender österreichischer Alternsforscher, resümierte die vergangenen 50 Jahre der Theorienentwicklung der Alternssoziologie (Rosenmayr, 2003). In einer Phase der «Gründerzeit» geht es vor allem in den USA überwiegend um das «adjustment» (im Sinne von Anpassung) und das Finden von Altersrollen (Sie sehen die soziologische Komponente der Disengagement- oder der Aktivitätstheorie!). Rosenmayr beschreibt weitere Phasen, in denen es z.B. darum geht, «nicht nur empirische Ergebnisse zu gewinnen, sondern diese auch unter Aspekten bestimmter theoretischer Deutungen zusammenzufassen und für diese Ergebnisse «verbale Formeln» zu finden» (ebd.: 24). Ein Beispiel wäre «Intimität auf Abstand», eine Formel, die er selbst prägte und die neue Formen von familiärer Nähe trotz äußerlicher Distanz (z.B. durch entferne Wohnorte) beschrieb.

Heute prägende Linien werden nachstehend beschrieben.

Lebenslauftheorien gehen davon aus, dass es sinnvoll ist, einzelne Phasen im Lebenslauf voneinander zu unterscheiden. Diese werden von jedem Menschen durchlaufen, wobei sie durch bestimmte Rollenverpflichtungen, veränderte Selbstkonzepte, Identitätsvorstellungen, aber auch Vorgaben durch Arbeitssphäre, Familie und soziale Beziehungen bestimmt sind (Backes/Clemens, 2008). Dieser Ansatz lenkt den Blick auf den Lebenslauf, aber auch auf Wendepunkte bzw. *Statuspassagen*, wie den Übergang in den Ruhestand. Elder z.B. sprach sich dafür aus, dass das Studium von Übergängen («transitions») das Stadium von Lebensstufen ersetzen sollte, da gerade Übergänge Zugang zu und das Verlassen von Rollen beinhalten (vgl. Rosenmayr, 2003: 29). Rosenmayrs eigene Lebensphasentheorie wählt einen speziell soziologisch-sozialgeschichtlichen Zugang und betrachtet vor allem den Einfluss von Produktions- und Ausbildungsstrukturen auf *Kohorten* (Personen die in den gleichen Geburtsjahrgängen aufgewachsen sind). Die Kohortenperspektive nimmt jeweils Altersgruppen in den Blick, die «durch das soziale System hindurchziehen» (ebd.: 28). Der Lebenslauf wird soziologisch insbesondere auch unter den Aspekten der Individualisierung, Institutionalisierung und De-Institutionalisierung betrachtet (z.B. Kohli, 1985).

Theorien der sich wandelnden Sozialstruktur finden sich z. B. im «*Strukturwandel des Alters*», wie er von Tews (1993: 17) beschrieben wird. Im Kontext des «dreifachen Alterns» («immer mehr Menschen werden im Verhältnis zu immer weniger werdenden Jüngeren noch immer etwas älter») erkennt er fünf Konzepte:

1. *Verjüngung*: Ältere Menschen schätzen sich selbst jünger ein (positiver Verjüngungseffekt), Arbeitslose/Arbeitnehmer gelten schon ab 45 Jahren als «alt» und werden nicht mehr eingestellt (negativer Verjüngungseffekt). Diese Einstellung ist (zum Glück) gerade im Wandel begriffen. Aufgrund des demografischen Wandels sind ältere Erwerbstätige zunehmend aktiv in den Arbeitsprozess eingebunden und ihre langjährige Erfahrung wird geschätzt. Andererseits ist aufgrund des Mangels an qualifiziertem Personal (z. B. auch in den Pflegeberufen) eine vermehrte Öffnung des Arbeitsmarktes für Ältere zu verzeichnen.

2. *Entberuflichung*: Aufgrund von früher Berufsaufgabe und erhöhter Lebenserwartung ist das Alter eine «Alterszeit ohne Berufstätigkeit».

3. *Feminisierung*: Das Alter ist weiblich. Frauen haben eine höhere Lebenserwartung und «überleben» die Männer, das Geschlechterverhältnis ist und bleibt unausgeglichen. Frauen nehmen häufiger an Angeboten der Altenhilfe teil, sind kumulativ benachteiligt (Altersarmut) und öfter abhängig von ambulanten und stationären Hilfen (auch in Langzeitpflegeeinrichtungen quantitativ stärker repräsentiert).

4. *Singularisierung*: Der Anteil Alleinstehender nimmt mit zunehmendem Alter zu.

5. *Hochaltrigkeit*: Hochaltrige leiden statistisch häufiger unter den negativen Belastungen des Alters.

Auch Konzepte der «*Lebenslage*» sind hier zu nennen. Das Lebenslagenkonzept ist multidimensional und untersucht verschiedenste Bedingungen und Dimensionen (materiell/immateriell, Einkommenssituation, Wohnqualität, Bildung, Gesundheit) daraufhin, wie sie sich in Form von sozialen Ungleichheiten auf das Altern auswirken.

> ### Exkurs
>
> Die Zusammenhänge von sozialer Ungleichheit und Pflege erfahren in der Gerontologie, aber auch in der Sozialarbeits- sowie der Pflegewissenschaft bisher wenig Aufmerksamkeit. Bauer und Schaeffer (2006) gehören zu den Vorreitern in der Erforschung dieser Zusammenhänge. Sie stellen fest, dass Pflegebedürftigkeit in sozial benachteiligten Gruppen früher und häufiger eintritt. Diese seien zudem überproportional häufig

> von schweren und chronischen Krankheiten betroffen, während ihre Ressourcen zur Selbsthilfe geringer seien. Weiterhin bestehen gravierende Ungleichheiten in der Versorgungsnutzung aufgrund milieuspezifischer Nutzungskompetenzen, Informationen und Zugangsschwierigkeiten.

3.4.3 Ökogerontologische Ansätze

Einen ausdrücklich *disziplinübergreifenden Ansatz* stellt die *Ökologische Gerontologie* dar, die sich explizit an der Schnittstelle verschiedenster Disziplinen verortet. Ökologie im Sinne von «Umwelt» wird hier im weiten Sinne gedacht und meint die Verknüpfung räumlicher und sozialer Elemente auf der …

- … Mikroebene – der individuelle Nahraum, z.B. meine Wohnung, meine Familie
- … Mesoebene – der erweiterte Lebensraum, z.B. mein Quartier, meine Nachbarschaft, und
- … Makroebene – der entfernte Kontext, wie etwa die Region (z.B. städtisch-urban, ländlich-dörflich), die Kultur in der ich lebe.

Die Ökologische Gerontologie (z.B. Saup, 1993) greift auf Ansätze von Nahemow und Lawton zurück, die beobachteten, dass alterskorrelierte Rückgänge der Ressourcen dazu führten, dass der Einfluss des Kontextes (der Umwelt) auf das Verhalten und Erleben der älteren Menschen stetig zunimmt. Ziel der Ökologischen Gerontologie ist es, die Bedeutung räumlicher und sozialer Umweltfaktoren hervorzuheben und zu beforschen. Seit den 80er-Jahren des 20. Jahrhunderts geht der Fokus der Forschung weg von einer Engführung auf das Individuum, beschränkt sich dabei aber nicht auf eine Analyse der Umweltbedingungen, sondern betrachtet die Person-Umwelt-Passung, also die Beziehung zwischen diesen beiden, ihr Zusammenwirken. Neuere Ansätze betonen die Möglichkeit des Individuums, seine Umwelt aktiv mitzugestalten und so selbstständig Ziele des Wohlbefindens (entweder durch Veränderung des Kontextes oder durch Veränderung der Bewertung des Kontextes) zu erreichen.

Weiterführende Literaturtipps

Altersstratifizierungsmodelle (Riley/Riley, 1992; Kohli, 1985) sehen wichtige soziale Rollen eng an bestimmte Lebensabschnitte gekoppelt oder gar als normativ für bestimmte Lebensabschnitte. Normen bestimmen, welche Rollen und welches Verhalten als dem jeweiligen Alter angemessen

> bewertet werden. Das *Social-Breakdown-Modell* von Kuypers und Bengtson (1973) nimmt an, dass ältere Menschen für äußere Zuschreibungen besonders empfänglich sind. Da die Zuschreibungen durch die Umwelt oft an einem negativen Altersbild orientiert sind, kann dies unter Umständen zu einer sich selbst erfüllenden Prophezeiung werden: Die älteren Menschen übernehmen das Altersbild und verhalten sich gemäß der Zuschreibung, werden beispielsweise unnötig passiv und laufen Gefahr, weitere Kompetenzen zu verlieren. Toni Antonucci geht in ihrem *Social-Convoy-Modell* (1980) davon aus, dass Menschen im Zuge ihrer Entwicklung soziale Netzwerke an sich binden, die im höheren Alter eine «support bank» bilden, auf die – vor allem bei Verlusten – zurückgegriffen werden kann.

3.4.4 Pflegewissenschaftliche Ansätze in der Gerontologie

Wie sieht es nun in den Debatten und Diskursen der Pflegewissenschaft hinsichtlich einer theoretischen Verortung, hinsichtlich der Herausbildung ganz speziell pflegewissenschaftlicher Sichtweisen auf das Alter aus? Gerade in einer überwiegend anwendungs- und handlungsorientierten Disziplin, die darum ringt, als Profession anerkannt zu sein und ihre spezifischen Kompetenzen und Deutungsmuster zu vertreten, müsste der Herausbildung eigener Theorien (ganz im Sinne der genannten «attempts to explain»; s. Kap. 3.2.1) ein hoher Stellenwert zukommen.

Im Dezember 2011 erschien in der Zeitschrift *Pflege* ein Schwerpunktheft zum Thema Theorieentwicklung in der Pflege im 21. Jahrhundert. Martin Moers, Doris Schaeffer und Winfried Schnepp konstatieren in ihrem Beitrag, den sie aussagekräftig mit «Too busy to think? Essay über die spärliche Theorieentwicklung der deutschen Pflegewissenschaft» betiteln:

> «Eine Synthetisierung pflegespezifischen Wissens in Gestalt von Theoriebildung fehlt im deutschsprachigen Raum weitgehend. Dies ist bedenklich, da die Pflege als Profession den Überformungsversuchen durch andere Wissenschaftsdisziplinen wenig entgegensetzen kann. Der spezifisch pflegerisch-wissenschaftliche Zugriff auf Gesundheitsprobleme kann dadurch nicht deutlich werden.» (Moers et al., 2011: 349)

Mit dem Blick zurück lässt sich feststellen, dass vor allem die 60er- und 70er-Jahre des 20. Jahrhunderts als «Phase der forcierten Theoriebildung» zu betrachten sind (ebd.: 350). In dieser Zeit entstanden in den USA zahlreiche deduktive, d. h. vom Allgemeinen auf das Besondere schließende Theorien. Diese klassischen Pflegetheorien, so Brandenburg (2001: 132), beschrieben «konstitutive Elemente des Pflegehandelns», sie können als «grand theories» bezeichnet werden, da sie die Intention verfolgten, Pflege mit Gegenstand und Aufgabenbereich in Form *einer* verbindlichen, übergreifenden, allgemeingültigen Theorie zu erfassen. Es waren jedoch keine empirisch überprüfbaren Theorien im klassischen Sinne, vielmehr «handelte es sich um normative Konstruktionen über das, wie und was Pflege sein soll.» (Ebd.: 132). Entlehnt waren diese Theorieversuche «großer Reichweite» meist einer verwandten Disziplin (Moers et al., 2011: 350).

Beispiele finden sich z. B. in dem Beitrag von Moers und Schaeffers zu «Pflegetheorien» im aktuellen Handbuch Pflegewissenschaft (Schaeffer/Wingenfeld, 2011: 37–66). Zu nennen sind ausschnittsweise:

- Peplaus «therapeutische Beziehung»
- Orlandos «Pflege als Interaktionsprozess»
- Kings «Zielerreichung und Zielbestimmung»
- Orems «Selbstpflegemodell von Autonomie und Selbstfürsorge» oder
- Roys «Anpassungsmodell».

Die folgende Phase der Theorieentwicklung zeigte sich dadurch geprägt, dass der Pluralismus von Theorien, das bereichernde und ergänzende Nebeneinander anerkannt wurde und «statt nach Entwicklung und Akzeptanz einer einzigen Pflegetheorie zu streben, wurde nun die Existenz und Konkurrenz widersprechender Theorien als dem Erkenntnisfortschritt dienstlich und sinnvoll anerkannt» (Brandenburg, 2001: 132; Donaldson/Crowley, 1978). Die 80er- und 90er-Jahre des 20. Jahrhunderts können demnach als eine Zeit intensiver Forschung bewertet werden – auf die eine induktive (vom Allgemeinen zum Abstrakten schließende), situations- und zielgruppenspezifische Theoriebildung aufbaute (häufiges Beispiel: das Krankheitsverlaufsmodell von Corbin und Strauss, 1993).

Gerade im vergangenen Jahrzehnt aber sei der theoretische Diskurs beinahe «zum Erliegen gekommen» während gleichzeitig die Zahl (unverbundener) empirischer Arbeiten anstieg (Moers et al., 2011: 350). Sie sehen die Parallele zu den eingangs beschriebenen «Datenfriedhöfen» (s. Kap. 3.2.2)? Erinnern Sie sich an die Charakterisierung auch der Gerontologie als «data rich – theory poor»? In ihrem Essay identifizieren Moers et al. (2011) einige Faktoren, die zu dieser Entwicklung beitrugen: Sie sehen eine neue Kluft, die nicht zwischen Theorie und Praxis, sondern zwischen Forschung und Theorie verläuft (ebd.: 351 f.): Wenn Forschung überwiegend dem Nachweis von Evidenz, der Wirksamkeitsforschung oder dem Erfolgsbeweis von Einzelinterventionen diene, dann sei für Theorieentwicklung kein Platz. Weitere Problemfelder seien unter vielen anderen Punkten:

- die überwiegende Verortung der Pflegewissenschaft an (Fach-)Hochschulen (strukturelle Bedingungen/Anwendungsorientierung)
- die organisatorisch-verwaltungstechnischen Herausforderungen des Bologna-Prozesses

- die zeitliche Eingebundenheit an den Hochschulen selbst
- die Tatsache, dass hochrangige Förderungen, z. B. durch die Deutsche Forschungsgemeinschaft (DFG) oder den Schweizerischen Nationalfond (SNF), bislang nicht erreicht wurden und Drittmittelerwerb häufig die ganz persönliche Angelegenheit sei
- der Druck von Rationalisierung und Praxisnutzen.

Sie folgern:

> «Überspitzt gesagt ist die Scientific Community der Pflege «too busy to think». Dies führt zu einer Kurzatmigkeit, für die auf lange Sicht Abhilfe geschafft werden muss, um das bisher Erreichte gegen Erosionstendenzen absichern und weiterentwickeln zu können.» (Ebd.: 356)

Für die vielfältigen Aufgabenfelder des Theoriediskurses brauche es Zeit und Muße, die auch kreative Prozesse erlauben (ebd.: 357). Während die bisherigen Ausführungen generell für die Pflegewissenschaft gelten, lässt sich feststellen, dass in diesem Rahmen auch die Inhalte und Strukturen für die wissenschaftliche Erforschung der Schnittstellen von Alter und Pflege erst ansatzweise etabliert sind. Gründe liegen vermutlich auch darin, dass die Gerontologie ihren Fokus eher auf das «normale Altern», die Pflegewissenschaft hingegen ihr Augenmerk auf das Krankenhaus richtet (vgl. Brandenburg, 2011).

Als «Meilenstein» in der Forschungsentwicklung können die in Deutschland von 2004 bis 2011 vom Bundesministerium für Bildung und Forschung (BMBF) geförderten «Pflegeforschungsverbünde» betrachtet werden. Drei Forschungsverbünde tragen mit unterschiedlichen Schwerpunktsetzungen und auf unterschiedliche Weise zur Optimierung und Evidenzbasierung pflegerischen Handelns bei (Schaeffer et al., 2008):

- *Nord:* Optimierung des Pflegeprozesses durch neue Steuerungsinstrumente
- *Mitte-Süd:* Evidence-basierte Pflege chronisch Pflegebedürftiger in kommunikativ schwierigen Situationen
- *Nordrhein-Westfalen (NRW):* Patientenorientierte Pflegekonzepte zur Bewältigung chronischer Krankheit.

Beispielhaft seien hier einige der Forschungsthemen des Pflegeforschungsverbundes NRW benannt, vor allem, weil sich hier auch inhaltliche Schnittstellen zur Sozialen Arbeit befinden:

- Selbst-/Fremdgefährdung bei Bewohnern von Langzeitpflegeeinrichtungen
- Selbstmanagement komplexer Medikamentenregimes

- positive Erlebnisräume für Menschen mit Demenz
- Kinder/Jugendliche als pflegende Angehörige
- häusliche Pflege bei Migranten.

Die Verbünde leisteten einen wesentlichen Beitrag zur (Exzellenz-)Entwicklung der Pflegewissenschaft in Deutschland und zur Anerkennung der Disziplin nach innen und außen. Dennoch, das merken auch Schaeffer und Wingenfeld an, sei die Einschätzung nicht einfach, ob die Forschungsverbünde über kleinteilige, wirksamkeitsorientierte Einzelergebnisse hinaus auch zur Theoriebildung und damit zur Erarbeitung einer eigenen pflegewissenschaftlichen Wissensbasis beitragen können. Gerade im Kontext «chronischer Krankheit» wird hier bewusst gegengesteuert und Forschungsergebnisse – gemäß der eigenen Forderung – werden miteinander verbunden und diskutiert. Eine Redaktionsgruppe, bestehend unter anderem aus den Sprechern dieser Forschungsverbünde, erarbeitete erstmals eine «Forschungsagenda». Ziel dieser Agenda 2020 ist es, …

> «[…] auf die Wichtigkeit der Pflegeforschung und nachhaltiger Förderstrukturen in diesem Gebiet hinzuweisen, für einen Zeitraum von zirka 10 Jahren prioritäre Forschungsthemen festzulegen und sich dabei sowohl auf die schon heute drängenden als auch auf die künftig wichtigen Forschungsthemen zu konzentrieren.» (http://www.agenda-pflegeforschung.de/, [15.02.2014])

Ähnlich wie in anderen Ländern (USA, National Institute of Nursing Research [NINR]) werden Erkenntnisziele benannt, um die Forschungsentwicklung systematisch zu steuern.

Erforderlich sind laut Agenda im Bereich «Pflege und Pflegebedürftigkeit alter und hochaltriger Menschen»:

- Studien zur Dynamik und Dauer von Pflegeverläufen im hohen Alter (geschlechtsspezifische, lebenslagen- und lebenslaufspezifischer Aspekte)
- Studien zur Autonomie und Teilhabe trotz Pflegeabhängigkeit/Self-Care- und Selbstmanagementpotenziale
- Studien zur Situation pflegebedürftiger Menschen mit hoher Vulnerabilität
- Studien zu bedarfsgerechten Pflegestrategien bei Demenz/kognitiven Beeinträchtigungen
- Studien zur palliativen Pflege alter Menschen sowie zu ethischen Herausforderungen zur Ermöglichung einer höheren Lebensqualität am Ende des Lebens und eines würdigen Sterbens
- Studien zum Ressourcenerhalt und Empowerment sowie zum Ressourcenerhalt und Empowerment unterschiedlicher Gruppen pflegender Angehöriger.

Brandenburg (2011) stellt in einem Vortrag zu «Irritationen und Herausforderungen der Forschung der nächsten 25 Jahre» ebenfalls die Notwendigkeit einer «Forschungsagenda» heraus. Neben den genannten Themen ergänzt er als erforderlich z. B. auch theoretische Auseinandersetzung mit Fragen der Lebensqualität bei Menschen mit Demenz (vgl. z. B. Becker/Kaspar/Kruse, 2010; Brandenburg/Guenther, 2011) und zu einem «[…] kritischen (nicht affirmativem!) Selbstverständnis der gerontologischen Pflege» (Hervorhebung im Original). Die hier geforderte Auseinandersetzung setzt die Kenntnis gerontologischer Theorien, Modelle und Forschungserkenntnisse voraus, die auch für die Entwicklung spezifischer Pflegetheorien für das (hohe) Alter einen wichtigen Beitrag leisten können.

An dieser Stelle setzt aktuell auch Friesacher an. Auch er geht davon aus, «dass pflegetheoretische Begründungen eine zwingend notwendige Bedingung für die Legitimation einer pflegewissenschaftlichen Perspektive darstellen» (Friesacher, 2011: 373). Sein Ausgangspunkt ist die Erkenntnis, dass die bisherigen Theorieentwürfe einen «überwiegend einseitig und verengten Begriff pflegerischen Handelns konzeptionalisieren». Wesentliches, wie Macht- und Herrschaftsverhältnisse, Ökonomisierung, aber auch organisatorische Zwänge, bleibt dabei für ihn unberücksichtigt. Er entwirft eine kritische Theorie der Pflegewissenschaft, die anschlussfähig ist an Foucaults Machtanalytik und die Kritische Theorie der Frankfurter Schule. Dabei sieht er sie als gesellschaftskritisch, als aufzeigend von Repressionen und Defiziten in der pflegerischen Praxis, als emanzipatorisch (hin zu «vernünftigen Zuständen») und deswegen auch als normativ gehaltvoll. Friesacher expliziert seine Theorie als eine «Kritik der Arbeits-, Verständigungs-, Anerkennungs-, Selbst- und Sozial-, Zeit- und Naturverhältnisse» (ebd.: 373). Er sieht es als Aufgabe, den Orientierungen an der Evidenzbasierung, am medizinischen und ökonomischen Diskurs (effektive, kontrollierbare, messbare und kalkulierbare Pflegearbeit) ein «gehaltvolles Korrektiv gegenüberzustellen und für vernünftige Pflegeverhältnisse einzutreten» (ebd.: 383). Hierfür hält er Forschungsprogramme für notwendig, die die Widersprüche, Paradoxien und Inkonsistenzen der Ökonomisierung und Technisierung aufzeigen» (ebd.: 383; für Vertieft-Einsteiger: Friesacher, 2008).

3.4.5 Soziale Arbeit und Gerontologie

Wie in der Einleitung zu diesem interdisziplinären Studienbuch ausführlich dargelegt, spielt die Soziale Arbeit in der Beratung, Betreuung und Begleitung älterer und hochbetagter Menschen sowie ihres Umfelds eine immer wichtigere Rolle. Leider sind jedoch die Beiträge der Sozialen Arbeit zur gerontologischen Theoriebildung bisher als eher marginal zu bezeichnen. Karl beschreibt den zeitlichen

Verlauf der sozialarbeiterischen/sozialpädagogischen Perspektiven auf das Alter (Karl, 1999: 374 ff.):

- *1970er-Jahre:* Die «Soziale Arbeit mit Älteren» ist kaum an den Fachhochschulen curricular verankert – erste Ausarbeitung zum Methodeninventar einer sozialen Arbeit mit älteren Menschen entstehen – in erster Linie durch Übersetzungen englischsprachiger Literatur.
- *Anfang der 1980er-Jahre:* Es äußern sich Vertreter anderer Disziplinen (Soziologie, Pädagogik, Psychologie) zur Verbindung von Sozialer Arbeit und Gerontologie – dies spiegelt die Lehrsituation wider. Einzelne Träger (Wohlfahrtsverbände) beschreiben Einsatzfelder.
- *1980er-Jahre:* Einzelbeiträge statt umfassender Arbeiten werden verfasst – Themen: Lebenslage und Soziale Arbeit, Bestandsaufnahme des Verbreitungsgrades Sozialer Arbeit mit älteren Menschen sowie die kritische Einschätzung der Qualität der Angebote.
- *1990er-Jahre:* Prozess der Ausfächerung sozialarbeiterischer Tätigkeitsfelder: Arbeiten zur Präzisierung besonderer Kompetenzen Sozialer Arbeit hinsichtlich spezifischer Bereiche der Altenarbeit (Gemeinwesen-/Bildungsarbeit), Stationäre Versorgung, Case Management).

Dabei ist auf der praktischen Ebene gleichzeitig ein «mehrfacher Paradigmenwechsel» festzustellen (Kricheldorff, 2011: 13), und zwar «[…] vom betreuten Alter, über das aktive Alter, bis hin zum gestalteten Alter, was heute die dominierende fachliche Orientierung darstellt». Mit dem Blick auf Altern als Herausforderung und Chance zugleich entspreche dieses aktuell dominierende Verständnis von Sozialer Altenarbeit «dem der Sozialen Arbeit insgesamt, mit einer starken Ausrichtung auf Lebenswelten und Ressourcenorientierung» (Kricheldorff, 2011: 14). Auch Schweppe (2012: 507) beschreibt diese «drei Zugänge in der Entwicklung der sozialen Altenarbeit». Sie sieht sie eng verbunden mit den jeweils spezifischen Alter(n)stheorien und Altersbildern, wobei alle drei noch nebeneinander weiter existieren und das Gesamtspektrum der offenen Altenarbeit abzeichnen (ebd.). Zunächst führte das Leitbild des «betreuten Alters», geprägt durch das vorherrschende Defizitmodell, zu Angeboten des geselligen Unterhaltens (klassisch: Diavortrag mit Kaffeerunde). In den 70er- und 80er-Jahren des 20. Jahrhunderts bildete dann «Aktivität» das Programm. Hier ging es um «(grenzlose) Motivierung und Aktivierung», wobei die Soziale Altenarbeit als «Animationsagentur» wirkte (ebd.). Erst in den 90er-Jahren des 20. Jahrhunderts im Sinne der «reflexiven Moderne» und des Entdeckens der Phänomene von Individualisierung und Pluralisierung wurde das Altern als «gestaltbar und gestaltungsnotwendig» betrachtet (Schweppe, 2012: 508). Eine ausführliche Darstellung der geschichtlichen Entwicklung der Sozialen Altenarbeit findet sich unter anderem bei Aner (2010).

Generell wird jedoch deutlich, dass der sozialpädagogischen Theorieentwicklung der Arbeit mit älteren Menschen wenig Aufmerksamkeit geschenkt wurde. Erst in der zweiten Hälfte der 90er-Jahre des 20. Jahrhunderts werden systematische Arbeiten vorgelegt (Böhnisch, 1. Aufl. 1997, 5. Aufl. 2008; Otto/Schweppe, 1996). Sie forderten, dass …

> «[…] auch Alter und Altern mit den Kategorien (Subjekt- und Biografieorientierung, Individualisierung und Pluralisierung von Lebensformen) erfasst und verstanden werden, die in anderen Feldern der Sozialpädagogik mittlerweile zum Standardrepertoire gehörten.» (Karl, 1999: 379)

Ausgangspunkt der sozialpädagogischen Perspektive sei, …

> «[…] dass die Bewältigung der Altersphase hohe Anforderungen an die Gestaltungskompetenz der Individuen stellt, die sie zur Entwicklung von Lebensentwürfen benötigen, dabei kaum auf Vorgaben zurückgreifen können und multiple, teils widersprüchliche Anforderungen von Chancen und Risiken, neuen Entfaltungsmöglichkeiten und -restriktionen vereinen und bewältigen müssen.» (Otto/Schweppe, 1996: 66)

Noch 2012 schreibt Schweppe (2012), es sei der Sozialpädagogik bisher kaum gelungen, …

> «[…] eine eigenständige Expertise innerhalb dieses von Medizin und pflegerischen Tätigkeiten beherrschten Arbeitsfeldes zu entwickeln und zu verdeutlichen, auf welche Weise sie zur Bearbeitung, Linderung oder Lösung altersspezifischer Problematiken bzw. zur Herstellung befriedigender Lebensentwürfe im Alter beitragen kann. [Dabei sei zur] […] Entwicklung einer solchen Expertise […] primordial ein sozialpädagogischer Zugang zur Altersphase gefragt, der Alter über die Zugrundelegung sozialpädagogischer (Grund)Kategorien erschließt und sozialpädagogischen Erkenntnisinteressen zugänglich macht.» (Ebd.: 508)

Schweppes Konzeption einer Sozialpädagogik älterer Menschen sieht sie als «anschlussfähig» an viele der theoretischen, methodischen und professionsbezogenen Diskurse der Sozialpädagogik. So z. B. an Diskurse zur Lebensweltorientierung (Thiersch) oder zur Lebensbewältigung (Böhnisch), «[…] die allerdings im Hinblick auf altersspezifische Fragestellungen hin überprüft und ausdifferenziert werden müssen» (ebd.: 508). Hier nur angedeutet: Lebensbegleitung – Unterstützung zur Herstellung biografischer Anschlussfähigkeit – Förderung von Räumen der differenziellen und eigensinnigen Entwicklung – kritische Selbstüberprüfung – Ressourcenerschließung und Strukturenschaffung im sozialen Nahraum (Schweppe, 2005: 40 ff.). Im Rahmen dieses Kapitels wollen wir aus diesem Grunde und an dieser Stelle einen Blick auf das theoretische Konzept der «Lebensweltorientierung» werfen. Für Thiersch (2011) sieht …

«[…] lebensweltorientierte Soziale Arbeit […] ihre Adressatinnen in ihren alltäglichen Lebenswelten, in den Erfahrungen, den Bewältigungsaufgaben und Bewältigungskonzepten, den Problemen und Ressourcen, um ihnen in geeigneten Räumen und stabileren Kompetenzen zu einem gelingenderen Alltag zu helfen; lebensweltorientierte Soziale Arbeit nutzt dazu ihre institutionellen und professionellen Möglichkeiten im Horizont sozialer Gerechtigkeit.» (Ebd.: 62)

> **Reflexion**
>
> Bewusst wird hier vom «gelingenderen» Alltag gesprochen, der als Aufgabe, als Prozess gesehen wird und der subjektiven Bewertung bedarf. Sehen Sie Parallelen zu der Diskussion um «erfolgreiches», «konstruktives», «produktives» oder «gelingendes Altern»?

Als Strukturen und Handlungsmaximen (ebd.: 189) einer lebensweltorientierten Sozialen Arbeit, die sich als handlungsleitend versteht, sind die Punkte «Prävention – Alltagsnähe (Erreichbarkeit, Niederschwelligkeit, Offenheit) – Integration – Partizipation – Dezentralisierung/Regionalisierung – Vernetzung» zu nennen.

Es gelte, die soziapädagogischen Konzepte auf altersspezifische Fragen hin zu überprüfen und auszudifferenzieren – so hatten wir mit Cornelia Schweppe geschlussfolgert. Otto und Bauer (2004) zeigen, wie «[…] sehr zentrale Aspekte einer Lebensweltorientierung geeignet sein können, zum organisierenden Bezugspunkt einer modernen sozialen Gerontologie und entsprechenden Umsetzungen in sozialen Dienstleistungen zu werden» (ebd.: 195).

Gerade im Verzicht von Alters- und Alternsnormen (z. B. «Sei aktiv!», «Sei produktiv!») sehen die Autoren eine Chance und eine Modernität der Lebensweltorientierung (ebd.: 197). Sie sehen darüber hinaus eine große Nähe zu gerontologischen Konzepten wie der Autonomie, der Kompetenz, den Fragen der Ökogerontologie etc. und sprechen sich mit diesem Hintergrund für ein klares «Plädoyer für eine lebensweltorientierte soziale Gerontologie» aus. Eine besondere Chance erkennen Otto und Bauer darin, dass Lebensweltorientierung als Arbeitsbegriff auch in der sozialen Gerontologie disziplinübergreifende Verständigungsmöglichkeiten eröffne und auf einige unhintergehbare Einsichten verweise (ebd.: 204), so z. B. auf die Fokussierung auf autonome Lebens- und Selbstentwürfe handlungsfähiger Subjekte – im Gegensatz zu normierenden und standardisierenden Konzepten.

3.5 Abseits vom Mainstream: Vern Bengtson

Wir haben Vern Bengtson bereits als einflussreichen Theoretiker der Gerontologie kennengelernt. Er schlägt 1997 ein Schema zur Einteilung der Theorien vor, die er in drei Generationen unterteilt. Er unterscheidet, ob sich die Theorien eher auf einer Mikroebene des Individuums, einer Makroebene der Gesellschaft oder in einer Mischform befinden. Theorien der ersten Generationen (60er-Jahre des 20. Jahrhunderts) sind für ihn zum Beispiel die Aktivitätstheorie (Individualebene) und die Disengagement-Theorie (Mikro- und Makroebene). In der zweiten Generation (70er-Jahre d. 20. Jh.) sieht er die Kontinuitätstheorie und den Social-Breakdown-Ansatz (Individualebene) oder auch den Altersstratifizierungsansatz (Mikro- und Makroebene). Seine Theorien der dritten Generationen (80er-Jahre d. 20. Jh. bis heute) bewegen sich abseits des gerontologischen Mainstreams und sollen Ihnen daher ebenfalls ausschnittsweise vorgestellt werden (vgl. im Detail Bengtson, 1997). Exemplarisch wenden wir uns dem Sozialkonstruktivismus und der Kritischen Gerontologie zu.

3.5.1 Sozialkonstruktivismus

Sozialkonstruktivistische Theorien legen die Annahme zugrunde, Altern sei sozial konstruiert, und richten daher ihren Blick auf Einstellungen, Haltungen, gesellschaftliche (Vor-)Urteile und Stereotypen und betrachten die Selbst- und Fremdwahrnehmung älterer Menschen. Sie können hier deutlich Einflüsse des im Rahmen der psychologischen Theorien kurz skizzierten Social-Breakdown-Ansatzes erkennen.

> **Forschungsbeispiel**
>
> Kaufman untersuchte 1994 (zit. n. Bengtson et al., 1997: 77), wie Pflegebedürftigkeit durch die Interaktion der älteren Menschen, der Pflegepersonen und Professionellen des Gesundheitssystems sozial konstruiert wird. Dabei kann das Etikett bzw. Label «pflegebedürftig» dazu beitragen, ältere Menschen zu kategorisieren und ihnen mit Stereotypen so zu begegnen, dass ihre Autonomie reduziert, ihre Hilflosigkeit erhöht und ihre Abhängigkeit von anderen gesteigert wird.

3.5.2 Kritische Gerontologie

> Wenig übertreibt, wer den neuzeitlichen Begriff der Vernunft mit Kritik gleichsetzt.
> (Theodor W. Adorno)

Die Kritische Gerontologie hat ihren Ursprung in verschiedenen philosophischen Ansätzen, wie im Marxismus, in der Frankfurter Schule (Adorno, Horkheimer, Habermas), in interpretativ-phänomenologischen Ansätzen (Husserl, Schütz), aber auch im Feminismus und Poststrukturalismus (Foucault). Durch ihre Verwurzelung in der Philosophie bewegt sie sich auf einem hohen Abstraktionsgrad. Sie kritisiert die gesellschaftlichen Verhältnisse und die Konstruktion von Altern und stellt Fragen nach Emanzipation und Macht.

Kritische Theorien wenden sich zum einen gegen die Vorstellung, es gebe eine «Wahrheit» über das Altern, die sich objektiv erfassen ließe, zum anderen gegen die konventionelle Gerontologie, die als instrumentell aufgefasst wird (Schroeter, 2003: 56). Konventionelle Ansätze fördern nach dieser Sichtweise die Aufrechterhaltung des Status Quo und liefern darüber hinaus Werkzeuge zur Vorhersage und Kontrolle menschlichen Verhaltens, sie legitimieren Interventionen und verstärken so die etablierten Herrschaftsstrukturen.

Oft wird der Kritischen Gerontologie im Anschluss an diese Statements vorgeworfen, schlichtweg «kontra» zu sein, aus Prinzip zu widersprechen. Schroeter weist darauf hin, dass sie mehr wolle, «als nur zu negieren»: Durch ihre explizite Einbeziehung der Geisteswissenschaften (s. o.) möchte sie neue Erkenntnisse und neue Perspektiven bieten, widersprüchliche Eigenheiten des Alters anerkennen und – auch durch Ideologiekritik – für Emanzipation und Freiheit eintreten (vgl. auch Moody, 1988). Aktuell richten Amann und Kolland (2008) «Fragen an eine kritische Gerontologie». Dabei weisen sie auf die Gefahr hin, dass normative Altersbilder (Anti-Aging, optimistische Erwartungen an das Alter) Formen der Altersdiskriminierung, Stigmatisierung und Stereotypisierung all jener fördern, die «den paradiesischen Zustand eines positiven Alters» nicht erreichen können.

Daneben seien an dieser Stelle auch explizit van Dyk und Lessenich (2009) mit *Die jungen Alten. Analysen einer neuen Sozialfigur* empfohlen. Aus den USA kom-

---

Reflexion

Wo würden Sie sich an dieser Stelle bezüglich des Nutzens von Theorien positionieren? Welche Theorien leuchten Ihnen besonders ein, welche Gedankengänge sehen Sie kritisch? Vergleichen Sie diese Positionierung mit den eingangs festgehaltenen Eindrücken.

mend thematisieren zum Beispiel Biggs, Lowenstein und Hendricks (2003) *The Need for Theory. Critical Approaches to Social Gerontology*.

Wer so vertieft in die Debatten einsteigt, wird schnell feststellen, wie spannend es ist, unkonventionelle Fragen zu stellen, andere Blickwinkel einzunehmen, neue Antworten zu erhalten.

3.6 Schlussfolgerungen

Das Ziel dieses Kapitels wurde erreicht, wenn erkennbar wurde, wie interessant, vielfältig und bereichernd es sein kann, in theoretische Debatten und Diskussionen einzusteigen. Zum Schluss soll nun noch einen Blick in das aktuelle *Handbook of Theories of Ageing* (Bengtson et al., 2008) geworfen werden, wo man schon ganz zu Beginn erfährt, was die Autoren für die auffälligste Entwicklung seit der letzten Ausgabe halten:

> «Probably the most striking theoretical trend since the publication of the last edition of the Handbook of Theories of Aging 10 years ago has been the development of interdisciplinary theories of aging.» (Ebd.: 2008: 6)

Die Autoren sehen also in der Überwindung von disziplinären Grenzen und dem Erfolg in der Entwicklung «interdisziplinärer Theorien» eine der großen Herausforderungen (angesichts der verschiedenen disziplineigenen Forschungsparadigmen und Forschungstechnologien), erkennen aber *«significant breakthroughs»* (ebd.).

Diese «Durchbrüche» werden vor allem in dem Teil des Herausgeberbandes deutlich, der sich den «psychologischen Theorien» widmet. Gerade wenn es z. B. um die Erforschung und Erklärung von «Stress-Prozessen» gehe, sei es wesentlich, biologische, psychologische, soziologische ... Faktoren zusammenzubringen. Dies signalisiere die Notwendigkeit *«of crossing disciplinary bounders»* (ebd.: 11). Was die sozialwissenschaftliche Entwicklung angeht, so konnte diese den Herausgebern zufolge nicht «Schritt halten» mit dem interdisziplinären Fortschritt in der Theorieentwicklung, wie er im Bereich der psychologischen Alter(n)stheorien skizziert wurde. Eine positiv zu bewertende «Reifung» («maturing») sei aber durchaus in den zwei Schulen der «Postmodernen» sowie der «Kritischen Gerontologie» zu sehen (ebd.: 17), deren interdisziplinärer Ansatz oben beschrieben wurde.

Denken wir an dieser Stelle auch an die anfangs festgestellte Zunahme von Theoriebezügen in den Zeitschriftenartikeln, wie sie in der Studie von Alley et al. (2010) festgestellt wurde, so können wir mit Bengtson et al. (2008) festhalten:

> «More and more, investigators are choosing to grapple with the *why* and the *how* questions of aging rather than simply to describe *what*. Among the most promising developments recently is the noticeable increase in efforts to advance interdisciplinary theories of aging

and a greater willingness to intersect traditional disciplines of biology, psychology, and the social and policy sciences.» (Ebd.: 22)

Und:

«Rapid expansion of aging research over the last several decades has made theory more, not less, important.» (Ebd.: 26)

Zu guter Letzt also noch einmal ein deutliches Plädoyer «Pro Theorie» (und dabei: «Pro Interdisziplinarität»), das für ein Studium, empirische Forschungsansätze und die praktische Tätigkeit leitend sein kann. Dabei haben wir z. B. Friesacher (2013) bereits als wegweisenden Vertreter einer kritischen Pflegetheorie kennengelernt. Für die Soziale Arbeit stellt aktuell Aner fest, dass …

«[…] mit dem Umbau des deutschen Wohlfahrtsstaats zum so genannten aktivierenden Staat […] einerseits eine Prekarisierung der Lebenslagen vieler älterer Menschen einher[geht], während andererseits positive Altersbilder zur Norm werden. Vor diesem Hintergrund benötigen Fachkräfte Sozialer Altenarbeit eine kritische Distanz zum eigenen Handlungsfeld, um ihre Aufgaben bei der Lebensbewältigung Älterer angemessen begleiten und das eigene professionelle Handeln reflektieren zu können. Hierfür bietet die «Kritische Gerontologie» einen Orientierungspunkt, der zugleich einen Beitrag zur Emanzipation älterer Menschen von Herrschaftsdiskursen leistet.» (Ebd.: 303)

Sie liefere zwar «keine Rezepte für professionelles Alltagshandeln» (Aner, 2013: 313), impliziere und inspiriere aber eine wichtige Haltung. Im Jahre 2011 hat sich z. B. auch auf der Tagung der Sektionen 3 (Sozial- und verhaltenswissenschaftliche Gerontologie) und 4 (Soziale Gerontologie und Altenarbeit) der Deutschen Gesellschaft für Gerontologie und Geriatrie (DGGG) explizit ein «Arbeitskreis Kritische Gerontologie» gegründet. Ziel dieses Arbeitskreises ist es,…

«[…] Raum [zu] bieten für den interdisziplinären Austausch über die aktuellen gesellschaftspolitischen Rahmenbedingungen gerontologischer und geriatrischer Forschung und Praxis.» (http://www.dggg-online.de/aktuelles/pdf/Info_Mitglieder_September_2011.pdf, S. 1, [17.02.2014])

Der Bedarf für die Aktualisierung der Tradition der «Kritischen Gerontologie» wird vor allem mit der «unübersehbar wachsenden sozialen Ungleichheit im Alter» begründet, die «nach politischer Einmischung einer kritischen Alter(n)swissenschaft» verlange. Ein weiteres Motiv der Arbeitskreisgründung sei der «aktuelle Generationenwechsel in Forschung, Ausbildung und Praxis». Ziel sei es, «das eigene professionelle Handeln – sei es in der Forschung, der Ausbildung oder der Praxis – zu reflektieren und Beiträge zur Emanzipation älterer Menschen von Herrschaftsdiskursen zu leisten» (www.dggg-online.de/aktuelles/pdf/Info_ Mitglieder_September_2011.pdf, [30.11.2013]).

Die Kritische Gerontologie mit ihren Thesen (vgl. z. B. Köster, 2011, 2012) könnte somit auch für Sie als «gerontologischer Nachwuchs» eine spannende theoretische Fundierung sein, die es ermöglicht, den eigenen Standpunkt sowie gesellschaftliche Prozesse auch einmal provokant in Frage zu stellen und auszurichten – vor allem in der betont interdisziplinären Perspektive!

> **Literaturtipps**
>
> Wer diesen Einstieg in die Theorien noch vertiefen möchte, dem sei abschließend ganz generell neben der erwähnten Einführung von Hans-Werner Wahl und Vera Heyl (2004) das wegweisende und disziplinübergreifende *Handbook of Theories of Aging* in der Neuauflage von 2008 (Bengtson et al., 2008) nahegelegt.
>
> Einen ersten Einstieg in die psychologischen Alterstheorien bietet der Artikel des wichtigen Heidelberger Gerontologen Andreas Kruse, *Psychologische Alterstheorien*, zu finden in Wolf Oswalds umfangreichem Nachschlagewerk *Gerontologie. Medizinische, psychologische und sozialwissenschaftliche Grundbegriffe* von 2006.
>
> Zum Weiterlesen sei Ihnen auch *Psychologische Grundlagen der Gerontologie* von Mike Martin und Matthias Kliegel empfohlen – ausführlich, gut verständlich, handlich – 2010 als 3. Band der Reihe *Grundriss Gerontologie* im Kohlhammer Verlag erschienen. Als Standardwerk mittlerweile in der 11. Auflage vorliegend sei Ihnen außerdem noch zu Ursula Lehrs *Psychologie des Alters* geraten.
>
> Wiederum im bereits erwähnten Überblickswerk *Gerontologie. Medizinische, psychologische und sozialwissenschaftliche Grundbegriffe* von Oswald bietet der Artikel von Gertrud Backes und Wolfgang Clemens einen guten Einstieg in die soziologischen Alterstheorien. Zur Vertiefung eignet sich die Einführung in die sozialwissenschaftliche Alternsforschung mit dem Titel *Lebensphase Alter* derselben Autoren (2008).
>
> Für die Soziale Arbeit erarbeitet Cornelia Kricheldorff (2011) entlang eines Fallbeispiels (Frau Bauer) spezifische Fragestellungen und typische Themen der Sozialen Arbeit mit älteren Menschen differenziert und multiperspektivisch. Aus alterstheoretischer Sicht wird der Fall erschlossen und auf der Grundlage von Methoden und Handlungskonzepten bearbeitet.

3.7 Literatur

Achenbaum W. A., Albert D. M. (1995). Profiles in Gerontology. A Biographical Dictionary. Westport, Connecticut: Greenwood Press.

Alley D. E., Putney N. M., Rice M., Bengtson V. L. (2010). The Increasing Use of Theory in Social Gerontology: 1990–2004. Journal of Gerontology. Social Sciences, 65B, 583–590.

Amann A., Kolland F. (Hrsg.) (2008). Das erzwungene Paradies des Alters? Fragen an eine kritische Gerontologie. Wiesbaden: VS-Verlag.

Aner K. (2010). Soziale Altenhilfe als Aufgabe sozialer Arbeit. In: Aner K., Karl U. (Hrsg.). Handbuch Soziale Arbeit und Alter. Wiesbaden: VS-Verlag, 33–30.

Aner K. (2013): Kritische Gerontologie und Soziale Altenarbeit im aktivierenden Staat. In: Hünersdorf B., Hartmann J. (Hrsg.). Was ist und wozu betreiben wir Kritik in der Sozialen Arbeit? Disziplinäre und interdisziplinäre Diskurse. Wiesbaden: Springer, 303–316.

Atchley R. C. (1989). Continuity theory of normal aging. The Gerontologist, 2, 183–190.

Backes G. (2003). Soziologie und sozialwissenschaftliche Gerontologie. In: Karl F. (Hrsg.). Sozial- und verhaltenswissenschaftliche Gerontologie. Alter und Altern als gesellschaftliches Problem und individuelles Thema. Weinheim: Juventa, 45–57.

Backes G. M., Clemens W. (2006). Soziologische Alternstheorien. In: Oswald W. D., Lehr U., Sieber C., Kornhuber J. (Hrsg.). Gerontologie. Medizinische, psychologische und sozialwissenschaftliche Grundbegriffe. Stuttgart: Kohlhammer, 36–42.

Backes G. M., Clemens W. (2008). Lebensphase Alter. Eine Einführung in die sozialwissenschaftliche Alternsforschung. 3., überarb. Auflage. Weinheim: Juventa.

Baltes M., Lang F., Wilms H. U. (1998). Selektive Optimierung mit Kompensation. Erfolgreiches Altern in der Alltagsgestaltung, In: Kruse A. (Hrsg.). Psychosoziale Gerontologie, Bd. 1. Göttingen: Hogrefe, 188–202.

Baltes P. B. (1999). Alter und Altern als unvollendete Architektur der Humanontogenese. Zeitschrift für Gerontologie und Geriatrie, 32, 433–448.

Baltes, P. B., Lindenberger U., Staudinger U. M. (1995). Die zwei Gesichter der Intelligenz im Alter. Spektrum der Wissenschaft, 10, 52–61.

Baltes P. B., Baltes M. M. (1989). Erfolgreiches Altern: mehr Jahre und mehr Leben. Zeitschrift für Gerontopsychiatrie und -psychiatrie, 2, 5–10.

Baltes P. B., Lindenberger U. (1997). Emergence of a powerful connection between sensory and cognitive functions across the adult life span: A new window to the study of cognitive aging? Psychology of Aging, 1, 12–21.

Bauer U., Schaeffer D. (2006). Soziale Ungleichheit in der Pflege – (k)ein Thema? Managed Care, 7, 9–30.

Becker S., Kaspar R., Kruse A. (2010). Heidelberger Instrument zur Erfassung der Lebensqualität demenzkranker Menschen (H. I.L.DE.). Bern: Verlag Hans Huber.

Behrens J., Görres S., Schaeffer D., Bartholomeyczik S., Stemmer R. (2012). Agenda Pflegeforschung für Deutschland. www.agenda-pflegeforschung.de/AgendaPflegeforschung2012.pdf, [28.03.2013].

Bengtson V. (2006). Theorizing and Social Gerontology. International Journal of Ageing and Later Life, 1, 5–9.

Bengtson V., Burgess E., Parrot T. (1996). Progress and pitfalls in gerontological theorizing. The Gerontologist, 6, 768–772.

Bengtson V., Burgess E., Parrott T. (1997). Theory, Explanation, and a Third Generation of Theoretical Development in Social Gerontology. Journal of Gerontology: Social Sciences, 52B, 72–88.

Bengtson V., Gans D., Putney N. M., Silverstein M. (2008). Theories About Age and Aging. In: Bengtson V., Silverstein M., Putney N. M., Gans D. (Hrsg.). Handbook of Theories of Aging. 2. Auflage. New York: Springer, 3–24.

Bengtson V., Rice C. J., Johnson M. L. (1999). Are Theories of Aging important? Models and Explanations in Gerontology at the Turn of the Century. In: Bengtson V., Schaie K. W. (Hrsg.). Handbook of Theories of Aging. 1. Auflage. New York: Springer, 3–20.

Bengtson V., Gans D., Putney N. M., Silverstein, M. (2009). Theories About Age and Aging. In: Bengtson V., Silverstein M., Putney N. M., Gans D. (Hrsg.). Handbook of Theories of Aging. 2. Auflage. New York: Springer, 3–24.

Bengtson V., Silverstein M., Putney N. M., Gans D. (Hrsg.). Handbook of Theories of Aging. 2. Auflage. New York: Springer.

Biggs S., Lowenstein A., Hendricks J. (2003). The Need for Theory. Critical Approaches to Social Gerontology. New York: Amityville.

Birren J. E. (1996). History of gerontology. In: Birren J. E. (Hrsg.). Encyclopedia of gerontology: Age, aging, and the aged (Vol. 1), A–K. San Diego: Academic Press, 655–665.

Böhnisch L. (2008). Sozialpädagogik der Lebensalter. Eine Einführung. 5., überarb. u. erw. Auflage. Weinheim: Juventa.

Birren J. E. (1999). Theories of Aging: A Personal Perspective. In: Bengtson V., Schaie K. W (Hrsg.). Handbook of Theories of Aging. 1. Auflage. New York: Springer, 459–480.

Boßle M. (2008). Theorienbildung in der deutschsprachigen Gerontologie – eine Analyse der Zeitschrift für Gerontologie und Geriatrie der Jahre 1994 bis 2007 (unveröffentlichte Master-Arbeit). Vallendar: Pflegewissenschaftliche Fakultät.

Brandenburg H. (2001). Gerontologie und Pflege. Zeitschrift für Gerontologie und Geriatrie, 34, 129–139.

Brandenburg H. (2011). Altern und Pflege – Irritationen und Herausforderungen für die Forschung der nächsten 25 Jahre. Unveröffentlichter Vortrag am 28. Oktober 2011, Gerontologie in 25 Jahren, Festakt und wissenschaftliches Symposium anlässlich des 25-jährigen Bestehens des Studiengangs (Psycho)Gerontologie. Erlangen.

Brandenburg H., Sowinski C. (1996). Alltagsaktivitäten – Unterschiede und Gemeinsamkeiten im Verständnis zwischen Gerontologie und Pflege. Zeitschrift für Gerontologie und Geriatrie, 29, 387–396.

Brandenburg H., Boßle M., Klott S. (2010). Studienbrief «Altern – Herausforderungen für das Pflegemanagement». Fachhochschule Jena.

Brandenburg H., Guether H. (2011). Konzepte, Befunde und Hintergründe zur Messung von Lebensqualität bei Menschen mit schwerer Demenz. Gesundheitswesen, 73, 865–873.

Brandtstädter J., Renner G. (1990). Tenacious goal pursuit and flexible goal adjustment: Explication and age-related analysis of assimilative and accommodative strategies of coping. Psychology of Ageing, 5, 58–67.

Bubolz-Lutz E. (1984). Bildung im Alter. Eine Analyse geragogischer und psychologisch-therapeutischer Grundmodelle. 2., neu gefasste Auflage. Freiburg i. Br.: Lambertus.

Carstensen L. L., Fredrickson B. F. (1998). Socioemotional selectivity in healthy older people and younger people living with the human immunodeficiency virus: The centrality of emotion when the future is constrained. Health Psychology, 17, 1–10.

Cattell R. B. (1963). Theory of fluid and crystallized intelligence: A critical experiment. Journal of Educational Psychology, 54, 1–22.

Corbin J. M., Strauss A. L. (1993): Weiterleben lernen – Chronisch Kranke in der Familie. München: Piper.

Costa P. T., McCrae R. R. (1980). Still stable after all these years: Personality as a key to some issues in adulthood and old age. In: Baltes P. B., Brim G. (Hrsg.). Life-span development and behaviour. Band 3. New York: Academic Press, 66–102.

Costa P. T., McCrae R. R. (1992). Revised NEO Personality Inventory (NEO-PI-R) and NEO Five-Factor Inventory (NEO-FFI) manual. Odessa, FL: Psychological Assessment Resources.

Cumming E., Henry W. E. (1961). Growing old – the process of disengagement. New York: Basic Books Inc..

Donaldson S. K., Crowley D. M. (1978). The discipline of nursing. Nursing Outlook, 26, 113–120. Wiederabgedruckt in: Nicoll L. H. (1997). Perspectives on nursing theory. Philadelphia: Lippincott: 235–246.

Dyk S. van, Lessenich S. (Hrsg.) (2009). Die jungen Alten. Analysen einer neuen Sozialfigur. Frankfurt a. M.: Campus.

Freund A. M. (2004). Entwicklungsaufgaben. In: Kruse A., Martin M. (Hrsg.): Enzyklopädie der Gerontologie. Alternsprozesse in multidisziplinärer Sicht. Bern: Hans Huber, 304–313.

Friesacher H. (2011). «Vom Interesse an vernünftigen Zuständen …». Bedeutung und konstitutive Elemente einer kritischen Theorie der Pflegewissenschaft. Pflege, 6 (24), 373–388.

Friesacher H. (2008). Theorie und Praxis pflegerischen Handelns. Begründung und Entwurf einer kritischen Theorie der Pflegewissenschaft. Osnabrück: V&R unipress – Universitätsverlag Osnabrück.

Goffmann E. (1975). Stigma. Über Techniken der Bewältigung beschädigter Identität. Frankfurt a. M.: Suhrkamp.

Hasher L., Zacks R. T. (1988). Working memory, comprehension and aging: A review and a new view. In: Bower G. H. (Hrsg.). The psychology of learning and motivation, 22. New York: Academic Press, 193–225.

Havighurst R. J. (1972). Developmental Tasks and Education. 3. Auflage. New York: Mc Kay.

Havighurst R. J., Neugarten B. L., Tobin S. S. (1964). Disengagement and patterns of aging. The Gerontologist, 4, 24.

Havighurst R. J., Neugarten B. L., Tobin S. S. (1968). Disengagement and Patterns of Aging. In: Neugarten B. L. (Hrsg.). Middle Age and Aging. Chicago: The University of Chicago Press, 161–171.

Heckhausen J., Schulz R. (1995). A life-span theory of control. Psychological Review, 102, 284–304.

Horn J. L., Cattell R. B. (1966). Refinement and test of the theory of fluid and crystallized general intelligences. Journal of Educational Psychology, 57, 253–270.

Kade S. (1994). Altersbildung. Band 2: Ziele und Konzepte. Frankfurt a. M.: DIE.

Kahn R. L., Antonucci T. C. (1980). Convoys over the Life Course. Attachment, roles, and social support. In: Baltes P. B., Brim O. G. (Hrsg.). Life-Span Development and Behavior. New York: Academic Press, 254–283.

Karl F. (1999). Sozialarbeitswissenschaft/Sozialpädagogik. In: Jansen B., Karl F., Radebold H., Schmitz-Scherzer R. (Hrsg.). Soziale Gerontologie. Ein Handbuch für Lehre und Praxis. Weinheim: Beltz, 370–382.

Karl F. (2003). Sozial- und verhaltenswissenschaftliche Gerontologie – ein multi- und interdisziplinäres Projekt. In: Karl F. (Hrsg.). Sozial- und verhaltenswissenschaftliche Gerontologie. Alter und Altern als gesellschaftliches Problem und individuelles Thema. Weinheim: Juventa, 7–17.

Kaufman S. R. (1994). The Social Construction of Frailty: An Anthropological Perspective. Journal of Aging Studies, 8, 45–58.

Kohli M. (1985). Die Institutionalisierung des Lebenslaufs. In: Kölner Zeitschrift für Soziologie und Sozialpsychologie, 1, 1–29.

Köster D. (2011). Thesen zur kritischen Gerontologie aus sozialwissenschaftlicher Sicht. Vortrag vom 23.09.2011. www.fogera.de/wpcontent/uploads/2012/01/Vortrag_Thesen_Kritische_Gerontologie.pdf, [21.03.2012].

Köster D. (2012). Thesen zur kritischen Gerontologie aus sozialwissenschaftlicher Sicht. Zeitschrift für Gerontologie und Geriatrie, 45, 7, 603–609.

Kricheldorff C. (2011). Handlungsfeld. Soziale Arbeit in gerontologischen Arbeitsfeldern und im Gesundheitswesen. In: Kricheldorff C., Gastiger S. (Hrsg). Soziale Arbeit in gerontologischen Arbeitsfeldern und mit Kindern in prekären Lebenslagen. Methoden und Konzepte der Sozialen Arbeit in verschiedenen Arbeitsfeldern. Freiburg i. Br.: Lambertus, 11–40.

Kruse A. (1996). Alltagspraktische und sozioemotionale Kompetenz. In: Baltes M., Montada L. (Hrsg.). Produktives Leben im Alter. Frankfurt a. M.: Campus, 290–322.

Kruse A. (2006). Psychologische Alternstheorien. In: Oswald W. D., Lehr U., Sieber C., Kornhuber J. (Hrsg). Gerontologie. Medizinische, psychologische und sozialwissenschaftliche Grundbegriffe. Stuttgart: Kohlhammer, 31–36.

Kuypers J. A., Bengtson V. L. (1973). Social breakdown and competence: A model of normal aging. Human Development, 16, 181–201.

Lehr U. (2006): Alternstheorien – Einführung. In: Oswald W. D., Lehr U., Sieber C., Kornhuber J. (Hrsg.). Gerontologie. Stuttgart: Kohlhammer, 19–20.

Lehr U. (2007). Psychologie des Alterns. 11., neu bearb. Auflage. Wiebelsheim: Quelle und Meyer.

Lehr U., Dreher G. (1969). Determinants of attitudes towards retirement. In: Havighurst R. J., Munnichs J. M. A., Neugarten B. L., Thomae H. (Hrsg.). Adjustment to retirement – a cross-national study. Darmstadt: Steinkopff, 234–252.

Lehr U. (1987). Kompetenz im Alter. Universitas, 9, 879–890.

Martin M., Kliegel M. (2010). Psychologische Grundlagen der Gerontologie. Stuttgart: Kohlhammer.

Mennemann H. (2005). Sozialpädagogik als theoriestiftende Disziplin für die soziale Altenarbeit – subjekttheoretische Überlegungen. In: Schweppe C. (Hrsg.). Alter und soziale Arbeit. Theoretische Zusammenhänge, Aufgaben und Arbeitsfelder. Hohengehren: Schneider, 47–63.

Moers M., Schaeffer D. (2011). Pflegetheorien. In: Schaeffer D., Wingenfeld K. (Hrsg.). Handbuch Pflegewissenschaft. Neuausgabe. Weinheim: Juventa, 37–66.

Moers M., Schaeffer D., Schnepp W. (2011). Too busy to think? Essay über die spärliche Theoriebildung der deutschen Pflegewissenschaft. Pflege, 6, 24, 349–360.

Moody H. R. (1988). Toward a critical gerontology: The contribution of humanities to theories of aging. In: Birren J. E., Bengtson V. (Hrsg.). Emergent theories of aging. New York: Springer, 19–40.

Olbrich E. (1987). Kompetenz im Alter. Zeitschrift für Gerontologie und Geriatrie, 20, 319–330.

Olbrich E. (1992). Das Kompetenzmodell des Alterns. In: Dettbarn-Reggentin J., Reggentin H. (Hrsg.). Neue Wege in der Bildung Älterer. Band I: Theoretische Grundlagen und Konzepte. Freiburg i. Br.: Lambertus, 53–61.

Oswald W. D. (2000). Psychologische Alter(n)shypothesen. In: Becker S., Veelken L., Wallraven K. P. (Hrsg.). Handbuch Altenbildung. Theorien und Konzepte für Gegenwart und Zukunft. Opladen: Leske + Budrich, 106–117.

Oswald W. D., Lehr U., Sieber C., Kornhuber J. (2006). Gerontologie. Stuttgart: Kohlhammer.

Otto U., Bauer P. (2004). Lebensweltorientierte Soziale Arbeit mit älteren Menschen. In: Thiersch H., Grunwald K. (Hrsg.). Praxis Lebensweltorientierter Sozialer Arbeit. Handlungszugänge und Methoden in unterschiedlichen Arbeitsfeldern. Weinheim: Juventa: 195–212.

Otto U., Schweppe C. (1996). Individualisierung ermöglichen – Individualisierung begrenzen. In: Schweppe C. (Hrsg.). Soziale Altenarbeit. Pädagogische Arbeitsansätze und die Gestaltung von Lebensentwürfen im Alter. Weinheim: Beltz, 53–72.

Popper K. R. (2005). Logik der Forschung. 10. Auflage. Tübingen: Siebeck.

Rauschenbach Th., Züchner I. (2005). Theorie der Sozialen Arbeit. In: Thole W. (Hrsg.). Grundriss Soziale Arbeit. 2., überarb. und erw. Auflage. Wiesbaden: VS-Verlag, 139–160.

Riley M. W., Riley J. W. Jr. (1992). Individuelles und gesellschaftliches Potential des Alterns. In: Baltes P. B., Mittelstraß J. (Hrsg.). Zukunft des Alterns und gesellschaftliche Entwicklung. Berlin: de Gruyter, 437–459.

Rosenmayr L. (2003). Soziologische Theorien des Alterns und der Entwicklung im späteren Leben. In: Karl F. (Hrsg.). Sozial- und verhaltenswissenschaftliche Gerontologie. Alter und Altern als gesellschaftliches Problem und individuelles Thema. Weinheim: Juventa, 19–44.

Salthouse T. A. (1996). The processing-speed theory of adult age differences in cognition. Psychological Review, 103 (3), 403–428.

Saup W. (1993). Alter und Umwelt. Eine Einführung in die Ökologische Gerontologie. Stuttgart: Kohlhammer.

Schaeffer D., Behrens J., Görres S. (2008). Optimierung und Evidenzbasierung pflegerischen Handelns. Ergebnisse und Herausforderungen der Pflegeforschung. Weinheim: Juventa.

Schäuble G. (1995). Sozialisation der jungen Alten vor und nach der Berufsaufgabe. Stuttgart: Enke.

Schroeter K. R. (2003). Soziologie des Alterns. Eine Standortbestimmung aus der Theorieperspektive. In: Orth B., Schwietring T. (Hrsg.). Soziologische Forschung: Stand und Perspektiven. Ein Handbuch. Opladen: Leske + Budrich, 49–65.

Schweppe C. (1998). Biographisierung der Altersphase und Biographieorientierung in der Sozialen Altenarbeit. Zeitschrift für Gerontologie und Geriatrie, 31, 325–330.

Schweppe C. (2005). Alter und Sozialpädagogik – Überlegungen zu einem anschlussfähigen Verhältnis. In: Schweppe C. (Hrsg.). Alter und Soziale Arbeit. Theoretische Zusammenhänge, Aufgaben- und Arbeitsfelder. Hohengehren: Schneider Verlag, 32–46.

Schweppe C. (2012). Soziale Altenarbeit. In: Thole W. (Hrsg.). Grundriss Soziale Arbeit. Ein einführendes Handbuch. 4. Auflage. Wiesbaden: VS-Verlag, 505–522.

Tartler R. (1961). Das Alter in der modernen Gesellschaft. Stuttgart: Enke.

Tews H. P. (1993). Neue und alte Aspekte des Strukturwandels des Alters. In: Naegele G., Tews H. P. (Hrsg.). Lebenslagen im Strukturwandel des Alters. Alternde Gesellschaft – Folgen für die Politik. Opladen: Westdeutscher Verlag, 15–43.

Thiersch H. (2011): Lebensweltorientierung. In: Thiersch H., Treptow R. (Hrsg). Zur Identität der Sozialen Arbeit. Positionen und Differenzen in Theorie und Praxis. Neue Praxis, Sonderheft 10, 62–65.

Thiersch H., Grunwald K., Köngeter S. (2012). Lebensweltorientierte Soziale Arbeit. In: Thole W. (Hrsg.). Grundriss Soziale Arbeit. Ein einführendes Handbuch. 4. Auflage. Wiesbaden: VS-Verlag, 175–196.

Wahl H.-W., Heyl V. (2004). Gerontologie – Einführung und Geschichte. Stuttgart: Kohlhammer.

4 Altern und Pflege

Sabine Bartholomeyczik

Zusammenfassung

Die heutige Pflege als Beruf hat ihre Wurzeln in der Gesundheitsversorgung und entwickelte sich parallel zur Ausdifferenzierung der ärztlichen Versorgung in den vergangenen 200 Jahren. Die Differenzierung in Altenpflege als Beruf ist relativ jung und entstand mit der zunehmenden Nutzung von Altenheimen als Wohnmöglichkeit im höheren Alter. Dort haben sich die Anforderungen an die Pflege in den vergangenen Jahrzehnten radikal geändert. Die Anzahl von Pflegeheimen und ambulanten Diensten stieg im Rahmen des demografischen Wandels stark an. In der gleichen Zeit wandelte sich das Pflegeverständnis im Hinblick auf den zu Pflegenden von einer Objekt- zu einer Subjektorientierung. Demgegenüber steht die enge Definition von Pflege in der Pflegeversicherung (D), die auch die Praxis stark prägt. Aufgaben der direkten Pflege enthalten immer die Dimensionen Pflegediagnostik, Planung und Durchführung von Maßnahmen sowie Evaluation. Die Struktur wird als Pflegeprozess bezeichnet, der sich auch in der Dokumentation niederschlägt. Beratung und Anleitung sind immer Bestandteile der Pflege, auch die Beratung der Angehörigen. Hinzu kommen Steuerungsaufgaben im Sinne eines Case Management. Neben Kommunikations- und Beratungskompetenzen sind auch körperorientierte handwerkliche Kompetenzen erforderlich. Eine besondere Herausforderung stellt die Pflege von Menschen mit Demenz dar, bei der vor allem eine verstehende Haltung gefordert wird. Pflege findet in allen Settings und Phasen der Gesundheitsversorgung statt. Pflegebildung befindet sich in einem deutlichen Wandel mit der Einrichtung von nahezu 100 Studiengängen, von denen allerdings nur ein geringerer Anteil die Erstausbildung betrifft, die nach wie vor eine schulische ist.

4. Altern und Pflege

> **Lernziele:**
>
> - Verstehen, warum die Pflege alter Menschen eine anspruchsvolle Aufgabe für einen Beruf mit umfangreichen und interdisziplinären Kompetenzen ist.
> - Die verschiedenen Dimensionen von Pflege als Teil der gesundheitlichen Versorgung kennenlernen.
> - Die Bedeutung von Expertenstandards in der Pflege einschätzen können.
> - Den Pflegeprozess als Struktur verstehen können.
> - Die Bedeutung der problematischen Sonderwege in der Pflegebildung kennenlernen.

4.1 Einführung

Begreift man Pflege als die berufliche Arbeit, die in nahezu allen Strukturen der Gesundheitsversorgung erforderlich ist und vorkommt, dann ist die Gerontologie für einen Teil der Pflege von zentraler Bedeutung. Ein wesentlicher und zunehmend wichtigerer Zweig der Pflege beschäftigt sich fast ausschließlich mit der Pflege alter Menschen. Für diesen Bereich ist die Gerontologie eine wichtige Grundlage.

Da die Sozialgesetzbücher speziell eines für die Absicherung der Pflege alter Menschen enthalten (in Deutschland: SGB XI), reduziert sich in der öffentlichen Wahrnehmung Pflege häufig sogar nur auf die Altenpflege, was wiederum eine unzulässige Verkürzung ist.

Die derzeitigen Berufsgrundbildungsstrukturen sehen für die Pflege eine gesonderte Ausbildung je nach Lebensalter der zu Pflegenden vor. So gibt es drei verschiedene schulische Erstausbildungen: je eine für Kinder, eine für Erwachsene vorwiegend in der Akutversorgung und eine für alte Menschen.

4.2 Entwicklungen und Perspektiven

Vergleicht man Pflege und Soziale Arbeit miteinander, so gibt es einen wesentlichen Unterschied, nämlich den ihrer Wurzeln: Pflege als Beruf, letztlich auch der der Altenpflege, kommt aus der Gesundheitsversorgung und war zeitweise – und ist es in manchen Feldern heute noch – stark arzt- und medizinorientiert. Inhalt waren vor allem die Hilfe und Pflege bei Krankheit. Diese Art der Medizinorientierung gibt es bei der Sozialen Arbeit nicht. Dennoch gibt es vielfältige Überschneidungen in Arbeitsfeldern und daraus resultierend an vielen Stellen konstruktive Kooperationsnotwendigkeiten.

Die Altenpflege als Ausbildungsberuf ist in Deutschland der jüngste der drei pflegerischen Ausbildungsberufe. Während in der Krankenpflege zu Beginn des 20. Jahrhunderts (1907 in Preußen) begonnen wurde, die Ausbildung in staatlichen Gesetzen zu regeln, gab es die erste staatliche Ausbildungsverordnung für die Altenpflege erst ab 1969 in einem Bundesland. Vorreiter war hier Nordrhein-Westfalen. Ein bundeseinheitliches Gesetz für eine dreijährige Altenpflegeausbildung in Anlehnung an das Krankenpflegegesetz folgte im Jahre 2003. Damit wurde die Altenpflege als Beruf – wie die Krankenpflege – ebenfalls den Heilberufen zugeordnet. Bis dahin war sie als Sozialberuf gekennzeichnet gewesen.

Für die Krankenpflege gab es bereits seit den 30er-Jahren des 20. Jahrhunderts staatseinheitliche Ausbildungsgesetze. Das jüngste Krankenpflegegesetz stammt von 2004. Seitdem lautet die darin geschützte Berufsbezeichnung «Gesundheits- und Krankenpfleger/in». Da dieses Gesetz auch die Kinderkrankenpflege regelt, gibt es hier entsprechend den bzw. die «Gesundheits- und Kinderkrankenpfleger/in».

Der Bedarf einer gesonderten Ausbildung für die Pflege alter Menschen entstand vor allem vor dem Hintergrund des zunehmenden Versorgungsbedarfs von BewohnerInnen in Altenheimen, bei denen zunächst sozial orientierte Hilfen identifiziert wurden und dann immer häufiger Pflegebedürftigkeit festgestellt wurde. Mit dieser neuen Ausbildung sollten vor allem sozialpflegerische Kompetenzen einen prominenten Anteil in der Ausbildung einnehmen, während sie in der Krankenpflegeausbildung nahezu unsichtbar sind.

Die Bedürfnisse und der Hilfebedarf alter Menschen vor allem in Altenheimen, auf die sich der Altenpflegeberuf vor allem ausrichtete, haben sich in den vergangenen 20 Jahren allerdings grundlegend verändert (s. u.). Diesen neuen Anforderungen entsprechend musste sich auch der Beruf anpassen, den nunmehr eine zunehmende Nähe zur Krankenpflege kennzeichnet.

Die Hauptaufgabenfelder für Altenpflegende liegen nach wie vor in der stationären Langzeitpflege und in der ambulanten Pflege. In beiden Bereichen arbeiten allerdings auch Pflegende mit anderer Erstausbildung. So werden in der neuesten Pflegestatistik für 2011 die in Tabelle 4-1 genannten Zahlen angegeben, die sich jeweils auf das Personal im Tätigkeitsbereich «Grundpflege» ambulanter Pflegedienste bzw. «Pflege und Betreuung» in Altenheimen beziehen und geschätzte Vollzeitäquivalente darstellen. Die Daten in Tabelle 4-1 beziehen sich nur auf Organisationen, die nach dem Pflegeversicherungsgesetz (SGB XI) anerkannt sind und somit darüber finanziert werden.

In Altenheimen arbeiten wesentlich mehr Pflegende mit einer Alten- als mit einer Krankenpflegeausbildung. Auch wenn in beiden Bereichen in absoluten Zahlen etwa gleich viele Pflegende mit einer Krankenpflegeausbildung arbeiten,

Tabelle 4-1: Pflegeberufe in Arbeitsbereichen nach SGB XI (D)
(Quelle: Statistisches Bundesamt, 2012)

Gruppe	Ambulante Pflegedienste («Grundpflege»)	Altenpflegeheime («Pflege und Betreuung»)
Staatlich anerkannte Altenpflegende	38 555 (28,0 %)	118 968 (36,3 %)
Gesundheits- und Krankenpflegende	39 441 (28,6 %)	39 251 (12,0 %)
Sonstige (andere Ausbildungen, Angelernte und Auszubildende)	59 739 (43,4 %)	169 323 (51,7 %)
Personal insgesamt (in den genannten Arbeitsbereichen)	137 735 (100 %)	327 542 (100 %)

ist ihr Anteil in Altenheimen wesentlich geringer als in ambulanten Pflegediensten. Formal können die Unterschiede im Anteil der Gesundheits- und Krankenpflegenden damit erklärt werden, dass ambulante Pflegedienste zu großen Teilen auch akutpflegerische Versorgungsaufgaben übernehmen, die nicht in den Zuständigkeitsbereich des SGB XI fallen.

Wichtig festzuhalten ist aber auch, dass in beiden Bereichen sehr viel Personal ohne eine solche Pflegeausbildung arbeitet. Dazu gehören viele sehr kleine Gruppen verschiedener Berufe, die der Pflege nahestehen. Der größte Anteil besteht aus angelerntem Personal, das allerdings in der Statistik nicht eindeutig zuzuordnen ist (s. Tab. 4-1).

In der Pflege wurde in den vergangenen 30 Jahren ein großer Wandel im Berufsverständnis vollzogen, häufig sogar als Paradigmenwechsel bezeichnet, da sich zentrale Werte und Normen änderten (Bartholomeyczik, 1997). Noch nach der Mitte des 20. Jahrhunderts stellte sich der Beruf als typisch weiblicher «Liebesdienst» dar, in dessen Ausbildung vor allem Kenntnisse aus der Medizin vermittelt wurden, das Pflegerische aber als intuitiv und bei Frauen als seit früher Kindheit sozialisiert angesehen wurde. Der Wille zum Helfen (und dem Arzt zu dienen) sollte dazu führen, den Leidenden, den im wahrsten Sinne des Wortes Patienten (lat.: «patiens» = leidend), Gutes zukommen zu lassen und außerdem noch jederzeit zu wissen, was für sie gut sei. Die PatientInnen waren das mit Aufopferung umsorgte Objekt.

Mit dem Aufkommen der Pflegewissenschaft, zunächst mit der Rezeption nordamerikanischer und britischer Pflegetheorien änderte sich diese Auffassung ab den 80er-Jahren des 20. Jahrhunderts weitgehend. Pflege wurde als eigenständiger Versorgungszweig beschrieben, der eine theoretische und wissenschaftliche Basis benötigt. Pflege sollte Ziele für die PatientInnen, die zu Pflegenden erreichen, wie

> **Exkurs – § 1 SGB XI, Soziale Pflegeversicherung (D)**
>
> 1. Zur sozialen Absicherung des Risikos der Pflegebedürftigkeit wird als neuer eigenständiger Zweig der Sozialversicherung eine soziale Pflegeversicherung geschaffen.
>
> 2. In den Schutz der sozialen Pflegeversicherung sind kraft Gesetzes alle einbezogen, die in der gesetzlichen Krankenversicherung versichert sind. Wer gegen Krankheit bei einem privaten Krankenversicherungsunternehmen versichert ist, muß eine private Pflegeversicherung abschließen.
>
> 3. Träger der sozialen Pflegeversicherung sind die Pflegekassen; ihre Aufgaben werden von den Krankenkassen (§ 4 des Fünften Buches) wahrgenommen.
>
> 4. Die Pflegeversicherung hat die Aufgabe, Pflegebedürftigen Hilfe zu leisten, die wegen der Schwere der Pflegebedürftigkeit auf solidarische Unterstützung angewiesen sind.
>
> 4a. In der Pflegeversicherung sollen geschlechtsspezifische Unterschiede bezüglich der Pflegebedürftigkeit von Männern und Frauen und ihrer Bedarfe an Leistungen berücksichtigt und den Bedürfnissen nach einer kultursensiblen Pflege nach Möglichkeit Rechnung getragen werden.
>
> 5. Die Leistungen der Pflegeversicherung werden in Stufen eingeführt: die Leistungen bei häuslicher Pflege vom 1. April 1995, die Leistungen bei stationärer Pflege vom 1. Juli 1996 an.
>
> 6. Die Ausgaben der Pflegeversicherung werden durch Beiträge der Mitglieder und der Arbeitgeber finanziert. Die Beiträge richten sich nach den beitragspflichtigen Einnahmen der Mitglieder. Für versicherte Familienangehörige und eingetragene Lebenspartner (Lebenspartner) werden Beiträge nicht erhoben. (www.sozialgesetzbuch-sgb.de, [30.11.2013])

z. B. eine Gesundheitsförderung, erhöhtes Wohlbefinden oder eine verbesserte Lebensqualität. Individuelle Pflegeziele sollten mit dem zu Pflegenden ausgehandelt und vereinbart werden.

Damit erfolgte eine Abkehr von der Krankheits- zur Gesundheitsorientierung und vom liebevoll betreuten Objekt zum selbstbestimmten Subjekt, das letztlich über die Art der Pflege zu verfügen hat. Begriffe wie «professionelles Handeln» und «hermeneutische Kompetenz» fanden Eingang in einen neuen Diskurs (Weidner, 1995). Pflege sollte die Selbstständigkeit der zu Pflegenden fördern, «aktivierende Pflege» wurde ein wichtiges Stichwort.

Erstmals gab es Forschungsprojekte in Deutschland, die sich mit der Frage befassten, was eine gute Pflege charakterisiert und was sie für einen Patienten erreicht. Inhaltlich war die Forschung noch primär auf die Krankenhauspflege ausgerichtet. Von Bedeutung war hier ein Projekt, das als eine Art Meilenstein bezeichnet werden kann und in dem eine fördernde Pflege bei Menschen nach einem Schlaganfall untersucht wurde (Krohwinkel, 1993). Dieses Projekt war insbesondere für die Altenpflege von Bedeutung, weil Strukturen daraus – allerdings inhaltlich sehr verkürzt – breiten Eingang als AEDL (Aktivitäten und existenzielle Erfahrungen des Lebens) in die Praxis der Altenpflege fanden, wo sie sich vor allem als Struktur in Dokumentationssystemen wiederfinden.

Wenn man nach Baltes und Baltes (1992) Gerontologie als «Beschreibung, Erklärung und Modifikation von körperlichen, psychischen, sozialen, historischen und kulturellen Aspekten des Alterns und des Alters» (Baltes et al., 1992: 8; s. a. Kap. 2 und 3 in diesem Buch) begreifen will, dann stellt diese eine wesentliche Grundlage für die Lehre von der Pflege alter Menschen dar. Sicher beeinflusst durch die Altersforschung, die zeitweise primär die Fähigkeiten und die Diversität alter Menschen betont hat, sind zentrale Charakteristika eines Menschenbildes auch in der Altenpflege die Selbstbestimmtheit, die Würde und die Selbstständigkeit der zu Pflegenden. Vor dem Hintergrund einer Praxis, in der zunehmend multimorbide und schwer beeinträchtigte Menschen gepflegt werden, stellen Fragen zum Menschenbild und vor allem die Umsetzung in der praktischen Pflege einen wichtigen Pflegediskurs dar (s. Kap. 8).

Wesentlich geprägt wurden die Auffassung von Pflege und die Altenpflegepraxis durch das Gesetz zur Sozialen Pflegeversicherung (SGB XI), das seit 1994 in Deutschland verabschiedet wurde. Kern dieses Gesetzes ist eine Definition von Pflegebedürftigkeit, die sehr bald einer pflegewissenschaftlichen Kritik ausgesetzt war (Mühlum et al., 1997, Kap. 3.2). Nach dem derzeit noch gültigen SGB XI sind Menschen pflegebedürftig, die in ausgewählten «Verrichtungen» Hilfe benötigen. Diese «Verrichtungen» beziehen sich auf Körperpflege und Ausscheidung, Ernährung und Teile der Mobilität. Der Grad der Pflegebedürftigkeit wird daran bemessen, wie viel Zeit für die Hilfe bei diesen «Verrichtungen» ungefähr benötigt wird. Der Pflegebedarf von Menschen mit Demenz war anfangs nicht mitgedacht worden und wurde später mit einem eigenen Assessment ergänzt, das die Berechtigung zu begrenzten zusätzlichen Leistungen begründen kann[1].

---

1 In der Schweiz sind dies die Systeme BESA, RAI und PLAISIR [Anm. d. Hrsg.].

Die Kritik an dieser Legaldefinition bezieht sich zunächst darauf, dass sie nur einen kleinen und relativ willkürlichen Ausschnitt eines Pflegebedürftigkeitsbegriffs beinhaltet. Nun muss allerdings bemerkt werden, dass die Pflegeversicherung niemals den Anspruch bekundet hatte, dass jeglicher Pflegebedarf abzudecken sei, sondern dass sie explizit als «Teilkaskoversicherung» dargestellt wurde. Außerdem wurde nachgewiesen, dass die als Zeitkorridore in den Begutachtungsrichtlinien für das SGB XI vorgegebenen Zeiten für pflegerische Maßnahmen (Hilfen bei «Verrichtungen») so nicht haltbar waren, weil die Zeitdauer eher von dem allgemeinen Zustand eines Pflegebedürftigen abhängt als von einer bestimmten Tätigkeit (Bartholomeyczik et al., 2001). Das Fatale dieses Legalbegriffs von Pflegebedürftigkeit war jedoch, dass er in vielen öffentlichen Bereichen als allgemein gültiger Begriff von Pflegebedürftigkeit aufgefasst wurde, obwohl dies nie einem fachlichen Verständnis entsprach.

Konkret wurde kritisiert, dass bei dieser Auffassung von Pflege als Hilfe bei «Verrichtungen» wesentliche Problemlagen pflegebedürftiger Menschen ignoriert werden:

- Unselbstständigkeit im Bereich der Kommunikation und sozialen Teilhabe

- andere Auswirkungen gesundheitlicher Probleme, wie Schmerzen, Angst, mangelhafte Krankheitsbewältigung, und schließlich

- die Unterstützung der gesamten Lebensführung, die bei psychisch Kranken und hier vor allem bei Menschen mit Demenz von großer Bedeutung ist (Bartholomeyczik, 2004).

Auf der Grundlage dieser Kritik wurde das Bundesgesundheitsministerium seit 2006 tätig, um einen angemesseneren Pflegebedürftigkeitsbegriff für das SGB XI zu entwickeln.

An diesen Dimensionen ist zu erkennen, dass die Pflege alter Menschen ein außerordentlich breites Feld darstellt, das allerdings auch nicht ausschließlich von qualifizierten Pflegenden bearbeitet wird und werden kann. Im Laufe der Ausdifferenzierung von Gesundheits- und Sozialberufen vor allem im 20. Jahrhundert entwickelten sich etliche Berufe, welche Aufgaben vertieft übernahmen, die ursprünglich als pflegerische Aufgaben gegolten hatten. Dazu gehört die Physiotherapie, aber vor allem auch die Ergotherapie. Auch einige sozialpflegerische oder -pädagogische Aufgaben fielen früher in das Aufgabengebiet der Pflege. Die berufliche Ausdifferenzierung brachte es mit sich, dass die Felder weiterentwickelt und vertieft wurden. Die Kehrseite der Entwicklung eines ausdifferenzierten Expertentums ist die «Gefahr», dass den Pflegenden die Aufgaben bleiben, die weniger leicht spezialisiert werden können und «unbeliebt» sind. Dazu gehören z. B. die Bereiche der Körperhygiene und darunter die mit Kontinenzproblemen verbundenen Pflegeaufgaben.

> **Exkurs**
>
> In der Schweiz stellt sich die Situation ähnlich dar. Hier gibt es jedoch keine Unterscheidung zwischen Alten- und Krankenpflege. Die Pflegeausbildung findet auf unterschiedlichen Niveaus statt (www.oda-gs.gr.ch/infoflyer/sys_gesundheit.pdf, [30.11.2013]). Die Arbeitsplätze in der Altenpflege (d.h. Langzeitpflege) sind allerdings «unbeliebter» als die in der Akutpflege, die – meist aufgrund ihrer höheren Technisierung – ungerechtfertigterweise als anspruchsvoller gelten (Becker et al., 2013). [Anm. d. Hrsg.]

Während einerseits die Anforderungen an eine angemessene Pflege hoch sind, herrscht andererseits nach wie vor die Auffassung vor, dass Pflege, insbesondere die alter Menschen, eigentlich vorwiegend von Angehörigen oder Angelernten übernommen werden könne. Das zeigt sich darin, dass ein großer Teil der in diesen Bereichen Arbeitenden keine Pflegefachpersonen sind und auch keiner nahestehenden Profession angehören. Auf politischer Ebene wird bei drohender Arbeitslosigkeit in einem Wirtschaftsgebiet, in dem vor allem Frauen beschäftigt sind, gerne die Altenpflege als Alternative zur Arbeitslosigkeit empfohlen. Altenpflege wird zu einem Beruf für Frauen degradiert, die in anderen Bereichen oder Branchen weniger leicht ankommen, er wird zum «Haldenberuf».

In der Sozialen Arbeit werden «Beratung» und «Betreuung» als gesonderte Aufgabenbereiche aufgeführt. In einem Verständnis von beruflicher Pflege gehören Beratung und Betreuung konstitutiv zur Pflege dazu, allerdings unterscheiden sich in vielen Bereichen die Inhalte.

4.3 Zentrale Aufgaben der Pflege

4.3.1 Allgemeine Aufgaben bei der Pflege alter Menschen

Die konkreten Aufgaben der Pflege sind breit gefächert und beziehen sich auf alle Bereiche des Menschen. Ein Teil davon ist die direkte Pflege, welche die Maßnahmen umfasst, die direkt mit dem zu Pflegenden durchgeführt werden.

Die konkreten Aufgaben der direkten Pflege lassen sich immer nur aus der Pflegesituation heraus ableiten, wobei die verwendete Pflegetheorie den Rahmen darstellt. Konsens herrscht darüber, dass als allgemeines Ziel die Wiederherstellung oder Aufrechterhaltung der Selbstständigkeit unter den Bedingungen der Selbstbestimmtheit gilt und negative Folgen gesundheitsbezogener Beeinträchtigungen vorgebeugt werden soll. Anlass für Pflegemaßnahmen ist die Feststellung einer eingeschränkten Selbstpflegefähigkeit, also eine gesundheitsbedingte Hilfeabhängigkeit bei der personenbezogenen Bewältigung des eigenen Alltags.

Man kann zwei breite Dimensionen ausmachen, die unterschiedliche Arten von Pflegeabhängigkeit bewirken: die Mobilität und kognitive Fähigkeiten. Eine beeinträchtigte Mobilität kann eine Reihe gesundheitsbezogener Risiken, wie Dekubitus (Druckgeschwüre), Thrombosen und Pneumonien, nach sich ziehen. Sie kann aber auch dazu führen, dass Unterstützung bei den so genannten Lebensaktivitäten erforderlich ist, wie etwa bei der Nahrungsaufnahme, der Ausscheidung oder der Körperpflege. Bewegungsförderung ist also ein wichtiges Anliegen der Pflege, wobei der Fokus auf der Förderung liegen sollte. Die Pflegebedürftigen sollten also soweit irgend möglich unterstützend angeleitet werden und man sollte weniger Tätigkeiten für sie übernehmen, auch wenn dies oft unhöflich erscheint.

Das pflegerische Handeln ist – wie jede personenbezogene Dienstleistung – prozessual strukturiert, mit Diagnose oder Problemfeststellung, Planung und Durchführung des Plans, Evaluation des Erreichten sowie Anpassung. Bezeichnet wird diese Struktur als Pflegeprozess. Planung und Durchführung sollten nach berufsfachlichem Anspruch immer gemeinsam mit dem Pflegebedürftigen festgelegt werden – sofern das möglich ist.

Die tatsächlichen Pflegehandlungen umfassen meist mehrere Dimensionen: körperorientierte Unterstützung, Beratung und Anleitung und die Dokumentation. Beispielhaft kann dies in den Expertenstandards des Deutschen Netzwerks für Qualitätsentwicklung in der Pflege (DNQP) nachverfolgt werden, die bezogen auf ausgewählte Pflegephänomene die erforderliche Qualität pflegerischer Maßnahmen forschungsbasiert auf dem gegenwärtigen Stand des Wissens und im Austausch mit Experten beschreiben (DNQP, 2011). Bislang wurden acht Expertenstandards entwickelt, die sich mit häufig vorkommenden Pflegephänomenen und in einem Fall mit der Frage der Kontinuität der Versorgung (Entlassungsmanagement) auseinandersetzen. Die Themen sind:

- Dekubitusprophylaxe
- Entlassungsmanagement
- Schmerzmanagement
- Sturzprophylaxe
- Förderung der Harnkontinenz
- chronische Wunden
- Vorbeugung von Mangelernährung
- Förderung der Mobilität (2014).

Die Expertenstandards gelten für alle Bereiche, in denen gepflegt wird. Im Rahmen der Pflegeversicherung (SGB XI) jedoch werden die Expertenstandard als verpflichtend für die erwartete Qualität der Pflege genannt, sie bilden also auch eine rechtliche Grundlage für Qualitätsfragen. Nicht zufällig beziehen sich die meisten Standards darauf, gesundheitliche Probleme bei vorhandener Beeinträchtigung zu verhindern, also auf Sekundär- bzw. Tertiärprävention und Gesundheitsförderung. Diese Standards definieren die Verantwortungsbereiche professioneller Pflege und zugleich die Schnitt-/Nahtstellen zu anderen Berufsgruppen. Sie definieren Strukturbedingungen, wie erforderliche Kenntnisse und Fähigkeiten, und legen Kriterien fest, anhand derer die Zielerreichung überprüft werden kann. Sie enthalten mehrere Ebenen, die die verschiedenen Dimensionen pflegerischer Aufgaben zum jeweiligen Themenbereich beschreiben und am Pflegeprozess orientiert sind. Sie beginnen immer mit der zunächst einfachen Feststellung des Problems (Screening), also der *Pflegediagnostik*, z.B. mit der Frage, ob ein Risiko für eine Mangelernährung vorliegt (DNQP, 2009a). Ist dies der Fall, dann sollte möglichst strukturiert nach den potenziellen Ursachen oder Anlässen dafür gesucht werden, weil nur deren Kenntnis zur Wahl der erfolgversprechenden Maßnahme führen kann. In weiteren Ebenen werden Verfahrensregelungen empfohlen, die bei diesem Thema z.B. festlegen sollen, welche Informationen Pflegende mit der Küche, der Diätassistentin oder dem Arzt austauschen sollten. Ebenso sollte darin die Zuständigkeit der Pflegenden für die Koordination im Sinne des Pflegebedürftigen geregelt sein. Weiterhin werden die benötigten vertieften Kenntnisse Pflegender über Risiken bei der Nahrungsaufnahme (wie Schluckstörungen, Verwirrtheit) angesprochen. Pflegende müssen spezifische Maßnahmen fachlich fundiert planen und durchführen, Betroffene und Angehörige beraten, informieren und anleiten können. Dabei unterscheidet sich pflegerische Beratung von der durch Ernährungsexperten. Schließlich muss eine Überprüfung bzw. Evaluation erfolgen, um festzustellen, inwieweit die Maßnahmen den gewünschten Erfolg, z.B. kein weiterer Gewichtsverlust, erbracht haben. In weiteren Ebenen werden Verfahrensregelungen angesprochen, die bei diesem Thema z.B. klären, welche Informationen Pflegende mit der Küche, der Diätassistentin oder dem Arzt austauschen sollten, und in welchem Maße die Pflegenden für die Koordination für den Pflegebedürftigen zuständig sind. Notwendige Kenntnisse über Risiken bei der Nahrungsaufnahme (wie Schluckstörungen, Verwirrtheit), *Planung* und *Durchführung* von spezifischen Maßnahmen, *Beratung, Information und Anleitung* von Betroffenen und Angehörigen – auch in Abgrenzung von der durch Ernährungsexperten – und die Überprüfung (Evaluation), inwieweit die Maßnahmen den gewünschten Erfolg, z.B. kein weiterer Gewichtsverlust, erbracht haben.

In bestimmten Abständen, z. B. nach 3 Monaten, sollte das Screening wieder durchgeführt werden, was insbesondere für die Langzeitpflege wichtig ist, im Krankenhaus wegen der kurzen Verweildauer jedoch weniger greift.

Der Expertenstandard zum Entlassungsmanagement beschäftigt sich mit den zunehmend auch in der Pflege wichtiger werdenden *Steuerungsaufgaben*, hier vor allem mit der Entlassung aus dem Krankenhaus nach Hause, um die Kontinuität der Versorgung sicherzustellen (DNQP, 2009). Dieser Standard führte auf Seiten der Berufe des Sozialwesens zu erheblichem Diskussionsbedarf. Insbesondere im Krankenhausbereich empfanden sich Sozialarbeitende, die bisher das Entlassungsmanagement oder Teile davon eigenständig durchgeführt hatten, plötzlich einer aus ihrer Sicht ungerechtfertigten Konkurrenz ausgesetzt. Von Seiten der Pflege wurde bemängelt, dass Sozialarbeiterinnen die pflegerelevanten Gesundheitsbeeinträchtigungen der Patienten nicht beurteilen könnten. Auch hier ist eine Verfahrensregelung über Absprachen und Zusammenarbeit wichtig und ist wohl inzwischen auch zur Norm geworden.

Probleme in der Praxis wirft der Anspruch auf, dass pflegerische Maßnahmen grundsätzlich dokumentiert sein müssen. Dies hat mehrere Funktionen, deren wichtigste ist, über das Wohlergehen des Pflegebedürftigen und die diesbezüglichen Maßnahmen zu berichten, und zwar all jenen, die ebenfalls mit der Versorgung des Pflegebedürftigen befasst sind, d. h. den KollegInnen aus der Pflege, aber auch dem Arzt, der Physiotherapeutin oder der Sozialarbeiterin. Eine weitere Funktion ist die Außendarstellung gegenüber dem Medizinischen Dienst der Krankenkassen (MDK), der – in Deutschland – die Qualität der nach SGB XI zugelassenen Einrichtungen kontrolliert, oder gegenüber der Heimaufsicht, die Ähnliches tut, aber ausschließlich in Heimen. Da mit diesen Kontrollen Sanktionen verbunden sein können, stehen die Pflegenden manchmal außerordentlich unter dem Druck, auf die Qualität der Dokumentation zu achten. Hierbei besteht die Gefahr, dass faktisches pflegerisches Handeln und die Dokumentation wenig verbindet. Letztere wird dann als «Bürokratie» abgetan, weil sie tatsächlich manchmal äußerst kompliziert ist und unnötig aufgeblasen wird. Allerdings gilt alles Nichtdokumentierte nach außen hin als nicht existent.

4.3.2 Menschen mit Demenz als besondere Herausforderung für die Pflege

Das demenzielle Syndrom, dem verschiedene Krankheiten zugeordnet werden und das für die davon Betroffenen durch kognitive Beeinträchtigungen und Orientierungsverluste verschiedener Art mit sich bringt, stellt ganz besondere Herausforderungen für die Pflege dar. Die Grundlage für eine gelingende Pflege, nämlich eine Beziehung mit gegenseitigem Verständnis, wird bei Demenz immer schwieriger und droht zu verschwinden. Die Kunst der Pflege liegt nun darin, den Menschen mit Demenz trotz dieser Veränderungen verstehen zu lernen.

Kern einer auf den Menschen mit Demenz hin orientierten Pflege ist die Haltung der Pflegenden, die diesem Menschen gegenüber eingenommen wird, ihm vermittelt, dass er eine unterstützenswerte Würde hat, dass er eine zufriedenstellende Lebensqualität finden und Bedürfnisse äußern kann, die befriedigt werden sollten. Diese Haltung wird oft als Validation bezeichnet.

Verschiedenen Schätzungen zufolge liegt der Anteil der Bewohner von Menschen mit Demenz in Altenheimen bei 60–70 %, Tendenz steigend (Weyerer et al., 2006). Nicht bekannt ist, wie viele Menschen mit Demenz von ambulanten Pflegediensten betreut werden. Verschiedene pflegerische Angebote im Zwischenfeld zwischen ambulant und stationär, wie Tagespflege und niedrigschwellige Angebote, richten sich speziell an Menschen mit Demenz.

Die Literatur in Form von Ratgebern, Lehrbüchern, Erfahrungsberichten zum Thema Demenz ist in den vergangenen Jahren nahezu explodiert. Zeitschriften speziell für die Pflege von Menschen mit Demenz (z. B. *pflegen: demenz*) oder solche, die die gesamte Versorgung und ihre Strukturen in den Blick nehmen (z. B. *demenz Das Magazin*) sind entstanden.

Häufig wird als Grund für den Umzug in ein Altenheim auch eine fortschreitende Demenz angegeben, vor allem, wenn der Mensch mit Demenz häufig herausfordernde Verhaltensweisen wie Aggressivität, Agitiertheit oder lautes Schreien zeigt. Derartige herausfordernde Verhaltensformen werden in der Literatur für 30–80 % der Menschen mit Demenz angegeben und treten bei den meisten im Laufe der Krankheit auf. Weil diese Verhaltensweisen, die als störend und problematisch empfunden werden, die größten Anforderungen an den Umgang mit Menschen mit Demenz stellen, hat das Bundesgesundheitsministerium wissensbasierte Empfehlungen hierfür erarbeiten lassen (Bartholomeyczik et al., 2007). Kern dieser Empfehlungen ist die Forderung, als Grundlage jeglicher Bemühungen zu versuchen, Menschen mit Demenz und herausforderndem Verhalten zu verstehen («Verstehende Diagnostik», vgl. Schrems, 2008). Das ist vor dem Hintergrund der kognitiven Probleme mit den Folgen der Desorientierung und Verunsicherung sowie der Kommunikationsveränderungen besonders schwierig. Dazu werden spezielle Methoden und Assessmentstrukturen im Rahmen von Fallbesprechungen empfohlen (Halek/Bartholomeyczik, 2009). Nahtlose Multiprofessionalität ist insbesondere in schwierigen Situationen gefordert, um die Kenntnisse und Kompetenzen aller Beteiligten, die in die Versorgung der Betroffenen involviert sind, z. B. in Fallbesprechungen zusammenzuführen.

Wesentlich ist auch hier die ethische Diskussion, bei der davon ausgegangen wird,...

- dass auch bei fortgeschrittener Demenz eine gute Lebensqualität möglich ist (vgl. Becker et al., 2010) und
- dass auch Menschen mit fortgeschrittener Demenz, bei der sie kaum mehr erreichbar zu sein scheinen, weiterhin ein Recht auf Würde und Achtung haben, auch wenn nur noch schwer zu beurteilen ist, was sie empfinden (Kitwood, 2005).

Vor diesem Hintergrund sind Versuche mit neuen Versorgungsstrukturen zu beurteilen (z. B. Brandenburg/Adam-Paffrath, 2013).

Die Kenntnis gerontologischer Grundlagen kann hier dazu beitragen, die Perspektive der älteren Menschen bei allen notwendigen Entscheidungen einzubeziehen und so die Besonderheiten ihrer individuellen Lebenssituation, die über die objektiv gegebenen Pflegebedürfnisse hinausgehen, auch in der Gestaltung der Pflegeplanung zu berücksichtigen.

4.4 Settings

Ein wesentlicher Teil beruflicher Pflege erfolgt in Institutionen, und zwar in nahezu allen institutionellen Angeboten der Gesundheitsversorgung und in allen Phasen von gesundheitlichen Beeinträchtigungen einschließlich der Vorsorge. Berufliche Pflege ist also nicht nur ein Teil des Versorgungssektors «Pflege», wie er durch das SGB XI definiert wird, sondern auch der Akutversorgung, der Rehabilitation und der Behindertenhilfe.[2]

Im Zuge des demografischen Wandels steigt in allen Bereichen der Anteil chronisch Kranker und alter Menschen, für die pflegerische Versorgung zusätzlich zur ärztlichen oder der anderer Professionen von zunehmender Bedeutung ist.

Wie oben bereits dargestellt, arbeiten die meisten Altenpflegenden in Altenheimen, obwohl die meisten Menschen mit Pflegebedarf zu Hause gepflegt werden: Von 2,5 Millionen Pflegedürftigen in Deutschland Ende 2011 wurden 70 % zu Hause gepflegt, davon wiederum nur etwa ein Drittel mit der Unterstützung professioneller Pflegedienste. Rein quantitativ deutlich seltener werden Tages-, Nacht- oder Kurzzeitpflegeplätze angeboten. Die Kurzzeitpflege bedarf einer besonderen Erwähnung, da sie als Versorgungsstruktur nur noch wenig in

---

2 Der Grundsatz «ambulant vor stationär» gilt in allen deutschsprachigen Ländern. [Anm. d. Hrsg.]

Erscheinung tritt, weil es wenige solitäre Einrichtungen für diese Versorgungsart gibt. Die meisten Kurzzeitpflegeplätze sind in Altenheimen «eingestreut». Ziel der Kurzzeitpflege ist:

- ein Übergang nach einer akuten Behandlungsphase im Krankenhaus als Vorbereitung für die Pflege zu Hause oder

- die Entlastung pflegender Angehöriger, damit sie Zeiten für sich nutzen können, z. B. für eine Urlaubsreise.

Bei der ersten Funktion besteht das Problem leider häufig darin, dass weniger das Wiedereinleben zu Hause, sondern die Langzeitpflege im Altenheim vorbereitet wird.

Andere Formen der Versorgung und Pflege zwischen ambulant und stationär sind im Entstehen und verbreiten sich immer mehr.

Vier Fünftel der Pflegebedürftigen waren Ende 2011 älter als 64 Jahre, über ein Drittel älter als 84 Jahre (Statistisches Bundesamt, 2013). Sowohl bei den Pflegedürftigen als auch bei den Pflegenden, hier sind sowohl pflegende Angehörige als auch beruflich Pflegende gemeint, befinden sich die Männer stark in der Minderheit.

Die zitierten Zahlen beziehen sich nur auf Pflegebedürftige, die Leistungen von der Pflegeversicherung beziehen. Wie groß die «Dunkelziffer» vor allem bei relativ geringer Pflegebedürftigkeit ist, ist nicht genau bekannt.

Das deutsche Gesundheitswesen bietet umfassende Versorgungsmöglichkeiten in vielfältigen Formen an. Ein großes Problem für die Nutzer besteht darin, dass die verschiedenen Segmente und Settings wenig miteinander vernetzt sind, Vernetzungsformen als solche daher eine wichtige Rolle erhalten sollten. Das gilt auch für die Pflege, die sich bei fehlender Kontinuität negativ für die zu Pflegenden auswirken kann (Höhmann, 2002). Daher spielt Case Management in der Pflege eine immer größere Rolle, und zwar sowohl setting-übergreifend als auch innerhalb stationärer Einrichtungen.

Eher interdisziplinär konzipiert sind die Pflegestützpunkte, die entsprechend dem 2008 in Kraft getretenen Pflege-Weiterentwicklungsgesetz etabliert wurden (Michell-Auli et al., 2010). Ziel dieser Pflegstützpunkte ist, den Ratsuchenden die Unterstützung zu geben, die sie befähigt, die für sie passenden Versorgungsangebote zu organisieren. Die Stützpunkte arbeiten präventiv für (noch) nicht pflegebedürftige Personen, sie übernehmen eine Steuerungsfunktion in Notfällen und versuchen, bürgerschaftliches Engagement einzubinden. Pflegestützpunkte erfordern idealerweise die professionellen Kompetenzen sowohl der Pflege als auch der Sozialen Arbeit.

4.4.1 Altenheime und Langzeitversorgung

Über 700 000 Pflegebedürftige in Deutschland werden in mehr als 12 000 Altenheimen gepflegt und betreut. Nach Angaben der Pflegestatistik wächst dieser Bereich nicht stärker als der Bereich der zu Hause versorgten Pflegebedürftigen (Statistisches Bundesamt, 2013).

Ganz wesentlich für die Aufgabenstruktur in Altenpflegeheimen ist die Veränderung der Bewohnerstruktur, die sich seit vielen Jahren zeigt. Verkürzt kann diese Veränderung so charakterisiert werden: von alten und gebrechlichen Menschen, die im Altenheim sicher und ausreichend «verwahrt» wurden, zu multimorbiden, stark beeinträchtigten und daher umfassend von personeller Unterstützung abhängigen Menschen. Dies bedeutet, dass die früher im Vordergrund stehende sozialpflegerische Fürsorglichkeit mit einem Beschäftigungsangebot zurückgedrängt wurde zugunsten einer oft stark mit der Akutpflege vergleichbaren Unterstützung mit psychosozialen Interventionen mit dem Ziel, Lebensqualität und Wohlbefinden trotz der starken Beeinträchtigungen möglichst zu fördern oder zu erhalten. Das gilt auch für den auf 60–70 % geschätzten Anteil von Bewohnern mit Demenz in Altenheimen.

Verschiedene Untersuchungen zu ausgewählten Aspekten der gesundheitlichen Situation von Pflegebedürftigen in Altenheimen haben für mediales Aufsehen gesorgt. Das galt ebenso für «Undercover-Berichte» (Breitscheidel, 2007), kritische Fernsehberichte mit so genannten «Pflegekritikern» oder epidemiologische Untersuchungen, z. B. zur Prävalenz von Dekubitus (Tannen et al., 2006) oder zu Mangelernährung (Bartholomeyczik et al., 2010). All dies hat zu großem Druck auf das Management in Altenheimen geführt, weil die Pflegearbeit und die dortige Situation alter Menschen dadurch in der Öffentlichkeit eine sehr negative Wertung erhielten. Leider wurde dabei außer Acht gelassen, welche Rahmenbedingungen mit knappen Personalressourcen und einem hohen Anteil Angelernter vorherrschen. Das negative Image neigt zudem dazu, den Personalmangel zu verstärken.

Die Qualität der Versorgung Pflegebedürftiger im Altenheim unterliegt umfassenden Prüfungen. Diese werden zum einen durch die Heimaufsicht durchgeführt, welche die Einhaltung des Heimgesetzes überprüft, das eine Reihe allgemeiner Grundsätze enthält, welche die «Würde sowie die Interessen und Bedürfnisse der Bewohnerinnen und Bewohner» schützen sollen (BGBl. I, 2009). Nicht nur zur Untersuchung der Qualität in Heimen, sondern in allen Organisationen, die nach SGB XI anerkannt sind, dient die Qualitätsprüfung des MDK, die sich inhaltlich in Teilen mit der des Heimgesetzes überschneidet, aber sehr viel ausführlicher und differenzierter angelegt ist. Die Ergebnisse dieser MDK-Prüfungen werden regelmäßig in Notenform veröffentlicht, wie dies in den Pflegetransparenzvereinbarungen (2008) festgelegt wurde. Diese Transparenzvereinbarungen unterliegen einer weitverbreiteten Kritik, Überarbeitungen sind vorgesehen (Hasseler/Wolf-Ostermann, 2010).

4.4.2 Ambulante Pflege

Die Pflege alter Menschen findet zu Hause in der Regel nur zusätzlich zur familiären Unterstützung mit professionellen Pflegediensten statt. Von den zirka 2,5 Millionen Pflegebedürftigen nach SGB XI werden 70 % (1,76 Mio.) zu Hause versorgt. Darunter befinden sich wiederum etwa zwei Drittel, die keinen professionellen Pflegedienst in Anspruch nehmen. Schließlich werden 576 000 Pflegebedürftige (ca. 33 % aller zu Hause lebenden Pflegebedürftigen) von 12 300 ambulanten Pflegediensten versorgt.

In der ambulanten Pflege zeigen sich manche Beschränkungen des SGB XI noch sehr viel deutlicher als in Altenpflegeheimen. Die für die Begutachtung der Pflegebedürftigkeit genutzten Pflegezeitschätzungen müssen hier auch umgesetzt werden. Beziehungsgestaltung oder Angehörigenarbeit kommen dabei leicht zu kurz. Die ambulante Pflege bedarf außerdem einer ausgefeilten Logistik, um auch die zeitlichen Bedürfnisse der zu Pflegenden ausreichend berücksichtigen zu können. Auf der anderen Seite ermöglicht die ambulante Pflege den Pflegenden eine sehr selbstständige Ausgestaltung ihrer Arbeit. Sie stellt einen der wenigen Pflegearbeitsplätze dar, an dem eine Pflegende in der Regel alleine arbeitet und entsprechend alleine Verantwortung tragen muss.

Einen besonderen Bereich stellen die so genannten «niedrigschwelligen Angebote» dar, die Angehörige entlasten und gleichzeitig den Pflegebedürftigen ein besonders gutes Angebot bieten sollen.

Bisher wurde bei den Aufgaben von Pflegediensten wenig berücksichtigt, dass die gesundheitliche Versorgung in Deutschland außerordentlich fragmentiert ist und gerade bei der Versorgung alter und chronisch kranker Menschen besondere Probleme darstellen kann. Das in Großbritannien bevorzugte Care Management im Sinne eines Versorgungsmanagements – oft auch als Case Management bezeichnet – greift hier noch kaum. Ein solches Care Management müsste vier Aufgabenkomplexe erfüllen:

1. Sicherstellung einer bedarfs- und bedürfnisgerechten Pflege

2. Integration und Kontinuität der Versorgung

3. Unterstützung pflegender Angehöriger

4. Gesundheitsförderung mit hohem Gewicht auf Beratung und Anleitung (Schaeffer, 2000).

Dieser Aufgabenbereich stellt eine bedeutsame Schnittmenge im Selbstverständnis der Pflege und der Sozialen Arbeit dar.

4.4.3 Krankenhäuser und Akutversorgung

Der Anteil chronisch kranker und alter Menschen im Krankenhaus wächst deutlich, wie es angesichts des demografischen Wandels zu erwarten ist. Krankenhäuser sind allerdings auf einen schnellen, reibungslosen Ablauf orientiert, nutzen verschiedenste Professionen und Abteilungen, um Patienten zu versorgen und erwarten von diesen, den entsprechenden Aufforderungen schnell nachzukommen. Hinzu kommt, dass alte Menschen oft zusätzliche gesundheitliche Risiken, wie z. B. das gefürchtete Delir nach einer Operation, aufweisen. So werden z. B. in Modellprojekten Altenpflegende in Krankenhäusern speziell zur Betreuung alter Menschen eingesetzt, um von der präoperativen bis zur postoperativen Zeit Betreuungskonstanz herzustellen und dadurch das postoperative Delir zu reduzieren (z. B. Münster, 2013, http://www.pflege-krankenhaus.de/neue-arbeitsteilung/modelle-im-ueberblick/st-franziskus-hospital-muenster-altenpflegerinnen-betreuen-patienten-mit-kognitiver-einschraenkung.html, [04.02.2014]).

Ganz besonders schwierig wird es für alle Beteiligten, wenn Menschen mit Demenz wegen einer akuten Behandlung ins Krankenhaus müssen. Häufig verschlechtert ein Krankenhausaufenthalt den Verlauf der Demenz, die Desorientierung ist nach dem Aufenthalt oft gestiegen. Auch hier werden verschiedene Modelle erprobt, unter anderem auch unter Nutzung altenpflegerischer Kompetenzen (Pinkert/Holle, 2012).

Sowohl die Entwicklung in Altenheimen als auch die geschilderten Aspekte aus Krankenhäusern zeigen, dass die Altenpflegenden und die Krankenpflegenden in beiden Versorgungsbereichen voneinander lernen müssen, weil sich die Pflegeerfordernisse immer mehr überschneiden.

Darüber hinaus wird gerade in Krankenhäusern wegen der Komplexität der Institution und der geringen Transparenz von Handlungsbezügen ein durchgängiges Case Management gefordert, das auch die Entlassungsplanung einbezieht. Hier ist eine enge Kooperation mit dem Sozialdienst gefordert, die allerdings manchmal in Konkurrenz auszuarten scheint.

4.5 Bildungsfragen

Im Gegensatz zur Sozialen Arbeit ist die Regelausbildung in der Pflege nach wie vor eine schulische Ausbildung. In den vergangenen 20 Jahren wurden zwar sehr viele Pflegestudiengänge auf den Weg gebracht, die meisten allerdings aufbauend auf der schulischen Erstausbildung.

Wie bereits dargestellt, gibt es in Deutschland derzeit drei grundständig unterschiedene Pflegeausbildungen, die auf der Grundlage einer staatlichen Gesetzgebung als Fachschulbildung angeboten werden.

Im Vergleich zu fast allen Ländern in Europa geht Deutschland hier einen zweifachen Sonderweg:

1. In Europa stellt eine generalistische Erstausbildung die Regel dar.

2. Die Erstausbildung ist in fast allen Ländern auf Hochschulniveau mit einem Bachelorabschluss angesiedelt.

In Zusammenhang mit der Neuordnung der Pflegebildung wurde seit Jahren gefordert, eine generalistische Erstausbildung für die Pflege einzuführen (Robert Bosch Stiftung, 2000). Argumentiert wird damit, dass die Struktur der Ausbildung sich nicht an Lebensaltern orientieren dürfe, sondern an der Komplexität des Pflegebedarfs ausgerichtet sein müsse. Je komplexer der Pflegebedarf ist, desto umfassender und differenzierter muss die Pflegebildung gestaltet sein, bis hin zu Spezialisierungen für besondere Bedarfssituationen mit umfassenden Herausforderungen (z.B. Demenz, Intensivpflege). Auf der Basis dieser Forderungen wurden verschiedene Bildungsprojekte durchgeführt. Insbesondere gab es eine Reihe von Modellvorhaben, bei denen Kinder-, Alten- und Krankenpflege gemeinsam Ausbildungsgegenstand waren (BMFSFJ, 2008). Eine Empfehlung auf der Grundlage der Ergebnisse der wissenschaftlichen Begleitung lautet, einen integrierten Ansatz zu nutzen, bei dem im Wesentlichen generalistisch ausgebildet wird, mit Schwerpunktbildung in verschiedenen Bereichen. Zeitlich parallel wurden Modellvorhaben mit einer Pflegeerstausbildung auf Hochschulniveau mit Bachelorabschluss realisiert.

Deutschland hat sich auch gegen eine andere europäische Regelung gewandt, indem es als Voraussetzung für die Pflegeausbildung eine zwölfjährige allgemeinbildende Schule ablehnt, die in nahezu allen europäischen Ländern gilt. Voraussetzung für die (schulische) Pflegeausbildung ist nach wie vor eine zehnjährige allgemeinbildende Schule, für die Altenpflegeausbildung genügt sogar der qualifizierte neunjährige Hauptschulabschluss.

In den vergangenen 20 Jahren wurde die Akademisierung der Pflege quantitativ stark erweitert, es gibt derzeit fast 100 Studiengänge, die meisten an (Fach-)Hochschulen, sehr viele mit Qualifizierungen für das Management, in dem ohne ein Studium keine Arbeitsplätze mehr besetzt werden. Wenige Studiengänge befinden sich an Universitäten, wenige zur Qualifizierung für wissenschaftliche Arbeit. Angesichts der zunehmenden Komplexität der pflegerischen Versorgung werden dringend Masterstudiengänge mit vertiefter Praxisqualifikation gefordert, wie sie international längst üblich sind (Schober/Affara, 2008).

4.6 Verbände und Politik

So diversifiziert wie die Ausbildungen und das gesamte Berufsfeld der Pflege, so vielfältig sind auch die Berufsverbände. So gibt es allgemeine Berufsverbände, die alle Berufszweige vertreten, solche, die kirchlichen Organisationen nahestehen, sowie jene, die die Kinder- oder Altenpflege oder auch verschiedene Hierarchiestufen wie Leitungskräfte oder Lehrende vertreten. Zusammengefasst sind sie alle im Deutschen Pflegerat (DPR), der als Vertretung der Pflegeberufe auch auf politischer Ebene gehört wird. Der DPR stellt jedoch keine so einheitliche Organisation dar, dass es nicht auch zu öffentlich geäußerten Meinungsverschiedenheiten kommen kann, wie die Bildungsdebatte zeigt.

Auf politischer Ebene treten aber auch die Vertreter der Trägerverbände als Pflegevertreter auf, die jedoch in der Regel die Berufsinhalte nicht vertreten können.

Problematisch für die Vertretung der Berufsinteressen ist jedoch, dass insgesamt nur ein geringer Teil (ca. 10 %) der Pflegenden in Berufsverbänden organisiert ist.

Zur Stärkung der beruflichen Selbstbestimmtheit wird seit etwa 25 Jahren immer wieder gefordert, die bereits in vielen Ländern üblichen Pflegekammern einzurichten (Kellnhauser, 1994). Wichtigstes Argument hierbei ist der Wunsch, eine einheitliche Organisation zu haben, die für die Pflege spricht, die Inhalte und Qualität der beruflichen Arbeit definiert und bewertet, Maßstäbe für Bildung setzt und kontrolliert. Kurz: Berufliche Belange sollten in den Händen der Berufsvertretung liegen. Ganz unwidersprochen wird dies nicht hingenommen, insbesondere die Gewerkschaften stehen diesem Vorhaben kritisch gegenüber. Ein wichtiges Problem stellt dabei die mit einer Kammer verbundene Zwangsmitgliedschaft dar. Außerdem wird argumentiert, dass die gesellschaftliche Kontrolle über einen Beruf, der so wichtige gesellschaftliche Aufgaben wie die Pflege übernimmt, nicht als Selbstkontrolle funktionieren könne. Skandale in der ärztlichen Versorgung dienen hierbei als Beispiele.

Im Sommer 2013 haben einige Bundesländer mit Befragungen zu Pflegekammern begonnen und wahrscheinlich wird Rheinland-Pfalz als erstes Bundesland bis Ende 2014 eine Pflegekammer installiert haben.

Angesichts eines drohenden Fachpersonalmangels in allen Pflegebereichen ist man von politischer Seite her derzeit eher gewillt, dem Beruf selbst mehr Eigenständigkeit zuzugestehen.

4.7 Schlussfolgerungen

Gesamtgesellschaftlich nimmt die Bedeutung pflegerischer Versorgung drastisch zu. Dies gilt vorrangig, aber nicht nur für die Pflege alter Menschen. Allerdings scheinen die politischen Rahmenbedingungen diesen Anforderungen kaum nachkommen zu können. Hier gab es Versäumnisse in der Vergangenheit, die Pflegebildung in allen Bereichen der Pflege wurde nicht genügend ernst genommen. Altenpflege wird nach wie vor als «Haldenberuf» gehandelt, der Frauen empfohlen werden kann, die in anderen Bereichen geringe Chancen haben.

Die Anforderungen allerdings steigen in Zusammenhang mit dem demografischen Wandel ganz drastisch. Konstruktive multiprofessionelle Kooperationen sind daher dringend, auch wenn Konkurrenzsituationen nicht auszuschließen sind.

Pflege ist vorrangig auf die Situation der Person und ihre Perspektiven ausgerichtet, die sich in einem sozialen Kontext befindet, während Soziale Arbeit eher auf den sozialen Kontext ausgerichtet ist, in dem sich die Person befindet. Insofern ist der primäre Fokus der beruflichen Orientierung etwas unterschiedlich, überschneidet sich aber stark. Pflege ohne Einbeziehung der Kenntnisse über den sozialen Kontext der zu Pflegenden ist unzureichend. Außerdem bestimmt der soziale Kontext die Möglichkeiten und Grenzen pflegerischer Unterstützung. Das reicht von den gesetzlichen und anderen rechtlichen Rahmenbedingungen über die Organisationsformen, in deren Rahmen gepflegt wird, bis zu den fami-

---

Reflexion

- Wie würden Sie die Unterschiede der jeweiligen Aufgabenschwerpunkte der Pflege gegenüber der Sozialarbeit beschreiben?
- Wo sehen Sie Überschneidungen in den Aufgaben der Pflege und der Sozialarbeit?
- Gibt es Bereiche, in denen beide Berufe dasselbe tun können oder gar sollten?
- Welche Möglichkeiten gibt es, damit die beiden Berufsgruppen besser kooperieren können?
- Case Management wird oft als genuine Methode der Sozialen Arbeit beschrieben. Wie würden Sie Case Management für die Pflege einordnen?
- Wo könnte gerontologisches Fachwissen helfen, das gegenseitige Verständnis zu fördern?

liären, freundschaftsbezogenen und häuslichen Bedingungen. Von daher ist eine enge Kooperation der Professionen Pflege und Soziale Arbeit zum Wohle des zu Pflegenden äußerst wichtig. Hinter diesen Überlegungen sollten Konkurrenzängste gegenüber einer zielgerichteten Aushandlung der Aufgabenverteilungen zurückstehen.

4.8 Literatur

Baltes P. B., Baltes M. M. (1992). Gerontologie: Begriff, Herausforderung und Brennpunkte. In: Baltes P. B., Mittelstraß J. (Hrsg.). Zukunft des Alterns und gesellschaftliche Entwicklung. Berlin: De Gruyter, 1–34.

Bartholomeyczik S. (1997). Professionalisierung der Pflege – zwischen Abhängigkeit und Omnipotenz. Verhaltenstherapie und psychosoziale Praxis, 29, 1, 5–13.

Bartholomeyczik S., Hunstein D., Koch V., Zegelin-Abt A. (2001). Zeitrichtlinien zur Begutachtung des Pflegebedarfs. Evaluation der Orientierungswerte für die Pflegezeitbemessung (Vol. Wissenschaft 59). Frankfurt a. M.: Mabuse.

Bartholomeyczik S. (2004). Operationalisierung von Pflegebedürftigkeit – Assessments und ihre Möglichkeiten. In: Bartholomeyczik S., Halek M. (Hrsg.). Assessmentinstrumente in der Pflege. Hannover: Schlütersche, 11–20.

Bartholomeyczik S., Halek M., Sowinski C., Besselmann K., Dürrmann P., Haupt M. et al. (2007). Rahmenempfehlungen zum Umgang mit herausforderndem Verhalten bei Menschen mit Demenz in der stationären Altenhilfe. Berlin: Bundesministerium für Gesundheit.

Bartholomeyczik S., Reuther S., Luft L., van Nie N., Meijers J., Schols J. et al. (2010). Prävalenz von Mangelernährung, Maßnahmen und Qualitätsindikatoren in deutschen Altenpflegeheimen – erste Ergebnisse einer landesweiten Pilotstudie. Gesundheitswesen, 72, 12, 868–874.

Becker S., Kaspar R., Kruse A. (2010). Heidelberger Instrument zur Erfassung der Lebensqualität Demenzkranker (H. I. L. DE.). Bern: Huber.

Becker S., Blaser R., Riedel M., Geiser M. (2013) Wollen. Wissen. Können: Gestaltung attraktiver Arbeitsplätze in der Langzeit-, Kurzzeit-, Übergangspflege und Betreuung. In: Curaviva (Hrsg.): Themenhefte. Eigenverlag (www.alter.bfh.ch/fileadmin/wgs_upload/institut_alter/publikationen/Themenheft_A 4_HR_dt_web.pdf, [30.11.2013]).

BGBl. I: Bundesgesetzblatt I (2009). Heimgesetz in der Fassung der Bekanntmachung vom 5. November 2001 (BGBl. I S. 2970), das zuletzt durch Artikel 3 Satz 2 des Gesetzes vom 29. Juli 2009 (BGBl. I S. 2319) geändert worden ist.

Brandenburg H., Adam-Paffrath R. (2013). Pflegeoasen. Hannover: Schlütersche.

Breitscheidel M. (2007). Abgezockt und totgepflegt. Berlin: Ullstein.

BMFSFJ, Bundesministerium für Familie, Senioren, Frauen und Jugend (2008): Pflegeausbildung in Bewegung. Ein Modellvorhaben zur Weiterentwicklung der Pflegeberufe. Berlin.

DNQP (2009). Expertenstandard Entlassungsmanagement in der Pflege – 1. Aktualisierung. Osnabrück: Fachhochschule Osnabrück.

DNQP (2009a). Deutsches Netzwerk für Qualitätsentwicklung in der Pflege: Expertenstandard Ernährungsmanagement zur Sicherstellung und Förderung der oralen Ernährung in der Pflege. Sonderdruck. Osnabrück: Fachhochschule Osnabrück.

DNQP (2011). Deutsches Netzwerk für Qualitätsentwicklung in der Pflege: Methodisches Vorgehen zur Entwicklung, Einführung und Aktualisierung von Expertenstandards in der Pflege. Osnabrück: Hochschule Osnabrück. www.wiso.hs-osnabrueck.de/38028.html, [25.06.2013].

Halek M., Bartholomeyczik S. (2009). Assessmentinstrument für die verstehende Diagnostik bei Demenz: Innovatives demenzorientiertes Assessmentsystem (IdA). In: Bartholomeyczik S., Halek M. (Hrsg.). Assessmentinstrumente in der Pflege. Möglichkeiten und Grenzen. 2., vollst. überarb. Auflage. Hannover: Schlütersche, 94–104.

Hasseler M., Wolf-Ostermann K. (2010). Wissenschaftliche Evaluation zur Beurteilung der Pflege-Transparenzvereinbarungen für den ambulanten (PTVA) und stationären (PTVS) Bereich. www.pflegenoten.de/media/dokumente/weiterentwicklung/Pflegenoten_Endbericht_Beirat_u__WB_2010_07_21.pdf, [30.11.2013].

Höhmann U. (2002). Spezifische Vernetzungserfordernisse für chronisch kranke, langzeitpflegebedürftige hochaltrige Menschen. In: Deutsches Zentrum für Altersfragen (Hrsg.). Expertisen zum Vierten Altenbericht der Bundesregierung. Band III: Hochaltrigkeit und Demenz als Herausforderung an die Gesundheits- und Pflegeversorgung. Hannover: Vincentz, 289–428.

Kellnhauser E. (1994). Krankenpflegekammern und Professionalisierung der Pflege. Melsungen: Bibliomed.

Kitwood T. (2005). Demenz. Der personenzentrierte Ansatz im Umgang mit verwirrten Menschen. 5. Auflage. Bern: Huber.

Krohwinkel M. (1993). Der Pflegeprozess am Beispiel von Apoplexiekranken. Baden-Baden: Nomos.

MDK (2013). www.mdk-pruefung.com/statistiken-transparenzberichte-pflegenoten/, [30.11.2013].

Michell-Auli P., Strunk-Richter G., Tebest R. (2010). Was leisten Pflegestützpunkte? Konzeption und Umsetzung. Köln: Kuratorium Deutsche Altershilfe.

Mühlum A., Bartholomeyczik S., Göpel E. (1997). Sozialarbeitswissenschaft, Pflegewissenschaft, Gesundheitswissenschaft. Freiburg i. Br.: Lambertus.

Pinkert C., Holle B. (2012). Menschen mit Demenz im Akutkrankenhaus. Literatur zur Prävalenz und Einweisungsgründen. Zeitschrift für Gerontologie und Geriatrie, 45, 8, 728–734.

Robert Bosch Stiftung (2000). Pflege neu denken. Zur Zukunft der Pflegeausbildung. Stuttgart: Schattauer.

Schaeffer D. (2000). Care Management. Pflegewissenschaftliche Überlegungen zu einem aktuellen Thema. Pflege, 13, 1, 17–26.

Schober M., Affara F. (2008). Advanced Nursing Practice (ANP). Bern: Verlag Hans Huber.

Schrems B. (2008). Verstehende Pflegediagnostik: Grundlagen zum angemessenen Pflegehandeln. Wien: Facultas.

Statistisches Bundesamt (2013). Pflegestatistik 2011. Pflege im Rahmen der Pflegeversicherung. Deutschlandergebnisse. Wiesbaden: Statistisches Bundesamt (www.destatis.de, [10.05.2013]).

Tannen A., Bours G., Halfens R., Dassen T. (2006). A Comparison of Pressure Ulcer Prevalence Rates in Nursing Homes, Adjusted for Population Characteristics. Research in Nursing & Health, 29, 588–596.

Weidner F. (1995). Professionelle Pflegepraxis und Gesundheitsförderung. Frankfurt a. M.: Mabuse.

Weyerer S., Schäufele M., Hendlmeier I., Kofahl C., Sattel H. (2006). Demenzkranke in Pflegeeinrichtungen: Besondere und traditionelle Versorgung im Vergleich. Stuttgart: Kohlhammer.

Wingenfeld K., Büscher A., Schaeffer D. (2007). Recherche und Analyse von Pflegebedürftigkeitsbegriffen und Einschätzungsinstrumenten. Projektbericht. Bielefeld: www.uni-bielefeld.de/gesundhw/ag6/projekte/begutachtungsinstrument.html, [10.05.2013].

Wingenfeld K. (2011). Pflegebedürftigkeit, Pflegebedarf und pflegerische Leistungen. In: Schaeffer D., Wingenfeld K. (Hrsg.). Handbuch Pflegewissenschaft. Weinheim: Juventa, 263–290.

5 Altern und Soziale Arbeit

Cornelia Kricheldorff

Zusammenfassung

Soziale Arbeit in den originären Feldern der Altenarbeit und Altenhilfe hat, wie die Gerontologie insgesamt, eher kurze Traditionslinien, verglichen mit vielen anderen, eher «klassischen» sozialarbeiterischen Handlungsfeldern. Ihre ersten Wurzeln finden sich in der allgemeinen *Armenfürsorge*, auch in Spitälern und Hospizen des Mittelalters und mit einer durchaus engen Verbindung zur Pflege bedürftiger und kranker Menschen.

Das Alter kam explizit erst im ausgehenden 19. Jahrhundert, im Kontext der Massenverelendung im Zuge der Industrialisierung in Europa stärker in den Blick der *Sozialfürsorge*. Mit der Einführung von Sozialgesetzen, vor allem der Kranken- und Rentenversicherung in Deutschland, Österreich und der Schweiz, wurde die Sicherung des Alters, in gesundheitlicher und ökonomischer Hinsicht, erstmalig zum *Gegenstand staatlicher Sozialpolitik*. Vor dem Hintergrund des Anstiegs der allgemeinen Lebenserwartung und etwa zeitgleich mit der Formulierung der ersten Theorien des Alterns (Disengagement- und Aktivitätstheorie) wurde 1962 die *Soziale Altenhilfe* in Deutschland im Bundessozialhilfegesetz (BSHG) und seit 2005 im Sozialgesetzbuch (SGB) XII verankert. Die gesetzliche Pflegeversicherung (SGB XI) kam 1995 hinzu. Diese gesetzlichen Grundlagen, aber auch die Ausweitung der *Lebensphase Alter*, haben die Aufgaben der Sozialen Arbeit mit älteren und alten Menschen stark verändert. Die Bandbreite der Aufgaben *Sozialer Altenarbeit* hat mittlerweile, verstärkt seit Mitte der 90er-Jahre, erheblich zugenommen und die *Praxis der Sozialen Gerontologie* wurde stark ausdifferenziert. Dabei geht es schwerpunktmäßig um die

Rahmenbedingungen eines gelingenden und selbstbestimmten Alterns, auch bei zunehmender Hilfe- und Pflegebedürftigkeit, sowie um die Förderung sozialer Beziehungen und Netzwerke im Alter. Diese differenzierte Sichtweise des Alters und Alterns bietet einerseits viele neue Möglichkeiten einer eindeutigen Profilierung für neu entstehende berufliche Facetten innerhalb der Sozialen Arbeit, verbunden mit modellhaften Entwicklungen und neuen methodischen Ansätzen und Konzepten. Andererseits wird die Beschäftigung mit gerontologischen Inhalten und Themen für die Soziale Arbeit insgesamt immer stärker relevant, weil sich – vor dem Hintergrund des demografischen Wandels – auch fast alle anderen Handlungsfelder der Sozialen Arbeit mit den Anliegen und Bedarfen älterer und alter Menschen verstärkt befassen müssen. Insofern wird die Soziale Gerontologie zum Querschnittthema der Sozialen Arbeit, die inzwischen insgesamt stärker wissenschaftlich profiliert ist und einen deutlichen Professionalisierungsschub erfährt.

Aktuelle Konzepte der Sozialen Arbeit weisen deutliche Anknüpfungspunkte für die Soziale Gerontologie und Schnittstellen zu Alternstheorien auf, die die theoretische Hintergrundfolie für fachliches Handeln darstellen – in Sozialer Arbeit und Pflege gleichermaßen.

Lernziele:

- Die Entwicklungslinien in der Altenhilfe und Sozialen Altenarbeit beschreiben können.

- Einordnen können, welche Zusammenhänge zwischen gesellschaftlichen, rechtlichen und fachlichen Entwicklungen in der Sozialen Altenarbeit bestehen.

- Dimensionen und fachliche Orientierungen in der Sozialen Gerontologie kennen und miteinander in Bezug setzen können.

- Arbeitsansätze und methodische Orientierungen in der Sozialen Gerontologie als interdisziplinäre Chance und Herausforderung begreifen und daraus mögliche Handlungsansätze für die multiprofessionelle Teamarbeit ableiten können.

5.1 Soziale Arbeit und Altern – Entwicklungslinien

Wie auch in anderen ihrer eher traditionellen Handlungsfelder sind die Anfänge der Sozialen Arbeit, die sich an ältere und alte Menschen richtet, in der Armenfürsorge verankert. In Spitälern und Hospizen wurden seit dem Mittelalter hilfebedürftigen und gebrechlichen Menschen Unterkunft, eine einfache Versorgung, menschliche Zuwendung und – wenn nötig – auch Krankenpflege gewährt. Diese Einrichtungen waren für alle Bedürftigen und Not leidenden Menschen offen – so auch für die Alten.

Bis zum Ende des 19. Jahrhunderts wurden aber alte Menschen in der Armenpflege nicht als spezielle Zielgruppe wahrgenommen, «[…] obwohl sie – vor allem Frauen (ehelose, geschiedene, verwitwete) – die Mehrzahl der dauernd unterstützten Armen stellten» (Göckenjan, 1990: 109 ff.). Dies lag vor allem daran, dass das höhere Alter an sich kein Kriterium war, sondern es wurde unterschieden zwischen arbeitsfähigen und arbeitsunfähigen Armen. So wurden alte Menschen vor allem dann bedürftig, wenn sie nicht mehr arbeiten konnten, keine eigenen Mittel oder Ersparnisse hatten und nicht auf familiäre Unterstützung im Alter zurückgreifen konnten (Hammerschmidt/Tennstedt, 2010: 236 f.). Später entstanden spezielle Heime für die Alten, oft in der Trägerschaft von Ordensgemeinschaften und – vor allem in den Städten – auch von Zünften und mildtätigen Bürgerstiftungen (Hammerschmidt/Tennstedt, 2010: 236). Noch heute ist diese Tradition in der Trägerlandschaft der stationären Altenhilfe teilweise sichtbar. Damit haben Pflege und Soziale Arbeit sehr frühe gemeinsame Wurzeln, die von einem caritativen Charakter geprägt sind.

Die sozialen und ökonomischen Verwerfungen im Kontext der Industrialisierung, verbunden mit starker Binnenwanderung in die Städte, führten zu ausgeprägter Massenverelendung und damit zur sozialen Frage als zentrales Problem des ausgehenden 19. Jahrhunderts. Dies führte zu neuen Verwerfungen im sozialen Gefüge, die Zahl der unversorgten, nicht mehr arbeitsfähigen Alten stieg vor allem in den Städten an. Mit der Einführung der Bismarckschen Sozialgesetze in Deutschland – 1883 entstand die gesetzliche Krankenversicherung, 1889 die Rentenversicherung – wurde die Sicherung des Alters erstmalig zum Gegenstand staatlicher Sozial- und Gesundheitspolitik. In Österreich wurde ebenfalls 1889 die Krankenversicherung und 1906 die Pensionsversicherung eingeführt. Auch in der Schweiz existiert seit 1948 die Alters- und Hinterlassenenversicherung (AHV), also die gesetzliche Rentenversicherung bei Minderung oder Gefährdung der Erwerbsfähigkeit und im Alter. Die Aufgaben der Sozialfürsorge definierten sich in dieser Logik seitdem vor allem darin, alten Menschen in gesundheitlicher und ökonomischer Hinsicht ein Mindestmaß an Absicherung zu geben, auch im Bereich von Wohnen und Pflege durch die Schaffung der ersten Altenheime.

Die sozialen Sicherungssysteme erfuhren seitdem vielfache Veränderungen und Modifizierungen, die jeweils geprägt waren von wechselnden politischen Bedingungen. Die grundlegenden Prinzipien der Alterssicherung, getragen vom Gedanken der Solidargemeinschaft, haben aber bis heute Bestand, wenngleich ihre Basis vor dem Hintergrund des demografischen Wandels inzwischen immer brüchiger wird.

Die Soziale Altenhilfe ist in Deutschland erst seit 1962 im § 75 Bundessozialhilfegesetz (BSHG) und seit 2005 im § 71 des Sozialgesetzbuchs (SGB) XII verankert. Insgesamt muss die rechtliche Absicherung der Anliegen und Belange des Alters, auch im Vergleich mit anderen Handlungsfeldern der Sozialen Arbeit, als relativ schwach bezeichnet werden. Die Aufsplittung in unterschiedliche Sozialgesetzbücher und Rechtsgebiete führt zur Unübersichtlichkeit und liefert die Voraussetzung für eine deutliche Diversität in der landes- und kommunalpolitischen Förderpraxis (vgl. Aner, 2010: 48 ff.). Dies ist vor allem bei den präventiven Aufgaben und Interventionen der Sozialen Altenarbeit der Fall, die oft zum Bereich der freiwilligen sozialen Leistungen gezählt werden und nicht oder nur ungenügend über die klassische Altenhilfe im Sinne des § 71 SGB XII abgedeckt sind.

Ihre Bandbreite hat seit Mitte der 90er-Jahre des 20. Jahrhunderts erheblich zugenommen und die Praxis der Sozialen Gerontologie ist mittlerweile stark ausdifferenziert. Dabei geht es schwerpunktmäßig um die Rahmenbedingungen eines gelingenden Alterns sowie um die Förderung sozialer Beziehungen und Netzwerke im Alter. Für diese neuen Ansätze der Sozialen Gerontologie, die auf die gesellschaftliche Teilhabe älterer und alter Menschen zielen und die Sicherung ihrer Bedürfnisse in den Blick nehmen, sind Selbstbestimmung und Autonomie wichtige Wertorientierungen, und es geht zentral um die Frage von Lebensqualität und -zufriedenheit (Rupprecht, 2006) unter den jeweils gegebenen Voraussetzungen und Bedingungen des individuellen Alterns, im Sinne einer differenziellen Gerontologie, die Unterschiede zwischen den Individuen in den Mittelpunkt stellt.

> **Reflexion**
>
> - Welche Entwicklungslinien sind heute noch erkennbar und wie zeigt sich das in der Fachpraxis?
> - Gelten diese Entwicklungslinien nur für die Soziale Altenarbeit?
> - Wo gibt es Übereinstimmungen und Differenzen zwischen Sozialer Arbeit und Pflege?

Neue Aufgabenfelder, die auch dieser Differenziertheit des Alterns entsprechen, sind nicht selten das Ergebnis von Pilotvorhaben und Modellprojekten, die vom Bund oder über Drittmittel zunächst für eine gewisse Zeit gefördert, nach Ablauf der Erprobungsphase aber von den Kommunen weitergeführt werden müssten. Das stößt an deutliche Grenzen der finanziell immer stärker belasteten Städte und Landkreise. Auf diesem Weg wird die Altenhilfe zum Spielball unterschiedlicher ökonomischer Bedingungen in den Kommunen – gesichert sind nur die Pflichtaufgaben, die sich vor allem aus der Logik der traditionellen, fürsorgerischen Praxis ableiten lassen. In diesem Dilemma befindet sich die Soziale Arbeit in diversen gerontologischen Arbeitsfeldern heute.

5.2 Soziale Arbeit und Soziale Gerontologie – Positionen und Tendenzen in Theorie und Praxis

Mit dem Terminus *Soziale Arbeit* wird ab dem Beginn der 90er-Jahre des 20. Jahrhunderts die Verbindung von Sozialarbeit und Sozialpädagogik bezeichnet, die aus den Entwicklungslinien heraus begründet (s. a. Kap. 5.1), lange Zeit als arbeitsteilig gedacht und in der Lehre auch so praktiziert wurde. Diese erfolgte zunächst an den höheren Fachschulen, seit den Bildungsreformen der 70er-Jahre des 20. Jahrhunderts an den neu geschaffenen Fachhochschulen. In der Schweiz und in Österreich wurde dieser Hochschultyp erst zeitlich verzögert etabliert.

Die Sozialpädagogik stand in der alten Trennungslogik für die gesellschaftliche Substituierung schwach ausgeprägter primärer Sozialisations- und Bildungsfunktionen (vor allem in Familie und Schule), die Sozialarbeit für die Bearbeitung von Armuts- und Ausgrenzungsphänomenen im Kontext gesellschaftlich definierter Problemlagen (vgl. Lambers, 2013: 221 ff.). Dieser Teilung folgt noch immer die universitär verortete Sozialpädagogik als Spezialisierung der Erziehungswissenschaft. Es gibt bis heute aber keinen universitären Lehrstuhl für Sozialarbeit und die Etablierung der Sozialarbeitswissenschaft an den Hochschulen für Angewandte Wissenschaften (vorher Fachhochschulen) wird aus der disziplintheoretischen Perspektive von der universitären Sozialpädagogik eher skeptisch gesehen. «Sozialarbeitswissenschaft befindet sich demnach sozusagen noch im wissenschaftlichen Projektstadium» (Pfaffenberger, 2009, in: Lambers 2013: 223).

Vor allem aber in der Fachpraxis war die Trennung von Sozialpädagogik und Sozialarbeit zunehmend weniger relevant, die Grenzen waren eher fließend oder gar nicht vorhanden. Es gab also gute Gründe, diese Trennung auch offiziell aufzuheben und die Soziale Arbeit auch als eigene Fachwissenschaft zu etablieren. Die wissenschaftliche Profilierung der Sozialen Arbeit bekam etwa ab Mitte der 90er-Jahre des 20. Jahrhunderts mit der Debatte um die Sozialarbeitswissenschaft als eigener Disziplin neue Schubkraft (vgl. Engelke, 1999; Engelke et al., 2008,

2009; Mühlum, 2004). Mit der Gründung der Deutschen Gesellschaft für Soziale Arbeit (früher DGfS, heute DGSA) im Jahre 1989, die sich der Förderung der Disziplin und Profession Sozialer Arbeit verschrieb, war der Grundstein für eine Profilierung der Sozialen Arbeit in Lehre, Forschung und Praxis gelegt. Befördert wurde diese Entwicklung in den vergangenen Jahren auch durch «[…] die Anerkennung der Sozialen Arbeit als eigenständige Fachwissenschaft durch die Hochschulrektorenkonferenz (HRK) und die Kultusministerkonferenz (KMK) im Jahre 2001 […]» (Deutsche Gesellschaft für Sozialarbeit, 2005: 2). Doch immer noch gibt es ein Ringen um die theoretische Verortung, weil sich Soziale Arbeit einerseits auf Soziologie, Psychologie, Politikwissenschaft, Erziehungs- und Bildungswissenschaft, Recht und Medizin bezieht, sich jedoch andererseits die Frage nach der eigenen Wissens- und Wissenschaftsbasis Sozialer Arbeit stellt – nicht zuletzt auch als Emanzipationsakt gegenüber den bislang im Studium noch sehr dominanten Bezugswissenschaften (vgl. Lambers, 2010, 2013; Engelke et al., 2009; Thole, 2002).

Im Spannungsfeld zwischen normativer Handlungsorientierung, die von Praktikern häufig erwartet wird, und wissenschaftlicher Profilierung, versucht Soziale Arbeit kontinuierlich einen eigenen Weg zu gehen. Die Fachpraxis der Sozialen Arbeit war und ist ein ganz entscheidender Einflussfaktor bei der inhaltlichen Ausgestaltung und Profilierung von Studiengängen sowie für die Frage, welche Lehrinhalte verstärkt angeboten oder eher zurückgefahren werden. Die großen Anstellungsträger, wie etwa die Wohlfahrtsverbände, formulieren ganz klar ihre Erwartungen an potenzielle künftige Mitarbeiterinnen und Mitarbeiter und die Hochschulen reagieren darauf, weil sie ihren Absolventinnen und Absolventen gute Chancen auf dem Stellenmarkt sichern wollen. Ob dies allerdings immer einem Mehr an Professionalität entspricht, muss bezweifelt werden.

Derzeit befindet sich die Soziale Arbeit insgesamt auf vielen Ebenen in einem Wandlungsprozess. Einerseits lassen sich eindeutige gesellschaftliche Tendenzen einer verstärkten sozialen Differenzierung ausmachen, die zu zunehmender sozialer Ungleichheit und Bedürftigkeit führen, andererseits unterliegen die Ausgaben im sozialen Bereich vielerorts einer Deckelung – freiwillige soziale Aufgaben werden beispielsweise von den Kommunen erheblich zurückgefahren. Die institutionellen Rahmenbedingungen des Handelns in der Sozialen Arbeit sind davon in besonderer Weise betroffen. Sie bekommt auf dem Weg über neue Steuerungsmodelle und Budgetierung immer mehr Aufgaben der Kontrolle und Reglementierung.

Diese Entwicklung treibt die Professionalisierungsdebatte in eine neue Richtung, in der das Sozialmanagement eine zentrale Rolle einnimmt. Es geht vor diesem Hintergrund in der Fachpraxis immer weniger um die Schaffung ermöglichender Strukturen und ressourcenorientierter Handlungsmethoden für sozial benachteiligte Menschen oder verstehende und an der Lebenswelt orientierte

Ansätze der Sozialen Arbeit sowie empirisch abgesicherte Interventionen. Vorrang hat vielmehr eine Handlungslogik, die von Effizienz im Sinne von Kosteneinsparung geprägt ist.

Diese Entwicklung, die der Sozialen Arbeit – in einer Art Roll-back in die staatliche Fürsorgelogik, mit paternalistischen Tendenzen – immer mehr eine eindeutige Disziplinierungsrolle zuweist, erzeugt Unbehagen (Kricheldorff, 2010). Staub-Bernasconi kritisierte schon Mitte der 90er-Jahre des 20. Jahrhunderts die Fremdbestimmung, die Abhängigkeit einer Legitimation von außen, die zu einer *Krisenidentität* führe:

> «Soziale Arbeit ließ und lässt sich zu häufig die von ihr diskutierten Themen, Probleme, Begriffe und Konzepte von außen geben, wenn nicht gar diktieren. Insofern ist sie wie ein Blatt im Wind, das dorthin fällt, wo der Zeitgeist gerade am stärksten weht.» (Staub-Bernasconi, 1995: 68)

Diese Gesamtentwicklungen in der Sozialen Arbeit zeigen auch Folgen für die Soziale Gerontologie und ihre neuen Aufgabenfelder, die in der praktischen Realisierung stark von den freiwilligen sozialen Leistungen der Kommunen abhängig, damit immer weniger finanzierbar und in der Folge deutlich gefährdet sind. Vor allem in strukturschwachen Gebieten sind die zuständigen Kostenträger, also Städte und Landkreise, mit der Sicherung der Pflichtaufgaben an der Grenze ihrer Belastbarkeit. In der Praxis der Sozialen Altenarbeit steht daher die Sicherung der Pflege und des Lebensunterhalts, beispielsweise über die Grundsicherung im Alter, deutlich im Vordergrund und verdrängt – auch in der öffentlichen Wahrnehmung – andere relevante Themen, die mit der Ausweitung der Lebensphase Alter und einer zunehmenden Differenzierung in der Sozialen Altenarbeit eng verbunden sind. Dies kann auch im Bereich der Sozialen Arbeit mit älteren und alten Menschen zur Rückkehr in die alte Fürsorgelogik führen, die mit der theoretischen und konzeptionellen Ausrichtung der Sozialen Gerontologie in den vergangenen 20 Jahren schon deutlich überwunden schien.

Vor diesem Hintergrund müssen die neuen Ansätze in der Fachpraxis, getragen von einer differenzierten Sichtweise von Alter und Altern und mit einer Orientierung an Autonomie, Partizipation und Befähigung, über andere und zusätzliche Ressourcen gesichert werden. Dies geschieht häufig über Projektfinanzierungen von Bund, Ländern und Stiftungen sowie durch Rekrutierung freiwillig Engagierter. Insgesamt gilt immer noch, dass die Soziale Arbeit mit älteren und alten Menschen und ihren Angehörigen ein Handlungsfeld der Sozialen Arbeit ist, das sich in den vergangenen Jahrzehnten stark verändert hat, vielfältiger wurde und ein deutlich breiteres Profil entwickeln konnte – nicht zuletzt über die Förderung von Ansätzen des Active Aging und die Gewinnung und Qualifizierung vieler freiwillig engagierter älterer Menschen.

Im Sinne der Professionalisierung im Feld der Sozialen Gerontologie muss aber künftig wachsam darauf geachtet werden, dass es nicht zu einer deutlichen Lücke zwischen Theoriebildung und einer marginalisierten, weil kaum noch professionell getragenen Praxis Sozialer Altenarbeit kommt. Zivilgesellschaftliche Ressourcen und freiwilliges Engagement älterer Menschen – im 5. und 6. Altenbericht in Deutschland als Potenziale des Alters charakterisiert und in der öffentlichen Debatte viel beschworen – können nicht wirksam werden, wenn die professionellen Kräfte fehlen, die dafür die ermöglichenden Strukturen schaffen und Beteiligungsformen für ältere und alte Menschen initiieren. Dies gilt besonders für die Personengruppen, bei denen Formen von Partizipation und Selbstorganisation biografisch wenig oder nicht verankert sind oder die lebenslang wenig Zugang zu Bildungsangeboten hatten. Diese brauchen professionelle Förderung und Begleitung, wenn ihre gesellschaftliche Exklusion vermieden werden soll.

An diesem Punkt zeigt sich trotz vieler Differenzen und Konkurrenzen in der Fachpraxis klar, dass Pflege und Soziale Arbeit künftig vor ähnliche Herausforderungen gestellt sein werden. Es geht darum, Tendenzen einer De-Professionalisierung entgegenzuwirken, weil wichtige Aufgaben aus dem professionellen Sektor nicht mehr finanziert und in die Zuständigkeit des informellen Bereichs (Freiwillige, Angehörige, Nachbarn) verschoben werden. Daneben entsteht ein breites semiprofessionelles Feld (qualifizierte Freiwillige, Hilfskräfte), das ebenfalls sinnvoll in das Gesamtsystem der Sozialen Altenarbeit integriert werden muss. Vor dem Hintergrund dieses Zukunftsszenarios geht es um die Bearbeitung von Schnittstellen, um die Schaffung eines sinnvollen und abgestimmten Hilfe- oder Pflege-Mix und um den interdisziplinären Dialog zwischen Pflege und Sozialer Arbeit. Und es gilt, den Theorie-Praxis-Dialog in der Sozialen Gerontologie massiv voranzutreiben, weil gute Praxis nur auf der Grundlage einer fundierten Theoriebildung gelingen kann.

Reflexion

- Welche Alternstheorien und fachlichen Orientierungen lassen sich zu den im Vorangehenden dargestellten Entwicklungslinien in der Sozialen Arbeit insgesamt und speziell zur Sozialen Altenarbeit in Beziehung setzen?
- Wie zeigen sich diese Zusammenhänge konkret in der Fachpraxis? Können Sie dafür Beispiele nennen?

5.3 Theorie- und Identitätsbildung in der Sozialen Arbeit und Sozialen Gerontologie

Die Vielfalt der Aufgabengebiete und Einsatzfelder wird aus der Perspektive der Sozialen Arbeit in Teil 3 und 4 dieses Buches dargestellt und erläutert. Dabei zeigt sich, dass die sehr unterschiedlichen gerontologischen Arbeitsfelder jeweils spezifische Methoden und Handlungsansätze erfordern, dass also die Methodenvielfalt der Sozialen Arbeit für die Soziale Gerontologie durchaus hilfreich und wichtig ist. Dabei gibt es keine einheitliche und verbindliche Systematik innerhalb der Methodendiskussion, sondern verschiedene Ordnungsvorschläge, die jeweils versuchen, die inzwischen vielfältigen neuen Ansätze mit den eher klassischen in Verbindung zu bringen (vgl. Heiner, 2010; Kreft/Müller, 2010; Galuske, 2009; Galuske/Thole, 2006).

In der Frage der Theoriebildung Sozialer Arbeit zeigt sich ebenfalls eine große Bandbreite an Konzepten, wobei unter anderem zwischen Disziplintheorien und Professionalisierungstheorien unterschieden wird. Die Disziplintheorien versuchen die Bezugsproblematik Sozialer Arbeit umfassend in den Blick zu nehmen. Neben der Frage der professionellen Bearbeitung sozialer Probleme geht es dabei auch um die Frage ihrer Entstehung und Vermeidung. Professionalisierungstheorien setzen stärker auf die Reflexion der Praxis Sozialer Arbeit, um darüber zu einem generalisierenden Professionswissen zu kommen (Lambers, 2013: 254 ff.).

In einem Typisierungsversuch von Lambers wird deutlich, dass in der Theorienbildung der Sozialen Arbeit vor allem auf wissenschaftliche Erkenntniskonzepte Bezug genommen wird, wie auf die Hermeneutik, die Phänomenologie, den Kritischen Rationalismus, den Dialektischen und Historischen Materialismus, die Chicagoer Schule, den Symbolischen Interaktionismus, die Kritische Theorie und Systemtheorien (Lambers, 2013: 257 ff.). Insofern setzt die Soziale Arbeit letztlich wiederum Bezüge zu verschiedenen anderen Wissenschaftsdisziplinen voraus, und es wird deutlich, dass es die geschlossene Theorie der Sozialen Arbeit letztlich nicht geben kann, weil sie als Profession interdisziplinär angelegt ist und ihre Identität sich auch nur darüber bestimmen kann.

Unter diesem Aspekt der Entwicklung einer eigenen professionellen Identität, wird aktuell immer noch nach dem ganz eigenen, sozialarbeitswissenschaftlichen Profil und den damit verbundenen notwendigen Orientierungen im Studium und in der Praxis der Sozialen Arbeit gefragt (Otto/Thiersch, 2005; Thole, 2005). In diesem Kontext werden in den nach der Bologna-Logik überarbeiteten und neu akkreditierten Studiengängen der Sozialen Arbeit, jeweils abhängig von der Wahl ihrer zentralen Perspektive alle Inhalte des Studiums und der Bezugswissenschaften nach unterschiedlichen Modellen aufeinander bezogen und zugeordnet – also eine deutliche Abkehr von der summativen Form der Vermittlung von Wissensbeständen aus den Bezugswissenschaften.

Eine zentrale Orientierung erfolgt dabei unter ethischen Aspekten, mit der Definition Sozialer Arbeit als Menschenrechtsprofession (Staub-Bernasconi, 1995, 2003). Ein anderes Modell ist die Orientierung an Lebenswelten und den darin erkennbaren Bedarfen an Unterstützung, Begleitung und Intervention (Thiersch, 2005). Soziale Arbeit in der Definition als Handlungswissenschaft setzt vorrangig auf Konzepte sozialpädagogischen Handelns (Geißler/Hege, 2007). Die professionelle Haltung und das Menschenbild stehen im Mittelpunkt der inzwischen häufig vorgenommenen Verständigung auf das Konzept des Empowerment (Herriger, 2010) als mögliches Leitkonzept Sozialer Arbeit.

Bei der Auseinandersetzung mit Theorie- und Identitätsbildung Sozialer Arbeit können deutliche Bezugspunkte zu den gängigen Theorien über das Altern (s. Kap. 3) im deutschsprachigen Raum hergestellt werden – die Theorien im englischsprachigen Raum verfolgen eine andere und weitaus differenziertere Logik.

Im Folgenden sollen exemplarisch an den Konzepten Empowerment (Herriger, 2010) und Lebensweltorientierung (Thiersch, 2005) die Bezugspunkte zwischen Sozialer Arbeit und Sozialer Gerontologie sowie die zu einigen Alternstheorien herausgearbeitet werden.

5.3.1 Empowerment

Das Empowerment-Konzept, das eng mit der Geschichte der neuen sozialen Bewegungen verknüpft ist (s.a. Kap. 11 und 13), beschreibt:

- einen Prozess, in dem Betroffene ihre Angelegenheiten selbst in die Hand nehmen, sich dabei ihrer eigenen Fähigkeiten bewusst werden, eigene Kräfte entwickeln und soziale Ressourcen nutzen

- Möglichkeiten und Hilfen, die es Individuen oder Gruppen erlauben, Kontrolle über ihr Leben und ihre sozialen Zusammenhänge zu gewinnen und sie darin unterstützen, die dazu notwendigen Ressourcen zu beschaffen.

In der aktuellen Empowerment-Debatte geht es in dieser Logik um …

> «[…] das Herstellen von Kohäsion in multiplen Identitäten, die gelingende Konstruktion tragender Beziehungsnetzwerke und die sinnstiftende Teilhabe an bürgerschaftlichen Zugehörigkeitsgemeinschaften.» (Herriger, 2010: 51)

Soziale Arbeit, die auf dem Empowerment-Ansatz gründet, ist für ihre Adressaten:

> «[…] (1) Wegweiser im Irrgarten multipler Identitäten und Wegbegleiter bei der Suche nach Lebenssinn. Sie vermittelt (2) tatkräftige Unterstützung bei Aufbau und Renovierung von

sozialen Netzwerken. Und sie fördert (3) die Eröffnung von Partizipationsräumen, in denen Menschen in sozialer Inklusion die Erfahrung von selbstorganisierter Gestaltungsfähigkeit machen und die Ressource Solidarität neu entdecken können.» (Herriger, a. a. O.)

Empowerment in der Praxis der Sozialen Arbeit findet auf vier Ebenen statt:

1. Auf der *Individualebene* geht es um die Mobilisierung, das Arrangement und die Vernetzung von Alltagsressourcen. Das Ziel dabei ist es, beim einzelnen hilfebedürftigen Menschen Bewältigungsressourcen zu entdecken und für ihn selbst nutzbar zu machen.

2. Auf der *Ebene der sozialen Netzwerke* stehen Aufbau, Weiterentwicklung oder unterstützende Begleitung von lebensweltlichen Unterstützungsnetzwerken im Vordergrund. Dadurch kann Solidarität erlebt und gelebt werden, zum Nutzen der einzelnen Mitglieder in den Netzwerken.

3. Auf der *institutionellen Ebene* geht es um die Reform der Verbände und Dienstleistungsbehörden im Sinne einer Öffnung für bürgerschaftliche Teilhabe und Partizipation der Betroffenen.

4. Auf der *(lokal-)politischen Ebene* richtet sich Empowerment auf die Entwicklung partizipativer Verfahren wie unter anderem Bürgerbeiräte oder Ausschüsse des Stadtrats, die Bürgern in der Rolle von «Experten in eigener Sache» Gestaltungsmöglichkeiten des Sozialraums ermöglichen.

In der Verknüpfung mit fachlichen Anliegen der Sozialen Gerontologie bedeutet der Bezug auf das Empowerment-Konzept, dass der alternde Mensch als Experte in eigener Sache und als Gestalter seiner Umwelt wahrgenommen wird. Es wird ihm Handlungsfähigkeit zugeschrieben, auch bei wachsendem Hilfe- und Pflegebedarf. Der Sozialen Altenarbeit kommt dabei die Rolle zu, sich an den Ressourcen und Kompetenzen des einzelnen älteren Menschen zu orientieren und so die mögliche Stärkung des Individuums und seiner sozialen Netzwerke in den Blick zu nehmen. Für die vier Ebenen der Empowerment-Praxis ergeben sich daraus fachliche Implikationen, die zum einen auf die persönliche Lebenssituation, aber auch auf die Veränderung der Fachpraxis und der politischen Ebene zielen.

Alterstheoretisch entspricht dieses Vorgehen der Logik fachlichen Handelns beispielsweise im Sinne der Kompetenztheorie (Olbrich, 1987). In deren Mittelpunkt steht die Frage, in wieweit es dem einzelnen Menschen gelingt, im Prozess des Alterns vorhandene Kompetenzen (lebenslang erworbene Kenntnisse, Fähigkeiten und Fertigkeiten) situationsadäquat einzusetzen und so im Sinne einer Performanz nach außen abzubilden. Diese gewinnbringende Nutzung vorhandener Kompetenzen wird allerdings häufig verhindert durch das Wirksamwerden von Einflussfaktoren, die diese Performanz beeinträchtigen. Typische Einflussfaktoren im Alter sind kritische Lebensereignisse, wie z. B. Partnerverlust, Erleben eigener Krankheit und Pflegebedürftigkeit, Verlust der vertrauten Umgebung durch Übersiedelung in eine stationäre Einrichtung, aber auch geringe soziale und ökonomische Ressourcen. Wenn diese Einflussfaktoren längerfristig wirksam sind, führt das zu einem negativ getönten Selbstbild und zu schwindendem Selbstvertrauen. Die Bedeutung von Selbstwirksamkeit und Kontrollüberzeugung wächst, wenn im Prozess des Alterns Unsicherheiten und potenzielle «Bedrohungen» der inneren und äußeren Stabilität zunehmen. Das Konzept des Empowerment setzt genau dort an und versucht, über gezielte Interventionen die Selbstwirksamkeit zu stärken und damit das Vertrauen des alten Menschen in sich und seine soziale Umwelt wiederherzustellen. Dieses zunächst originäre Konzept der Sozialen Arbeit bietet auch für das interdisziplinäre Handeln viele Ansatzpunkte, weil die verschiedenen Disziplinen aus ihrer jeweiligen Perspektive darauf Bezug nehmen und ihr fachliches Handeln daran orientieren können. Insofern können Pflege und Soziale Arbeit in der Empowerment-Logik gut miteinander in einen fachlichen Austausch treten und kooperieren.

5.3.2 Lebensweltorientierung

Der Begriff der Lebenswelt ist im Fachdiskurs der Sozialen Arbeit inzwischen ebenso geläufig wie die Forderung nach einem an der Lebenswelt orientierten Handeln. Beschrieben wird damit die soziale Wirklichkeit verschiedener sozialer Gruppen, die erlebt, erfahren und durchlitten wird und in Bezug auf Teilgruppen einer Gesellschaft sehr verschieden ist. Damit verbunden sind unterschiedliche Normen, Wertorientierungen und dominierende Haltungen als eine Art «Vorrat» an kulturell überlieferten und sprachlich organisierten Deutungsmustern und sich daraus ableitenden Handlungsmustern. Sprache und Kultur sind also integrale Bestandteile der Lebenswelt.

Der Begriff der Lebensweltorientierung wurde für die Soziale Arbeit geprägt von Hans Thiersch (vgl. Thiersch, 2005; Grunwald/Thiersch, 2004), in Anlehnung an und in Ableitung aus dem Lebensweltbegriff der Soziologie (vgl. Schütz, 1974; Schütz/Luckmann, 2003; Habermas, 1987). Für die Soziale Arbeit geht es darum, diese ungeschriebenen Regeln einzelner Lebenswelten zu verstehen und ihr professionelles Handeln daran auszurichten. Dies entspricht der alten Forderung der Sozialarbeit, den Menschen dort abzuholen, wo er sich befindet, und sich zu bemühen, die jeweiligen lebensweltlichen Logiken zu verstehen. Gleichzeitig wird jedoch die Fremdheit dieser unterschiedlichen Lebenswelten deutlich, denn Professionelle in der Sozialen Arbeit kommen selbst meist eher aus anderen Milieus oder sind – bezogen auf alte Menschen – in einer anderen Lebensphase. Sie können also auf Grund ihrer eigenen Sozialisation oder Lebenssituation die für sie fremden Normen, Wertorientierungen und dominierenden Haltungen gar nicht oder nur unzureichend verstehen. Dieses Dilemma wird im fachlichen Diskurs zur lebensweltorientierten Sozialen Arbeit immer wieder thematisiert und es geht darum, Wege zu finden, damit umzugehen.

Das Menschenbild in der lebensweltorientierten Sozialen Arbeit ist geprägt von der Annahme, dass das Individuum die Welt nicht unverfälscht und unmittelbar erlebt, sondern dass sie ihm durch Symbole und die Materialisierung von Werten vermittelt wird. Es ist also eine vermittelte Welt, bestehend aus offenen und geschlossenen Räumen, die nicht allen gleichermaßen zugänglich sind. Der Zugang zu gesellschaftlichen Möglichkeiten und Ressourcen ist für Menschen unterschiedlicher Lebenswelten vielmehr sehr verschieden. Eine Grundannahme der lebensweltorientierten Sozialen Arbeit ist, dass der Mensch seine Bedürfnisse erfüllen will und die Aufgaben, die sich ihm stellen, im eigenen Sinne so meistert, dass es für ihn stimmig ist – ungeachtet dessen, was nachvollziehbar oder vernünftig ist. Weil das so ist, muss eine lebensweltorientierte Soziale Arbeit den Formen der Problemlösungen und der Gestaltung der individuellen Lebensbezüge grundsätzlich Respekt entgegenbringen. Das gilt ganz besonders auch für alte Menschen mit Hilfebedarf und kognitiven Einschränkungen. Manchmal bleibt der Mensch aber hinter seinen Möglichkeiten und denen der umgebenden Welt zurück. Vor diesem Hintergrund muss Soziale Arbeit auch Elend und tabuisierte Macht- und Unterdrückungsstrategien sehen und Veränderungen anregen und provozieren. Es geht also um ein ständiges Ausbalancieren von Sich-Einlassen und -Abgrenzen, von Zulassen und Intervenieren, von Respekt und Provokation – auch im Sinne der Kritischen Gerontologie (s. Kap. 3).

Vor diesem Hintergrund versucht eine lebensweltorientierte Soziale Arbeit die Normen, Werte und Haltungen verschiedener Zielgruppen Sozialer Arbeit und Milieus zu verstehen, zu «entschlüsseln». Das geschieht unter anderem durch einen intensiven Theorie-Praxis-Dialog und durch explorative qualitative Forschung (Praxisforschung, Feldforschung, narrative Interviews). Das übergreifende Ziel ist es dabei, geeignete Formen der Zielgruppenansprache zu entwickeln und entsprechende Arbeitsformen und Methoden auszuwählen. Häufig wird ein niederschwelliger Zugang gewählt und die direkte Zielgruppenansprache gesucht. Beispiele dafür sind in gerontologischen Bezügen:

- zugehende Formen der Beratung, Arbeit in wohnortnahen und mobilen Formen oder
- von der «Komm-Struktur» zur «Geh-Struktur» oder «Bring-Struktur».

Es geht auch darum, sich in Habitus und Arbeitsformen an die jeweilige Lebenswelt anzupassen, ohne dabei eine professionelle Haltung zu verlieren – ein ständiger Balanceakt.

Soziale Arbeit in diesem Sinne ist selbstkritisch. Sie bezieht eindeutig Position für soziale Gerechtigkeit und Solidarität und mischt sich in die Gestaltung gesellschaftlicher Rahmenbedingungen ein. Damit ist eine lebensweltorientierte Soziale Arbeit zutiefst politisch und parteilich für ihre Adressaten. Sie hilft zu allererst den Adressaten in den Problemen, die sie für sich haben, und nicht etwa der Gesellschaft in den Problemen, die diese mit den Adressaten hat. In einer Art Anwaltsfunktion arbeitet lebensweltorientierte Soziale Arbeit mit den Menschen und stärkt ihre Autonomie. Damit ergibt sich eine klare Verbindung zu bestimmten Arbeitsformen und Methoden, beispielsweise zum Konzept des Empowerment.

Für die Soziale Gerontologie bietet das Konzept der Lebensweltorientierung zahlreiche Anknüpfungspunkte vor allem im Kontext des Verstehens von Lebensäußerungen, Einstellungen und Haltungen alter Menschen, die unter anderen gesellschaftlichen Bedingungen sozialisiert wurden und deren Erleben, im Sinne biografischer Prägungen, davon nachhaltig beeinflusst wird. Aber auch die Erlebenswelt von Menschen mit Demenz kann im Sinne von Validation verstanden werden und Akzeptanz erfahren.

Alterstheoretisch hat das Konzept der Lebensweltorientierung Entsprechungen in der Kontinuitätstheorie (Atchley, 1989). Diese geht von der Prämisse aus, dass Menschen dann zufriedener altern, wenn es ihnen gelingt, ihren Lebensstil durch die verschiedenen Lebensphasen kontinuierlich beizubehalten. Dabei wird Kontinuität durch Anwendung vertrauter Strategien an den bisherigen Schauplätzen des Lebens erreicht – eine zutiefst lebensweltliche Logik. Unterschieden wird zwischen äußerer Kontinuität (Beziehungen zu anderen Menschen/Struktur der physischen und sozialen Umwelt) und der inneren Kontinuität (Beständigkeit von psychischen Einstellungen, Eigenschaften, Temperament und Affektivität sowie Erfahrungen und Fähigkeiten). Im Sinne der Lebensweltorientierung bedeutet das, alte Menschen in ihren Lebensäußerungen zu verstehen und sie dabei zu unterstützen, eine Wiederherstellung von Kontinuitäten anzustreben, die ihren früheren Lebensstil bestimmt hatten (z. B. Umgang mit Menschen, Kontakt und soziale Teilhabe) und ihnen so ein Altern mit mehr Lebenszufriedenheit zu ermöglichen (vgl. Kricheldorff, 2011). Auch hier gilt, dass das Konzept der Lebensweltorientierung sowohl aus der Perspektive der Sozialen Arbeit als auch aus der der Pflege für interdisziplinäre Diskurse und Handlungsansätze tragfähig ist.

5.4 Zusammenfassung und Ausblick

Der Beitrag zeigt, dass die theoretische Verortung der Sozialen Arbeit zahlreiche Schnittstellen zu den originären Themen und Anliegen der Sozialen Gerontologie aufweist und dass sich daraus auch deutliche Anknüpfungspunkte für die fach-

> **Reflexion**
>
> Wo sehen Sie Ansatzpunkte für die Arbeit im multiprofessionellen Team und wie könnte diese aussehen?

liche Kooperation mit Pflege ergeben können. Das Ringen um die eigene fachliche Identität darf beide Professionen nicht dazu verleiten, sich eng im eigenen fachlichen Bezugsrahmen einzuzuigeln. Vielmehr bieten die vielfältigen gerontologischen Handlungsfelder Chancen und Möglichkeiten, die jeweiligen Konzepte beider Professionen in einem transdisziplinären Dialog gegenseitig fruchtbar zu machen und damit das jeweilige Handlungsrepertoire zu erweitern.

5.5 Literatur

Aner K. (2010). Soziale Altenhilfe als Aufgabe Sozialer Arbeit. In: Aner K., Karl U. (Hrsg.). Handbuch Soziale Arbeit und Alter. Wiesbaden: VS-Verlag.

Atchley R. C. (1989). Continuity theory of normal aging. The Gerontologist, 6, 97–99.

Bundesministerium für Bildung und Forschung (2008): Der Bologna-Prozess. www.bmbf.de/de/3336.php, [16.09.2013].

Deutsche Gesellschaft für Sozialarbeit (2005). Kerncurriculum Soziale Arbeit/Sozialarbeitswissenschaft für Bachelor- und Masterstudiengänge in Sozialer Arbeit. Arbeitsgruppe der Sektion «Theorie und Wissenschaftsentwicklung in der Sozialen Arbeit» mit den Mitgliedern Engelke E., Leideritz M., Maier K., Sorg R., Staub-Bernasconi S., www.deutsche-gesellschaft-fuer-sozialarbeit.de/pdf/Kerncurriculim.pdf, [10.07.2010].

Deutscher Berufsverband für Soziale Arbeit e. V. (2008). Staatliche Anerkennung für Sozialarbeiter darf keine Mogelpackung sein. www.dbsh.de/PressemitteilungAnerkennungsbeschluss.pdf, [25.07.2012].

Engelke E. (1999). Soziale Arbeit als Wissenschaft – eine Orientierung. 3. Auflage. Freiburg i. Br.: Lambertus.

Engelke E., Borrmann S., Spatscheck Ch. (2008). Theorien der Sozialen Arbeit. Eine Einführung. 4. Auflage. Freiburg i. Br.: Lambertus.

Engelke E., Borrmann S., Spatscheck Chr. (2009). Theorien der Sozialen Arbeit. Eine Einführung. 5. Auflage. Freiburg i. Br.: Lambertus.

Etzioni A. (1995). Die Entdeckung des Gemeinwesens. Ansprüche, Verantwortlichkeiten und das Programm des Kommunitarismus. Stuttgart: Schäffer-Poeschel.

Galuske M. (2009). Methoden der Sozialen Arbeit. Eine Einführung. 8., überarb. Auflage. Weinheim: Juventa.

Galuske M., Thole W. (2006). Vom Fall zum Management. Neue Methoden der Sozialen Arbeit. Wiesbaden: VS-Verlag.

Geißler K. A., Hege M. (2007). Konzepte sozialpädagogischen Handelns. Ein Leitfaden für soziale Berufe. 11. Auflage. Weinheim: Juventa.

Göckenjan G. (Hrsg.) (1990). Recht auf ein gesichertes Alter? Studien zur Geschichte der Alterssicherung in der Frühzeit der Sozialpolitk. Augsburg: Maro.

Grunwald K., Thiersch H. (Hrsg.) (2004). Praxis lebensweltorientierter Sozialer Arbeit. Handlungszugänge und Methoden in unterschiedlichen Arbeitsfeldern. Weinheim: Juventa.

Habermas J. (1987). Theorie des kommunikativen Handelns. 4., durchges. Auflage. Frankfurt a. M.: Suhrkamp.

Hammerschmidt P., Tennstedt F. (2010). Sozialrecht und Sozialpolitik für das Alter – Entwicklungen bis Anfang der 1960er Jahre. In: Aner K., Karl U. (Hrsg.). Handbuch Soziale Arbeit und Alter. Wiesbaden: VS-Verlag.

Heiner M. (2010). Kompetent handeln in der Sozialen Arbeit. München: Ernst Reinhardt.

Herriger N. (2010). Empowerment in der Sozialen Arbeit. Eine Einführung. Stuttgart: Kohlhammer.

Kricheldorff C. (2010). Das Kerncurriculum Forschung in der Sozialen Arbeit. Von der normativen Handlungsorientierung zur empirisch fundierten Intervention. In: Bock K., Miethe I. (Hrsg.). Handbuch qualitative Methoden in der Sozialen Arbeit. Opladen: Budrich, 566–572.

Kricheldorff C. (2011). Soziale Arbeit mit älteren und alten Menschen und ihren Angehörigen. In: Gastiger S., Kricheldorff C. (Hrsg.). Soziale Arbeit in gerontologischen Arbeitsfeldern/ mit Kindern in prekären Lebenslagen. Methoden und Konzepte der Sozialen Arbeit in verschiedenen Arbeitsfeldern. Stuttgart: Kohlhammer, 12–40.

Kreft D., Müller W. (Hrsg.) (2010). Methodenlehre in der Sozialen Arbeit. Konzepte, Methoden, Verfahren, Techniken. Stuttgart: UTB.

Lambers H. (2013). Theorien der Sozialen Arbeit. Ein Kompendium und Vergleich. Opladen & Toronto: Budrich.

Lambers H. (2010). Wie aus Helfen Soziale Arbeit wurde. Die Geschichte der Sozialen Arbeit. Bad Heilbrunn: Klinkhardt.

Mühlum A. (2004). Profilbildung der Sozialen Arbeit unter den Rahmenbedingungen von Bachelor und Master. Soziale Arbeit, 11, 402–406.

Olbrich E. (1987). Kompetenz im Alter. Zeitschrift für Gerontologie, 20, 319–330.

Otto H. U., Thiersch H. (Hrsg.) (2005). Handbuch Sozialarbeit/Sozialpädagogik. 3. Auflage. München: Reinhardt.

Pfaffenberger H. (2009). Gibt es eine Sozialarbeitswissenschaft? Welches ist ihr Stand? In: Birgmeier B., Mührel E. (Hrsg.). Die Sozialarbeitswissenschaft und ihre Theorie(n), Positionen, Kontroversen, Perspektiven. Wiesbaden: VS-Verlag, 17–26.

Rupprecht R. (2006). Lebensqualität. In: Oswald W. D. et al. (Hrsg.). Gerontologie. Medizinische, psychologische und sozialwissenschaftliche Grundbegriffe. 3., vollst. überarb. Auflage. Stuttgart: Kohlhammer, 242–247.

Schütz A. (1974). Der sinnhafte Aufbau der sozialen Welt. Eine Einleitung in die verstehende Soziologie. Frankfurt a. M.: Suhrkamp.

Schütz A., Luckmann Th. (2003). Strukturen der Lebenswelt. Basel, Berlin: UTB.

Soloman B. (1976). Black Empowerment: Social work in oppressed communities. New York: Columbia University Press.

Staub-Bernasconi S. (2003). Soziale Arbeit als (eine) Menschenrechtsprofession. In: Sorg R. (Hrsg.). Soziale Arbeit zwischen Politik und Wissenschaft. Münster: LIT, 17–54.

Staub-Bernasconi S. (1995). Das fachliche Selbstverständnis Sozialer Arbeit. Wege aus der Bescheidenheit. Soziale Arbeit als Human Rights Profession. In: Wendt W. R. (Hrsg.). Soziale Arbeit im Wandel ihres Selbstverständnisses. Beruf und Identität. Freiburg i. Br.: Lambertus, 57–104.

Thiersch H. (2005). Lebensweltorientierte Soziale Arbeit. Aufgaben der Praxis im sozialen Wandel. 6. Auflage. Weinheim: Juventa.

Thole W. (Hrsg.) (2005). Grundriss Soziale Arbeit – Ein einführendes Handbuch. Wiesbaden: VS-Verlag.
Thole W. (2002). Soziale Arbeit als Profession und Disziplin. Das sozialpädagogische Projekt in Praxis, Theorie, Forschung und Ausbildung – Versuch einer Standortbestimmung. In: Thole W. et al. (Hrsg.). Grundriss Soziale Arbeit. Ein einführendes Handbuch. Opladen: Leske + Budrich, 13–61.
von Spiegel H. (2008). Methodisches Arbeiten in der Sozialen Arbeit. Grundlagen und Arbeitshilfen für die Praxis. 3. Auflage. Basel: Reinhardt.

Teil 2
Lebenslagen im Alter

Mit dem Begriff der Lebenslagen werden gesellschaftliche Bedingungen beschrieben, welche die Lebenssituation älterer und alter Menschen normativ und individuell prägen. Relevante Aspekte zur Beurteilung der unterschiedlichen Lebenslagen stellen sozio-ökonomische (Einkommen/Vermögen, Wohnsituation, Bildung), soziale (Familie, Partnerschaft, soziales Netzwerk), gesundheitliche sowie individuelle Faktoren (Geschlecht, Alter) dar. Durch diese umfängliche Betrachtung soll die möglichst realitätsnahe Abbildung der Lebenswirklichkeit dieser wachsenden Bevölkerungsgruppe gelingen, deren Auswirkungen in gesellschaftlichen Teilbereichen soll beschrieben und Möglichkeiten der gesellschaftlichen Gestaltung und (günstigen) Beeinflussung sollen identifiziert werden. Wichtige Einflussgrößen sind hierbei die Sozialpolitik und deren Konsequenzen für die soziale Sicherung im Alter sowie den Abbau sozialer Ungleichheiten (s. Kap. 6). Aber auch Fragen der Auswirkungen des demografischen Wandels auf unsere Gesellschaft (s. Kap. 7) sowie die gesundheitliche Versorgungssituation (s. Kap. 8) werden im folgenden Teil des Buches ausführlich betrachtet. Dabei spielt in der Gerontologie eine Differenzierung verschiedener Lebensalter, d. h. ein Unterscheidung zwischen «jungen Alten» bis hin zu «alten Alten» bzw. zwischen «aktivem Alter» über «Fragilität» hin zur «Hochaltrigkeit» oder dem «dritten» oder «vierten Lebensalter» eine wichtige Rolle zum Verständnis verschiedener Lebenslagen.

6 Alterssozialpolitik, soziale Sicherung und soziale Ungleichheit (D, CH, A)

Frank Schulz-Nieswandt, Ursula Köstler, Remi Maier-Rigaud, Kristina Mann, Heike Marks und Michael Sauer

Zusammenfassung

Der Beitrag skizziert im Ländervergleich (D, A, CH) in Grundzügen die Alterssozialpolitik, dabei die thematischen Schwerpunkte auf die Alterssicherung, das Gesundheits- und Altenpflegewesen sowie das bürgerschaftliche Engagement als Ressource und wichtiges Element im Dritten Sektor setzend. Migrationshintergründe werden als Querschnittsthema eigens behandelt. Damit werden mit Blick auf die soziale Ungleichheit der Chancenverteilung im Lebenslauf wesentliche Dimensionen der Lebenslagenverteilung im Alter akzentuiert behandelt. Sozialmorphologisch vor ähnliche sozio-demographische und epidemiologische Herausforderungen gestellt, zeichnen sich insgesamt, aber auch in den einzelnen sozialen Sicherungsbereichen architekturstrukturelle und normativ-programmatische Verwandtschaften ab, die Deutschland, Österreich und die Schweiz wohlfahrtsstaatstypologisch, also auch Policy-Feld-übergreifend, als konservativen Wohlfahrtsstaatstyp klassifizieren lassen. Konstitutiv sind Strukturelemente wie Subsidiarität, Föderalität, (Sozial-)Versicherungslogiken und Wohlfahrtspluralismus/Trägervielfalt. Die Schweiz mag etwas stärker auf Eigenverantwortung und Selbstbeteiligung im Management der Lebenslaufrisiken akzentuiert sein. Die Unterschiede zwischen

> Deutschland, Österreich und der Schweiz kommen natürlich stärker in den Blick, wenn sich die Analyse den konkreten Institutionen und dem Leistungsprozessgeschehen zuwendet.

Lernziele:

- Die Grundzüge der alterssozialpolitisch relevanten zentralen sozialen Sicherungssysteme im Ländervergleich verstehen lernen.

- Die Funktionslogik und damit auch die Versorgungsprobleme vor dem Hintergrund des sozialen Wandels mit Blick auf soziale Ungleichheiten verstehen lernen.

- Einerseits sich abstrakten typologischen Sichtweisen öffnen, andererseits Sinn für die institutionellen Welten und die Prozesse des sozialen Geschehens behalten und insofern die eigentliche soziale Wirklichkeit der Versorgung, Behandlung, Betreuung, Unterstützung, Förderung etc. als zentrales Erkenntnisziel der Analyse erkennen.

- Sich der interdisziplinären Analyse stellen.

6.1 Einführung

Die Darstellung dreht sich um die Analyse der Lebenslagen und der Lebenslagenverteilung im Alter im Ländervergleich zwischen Deutschland, Österreich und der Schweiz. Dies ist einerseits auf engem Raum kaum zu leisten; Abstriche an Theorie, Analysetiefe und Empirieumfang sind daher zwingend, andererseits ist sicherlich eine Darstellung möglich, die einen Einstieg und weitere Orientierung erlaubt. Das Literaturverzeichnis ist hierbei auf wesentliche Quellen beschränkt und ermöglicht ebenso weitere Orientierungen. Die Fülle an Spezialstudien (vgl. etwa Wengler, 2013; Pförtner, 2013) zu allen Aspekten konnte nicht aufgeführt werden.

In Deutschland liegt eine fast schon institutionalisierte Sozialberichterstattung zum Alter vor, die weniger hinsichtlich der wissenschaftlichen Qualität, aber hinsichtlich ihrer Funktionalität und Effektivität durchaus kontrovers einzuschätzen ist (Schulz-Nieswandt, 2008a). So erarbeitet die Altenberichtskommission für die Bundesregierung, organisatorisch durch eine Geschäftsstelle im Deutschen Zentrum für Altersfragen (DZA) unterstützt, aktuell bereits den 7. «Bericht zur Lage der älteren Generation in der Bundesrepublik Deutschland». Alle Berichte wurden jeweils vom Bundesministerium für Familie, Senioren, Frauen und Jugend herausgegeben. In Österreich wurde im Jahre 2000 ein umfangreicher «Seniorenbericht» erarbeitet; 2009 wurde ein Bericht zur «Hochaltrigkeit in Österreich» vom Bundesministerium für Arbeit, Soziales und Konsumentenschutz (BMASK, 2009) herausgegeben. In der Schweiz liegt eine Reihe von Sozialforschungsstudien, etwa zur Gesundheit, zur Pflege und zum Wohnen im Alter, sowie ein Bericht des Bundesrates für eine Strategie der schweizerischen Alterspolitik aus dem Jahre 2007 vor.

Die Darstellung umfasst die drei wesentlichen altersrelevanten Sozialschutzsysteme der Alters-, Kranken- und Pflegeabsicherung sowie die beiden Querschnittsthemen der Migration und des bürgerschaftlichen Engagements. Armutsfragen mit Blick auf das Alter ergeben sich, die differenziellen Erwerbsbiographien und Bildungskarrieren als generative Grammatik des sozialen Geschehens zum Ausdruck bringend, im Rahmen der Alterssicherungsproblematik. Auf die soziologischen Befunde zur Sozialstrukturanalyse (D: Mau/Schöneck, 2013; A: Haller, 2008; CH: Levy, 2009) und auf die diesbezügliche internationale Komparatistik (Hradil, 2006; Immerfall/Therborn, 2010; Holtmann, 2012) wird aus Raumgründen nicht einzugehen sein. Wie im Fall der Einkommens- und Armutsverteilung im Alter ist auch hier, das zeigt die neuere lebenslauforientierte Wohlfahrtsstaatsforschung (Möhring, 2013), grundsätzlich auf das Zusammenspiel von sozial überformten Lebensverläufen und Wohlfahrtsstaatsregimen zu verweisen. Allerdings ist vor allem auf die doch weitgehende volkswirtschaftliche, sozialmorphologische, sicherungsinstitutionelle Ähnlichkeit in den drei betrachteten Ländern zu verweisen, wenngleich sich diese Ähnlichkeit mit Blick auf detaillierte Fragen schnell wieder auflösen mag.

6.2 Theorierahmen

Lebenslagen (Schulz-Nieswandt, 2003, 2006) sind mehrdimensionale, ressourcenbedingte Handlungsspielräume im Lebenslauf des Menschen, die die Chancen charakterisieren, ob und inwieweit jemand in der Lage ist, den Entwicklungsaufgaben im Lebenslauf, also den An- und Herausforderungen in der Lebensspanne zwischen Geburt und Tod nachzukommen und die Aufgaben erfolgreich zu bewältigen (Schulz-Nieswandt, 2007, 2008). Grundrechtstheoretisch im Lichte der Rechtsphilosophie der Inklusion gesehen ist es Aufgabe der Sozialpolitik als Teil der Gesellschafts(gestaltungs)politik, in die Lebenslagen und in die Verteilungsgefüge der Lebenslagen (distributiv, redistributiv und regulativ) zu intervenieren, damit der Lebenslauf eine Chance auf gelingendes Personsein im sozialen Miteinander gewährt (anthropologisch gesehen: Schulz-Nieswandt, 2006a). Gewährleistungsstaatstheoretisch gesehen (Schulz-Nieswandt, 2011a) geht es einerseits um mehrdimensionale, nicht auf Employability reduzierbare personale Kompetenzen, andererseits um kontextuelle Ressourcen im Sinne von Capacities (Einkommen/Vermögen; soziale Infrastrukturen unter dem Aspekt der Verfügbarkeit, Erreichbarkeit, Zugänglichkeit und qualitativen Akzeptabilität; sozialkapitaltheoretisch definierbare soziale Netze; rechtliche Ressourcen; Wohn- und Wohnumfeldressourcen; siedlungsstrukturell bedingte Ressourcen etc.). Person und Kontexte stehen dabei in einem transaktional definierten Verhältnis der Wechselwirkung als Kreislauf von Merkwelt (Einwirkung der Welt auf die Person) und Wirkwelt (Einwirkung der Person auf die Welt).

Dieser Beitrag fokussiert einerseits auf institutionelle Architekturen der sozialen Schutzsysteme, weil darin der alterssozialpolitisch relevante Aspekt des Universalismusgrades der sozialen Inklusion in die Sicherungssysteme (oder umgekehrt: der Grad der sozialen Risikoselektion [und Rationierungen] der Sicherungssysteme) zum Ausdruck kommt (Schulz-Nieswandt, 2012b). Andererseits geht es um spezifische Vulnerabilitätsprofile, wie sie sich im Migrationshintergrund der Lebenslagen, aber auch in der sozialen Ungleichheit (Klinger et al., 2007) zur Zugänglichkeit und Verfügbarkeit von Ressourcen bürgerschaftlichen Engagements (Fischer, 2011) ausdrücken. Mit der Berücksichtigung der Engagementthematik kann ferner die Staatszentriertheit der Sozialpolitikanalyse zugunsten einer komplexeren («wohlfahrtsgesellschaftlichen») Sichtweise überwunden werden, die unter anderem solche Aspekte der Funktionalität eines Dritten Sektors berücksichtigt.

6.3 Wohlfahrtsstaatstypologischer Vergleich

Alle drei Länder können dem kontinentalen «konservativen» Sozialstaatstypus zugeordnet werden. Dies ist der Dominanz des Sozialversicherungswesens geschuldet (Klenk et al., 2012). Doch ist aus der komparatistischen Diskussion der vergangenen Jahre deutlich geworden, dass es interne Inkonsistenzen in der Typusbildung gibt, wenn einzelne Policy-Felder verglichen werden. Betrachtet man hier die Felder der Alterssicherung, des Gesundheits- und des Altenpflegewesens, dann bleiben einerseits doch gewisse Gemeinsamkeiten bestehen, andererseits gibt es deutliche architektonische Akzentverschiebungen. Das Säulensystem in der Alterssicherung, aber auch der (öffentliche, öffentlich-rechtliche, private) Mix der Finanzierung im Gesundheits- und Pflegewesen verdeutlichen, dass der «Wohlfahrtsstaat Schweiz» (Moser, 2008; Moeckli, 2012; Eberle/Imhof, 2006; Carigiet et al., 2006; Fehmel, 2008) deutlicher als Deutschland und Österreich (Tálos, 2005; Obinger/Tálos, 2006) das Prinzip der Subsidiarität zugunsten der Eigenverantwortung akzentuiert. Die Schweiz gilt als konservativer Wohlfahrtsstaat der «politischen Mitte». Subsidiarität und Wohlfahrtspluralismus (etwa im Altenpflegesystem) sind aber allen drei Ländern eigen; Unterschiede liegen im Gesundheitswesen etwa in einem relativ fortgeschrittenen Entwicklungsstadium der Integrationsversorgung (Managed Care in der Medizin) in der Schweiz. Die Armutsdebatte wird aber überall ähnlich geführt (D: Bundesministerium für Arbeit und Soziales, 2013; Huster et al., 2012; A: Verwiebe, 2011; CH: Kehrli/Knöpfel, 2006; Heggli, 2012).

In quantitativer Hinsicht kann vergleichend nur bedingt auf den «Sozialbericht» der Bundesregierung (Bundesministerium für Arbeit und Soziales, 2009) zurückgegriffen werden, weil dort im europäisch vergleichenden Teil nur Österreich, aber nicht die Schweiz berücksichtigt wird. Anders liegt der Fall, wenn dagegen für die Analyse die leicht verfügbaren Eurostat-Daten der EU-Kommission genutzt werden (www.epp.eurostat.ec.europa.eu/portal/page/portal/eurostat/home/). Tendenziell mit Blick auf die Trends in der Niveauentwicklung der Sozialleistungsquote(n) zeichnen sich wiederum (mit sozialbudget-bereichsspezifischen Abweichungen im Fall der Schweiz) Ähnlichkeiten ab; die Unterschiede liegen also eher in den sektoralen Strukturen und im Leistungsprozessgeschehen, die der praktischen «Wohlfahrtskultur» zuzuordnen sind. So sei zum Beispiel auf die internationalen Unterschiede in der Qualität der Behandlung von Demenzkranken im Akutkrankenhaus (Kleina/Wingenfeld, 2007; Kirchen-Peters, 2012; Isfort et al., 2012) verwiesen.

6.4 Alterssicherung

Alterssicherung in Deutschland beruht im Wesentlichen auf drei Säulen. Die erste Säule ist die im Sozialgesetzbuch (SGB) VI geregelte umlagefinanzierte und selbstverwaltete gesetzliche Rentenversicherung (GRV) mit einem Jahresgesamtvolumen von zirka 250 Milliarden Euro. In ihr sind bis auf wenige Ausnahmen wie, z. B. Beamte und Selbstständige, alle Erwerbstätigen pflichtversichert. Beginnend mit den Rentenreformen der 90er-Jahre des 20. Jahrhunderts wurde die GRV durch Absenkung des Nettorentenniveaus zugunsten der privaten und betrieblichen Säule geschwächt (Schmähl, 2012). Finanziert wird die GRV primär über Sozialversicherungsbeiträge, die sich als fester Beitragssatz (2013: 18,9 %) am Bruttoeinkommen bis zur Beitragsbemessungsgrenze bemessen. Hinzu kommt ein steuerfinanzierter Bundeszuschuss, der mit so genannten versicherungsfremden Leistungen (z. B. rentenrechtliche Anrechnung von Kindererziehungszeiten und nicht erwerbsmäßigen Pflegezeiten) begründet wird und rund ein Sechstel der GRV-Einnahmen ausmacht. Die individuelle Rentenhöhe bemisst sich nach der Höhe und Dauer der individuellen Beitragszahlungen (Äquivalenzprinzip), die verfassungsrechtlich geschützte Rentenanwartschaften (im Sinne der kollektiven Teilhabeäquivalenz im relationalen Rentengefüge) begründen. Entsprechend kann von einer Lohnersatzfunktion der Rente gesprochen werden. Die Anpassung der Renten erfolgt dynamisch, das heißt, im Prinzip wird die Lohnentwicklung vor und während der Rentenlaufzeit berücksichtigt. Eine Mindestrente existiert nicht, stattdessen liegen staatliche, bedürftigkeitsgeprüfte Unterstützungen in Form der Grundsicherung im Alter und der Sozialhilfe vor. Ein Rentenanspruch ergibt sich aus dem Erreichen der Altersgrenze und nach 5 Beitragsjahren (Mindestversicherungszeit). Der Rentenzugang in der GRV ist durch die Regelaltersgrenze weitgehend standardisiert und wird bis 2029 stufenweise von 65 auf 67 Jahre angehoben. Parallel wurde die Attraktivität von Frühverrentungsmöglichkeiten insbesondere durch entsprechende Rentenabschläge reduziert, um das effektive Renteneintrittsalter näher an die Regelaltersgrenze zu führen. Es zeigt sich aber, dass die Zahl der Rentner, die Abschläge in Kauf nehmen, trotzdem deutlich gestiegen ist und dies bei der Beurteilung der Angemessenheit der Rente zu berücksichtigen ist (ASISP, 2012: 9). Im März 2012 wurde ein Entwurf für die Einführung einer so genannten Lebensleistungsrente für Geringverdiener vorgelegt und seither kontrovers diskutiert. Dabei handelt es sich um einen bedürftigkeitsgeprüften Rentenaufschlag für Geringverdiener mit langer Versicherungsdauer, die eine private Altersvorsorge vorweisen können.

Die zweite Säule ist die betriebliche Altersversorgung (BAV). Sie beruht für die Privatwirtschaft auf freiwilligen Zusagen der Arbeitgeber und erreicht damit – trotz öffentlicher Förderung – nur einen Teil der Beschäftigten. Verschiedene Durchführungswege der BAV sind zu unterscheiden: Direktzusagen der Arbeitgeber, Unterstützungs- oder Pensionskassen sowie Direktversicherungen und Pensionsfonds. Insgesamt nimmt die betriebliche Altersversorgung eine nachrangige Stellung im System der Alterssicherung ein, da es nur um eine (in der Regel geringfügige) Ergänzung der GRV geht.

Die dritte Säule stellt die kapitalgedeckte, freiwillige private Altersvorsorge dar. Eine zentrale Rolle spielen hierbei die verschiedenen Formen der Lebensversicherung und die Vielfalt der Vermögensbildungsprodukte (z. B. Aktien, Fonds und Banksparpläne). Private Altersvorsorge ist dabei grundsätzlich nur schwer von allgemeiner Ersparnisbildung für andere Zwecke, die nicht dem Lebensunterhalt im Alter dienen, abzugrenzen. Entsprechend werden auch nur solche privaten Altersvorsorgeprodukte steuerlich gefördert, die eine vorzeitige Auszahlung ausschließen (vgl. zum verbraucherschutzpolitischen Handlungsbedarf bei der Riester-Förderung Hagen/Lamping, 2013).

Alterssicherung in Österreich beruht ebenfalls auf einem mehrsäuligen Ansatz. Ähnlich wie in Deutschland ist die erste Säule, die Gesetzliche Pensionsversicherung, die wichtigste Einkommensquelle im Alter. In ihr sind bis auf wenige Ausnahmen, wie z. B. Beamte, alle Erwerbstätigen pflichtversichert. Es handelt sich um eine umlagefinanzierte und selbstverwaltete Sozialversicherung, die primär über Sozialversicherungsbeiträge finanziert wird. Der Beitragssatz liegt bei 22,8 %

(2013) und bezieht sich auf das Bruttoerwerbseinkommen bis zur Beitragsbemessungsgrenze. Daneben wird fast ein Viertel der Pensionsversicherung aus Steuermitteln finanziert. Aus dem so genannten Bundesbeitrag wird die typischerweise auftretende Lücke zwischen laufenden Beitragseinnahmen und laufenden Rentenausgaben gedeckt. Daneben dient der Bundesbeitrag der Finanzierung einer bedürftigkeitsgeprüften Ausgleichzulage, die ein Mindestrentenniveau absichert. Die Berechnung der Rente folgt dem Äquivalenzprinzip. Im Prinzip sind die Renten über den Verbraucherpreisindex dynamisiert, das heißt die Anpassung der Renten wird an die Entwicklung der Verbraucherpreise gekoppelt. Ein Rentenanspruch ergibt sich aus dem Erreichen der Altersgrenze und nach 15 Beitragsjahren (Mindestversicherungszeit) wovon aber 8 Jahre mit Erziehungszeiten (4 Jahre pro Kind) abgedeckt werden können. Das gesetzliche Renteneintrittsalter liegt bei 65 Jahren für Männer und 60 Jahren für Frauen. Ab 2024 soll das Renteneintrittsalter für Frauen schrittweise bis 2033 auf ebenfalls 65 Jahre angehoben werden. Es existieren verschiedene Frühverrentungsmöglichkeiten, die aber durch die Reformen der vergangenen Jahre eingeschränkt bzw. finanziell weniger attraktiv gemacht wurden. Gleichzeitig ist eine Heterogenisierung bei der Frühverrentung im Sinne gruppenspezifischer Regelungen, wie etwa der Schwerarbeiterpension, zu beobachten. Das effektive Renteneintrittsalter liegt mit 60,7 Jahren trotzdem deutlich unter dem EU-27 Durchschnitt (62,1). Entsprechend ist zur Sicherung der Nachhaltigkeit der Renten eine Anhebung des effektiven Renteneintrittsalters, verbunden mit einer Steigerung der geringen Beschäftigungsquote Älterer anzustreben (European Commission, 2012: 9–10). Ein zentrales Element der Rentenreform 2012 ist die Beschleunigung des 2005 eingeführten Systemwechsels hin zu fiktiven individuellen Konten, die ab 2014 die allgemeine Grundlage für die Rentenansprüche aus der Gesetzlichen Pensionsversicherung darstellen sollen. Ziel dieser Reform ist es, für die Versicherten in Hinblick auf eine Erhöhung des Rentenanspruchs durch eine verlängerte Lebensarbeitszeit Transparenz herzustellen.

Die zweite Säule der Alterssicherung besteht aus zwei Teilen mit jeweils kapitalgedeckten, individuellen Konten. Die betrieblichen Pensionskassen sind freiwillig, im Jahre 2011 konnten über 20 % der Beschäftigten eine entsprechende Altersvorsorge vorweisen. Die durchschnittliche Rente beträgt hier zirka 500 Euro monatlich. Der zweite Teil der betrieblichen Alterssicherung besteht seit 2002 und verpflichtet jeden Arbeitgeber, 1,53 % der Löhne und Gehälter an eine Mitarbeiterversorgungskasse zu transferieren. Die dort geführten Konten können bei Renteneintritt entweder als Einmalzahlung oder als lebenslange Annuität ausgezahlt werden. Problematisch ist, dass diese Einmalzahlung in der Regel bei einem Jobwechsel vorzeitig in Anspruch genommen wird, was der Alterssicherungszielstellung entgegenläuft (ASISP, 2012a: 11).

Die dritte Säule der Alterssicherung besteht aus privater, öffentlich subventionierter Ersparnisbildung. Die so genannte Prämienbegünstigte Zukunftsvorsorge ist freiwillig und wurde bislang nur von einem Viertel der Bevölkerung unter 60 Jahren abgeschlossen. Ursprünglich mussten mindestens 40 % der Beiträge am Aktienmarkt angelegt werden, jedoch wurde dies im Zuge der Finanzkrise auf 15–30 % (je nach Alter des Versicherten) reduziert (European Commission, 2012: 5–6).

Die Alterssicherung in der Schweiz gilt als Prototyp der mehrsäuligen Alterssicherungssysteme (Bonoli/Häusermann, 2011) und gehörte zu den wichtigsten realen Inspirationsquellen für das umstrittene Drei-Säulen Modell der Weltbank (Maier-Rigaud, 2009: 181–189). Die erste Säule ist die umlagefinanzierte und universelle Alters- und Hinterlassenenversicherung (AHV). Dies bedeutet, dass die gesamte Wohnbevölkerung unabhängig von ihrer Erwerbsbeteiligung Zugang zur Alterssicherung über die erste Säule hat. Sie wird als Grundrente bezeichnet, da sie in engen Grenzen beitragsbezogen ist. Der Beitragssatz beträgt 8,4 % (2013) des Bruttoerwerbseinkommens und bei Nicht-Erwerbstätigen dient das Vermögen bis zu einem Höchstbetrag als Bemessungsgrundlage. Eine Beitragsbemessungsgrenze für das Erwerbseinkommen existiert nicht, weshalb diese Säule relativ stark umverteilt. Daneben wird über ein Viertel der Grundrente aus Steuern finanziert. Das gesetzliche Renteneintrittsalter liegt bei 65 Jahren für Männer und 64 Jahren für Frauen. Bei voller Beitragskarriere besteht Anspruch (2013) auf eine monatliche Rente zwischen der Mindestrente von 1170 Schweizer Franken und der Höchstrente von 2340 Schweizer Franken, womit der Beitragsäquivalenz enge Grenzen gesetzt sind. Die Renten sind über eine Mischung aus Lohn- und Preisindexierung dynamisiert. Damit bestimmte Erwerbsunterbrechungen den Rentenanspruch nicht massiv mindern, haben Personen mit Kindern unter 16 Jahren und Personen, die Angehörige pflegen, unter bestimmten Voraussetzungen für diese Zeiträume Anspruch auf Erziehungs- und Betreuungsgutschriften in Höhe der dreifachen Mindestrente. Darüber hinaus gibt es im Rahmen der ersten Säule eine bedürftigkeitsgeprüfte Rentenaufstockung, so genannte Ergänzungsleistungen (EL), zur Deckung des Lebensbedarfs.

Die zweite Säule ist eine verpflichtende berufliche Vorsorge (BV) für Arbeitnehmer mit vorgeschriebener Mindestverzinsung. Anders als in Deutschland und Österreich kommt dieser Säule eine große Bedeutung zu, da sie in Verbindung mit der ersten Säule das Ziel der Lebensstandardsicherung anstrebt. Die obligatorische Mindestdeckung versichert Lohneinkommen zwischen 21060 und 84240 Schweizer Franken und führt bei vollständiger Erwerbskarriere zu einem Ersatzeinkommen von 60 % des durchschnittlichen Bruttoerwerbseinkommens. Allerdings gewähren viele Vorsorgeeinrichtungen darüber hinausgehende Renten (Überobligatorium). Der Arbeitgeber kann einen Anbieter (Pensionskassen, Versicherungen) für die berufliche Vorsorge auswählen.

Die dritte Säule besteht aus freiwilliger, kapitalgedeckter, privater Altersvorsorge. Innerhalb der dritten Säule bezeichnet die so genannte Säule 3a die gebundene Vorsorge. Diese Vorsorge wird steuerlich bis zu einer Obergrenze begünstigt (höhere Beiträge sind möglich, wenn keine berufliche Vorsorge vorliegt) und ist zweckgebunden an eine Verwendung im Alter. Neben dieser Regulierung existieren aber weder eine Mindestverzinsung noch andere staatliche Garantien. Als Vorsorgeformen kommen Produkte von Banken oder Versicherungen in Frage. Daneben fällt auch freie private Ersparnisbildung (3b) systematisch unter die dritte Säule. Der wesentliche Unterschied ist, dass in 3b keine Laufzeiten im Sinne einer Verwendung der Ersparnisse für das Alter vorgesehen sind und diese Form der Ersparnisbildung daher nicht steuerlich gefördert wird.

Im Vergleich der drei Länder zeigen sich ähnliche demografische Herausforderungen für die Alterssicherung. Die fernere Lebenserwartung mit 65 Jahren ist in allen drei Ländern hoch: 83,9 Jahre in Deutschland, 83,5 Jahre in Österreich und 85 Jahre in der Schweiz (OECD, 2011a). Auf den ersten Blick liegt auch eine ähnliche mehrsäulige Strukturierung der Alterssicherung vor. Während Alterssicherung in Deutschland und Österreich stark vom Bismarck-Modell erwerbszentrierter Sozialversicherung geprägt ist, hebt sich das Schweizer Modell durch eine Schwerpunktsetzung auf die betriebliche und private Säule hervor. Diese Unterschiede werden bereits am Anteil der öffentlichen Alterssicherungsausgaben am Bruttoinlandprodukt (BIP) deutlich: Deutschland (11,4 %) und Österreich (12,3 %) bewegen sich auf einem hohen Niveau, während die Schweiz (6,4 %) aufgrund der Gestaltung der ersten Säule als Grundrente deutlich hinter diesen öffentlichen Ausgabenniveaus zurückbleibt (OECD, 2011a). In Deutschland und Österreich zeichnen sich erhöhte Armutsrisiken im Alter ab, die auf den allgemeinen Trend hin zu mehrsäuligen Systemen bei gleichzeitiger Schwächung der öffentlichen Säule zurückzuführen sind (Ebbinghaus/Gronwald, 2011). Für Deutschland wurde nachgewiesen, dass die Armutsrisiken für künftige Rentnergenerationen insbesondere aufgrund von Diskontinuitäten in den Erwerbsverläufen und einer Absenkung der Rentenniveaus steigen werden (Andreß/Hörstermann, 2012). Für beide Länder gilt, dass durch die Dominanz einer erwerbszentrierten, am Äquivalenzprinzip ausgerichteten ersten Säule Einkommensungleichheiten – insbesondere für Frauen – im Alter reproduziert werden. Damit sind die Zugangschancen ungleich verteilt und Bevölkerungsgruppen mit niedrigen oder unregelmäßigen Einkommen sowie Frauen sind einem relativ hohen Altersarmutsrisiko ausgesetzt (European Commission, 2012: 7–9 und 70). Dagegen besteht in der Schweiz zwar ein universeller Zugang zur Grundrente, die starke Bedeutung der zweiten Säule führt aber zu ähnlichen Problemen der Erwerbsarbeitszentrierung wie in Deutschland und Österreich (Bonoli/Häusermann, 2011: 323–324). Insofern bestehen, blickt man auf diese Befunde im Lichte der international vergleichenden Wohlfahrtsstaatstypenforschung (Schmidt et al., 2007; Kaufmann, 2006), trotz der institutionellen Unterschiede in allen drei Ländern typische Altersarmutsrisiken für Frauen und

Arbeitnehmer mit brüchigen und «atypischen» Erwerbsverläufen, die als charakteristisch für konservative Wohlfahrtsstaaten gelten können. Themen wie Exklusion und Prekarität sind dabei im sozialpolitischen Diskurs bedeutsam geworden (vgl. auch Becker/Hallein-Benze, 2012).

6.5 Krankenversicherung und Gesundheitswesen

Charakteristisch für das Krankenversicherungssystem als Basis des Gesundheitswesens in Deutschland (Busse/Riesberg, 2005; Busse et al., 2013) ist das Nebeneinander von Gesetzlicher Krankenversicherung (GKV) (GKV Spitzenverband, 2013) und Privater Krankenversicherung (PKV). Der Großteil der Bevölkerung (ca. 90 %) ist über die GKV abgesichert, der Rest über die PKV. Somit existieren in Deutschland zwei substitutive Systeme der Absicherung im Krankheitsfall, wobei ein Finanz- oder Risikostrukturausgleich zwischen GKV und PKV nicht vorgesehen ist.

Die Finanzierung der GKV beruht auf dem Umlageverfahren. Bis zur Beitragsbemessungsgrenze (47 250 Euro für das Jahr 2013) werden derzeit 15,5 % (Arbeitnehmeranteil 8,2 %, Arbeitgeberanteil 7,3 %) des Bruttolohns oder der Rente der GKV zugeführt. Die Festlegung des einheitlichen Beitragssatzes erfolgt zentral durch die Bundesregierung. Die Beiträge der Versicherten und der Arbeitgeber sowie Steuerzuschüsse fließen in den 2009 eingeführten Gesundheitsfonds, aus dem die einzelnen Kassen entsprechend dem morbiditätsorientierten Risikostrukturausgleich Zuweisungen erhalten. Reichen diese Zuweisungen der Kasse nicht aus, kann die Kasse Zusatzbeiträge von den Versicherten erheben. Für einkommensschwache Versicherte werden die Zusatzbeiträge mittels eines steuerfinanzierten Sozialausgleichs abgefedert. Allgemein spielen Zuzahlungen in der GKV bislang eher eine geringe Rolle (Zuzahlungen bei Krankenhausbehandlung für höchstens 28 Tage im Kalenderjahr, Zuzahlungen bei Arznei-, Hilfs- und Heilmitteln, wobei individuelle Belastungsgrenzen existieren). Zuzahlungen können innerhalb des Gesundheitssystems eventuell als eine schwache Rationierung gesehen werden, von der niedrigere Einkommen, zu denen häufig chronisch Kranke und Ältere zählen, betroffen sind. Dabei ist aus der Selbstbeteiligungsforschung jedoch eine «Quadratur des Kreises» bekannt: Entweder sind die Selbstbeteiligungen nicht sehr hoch, dann sind sie auch nicht verhaltenswirksam, oder sie sind sehr hoch, dann sind sie distributiv bedenklich.

Im Gegensatz zur GKV sind die Versicherungsprämien der PKV nicht einkommensabhängig. Sie werden nach dem individuellen Gesundheitsrisiko erhoben, so dass die Beiträge mit zunehmendem Alter zum Teil beträchtlich steigen, was für ältere Versicherte (bei prekärer Selbstständigkeit) zu einem Armutsrisiko führen kann.

In Deutschland besteht sowohl die freie Hausarzt- und Facharztwahl als auch die freie Wahl zwischen den Krankenhäusern. Gerade im Hinblick auf die Fachärzte wird zunehmend eine Zwei-Klassen-Medizin diskutiert, da aufgrund besserer Abrechnungsmöglichkeiten Privatversicherten vielfach zügigere Termine und kürzere Wartezeiten als GKV-Versicherten eingeräumt werden (ASISP, 2012: 22). Darauf dürfte sich die Qualitätsdifferenz in der Versorgung von GKV- und PKV-Patienten aber auch weitgehend beschränken.

Die Ärztedichte liegt in Deutschland bei 3,7 Ärzten pro 1000 Einwohner (OECD, 2012). Aufgrund fehlender Praxisnachfolger ausscheidender Ärzte wird ein Mangel an (Haus-)Ärzten in ländlichen, strukturschwachen Gebieten erwartet. Um auch zukünftig eine wohnortnahe, bedarfsgerechte und flächendeckende medizinische Versorgung gewährleisten zu können, ist 2012 das Versorgungsstrukturgesetz in Kraft getreten. Weiter regelt eine Kette von Strukturreformgesetzen seit 2000 Möglichkeiten einer Integrationsversorgung dergestalt, dass unter anderem qualitätsgesichert ein nahtloser Übergang von der Krankenhausbehandlung in eine weitergehende medizinische, rehabilitative oder pflegerische (Einrichtungen und Dienste nach SGB XI also einschließende) Versorgung gewährleistet werden soll. Explizit seit 2008 besteht für Versicherte ein Leistungsanspruch auf ein Versorgungsmanagement. Alle Leistungserbringer, also Vertragsärzte, Krankenhäuser, Rehabilitations- und Pflegeeinrichtungen, sind gesetzlich verpflichtet, für eine sachgerechte Anschlussversorgung der Versicherten zu sorgen. Ziel der seit 2000 schrittweise forcierten Evolution der integrierten Versorgung (Schulz-Nieswandt, 2010) als vertraglich festgehaltenes professions-, einrichtungs- und sektorenübergreifendes Leistungsprozessgeschehen ist die Sicherung bzw. Steigerung der Qualität der Patientenversorgung sowie eine Verbesserung der Wirtschaftlichkeit der Versorgung (Sachverständigenrat, 2010). Dies ist vor allem für komplexe Bedarfslagen (nosologische Schnittflächen von chronischen Erkrankungen, Multimorbidität, Formen der Behinderung sowie Hilfe- und Pflegebedürftigkeiten etc.) im Alter relevant. Die integrierte Versorgung ist, obwohl in Deutschland seit der Gesundheitsreform 2000 gesetzlich verankert und stufenweise nachgebessert, doch in vielen Bereichen in der praktischen Umsetzung noch nicht weit vorangeschritten (Schulz-Nieswandt, 2010). Gerade für Ältere und chronisch Erkrankte fehlt es an der Verfügbarkeit, in ländlichen Gebieten an der Erreichbarkeit passungsgerechter Versorgungsstrukturen. Das Thema ist in der aktuellen Diskussion präsent, was das siebte nationale Gesundheitsziel «Gesund älter werden» belegt (Ziegelmann, 2012: 25).

Im Prinzip handelt es sich hierbei um Formen prozessbedingter Risikoselektion (unabhängig von der Universalität des Versicherungsprinzips, zumal hier auch noch die Risikostrukturausgleichsprozesse konstitutiv sind). Fehl- und Unterversorgung bestehen parallel zu Formen der Überversorgung. Brüchigkeit in der Versorgungspraxis ist das Kennzeichen dieses fragmentierten Leistungsgeschehens, das aus der Logik des (nach dem Kausalprinzip) gegliederten Sozialrechts, aus der Logik der sektoralen Abschottungen, aber auch aus der kulturellen Logik der fehlenden Multidisziplinarität der Professionen resultiert. Die Einführung der DRG-Regime im stationären Sektor hat die Schnittstellenmanagementprobleme nicht verringert, sondern die Notwendigkeit integrierter Versorgung nochmals pointiert.

Die Basis des Gesundheitswesens in Österreich (Hofmarcher/Rack, 2006; Hofmarcher, 2013) ist ein auf einer Pflichtversicherung begründetes Sozialversicherungsmodell, so dass fast die gesamte Bevölkerung (98 %) über die soziale Krankenversicherung abgesichert ist. Die Zuordnung zu einem Krankenversicherungsträger ist im Gegensatz zu Deutschland und der Schweiz nicht frei wählbar, sondern erfolgt nach Berufsgruppen (Arbeiter, Angestellte, Selbstständige, Landwirte, Eisenbahner und Bergleute, Beamte) und dem Beschäftigungsort oder Wohnort. Österreich hat sich im Vergleich zu Deutschland (in den 90er-Jahren des 20. Jahrhunderts) immer noch nicht von dieser berufsständischen Fragmentierung gelöst.

Die soziale Krankenversicherung wird zum überwiegenden Teil über einkommensabhängige Beiträge finanziert. Der Beitragssatz (2013: 7,65 %) wird auf Bundesebene festgelegt und etwa hälftig vom Arbeitgeber übernommen. Im Jahre 2013 liegt die Höchstbeitragsgrundlage für abhängig Beschäftigte bei 4440 Euro monatlich.

Die Versicherten müssen bei nahezu allen Leistungen der Krankenversicherung Zuzahlungen leisten. So fallen Rezeptgebühren, einkommensgestaffelte Kosten für Krankenhaus- und Rehabilitationsaufenthalte für die ersten 28 Tage im Kalenderjahr, Selbstbeteiligungen für Heilbehelfe sowie für Sehhilfen an. Durch den Abschluss einer privaten Krankenzusatzversicherung besteht die Möglichkeit, diese zusätzlichen Kosten für die medizinische Versorgung zu verringern. Für sozial Bedürftige und chronisch Erkrankte bestehen Ausnahmeregelungen von Selbstbeteiligungen oder Zuzahlungen.

Ähnlich zu Deutschland besteht in Österreich die freie Arztwahl unter den mit der jeweiligen Krankenkasse in einem Vertragsverhältnis stehenden Ärzten. Das Burgenland mit 6,1 ärztlichen Vollzeitäquivalenten (VZÄ) und die Steiermark mit 5,7 VZÄ pro 10 000 Einwohner weisen die höchste Versorgungsdichte an niedergelassenen Allgemeinmedizinern auf, die gerade für die ältere Bevölkerung als primäre Ansprechpartner von zentraler Bedeutung sind. In Wien liegt dieser Wert mit 4,27 VZÄ pro 10 000 Einwohner deutlich niedriger, jedoch wird in der Hauptstadt die mit Abstand höchste Facharztdichte erreicht (Winkler et al., 2012).

Das Angebot von Akutbetten liegt in Österreich bei 55 Betten pro 10 000 Einwohner (OECD, 2012a), wobei große regionale Unterschiede vorliegen. Das Burgenland hält 43 Betten pro 10 000 Einwohner vor, während in Salzburg 74 Betten pro 10 000 Einwohner zur Verfügung stehen. Damit weist Österreich im OECD-

Vergleich insgesamt einen überdurchschnittlich hohen Wert auf. Allerdings ist für einige Regionen Österreichs aufgrund topografischer Rahmenbedingungen eine Erreichbarkeit der Krankenanstalten unter 30 Minuten nicht gewährleistet. Es handelt sich hierbei um Regionen, in denen bereits heute der Anteil der über 80-jährigen Bevölkerung überdurchschnittlich hoch ist (BMASK, 2009). Zusätzlich zu den Betten in Krankenanstalten gibt es in sechs Bundesländern ein Angebot in der Akutgeriatrie/Remobilisation. Auch hier schwankt die Bettendichte von 1,7 Betten in der Steiermark und in Tirol bis zu 5,3 Betten pro 10 000 Einwohner in Kärnten. Weiterhin stehen österreichweit 252 Einrichtungen der abgestuften Hospiz- und Palliativversorgung zur Verfügung (2010). Die Versorgungsangebote sind auf verschiedene Bedürfnislagen abgestimmt und reichen von Hospizteams und mobilen Palliativteams bis hin zu stationären Hospizen und Palliativstationen (Winkler et al., 2012). Der 2012 erschienene Endbericht «Gesundheit und Krankheit der älteren Generation in Österreich» weist bezüglich des Gesundheitszustands der über 64-jährigen Bevölkerung Österreichs nach, dass nahezu alle Mortalitätsraten, Krankheitsdaten sowie die Risikofaktoren einem Ost-West-Gefälle unterliegen (Winkler et al., 2012). Entsprechend der Vereinbarung gemäß Artikel 15a B-VG über die Organisation und Finanzierung des Gesundheitswesens ist der Österreichische Strukturplan Gesundheit 2012 eine verbindliche Grundlage für die integrierte Gesundheitsstrukturplanung. Ziel ist es, überregional und sektorenübergreifend die Versorgung der Patienten sicherzustellen und das Nahtstellenmanagement zwischen den an der Versorgung beteiligten Akteuren zu verbessern (Gesundheit Österreich GmbH, 2012). In Bezug auf ein patientenorientiertes Aufnahme- und Entlassungsmanagement wurden von der Bundesgesundheitsagentur im Jahre 2012 Qualitätsstandards beschlossen, die vom Gesundheitsministerium als Bundesqualitätsleitlinie zur österreichweiten Anwendung empfohlen werden.

In der Schweiz (Meyer, 2008; Kocher/Oggier, 2010; Bailly et al., 2008) wurde 1996 die obligatorische Krankenpflegeversicherung (OKP) als Pflichtversicherung für die gesamte Bevölkerung eingeführt. Insgesamt existieren in der Schweiz 61 privatrechtlich organisierte OKP-Versicherer (2013). Innerhalb ihres Wohnkantons haben die Versicherten die freie Wahl zwischen den dort angebotenen Versicherungen, für diese besteht hingegen Kontrahierungszwang. Da eine Mitversicherung von Familienangehörigen aufgrund der Kopfpauschale nicht vorgesehen ist, muss jedes Familienmitglied individuell versichert werden. Der nicht einkommensabhängige Versicherungsbeitrag wird vom Versicherer für den jeweiligen Kanton einheitlich festgelegt, wobei zwischen Kindern (0–18 Jahre), jungen Erwachsenen (19–25 Jahre) und Erwachsenen differenziert wird. Zwischen den einzelnen Versicherungen und den Kantonen kommt es dabei zu deutlichen Unterschieden in der Prämienhöhe von bis zu 75 % (OECD, 2011: 42). Eine Beteiligung des Arbeitgebers existiert nicht. Einkommensschwache Personen erhalten eine Unterstützung durch den Kanton, die Prämienverbilligung. Aufgrund des starken Anstiegs der Prämien in den vergangenen Jahren ist ein Drittel der Versicherten auf Prämienverbilligungen angewiesen (Santésuisse, 2011).

Zusätzlich zur Kopfpauschale müssen sich die Versicherten mit einer Franchise, Zuzahlungen und mit Spitaltaxen an den Kosten ihrer individuellen Gesundheitsleistungen beteiligen. Franchise bedeutet, dass die Versicherten pro Kalenderjahr sämtliche anfallenden Krankheitskosten bis zu einer Höhe von 300 Schweizer Franken selbst zahlen müssen, bevor die OKP greift. Weiterhin müssen die Versicherten, sobald sie den Betrag der Franchise erreicht haben, zusätzlich Zuzahlungen von 10% der Krankheitskosten übernehmen. Diese Zuzahlungen sind auf eine Höhe von maximal 700 Schweizer Franken beschränkt, so dass die Zahlungen jährlich bei bis zu 1000 Schweizer Franken liegen können.

Um in den Genuss eines Prämienrabattes in der OKP zu kommen, können Versicherte freiwillig eine höhere Franchise entrichten oder sich in alternative Versicherungsmodelle, wie z.B. HMO-Modelle, Hausarzt-Modelle oder Telmed-Modelle, einschreiben und dadurch eine Einschränkung bei der Wahl der Leistungserbringer in Kauf nehmen. Seit 2005 haben sich die Versicherten vermehrt für Modelle der integrierten Versorgung entschieden. Im Jahre 2010 waren bereits 45,6% der Versicherten eingeschrieben, wobei der Anteil aufgrund der kantonalen Aufteilung der Versicherer und somit auch des Angebots integrierter Versorgungsmodelle regional stark schwankt. Während im Kanton Wallis 27,7% der Bevölkerung Mitglied eines Hausarztnetzes oder einer HMO sind, liegt dieser Anteil im Kanton Obwalden mit 59,8% doppelt so hoch.

Der gesetzlich verbindliche Leistungsumfang in der Schweiz weist im Vergleich zu Deutschland und Österreich einen geringeren Umfang auf: Zahnärztliche Behandlung sowie Lohnfortzahlung im Krankheitsfall sind im Leistungskatalog nicht inbegriffen, sondern können nur über eine ergänzende private Versicherung abgedeckt werden. Insgesamt ist in der Schweiz der Anteil der privaten Gesundheitsausgaben an den Gesamtausgaben für Gesundheit höher als in den beiden Vergleichsländern. Während private Gesundheitsausgaben in Deutschland und Österreich 23,2% (OECD, 2012a) bzw. 23,8% (OECD, 2012a) ausmachten und somit unter dem Durchschnitt der OECD-Länder (27,8%) lagen, nahmen private Gesundheitsausgaben in der Schweiz über ein Drittel (34,8%) der Gesamtausgaben ein (OECD, 2012b).

Alle drei Länder stehen vor ähnlichen zukunftsgerichteten Aufgaben: Aufgrund der im Zuge des demografischen Wandels zunehmenden Anzahl älterer Menschen und des sich ändernden Krankheitspanoramas (Zunahme chronischer Erkrankungen, Alterskrankheiten wie Alzheimer-Demenz, Multimorbiditäten etc.) entstehen neue Herausforderungen an eine adäquate gesundheitliche Versorgung dieser Bevölkerungsgruppe. Die Gesundheitsversorgung älterer Menschen muss darauf ausgerichtet sein, eine möglichst lange Phase der Gesundheit zu erreichen und Pflegebedürftigkeit hinauszuzögern bzw. zu mindern. Es geht also um den Gewinn behinderungsfreier zusätzlicher Lebenserwartung. Im Vordergrund steht die Erhaltung der Selbstständigkeit und der selbst definierten Lebensqualität (Kuhlmey/Tesch-Römer, 2012; Kümpers/Heusinger, 2012).

Der Zugang zur Gesundheitsversorgung ist in allen drei Ländern durch die Pflichtversicherung garantiert. Der Kontrahierungszwang (man blicke etwa auf die Gesundheitsreformdebatten in den USA) der Kassen erweist sich dabei als fundamental bedeutsam. Allerdings zeigt sich, dass bisher nicht immer adäquat auf die speziellen Bedürfnisse und Probleme älterer Menschen geantwortet wird. Zu nennen sind an dieser Stelle ein sich abzeichnender Mangel an Hausärzten gerade im ländlichen Raum, ein Mangel an geriatrisch ausgebildeten Ärzten, ein noch nicht ausreichend ausgeprägtes Entlassungsmanagement sowie durch die fehlende Vernetzung der verschiedenen Akteure hervorgerufene Drehtüreffekte. Dem ist zu begegnen mit Formen der Managed Care sowie durch Case Management zur Begleitung und Koordination der Behandlung chronisch Kranker und zur Vermeidung brüchiger Patientenpfade (Schulz-Nieswandt, 2013b). Der zunehmende Anteil älterer Bevölkerungsgruppen und der damit steigende Bedarf der Integration und Koordination der Gesundheitsversorgung erfordert eine Geriatrisierung der Medizin. Insgesamt nehmen die Bedeutung altersgerechter Prävention und Rehabilitation, palliativer Versorgung sowie die Versorgung von an Alzheimer-Demenz Erkrankten und die Betreuung am Lebensende zu. Weitere Bausteine sind der wohnortnahe Einbezug begleitender Maßnahmen der sozialen Integration (Verfügbarkeit sozialer Dienste, Dienste der Haushaltshilfe [auch der Hauswirtschaft], quartiersbezogene Versorgung). Die Verwirklichung inklusiver kommunaler Lebenswelten als Überwindung der sozialräumlichen Exklusion durch Institutionalisierung und Hospitalisierung ist noch weitgehend unerreicht; die Probleme der wohnumfeldzentrierten «Normalisierung» des Wohnens des Homo patiens (Schulz-Nieswandt, 2013) erweisen sich bei tieferer Betrachtung (Schulz-Nieswandt, 2012, 2012a, 2013a) auch als Probleme der kulturellen Grammatik im Umgang mit dem radikal Anderen des Homo patiens.

Insgesamt ist festzuhalten, dass Deutschland, Österreich und die Schweiz über sehr gut funktionierende, aber auch teure Gesundheitssysteme verfügen. Die Wichtigkeit der integrierten Versorgung im Sinne eines transsektoralen und multidisziplinären Leistungsprozessgeschehens der Versorgung wurde in allen drei Ländern erkannt, jedoch unterscheiden sich die Länder im Stand der Umsetzung.

6.6 Langzeitpflege

Im Jahre 1995 wurde in Deutschland die Soziale Pflegeversicherung als fünfte Säule des Sozialversicherungssystems eingeführt, um eine finanzielle Grundsicherung gegen das Lebensrisiko Pflegebedürftigkeit zu gewährleisten und eine

Abhängigkeit von Leistungen der Sozialhilfe zu verringern. Diese Reform trug entschieden zur Entwicklung eines komplex regulierten Pflege-Quasi-Marktes bei. Ziel ist es, ein möglichst selbstständiges und selbstbestimmtes Leben der Pflegebedürftigen zu ermöglichen. Träger der Pflegeversicherung sind die Pflegekassen, welche organisatorisch den Krankenkassen zugeordnet sind. Aufgabe der Pflegekassen ist die Sicherstellung (nicht kollektivvertragsrechtliche Bedarfsplanung) der pflegerischen Versorgung der Versicherten (im justiziablen Einzelfall) durch Leistungen (Pflegesachleistungen, Pflegegeld, Pflegekurse, Wohnraumanpassungen, Pflegehilfsmittel etc.) bei häuslicher, teilstationärer und vollstationärer Pflege, wobei die Pflegeversicherung als plafondierte Grundsicherung lediglich die pflegerische Grundversorgung absichert. Entsprechend dem Grundsatz der Pflegeversicherung «häusliche/ambulante vor stationärer Pflege» spielen Familienangehörige in der Pflege die entscheidende Rolle. Von den zirka 2,34 Millionen pflegebedürftigen Personen in Deutschland (2009) werden 69 % ambulant und hiervon wiederum etwa zwei Drittel von Familienangehörigen versorgt. Laut Sozialgesetzbuch XI wird der Grad der Pflegebedürftigkeit über drei Pflegestufen abgebildet, über die das Ausmaß der gesetzlichen Unterstützung definiert wird (von 235 Euro bei ambulanter Versorgung in Pflegestufe I bis zu 1918 Euro bei Härtefallregelungen in der stationären Versorgung bei Pflegestufe III). (Beträchtliche) Residualkosten werden nach einer Bedürftigkeitsprüfung im Bedarfsfall von den Sozialhilfeträgern übernommen. Seit 2012 besteht für abhängig Beschäftigte, die im häuslichen Umfeld einen Angehörigen pflegen, die Möglichkeit, Familienpflegezeit in Anspruch zu nehmen. Für einen Zeitraum von maximal 2 Jahren kann die Arbeitszeit auf 15 Wochenstunden reduziert werden, bei erhöhtem Teilzeitverdienst. In der Nachpflegephase wird dieser Betrag ausgeglichen, indem bei voller Stundenzahl ein reduziertes Gehalt gezahlt wird. Ein Rechtsanspruch auf Familienpflegezeit existiert nicht. Es gelten jedoch spezielle Kündigungsschutznormen. Mit dem 2012 beschlossenen Pflegeneuausrichtungsgesetz wurde, ähnlich dem Rentensystem, eine staatliche Förderung von privaten Pflegezusatzversicherungen manifestiert. Neben der Diskussion um die künftige Finanzierung der Langzeitpflege steht die Debatte um die Neudefinition des Pflegebedürftigkeitsbegriffs, gerade in Hinblick auf zunehmende Demenzerkrankungen, im Zentrum des Diskurses. Ein weiterer Diskussionspunkt ist der arbeits- und/oder aufenthaltsrechtliche Status von schätzungsweise 150 000 (Neuhaus et al., 2009) ausländischen, meist aus Osteuropa stammenden HaushaltsarbeiterInnen und/oder Pflegekräften (Hitzemann et al., 2012; Larsen et al., 2009; Scheiwe/Krawietz, 2010; Moser/Pinhard, 2010).

Das kommunale Governance-Problem bleibt mit Blick auf die Vernetzungsaufgabe aber ein weitgehend ungelöstes Problem.

Langzeitpflege in Österreich (Stöckl, 2011; zum Alter in Österreich vgl. auch Knapp/Spitzer, 2010, sowie Weber et al., 2005) stellt, ähnlich den beiden anderen

Ländern, ein recht komplexes, sektorübergreifendes und fragmentiertes System dar. Die Kompetenzen in dem Politikfeld sind, ähnlich wie im föderalen System in Deutschland, geteilt zwischen Bund, Bundesländern und Kommunen. Im Bundesverfassungsgesetz sind die Minimalanforderungen an Pflegedienstleistungen bundesweit festgelegt, die Implementierung erfolgt hingegen in den einzelnen Bundesländern (Sozialhilfegesetz, Alten- und Pflegeheimgesetz). Die Leistungen sind zweigeteilt und umfassen Geld- und Dienstleistungen. 1992 wurde das so genannte Pflegegeld eingeführt, das seit 2012 im Kompetenzbereich des Bundes konzentriert ist. Es werden insgesamt sieben Stufen der individuellen Pflegebedürftigkeit unterschieden, die einen nicht bedürftigkeitsgeprüften Anspruch an Geldleistungen in Höhe von 154,20 bis 1665,80 Euro (2011) implizieren. Bei Bedarf an 24-Stunden-Pflege kann eine zusätzliche Unterstützung gewährt werden. Mit diesem Pflegegeld soll die/der Pflegebedürftige in die Lage versetzt werden, erbrachte formelle und informelle Pflegedienstleistungen von privaten oder öffentlichen Anbietern zu vergüten. Im Jahre 2011 erhielten zirka 430 000 Personen in Österreich Pflegegeld. 58 % der Pflege werden im häuslichen Umfeld von Familienangehörigen geleistet. In 24 % der Fälle werden Leistungen von Familienangehörigen mit denen professioneller Pflegedienstleister kombiniert. 2 % der häuslichen Langzeitpflege beruhen auf einer 24-Stunden-Pflege, die durch private Träger bereit gestellt wird und in großem Ausmaß auf Pflegekräften aus Osteuropa basiert. Lediglich 16 % der Pflegebedürftigen nutzen das Angebot institutionalisierter, also stationärer Pflege. Die traditionell starke Rolle der Familie bei der Ausübung von Pflegedienstleistungen erklärt den geringen Grad der institutionalisierten Pflege in Österreich. Mit dem Hausbetreuungsgesetz (2007) hat Österreich ein Modell geschaffen, das einen großen Teil der bis dahin illegalen osteuropäischen HaushaltsarbeiterInnen und Pflegekräfte legalisiert, indem die Möglichkeit geschaffen wurde, sich als selbstständige PersonenbetreuerInnen zu registrieren. Diese Möglichkeit wurde bislang von etwa 40 000 BetreuerInnen genutzt, was die Schwarzarbeit in diesem Sektor, Schätzungen zu Folge, um über 80 % reduziert hat (Schneider/Dauer, 2012). Über den Aufbau eines mit Bundes- und Landesmitteln finanzierten Pflegefonds sollen bis 2016 insgesamt 1,3 Milliarden Euro für den Auf- und Ausbau von bedarfsgerechten Dienstleistungsangeboten im Bereich der Langzeitpflege zur Verfügung gestellt werden.

In der Schweiz (Höpflinger et al., 2011; Fluder et al., 2012) liegt die Verantwortung für die Langzeitpflege bei den regionalen Autoritäten, im Wesentlichen bei den Kommunen, teilweise auch bei den Kantonen. Das System finanziert sich sektorübergreifend aus der gesetzlichen Krankenversicherung sowie dem Alterssicherungssystem (AVS-AI). Die Krankenversicherung leistet neben der Kostenübernahme für die medizinische Versorgung auch partiell die Kostenübernahme für Pflegeleistungen im ambulanten oder im stationären Bereich bis zu einem Gesamtpauschalbetrag von 2 Milliarden Schweizer Franken jährlich. Die restlichen Kosten werden von der öffentlichen Hand sowie den Versicherten selbst getragen. Im Rahmen der Renten- und Invaliditätsversicherung können im Fall von Invalidität, für den Kauf von (Pflege-)Dienstleistungen, Leistungen in Höhe zwischen 1256 und 20 318 Schweizer Franken abgerufen werden. Darüber hinaus können ergänzende Beihilfen (aus der Rentenkasse) gewährt werden, die nicht an vorherige Einzahlungen in die Versicherung geknüpft, aber bedürftigkeitsgeprüft sind. Eine Finanzierungsreform 2011 hat eine zusätzliche private Beteiligung an den Pflegekosten in Höhe von bis zu 20 % der Zahlungen aus der gesetzlichen Krankenversicherung, maximal jedoch 7884 Schweizer Franken pro Jahr, eingeführt. Zwei Drittel der Pflegeeinrichtungen werden von der öffentlichen Hand oder Organisationen des Dritten Sektors betrieben, ein Drittel rein privatwirtschaftlich. Die ambulante Pflege ist auf lokaler oder kantonaler Ebene organisiert, im Wesentlichen durch private oder gemeinwirtschaftliche Anbieter. Die 600 gemeinnützigen Spitex-Organisationen, die dem Spitex (spitalexterne Hilfe) Verband Schweiz angehören, sind der größte Anbieter von ambulanten Pflegedienstleistungen in der Schweiz und beschäftigen zirka 31 000 Personen im Kontext der häuslichen Pflege. Etwa 40 % der Gesamtkosten für Langzeitpflege werden von der öffentlichen Hand und etwa 60 % privat getragen. Ungefähr 21 % der gesamten Schweizer Bevölkerung leistet informelle Pflege entweder für Kinder oder Erwachsene.

Im Vergleich zeigen die drei analysierten Länder einige Gemeinsamkeiten, aber auch Unterschiede im Ausmaß des Risikos Langzeitpflege sowie bei der Absicherung gegen dieses Risiko. Föderale Strukturen (und damit alle Probleme der vertikalen Politikverflechtung in einem solchen Mehr-Ebenen-System) sowie wohlfahrtspluralistische Strukturen kennzeichnen die Länder (zu CH und A: Obiger, 2002). Der Grad des «Familialismus» in der (dominant risikoprivatisierenden) Logik der Problembewältigung (Bauer/Büscher, 2008; Kunstmann, 2010; Karrer, 2009; zu A: Appelt et al., 2010) ist ausgeprägt und erinnert mitunter eher an südeuropäische Policyfeld-Typen oder an katholische Muster in Polen oder Irland. Deutschland, Österreich und die Schweiz sind in ähnlichem Ausmaß von den Risiken Pflegebedürftigkeit und Pflegedefizit betroffen. Dies impliziert dann auch entsprechende Gender-Ordnungen (Heintze, 2012; Pfau-Effinger, 2009) im Sinne der Rollenfeminisierung der Pflegeaufgabenlasten. Die zunehmende Bedeutung des «neuen» sozialen Risikos Langzeitpflege lässt sich sozialmorphologisch anhand demografischer Entwicklungen, gesellschaftlicher Veränderungen der Arbeits-, Wohn- und Lebensformen und der zu erwartenden Änderung des Gesundheitszustands älterer Personen aufzeigen. Daten der OECD (Colombo et al., 2011) und der WHO (2012) folgend, weisen alle drei Länder einen im Ländervergleich sehr hohen Anteil älterer Menschen (65 Jahre und älter) an der Bevölkerung auf: 20 % (D), 17,3 % (A) und 17,3 % (CH). Dieser Anteil wird sich in Zukunft deutlich erhöhen. Auch das Verhältnis älterer Personen gegenüber Personen im arbeitsfähigen Alter wird sich deutlich verändern. Darüber hinaus wird sich die durchschnittliche Lebenserwartung bei Geburt erhöhen. Im Zuge gesellschaftlicher Veränderungen gewinnen Vereinbarkeitsfragen, z. B. mit Blick auf Pflegeleistungen und Erwerbsarbeit (Keck, 2012; Reuyß et al., 2012; Bold/Deußen, 2013), zunehmend an Relevanz. Ein weiterer Faktor, der den zukünftigen Bedarf an Langzeitpflege beeinflusst, ist die Prävalenz von Morbidität und Pflegebedürftigkeit, wenn auch der Umfang dieser Entwicklung unklar ist. Obwohl das Risiko von einer Reihe individueller und umweltbedingter Faktoren abhängt, steigt die Wahrscheinlichkeit von chronischen Erkrankungen und Multimorbidität mit dem Alter. So wird sich die Zahl demenzerkrankter Menschen in den kommenden Jahrzehnten mit großer Wahrscheinlichkeit deutlich erhöhen. In Deutschland und Österreich z. B. wird eine Verdoppelung auf bis zu 2,8 Millionen bzw. 200 000 demenzerkrankte Menschen bis zum Jahr 2050 erwartet. Für die Schweiz wird gar eine Steigerung von 111 000 auf 266 000 demenzerkrankte Menschen im gleichen Zeitraum erwartet. Ceteris paribus werden sich für alle drei Länder im Wesentlichen zwei Effekte aus diesen Bedingungen ergeben: Die Zahl der Menschen, die der Langzeitpflege bedürfen, wird sich erhöhen. Gleichzeitig wird die Verfügbarkeit des familiären Pflegepotenzials abnehmen.

Das entsprechende Risikomanagement beruht in Deutschland, Österreich und der Schweiz auf einer ähnlichen Logik, wenn sich auch Finanzierung, Steuerung sowie Reichweite und Qualität der Leistungen unterscheiden. Das Prinzip der Subsidiarität lässt sich in allen drei Ländern verorten, was sich unter anderem in dem großen Anteil der erbrachten Pflegedienstleistungen im häuslichen Umfeld manifestiert. Neben dieser Gemeinsamkeit lässt sich hingegen unterscheiden, dass das System der Langzeitpflege in der Schweiz stärker als in Deutschland und in Österreich durch professionelle ambulante und stationäre Dienste ausgeprägt ist. Entsprechend weist die Heimquote – der Anteil der über 65-Jährigen, die stationäre Langzeitpflege in Anspruch nehmen – für die Schweiz (2008: 6,4 %) ein höheres Niveau auf als in Österreich (2009: 4,8 %) und Deutschland (2006: 3,7 %), bei ähnlichen öffentlichen Gesamtausgaben von 0,9 % (D), 1,1 % (A) und 1,3 % (CH) des BIP (Colombo et al., 2011). Bei vergleichbaren Gesamtausgaben unterscheiden sich hingegen die Hauptinstrumente der Finanzierung des Pflegesystems. Die Finanzierung beruht in Deutschland im Wesentlichen auf der Sozialen Pflegeversicherung, in Österreich auf Steuereinnahmen und in der Schweiz auf der Krankenversicherung. Auf Grund der unterschiedlichen Konstruktionslogiken dieser Finanzierungssysteme ergeben sich unterschiedliche Verteilungseffekte. Auffallend in der Kostenstruktur ist weiterhin, dass die Schweiz den größten Anteil an privaten Zuzahlungen im OECD Ländersample hat: über 50 % der Gesamtausgaben, im Vergleich zu 27 % in Deutschland. Auch bei den Lösungsansätzen, die systembedingten Kostensteigerungen kurz- und mittelfristig auszugleichen, verfolgen die drei Länder verschiedene Wege. In Deutschland werden 2013 die Beiträge zur Pflegeversicherung erhöht und eine staatliche Förderung privater

Pflegeversicherung wird eingeführt. In Österreich wird ein staatlicher Fonds finanziert, der die Entwicklung des Pflegesystems bis 2016 garantieren soll. In der Schweiz wurde kürzlich ein Mechanismus eingeführt, über den sich aller Wahrscheinlichkeit nach das Ausmaß privater Zuzahlungen erhöhen wird. Auch das spezifische Mischungsverhältnis von Geld- und Sachleistungen ist in den einzelnen Pflegesystemen unterschiedlich. Geldleistungen beschränken sich in der Schweiz auf Leistungen aus der Renten- und Invaliditätsversicherung. Über die Krankenversicherung werden ausschließlich Sachleistungen im Fall von Langzeitpflege angeboten. Anbieter werden direkt von staatlicher Hand zur Erbringung von Dienstleistungen subventioniert. Österreich hingegen stellt einen großen Anteil der Leistungen über das Pflegegeld zur Verfügung. In Deutschland (dazu auch die «Pflegestatistik» in Statistisches Bundesamt, 2013) wählen etwa zwei Drittel aller zu Hause pflegenden Haushalte die Option Geldleistung und nur eine Minderheit optiert für Sachleistungen bzw. für eine Kombination aus beiden Formen. In allen drei Systemen sind Geldleistungen nicht nach dem Prinzip der Vollkostendeckung konzipiert, so dass eine Ko-Finanzierung aus privaten Mitteln den Regelfall darstellt. Mögliche Residualkosten werden in allen drei Ländern von staatlicher Seite durch bedürftigkeitsprüfende sozialpolitische Instrumente abgedeckt. Das niedrigere Maß an direkt an die Pflegebedürftigen geleisteten Pflegegeldzahlungen führt in der Schweiz dazu, dass das Marktprinzip in diesem Politikfeld vergleichsweise gering ausgeprägt ist. Ausgeglichen wird dies jedoch partiell durch den im internationalen Vergleich sehr hohen Anteil an privaten Zuzahlungen. In der Schweiz ist zirka ein Drittel aller stationären Pflegeeinrichtungen privatwirtschaftlich organisiert, in Deutschland sind es hingegen 40 % der stationären und 62 % der ambulanten Institutionen. Das Subsidiaritätsprinzip, die starke Bedeutung der Familie in der Pflege, die Zahlung von Geldleistungen, aber auch sich wandelnde gesellschaftliche Strukturen führen zu einem Trend der Externalisierung von Pflegeaufgaben von der Familie hin zu bezahlten Pflegekräften auf grauen Märkten. Der Umgang mit Care Migration («live-ins» oder Pendelmigration) stellt für alle drei Länder eine große Herausforderung dar. Schätzungen gehen für Deutschland von bis zu 150 000 und für Österreich von bis zu 40 000 (De Roit et al., 2008) ausländischen Haushaltshilfen und Pflegekräften aus. Für die Schweiz liegen nur Schätzungen für die Zahl ausländischer Haushaltshilfen («sans papier») vor, die eine Zahl in der Größenordnung von 90 000–100 000 nennen (Unia, 2007). In Deutschland und der Schweiz stellt die Arbeit von Haushaltshilfen und/oder Pflegekräften aus dem Ausland bislang meist einen Verstoß gegen Rechtsvorschriften dar und ist somit in vielerlei Hinsicht problematisch. Durch die Novellierung der Gewerbeordnung und die Verabschiedung eines Hausbetreuungsgesetzes schafft Österreich seit 2007 Raum für die Legalisierung vielfältiger Formen von Pflegemigration. Aber auch in diesem Kontext bleiben noch viele Herausforderungen, wie z. B. die Entwicklung nachhaltiger Migrations- und

Bewältigungsstrategien oder die Thematisierung neuer transnationaler Lebensformen. Qualitätsmanagement ist überall ein chronisches Thema, damit aber auch Bürokratisierung und die Probleme, die aus einer notwendigen, aber immer auch ambivalenten Regulierungsregimeentwicklung resultieren.

Ferner ergeben sich Schnittflächen zu der Problematik der transsektoralen und multidisziplinären Integrationsversorgung in der Medizin sowie Fragen der Ausdifferenzierung bedürfnis- und bedarfsgerechter Wohnformen im Alter (D: Literatur in Schulz-Nieswandt et al., 2012; A: BMASK, 2009: 71 ff.; CH: Höpflinger, 2009), vor allem wiederum jenseits der verkürzten Dichotomie von privater Häuslichkeit einerseits und stationärer Langzeitinstitutionalisierung andererseits.

6.7 Migration und Alter

Der Anteil der Menschen mit Migrationshintergrund betrug 2010 in Deutschland 15,7 Millionen, was einem Anteil an der Bevölkerung von 19,3 % entspricht. Personen mit Migrationshintergrund sind mit 35 Jahren durchschnittlich jünger als die Referenzgruppe ohne Migrationshintergrund mit 45 Jahren. Im Jahre 2010 waren 3,6 Millionen Menschen mit Migrationshintergrund zwischen 45–64 Jahren, 1,5 Millionen über 65 Jahre alt. Der Großteil befindet sich jedoch in der Altersgruppe der 20- bis 45-Jährigen. Der Bereich der Hochaltrigkeit gewinnt erst allmählich an Bedeutung (Beauftragte der Bundesregierung für Migration, Flüchtlinge und Integration, 2012).

Die heutige Situation der älteren und alten Menschen mit Migrationshintergrund ist als Ergebnis der spezifischen Einwanderungsgeschichte Deutschlands zu sehen, hier vor allem die Anwerbeabkommen mit den Ländern des Mittelmeerraums Mitte der 50er-Jahre bis Anfang der 70er-Jahre des 20. Jahrhunderts (1955 Italien, 1960 Spanien, 1960 Griechenland, 1961 Marokko, es folgten Portugal, Tunesien und Jugoslawien, wobei Marokko und Tunesien weitestgehend unbedeutend blieben). Diese Gruppe umfasste im Zeitraum von 1955 bis 1973 zirka 9,5 Millionen Menschen. Die «Gastarbeiter» sollten nach einem Rotationsprinzip nach Deutschland kommen, das einen ein- oder zweijährigen Aufenthalt vorsah. Die Ölkrise markierte 1973 einen Anwerbestopp; ab diesem Zeitpunkt war eine Zuwanderung aus den Anwerbeländern nur noch im Rahmen des Familiennachzugs möglich (Schimany/Baykara-Krumme, 2012: 43 ff.).

Es kann sogar von einem Altern in der Migration gesprochen werden, da 90 % der Angehörigen der ehemaligen Anwerbestaaten seit über 30 Jahren in Deutschland leben. Je früher die Anwerbeabkommen geschlossen wurden, desto länger ist die Aufenthaltsdauer (italienische Herkunft durchschnittlich 30,1 Jahre, türkische Herkunft 26,1 Jahre) und desto älter sind die entsprechenden Personen der ersten Migrantengeneration. Hinsichtlich der regionalen Verteilung gilt Migration als ein Phänomen der alten Bundesländer (15,2 Millionen Menschen mit Migrationshintergrund in den alten Bundesländern gegenüber 590 000 Menschen in den neuen Ländern im Jahre 2010). Im Gendervergleich zeigt sich die Gruppe der Migranten balanciert, wobei hier aber auch wieder das Herkunftsland entscheidend ist. Eine Feminisierung des hohen Alters in der Gruppe mit Migrationshintergrund ist zu beobachten, fällt jedoch deutlich schwächer aus als in der Referenzgruppe ohne Migrationshintergrund (Schimany/Baykara-Krumme, 2012: 62 ff.).

In Österreich lebten im Jahre 2011 rund 1,6 Millionen Menschen mit Migrationshintergrund, was etwa 18,9 % der Gesamtbevölkerung ausmacht. Statistisch wird dabei in Migranten der ersten Generation (ca. 1,15 Millionen Personen) und Migranten der zweiten Generation (ca. 415 000 Personen) unterteilt. Zahlenmäßig sind die Altersgruppen der 33- bis 44-Jährigen mit Migrationshintergrund am stärksten besetzt. Hier zeigt sich der Gender-Vergleich ausgeglichen. Zahlenmäßig weniger bedeutend sind die Altersgruppen der 45- bis 59-Jährigen sowie der über 60-jährigen Personen mit Migrationshintergrund. In beiden Altersklassen überwiegt der Frauenanteil mit zunehmendem Alter jedoch deutlicher (Statistik Austria, 2012). Im Vergleich ist die Gruppe der in Österreich geborenen inländischen Bevölkerung mit durchschnittlich 42 Jahren älter als die Personen ausländischer Staatsangehörigkeit mit durchschnittlich 35 Jahren, aber mit Varianzen in den verschiedenen Herkunftsländern: durchschnittlich rund 44 Jahre für die deutsche Bevölkerung, rund 51 Jahre für Italiener, hingegen weisen Personen aus dem ehemaligen Jugoslawien durchschnittlich 40 Jahre und aus der Türkei rund 36 Jahre auf (Statistik Austria, 2012a).

Innerhalb der hier betrachteten Thematik Migration und Alter sind die dominierenden Herkunftsländer die Türkei und das ehemalige Jugoslawien als Resultat der Anwerbeabkommen der 1960er-Jahre. In Österreich setzte die Nachfrage nach Gastarbeitern erst später ein, da zunächst das Arbeitskraftpotenzial aus strukturschwachen Regionen geschöpft wurde. Erste Anwerbungen italienischer und spanischer Gastarbeiter blieben erfolglos, da Nachbarländer zu diesem Zeitpunkt bereits als etablierte Anwerbeländer galten und ein höheres Lohnniveau hatten. Bedeutsam sind somit die Abkommen mit der Türkei (1964) und dem ehemaligen Jugoslawien (1966), das erste geschlossene Anwerbeabkommen mit Spanien (1962) scheiterte. Auch hier war nach dem Vorbild der Schweiz ein Rotationsprinzip vorgesehen, das den ausländischen Arbeitnehmern einen Aufenthalt von einem Jahr erlaubte. Bis zum Höhepunkt im Jahre 1973 sind so rund 265 000 Menschen nach Österreich eingewandert. Anfang der 1970er-Jahre des 20. Jahrhunderts kam es zu verstärktem Familiennachzug, die Beschränkungen 1974, unter anderem vor dem Hintergrund der ökonomischen Krise, führten jedoch zu einer Verfestigung bestehender Migrationsverhältnisse und zu weiteren Familiennachzügen (Statistik Austria, 2009: 21 ff., Reinprecht, 2006: 9 ff.).

Die Bevölkerung mit Migrationshintergrund in der Schweiz (D'Amato/Gerber, 2005) umfasste im Jahre 2012 34,7 % der ständigen Wohnbevölkerung im Alter von 15 Jahren und älter (Bundesamt für Statistik, 2012). Für die Thematik Migration und Alter sind zahlenmäßig zwei größere Migrantengruppen zu berücksichtigen. Im Vordergrund stehen die ausländischen Arbeitnehmer, die zum großen Teil aus Italien angeworben wurden und auch das heutige Bild der Bevölkerung mit Migrationshintergrund prägen, sowie die Gruppe der Flüchtlinge, die im Zeitraum von 1950 bis 1995 im Rahmen humanitärer Aktionen und Programme als (Kontingents-)Flüchtlinge in die Schweiz gekommen sind, so beispielsweise aus Ungarn (1956), aus der ehemaligen Tschechoslowakei (1968) sowie Flüchtlinge aus Tibet (1962), aus Uganda (1972), Chile (1973) und Indochina (1979/80). Für diese Bevölkerungsgruppen liegen jedoch kaum Analysen hinsichtlich ihrer jeweiligen spezifischen Lebenslagen vor. Im Jahre 2010 sind in der Schweiz 161 Herkunftsländer zu verorten, wobei sich die Literatur vordergründig mit den so genannten Gastarbeitern und hier mit der zahlenmäßig größten Gruppe der Italiener beschäftigt (Bundesamt für Migration, 2012).

In historischer Perspektive handelt es sich um zwei Phasen der Anwerbung, die das heutige Bild der älteren und alten Personen mit Migrationshintergrund in der Schweiz prägen. Zum einen wurde das erste Anwerbeabkommen mit Italien bereits 1948 geschlossen. Grundlage war hier, auch für spätere Anwerbeabkommen, das Saisonnierstatut von 1934, welches für Gastarbeiter einen maximalen Aufenthalt von 9 Monaten in der Schweiz vorsah. Nach dem Rotationsmodell war eine erneute Einreise erst wieder zur nächsten Saison möglich. Ein Familiennachzug war nicht vorgesehen. Dieses Modell wurde Mitte der 60er-Jahre des 20. Jahrhunderts gelockert, so dass unter anderem ein Familienzuzug um 1970 möglich wurde. Die zweite Etappe der Arbeitsmigration ist im Zeitraum 1960 bis 1990 durch Anwerbung aus dem früheren Jugoslawien gekennzeichnet. Diese beiden Phasen der Anwerbung spiegeln sich in der heutigen Bevölkerungszusammensetzung der älteren und alten Personen mit Migrationshintergrund in der Schweiz deutlich wider, wobei die Personen der zweiten Etappe jünger sind und erst ein kleiner Anteil der ehemaligen Saisonniers im Rentenalter ist (Hungerbühler/Bisegger, 2012: 19 ff.)

In der Gruppe der über 65-Jährigen sind im Jahre 2010 Italiener mit rund 57 000 Personen zahlenmäßig deutlich am stärksten vertreten, gefolgt von je rund 7000 Spaniern und Personen aus Serbien, Bosnien und Herzegowina sowie Kroatien. Der Bereich der Hochaltrigkeit (80+) ist auch hier (noch) nicht bedeutsam, zudem ist die Hochaltrigkeit ähnlich zur Referenzgruppe der Schweizer verstärkt weiblich besetzt (Hungerbühler, 2012: 198). Auch hier gilt, dass der Personenkreis mit Migrationshintergrund durchschnittlich jünger ist als die Gruppe ohne Migrationshintergrund. Im Jahre 2010 waren etwa 20 % der Schweizer Bürger 65 Jahre und älter, während diese Altersgruppe innerhalb der ausländischen Bevölkerung nur etwa 7,7 % ausmachte (Bundesamt für Statistik, 2012).

Im Vergleich wird deutlich, dass die Thematik der Migration im Hinblick auf die demografischen Veränderungen aller westlichen Industriegesellschaften stark an Bedeutung gewonnen hat – dies jedoch verstärkt vor dem Hintergrund schrumpfender Gesellschaften und eines bevorstehenden Arbeitskräftemangels. Assoziationen zur Migration sind meist an die Vorstellung junger Migranten geknüpft. Die Problemstellung Alter und Migration wird hingegen zögerlicher bearbeitet, und das in allen drei betrachteten Ländern. Die Problemlagen scheinen (noch) nicht höchste Dringlichkeit erfahren zu haben, was zum einen an dem (relativ gesehenen) geringen Anteil älterer Migranten an der jeweiligen Gesamtbevölkerung liegt, die zudem ein (noch) relativ niedriges Durchschnittsalter im Vergleich zu den jeweiligen Referenzgruppen der einheimischen Bevölkerung aufweisen. Zum anderen wird dies auch begründet mit der generell zögerlichen Auseinandersetzung mit der Thematik (Dietzel-Papakyriakou, 2012). Europa verfolgte weitestgehend ein Gastarbeitersystem (Oltmer et al., 2012), der Aufenthalt im jeweiligen Land sollte begrenzt sein, und ein stationäres Altern war nicht vorgesehen (Hungerbühler/ Bisegger, 2012: 17). Ein direkter Ländervergleich wird durch uneinheitliche Definitionen bzw. statistische Erfassung des Personenkreises erheblich erschwert, so dass oft nur Strukturen und Trends aufgezeigt werden können (Bundesamt für Migration und Flüchtlinge, 2010: 140 ff.). In allen drei betrachteten Ländern handelt es sich im vorliegenden Kontext um die so genannten Gastarbeiter der ersten Generation, die vor dem Übergang ins Rentenalter stehen oder bereits berentet sind. Je früher die Anwerbeabkommen der einzelnen Länder geschlossen wurden, desto älter ist die heutige Bevölkerungsgruppe der älteren und alten Personen mit Migrationshintergrund (D 1955 mit Italien, A nennenswert 1964 mit der Türkei, CH schon 1948 mit Italien). Hinsichtlich der Daten- und Forschungslage wird eine Homogenisierung in der Diskussion/Analyse der Gruppe der Migranten stark kritisiert, wobei besonders die erste Migrantengeneration durch große Heterogenitäten geprägt ist (BMFSFJ, 2005: 391). Eine differenzierte Betrachtung einzelner Bevölkerungsgruppen ist meist nur für die zahlenmäßig stark vertretenen Herkunftsländer möglich, zahlenmäßige Randgruppen werden nicht erfasst.

Hinsichtlich der gängigen Inklusionsmerkmale weisen die älteren und alten Migranten aller drei betrachteten Länder im Vergleich zu den jeweiligen einheimischen Referenzgruppen eine schlechtere ökonomische Situation auf, sie sind häufiger von Armut bedroht, ihre jeweilige gesundheitliche und wohnliche Situation ist schlechter, was auch für den Bildungsstand und die Teilhabechancen gilt (für D: z.B. Özcan/Seifert, 2006, und Heinrich-Böll-Stiftung, 2012; für A: Reinprecht, 2006, sowie Rasky, 2009; für CH: Hungerbühler/Bisegger, 2012). Zentrale Ergebnisse der ländervergleichenden Studie «Minority Elderly Care in Europe» (inkl. D und CH, jedoch ohne A), zeigen unter anderem in Deutschland prekärere Lebenslagen für die türkischstämmige Bevölkerung im Vergleich zu italienischen und russisch-sprechenden Bevölkerungsgruppen. In der Schweiz gilt dies für die Bevölkerungsgruppen des ehemaligen Jugoslawiens, die im Vergleich zu den italienischen und spanischen Bevölkerungsgruppen deutlich schlechter gestellt sind (Patel, 2003). Deutlich werden hier jedoch nur Trends und allgemeine Zuschreibungen, die Zusammenhänge sind komplex, zumal verlässliche Erhebungen und Analysen nur für die zahlenmäßig am stärksten vertretenen Gruppen erhoben werden. Der gerontologischen Forschung fehlen indes theoretische Erklärungsansätze hinsichtlich eines möglichen doppelten (oder dreifachen) Diskriminierungsrisikos (BMFSFJ, 2010: 94 ff.), zudem wird immer wieder die starke Homogenisierung in der Diskussion bzw. Analyse der Gruppe der Migranten kritisiert.

Die Frage des Rückkehrverhaltens der älteren und alten Migranten wird in allen drei Ländern gleichermaßen gestellt und analysiert, unter anderem vor dem Hintergrund der Bereitstellung, Nutzung und Akzeptanz (kultursensibler) Altenarbeit und der Pflegearrangements (D: Bundesamt für Migration und Flüchtlinge, 2012; A: Kienzl-Plochberger, 2005; CH: Kohn/Hungerbühler, 2012).

Statistische Probleme zur Erhebung der Rückkehrer erlauben jedoch nur eine vorsichtige Einschätzung. Für alle drei Länder lassen sich folgende Trends ableiten: Je länger der Aufenthalt in einem Land ist, desto größer ist die Wahrscheinlichkeit, dass die ehemals Zugewanderten im Land bleiben («Verbleib trotz Rückkehrabsicht»). Nimmt die Mobilität gesundheitlich oder materiell bedingt ab, verbleiben Zugewanderte ebenfalls im Gastland. Weit verbreitet ist auch die Pendelmigration, die vor allem bei berenteten Arbeitsmigranten zu beobachten ist. Zum einen werden infrastrukturelle Vorteile des Gastlandes genutzt, zum anderen wird so die Entscheidung (bleiben oder gehen) offen gelassen. Dies wird in der Literatur auch als «Rückkehrillusion» bezeichnet (BMFSFJ, 2005: 438 ff.). Aber auch hier sind die Motive vielfältig und die Zusammenhänge komplex, so dass an dieser Stelle erneut die Homogenisierung der doch sehr heterogenen Gruppen der Personen mit Migrationshintergrund kritisiert werden muss.

Unter dem Aspekt der sozialen Ungleichheit in der Dialektik von Belastungsrisiken und Bewältigungschancen in den Lebenslagen älter werdender Menschen mit Migrationshintergrund erweist sich das Thema als Querschnittsproblem in den Bereichen der Alters(einkommens)-, Gesundheits- und Pflegeabsicherung. Zum großen Teil handelt es sich, die prekären Bildungsbiografien reflektierend, um Sozialschichtprobleme, zum Teil aber auch um Versorgungsprobleme, die kultur- und gendersensibel (Schweizerisches Rotes Kreuz, 2011) anzugehen sein werden.

6.8 Bürgersolidarität: Freiwilliges Engagement und Sozialkapital

Über die Bedeutung des Freiwilligen bzw. Bürgerschaftlichen Engagements herrscht in Deutschland, der Schweiz (Stadelmann-Steffen et al., 2007; Helmig et al., 2010) und Österreich (Salcher, 2005) Übereinstimmung: Beim Bürgerschaftlichen Engagement mit anderen für andere geht es um das Entstehen von Sozialkapital und gesellschaftlichen Zusammenhalt. Angesiedelt im Dritten Sektor sind die Formen des Bürgerschaftlichen Engagements in den vergangenen zwei Jahrzehnten zu einem wichtigen Aktionspart im Welfare-Mix geworden. Zum Bürgerschaftlichen Engagement zählen sowohl das individuelle Ehrenamt als freiwillige Fremdhilfe als auch selbstorganisierte Selbsthilfe auf Gegenseitigkeitsbasis (Schulz-Nieswandt/Köstler, 2011: 75); somit werden darunter auch Handlungsformen der sozialen und gesundheitsbezogenen Selbsthilfe subsumiert (Schulz-Nieswandt, 2011; Borgetto/Klein, 2007).

Bürgerschaftliches Engagement ist freiwillig, nicht auf Gewinn ausgerichtet, gemeinwohlorientiert, es findet im öffentlichen Raum statt und wird in der Regel gemeinschaftlich bzw. kooperativ ausgeübt (für D: Enquete Kommission Zukunft des Bürgerschaftlichen Engagements, 2002: 86; für A: BMASK, 2008: 10; für CH: Nadai, 2004: 17). Sich zu engagieren ist demnach keine staatsbürgerliche Verpflichtung. Die Tätigkeit wird nicht bezahlt, so dass kein materieller Nutzen entsteht.

Unterschiede in den Ländern gibt es in der Begrifflichkeit und in den Akzenten der gesellschaftspolitischen Debatte um das Bürgerschaftliche Engagement. Zum Bürgerschaftlichen Engagement gibt es eine Fülle von Studien, die verschiedene Definitionen, was Freiwilliges bzw. Bürgerschaftliches Engagement beinhaltet, zugrunde legen, aber auch recht unterschiedliche Methoden für die Messung der Freiwilligentätigkeit verwenden (was die Vergleichbarkeit der Zahlen erschwert).

In Deutschland erfasst der Freiwilligensurvey, eine als Telefonsurvey durchgeführte Längsschnittstudie, das Bürgerschaftliche Engagement. Die Begriffe «Bürgerschaftliches Engagement» und «Freiwilliges Engagement» werden synonym verwendet (Gensicke et al., 2006: 41). Unterschieden wird zwischen Personen, die «gemeinschaftlich aktiv» sind und jenen, die «freiwillig engagiert» sind. Gemeinschaftlich aktiv ist eine Person, wenn sie Vereinsmitglied ist und dort aktiv ist (z.B. Sport treibt). Ein freiwilliges Engagement übt eine Person aus, wenn sie gemeinschaftlich aktiv ist und eine formelle Funktion ausübt oder informelle Hilfstätigkeiten leistet (BMFSFJ, 2010a: 12–14). Insgesamt setzt der Freiwilligensurvey demnach den Maßstab des Organisationsgrads freiwilligen Engagements eher gering an. So werden auch Tätigkeiten als Engagement bezeichnet, die in weniger organisierten Kontexten ausgeübt werden, wie in selbstorganisierten Gruppen, Initiativen und Projekten. Private Unterstützungsleistungen in Familie und Freundeskreis werden nicht zum Engagement gezählt, da der öffentliche Charakter der Aktivität nicht gegeben ist.

Die Ergebnisse des Freiwilligensurveys 1999–2004–2009 zeigen für das Jahr 2009, dass 36% der bundesdeutschen Bevölkerung ab 14 Jahren freiwillig engagiert sind; zusätzlich wird ein Engagementpotenzial auf hohem Niveau konstatiert (BMFSFJ, 2010b: 127). Der Bereich Sport und Bewegung stellt den größten Engagementbereich dar, allerdings ist in den vergangenen Jahren ein Zuwachs des sozialen und gesundheitlichen, des jugendbezogenen, des kulturellen und umweltbezogenen Engagements zu beobachten. Allgemein ist in den vergangenen 20 Jahren in Deutschland der Umfang des Bürgerschaftlichen Engagements gestiegen. Betrachtet man das Engagement nach Altersgruppen, so zeigt sich die Dominanz der Altersgruppe der 40- bis 49-Jährigen; 42% dieser Altersgruppe engagieren sich (BMFSFJ, 2010b: 17). Ähnliche Ergebnisse beim Engagement der verschiedenen Altersgruppen zeigen die schweizerischen (BFS, 2011: 7) und österreichischen Statistiken (BMASK, 2008: 56). Aber auch die Altersgruppen der Vorruheständler und Rentner sind in allen drei Ländern auf hohem Niveau engagiert. In der Statuspassage des Renteneintritts werden Engagements aufgenommen, weitergeführt und/oder intensiviert. Erst gesundheitliche Einschränkungen lassen die Engagementquoten im Alter zurückgehen.

In der Schweiz etabliert sich der Begriff Bürgerschaftliches Engagement noch zögerlich, wird aber eher als deutscher Import angesehen (BSF, 2004: 8), und es dominieren die Begriffe «Freiwilligenarbeit», «bénévolant» und «volontariato» für die verschiedenen Bereiche und Engagementformen. Das Schweizer Bundesamt für Statistik unterscheidet im Rahmen der Schweizerischen Arbeitskräfteerhebung 2010 institutionelle (auch: formelle) und informelle Freiwilligenarbeit. Ein Drittel der Schweizer Wohnbevölkerung übte 2010 mindestens eine der beiden Formen der Freiwilligenarbeit aus. Institutionelle Freiwilligenarbeit beinhaltet unbezahlte, freiwillige Tätigkeiten, die im Rahmen eines Vereins, einer Organisation oder einer Institution erbracht werden (Sportklubs, kulturelle Vereine, sozial-karitative Organisationen, kirchliche Institutionen, Interessenvereinigungen, politische Institutionen und öffentliche Dienste) (BFS, 2011a: 7). Im Jahre 2010 führte jeder fünfte Schweizer Bewohner (19,9%) mindestens eine institutionelle Freiwilligenarbeit aus, das Engagement in Sportvereinen dominiert. Männer (23,0%) engagieren sich dabei häufiger als Frauen (16,9%) (BFS, 2011: 4). Insgesamt ist der Anteil freiwillig Tätiger in der deutschsprachigen Schweiz deutlich größer als in den französischen und italienischen Sprachgebieten. Ebenso gibt es große kantonale Unterschiede und ländliche Gebiete und kleinere Gemeinden weisen im Verhältnis mehr freiwillig Tätige auf als städtische Gebiete und größere Gemeinden (BFS, 2011a: 17). Den Bereich der informellen Freiwilligenarbeit dominieren die Frauen (22,7% Frauen gegenüber 13,9% Männer) (BFS, 2011: 4). Unter informeller Freiwilligenarbeit fallen alle unbezahlten, freiwilligen Tätigkeiten für andere Haushalte, die nicht in einem organisierten Rahmen stattfinden, sondern auf privater Initiative basieren, wie das Betreuen der Kinder von Verwandten oder Bekannten, Pflegeaufgaben oder andere Dienstleistungen für Verwandte oder Bekannte, Nachbarschaftshilfe (BFS, 2011a: 9). Im Jahre 2010 lag die Quote der informellen Freiwilligentätigkeit bei 18,4%.

In Österreich wird, wie in der Schweiz, der Begriff «Freiwilligenarbeit» genutzt. Dabei wird Freiwilligenarbeit definiert als «eine Leistung, die freiwillig und ohne Bezahlung für Personen außerhalb des eigenen Haushaltes erbracht wird» (BMASK, 2008: 10). Demnach muss eine Leistung erbracht werden, die zum Nutzen der Gemeinschaft oder anderer haushaltsfremder Personen beiträgt. Die bloße Mitgliedschaft in einem Verein ist keine Freiwilligenarbeit. 43,8 % der österreichischen Bevölkerung ab 15 Jahren leisteten 2006 in irgendeiner Form Freiwilligenarbeit; bei den Männern waren dies 47,1 % und bei den Frauen 40,7 %. Unterschieden wird zwischen formeller und informeller Leistung. Formelle Freiwilligenarbeit sind Tätigkeiten, die institutionell eingebunden sind, hier lag die Quote 2006 bei 27,9 %. Informelle Freiwilligenarbeit wird dann mit Nachbarschaftshilfe gleichgesetzt und erfolgt ohne jeden institutionellen Rahmen (Haushaltsarbeiten, Einkaufen, Kinderbetreuung, Gartenpflege), aber die im eigenen Haushalt geleistete unbezahlte Haus- und Familienarbeit zählt nicht darunter, hier lag die Quote 2006 bei 27,1 % (BMASK, 2008: 16).

Bei der Frage nach den Motiven der sich Engagierenden zeigen sich in allen drei Ländern gleichgerichtete Tendenzen, das Engagement muss in erste Linie Spaß machen, man möchte mit anderen Menschen etwas bewegen (D: BMFSFJ, 2010b: 117; A: BMASK, 2008: 113; CH: BFS, 2011: 8; für Personen im Alter von 50 und mehr Jahren: Daten des Survey of Health, Ageing and Retirement in Europe (SHARE) bei: Erlinghagen et al., 2006: 135). Dominant ist demnach, dass die Motivationsbasis oft persönliche Nutzenkomponenten beinhalten: Es sind Aspekte der Selbst- und Mitbestimmung, Selbstverwirklichung, Sinnsuche und -erfahrung, des gemeinsamen Schaffens und Erlebens. Gemeinschaftlich wird sich engagiert, im Sinne einer Orientierung auf das Wohl der Mitglieder der Gruppe.

Das Engagement der älteren Bevölkerung betrachtend, zeigen die Ergebnisse des SHARE (bei dem sich Deutschland, Schweiz, Österreich beteiligen) einige individuelle Einflussfaktoren für Bürgerschaftliches Engagement, die auch in den landesspezifischen Statistiken bestätigt werden: Das Engagement steigt mit dem Bildungsstatus, ist bei in einer Partnerschaft Lebenden höher als bei alleine Lebenden, ist korreliert mit dem Gesundheitsstatus und sinkt in der Gruppe der 75-Jährigen und Älteren (Hank/Erlinghagen, 2009: 173).

Es wurde bereits erwähnt, dass Engagementformen der Selbsthilfe zum Bürgerschaftlichen Engagement zählen. In allen drei Ländern ist die Selbsthilfebewegung präsent und ein bedeutender Faktor der Hilfe zur Selbsthilfe der BürgerInnen untereinander. 70 % der Selbsthilfezusammenschlüsse in Deutschland werden dem Gesundheitsbereich zugerechnet, die anderen 30 % engagieren sich in sozialen Bereichen. Die Zahl der Selbsthilfegruppen, in denen auf der Mikroebene die eigentliche Selbsthilfearbeit stattfindet, wird auf 70 000–100 000 geschätzt (es gibt keine amtliche Statistik), wobei zirka 40 000 Selbsthilfegruppen von den auf der Mesoebene verorteten 263 Selbsthilfekontaktstellen Unterstützung erhalten (NAKOS, 2010: 11). Als politische Verbände agieren auf der Makroebene die BAG SH (Bundesarbeitsgemeinschaft Selbsthilfe von Menschen mit Behinderung und chronischer Erkrankung und ihren Angehörigen), die DAG SHG (Deutsche Arbeitsgemeinschaft Selbsthilfegruppen) und der Paritätische Gesamtverband.

In der Schweiz hat sich die Stiftung KOSCH als Dachorganisation der regionalen Selbsthilfekontaktstellen etabliert und fördert auf verschiedenen Ebenen die Selbsthilfebewegung mit ihren Kontaktstellen und zirka 2000 Selbsthilfegruppen (KOSCH, 2011: 7). In Österreich bildet die ARGE Selbsthilfe Österreich, ein Zusammenschluss themenübergreifender Selbsthilfe-Dachverbände und -Kontaktstellen und themenbezogener, bundesweit tätiger Selbsthilfeorganisationen, die Zentrale für die Förderung der Selbsthilfebewegung, die sich in den regionalen, themenbezogenen, zirka 1600 Selbsthilfegruppen und -organisationen manifestiert (ARGE Selbsthilfe Österreich, 2011: 5).

Beim Bürgerschaftlichen Engagement entsteht Sozialkapital, das dann den Wert (Ertrag) von Investitionen (von Ressourcen) in Netzwerke darstellt (Schulz-Nieswandt/Köstler, 2011: 140). Sozialkapital ist somit eine Investition in den sozialen Zusammenhang der Menschen, der sich als Vernetzung definiert. Netzwerke sind ein System von Reziprozitäten (Stegbauer/Häußling, 2011: 113), also des Erlebens von Gegenseitigkeitshilfen. Die Tätigkeiten des Bürgerschaftlichen Engagements sind nicht selbstlos, sondern es werden Eigeninteressen mit Gemeinwohlinteressen verbunden. Tragend und nachhaltend ist die Entfaltung demokratischer Kompetenzen. Die BürgerInnen gestalten das eigene Umfeld mit, setzen eigene Interessen durch, nehmen aber auch auf gemeinschaftliche Interessen Rücksicht. Informelle Lernprozesse steuern Empowermentprozesse, indem BürgerInnen gemeinsam etwas entstehen lassen, etwas erreichen, Defizite oder Konflikte beheben und Verantwortung übernehmen.

Das Thema der sozialen Ungleichheit im Zugang zu und in der Nutzung von Sozialkapital der sozialen Netze entwickelt sich erst jüngst zu einem mehr beachteten Thema in der Sozialtheorie und Sozialforschung. In der Lebenslagenverteilung im Alter spielt dieses Potenzial in allen Ländern offensichtlich eine grundlegende Rolle im Welfare-Mix der Versorgungssicherstellung. Auch hier zeichnet sich das Thema der sozialkapitaltheoretisch orientierten Engagementforschung als Querschnittsthema ab, denn es geht um die Inklusion im Sinne der Chance einer Teilhabe an den ökonomischen, politischen, sozialen und kulturellen Gütern und Dienstleistungen der Gesellschaft. Dabei steht der kommunale Kontext im Zentrum der Debatte (Schulz-Nieswandt/Köstler, 2012). Rechtsphilosophisch gilt dieses Grundrecht bis ins höhere und hohe Alter hinein ungebrochen.

6.9 Die Relevanz für die Soziale Arbeit und die Alterspflege

Soziale Arbeit und Altenpflege erhalten aus der dargelegten alterssozialpolitikwissenschaftlichen Analyse wichtige Impulse für die eigene Perspektivität auf die soziale Wirklichkeit.

Die ökonomischen Ressourcen im Alter stellen eine grundlegende Rahmenbedingung für die personale Lebensqualität dar. Daher ist Einkommensarmut im Alter ein wichtiges Thema. Gerade Deutschland wird wohl infolge der brüchigen Erwerbskarrieren bestimmter Kohorten infolge der Deutschen Einheit neue Armutsprobleme im Alter bekommen; und die Prekarität bildungsferner Schichten mit Migrationshintergrund infolge eines entsprechenden Versagens des deutschen Bildungswesens wird sich ebenfalls im Alter zum Ausdruck bringen.

Dennoch sind die empirischen Zusammenhänge zwischen Einkommen einerseits und Lebensqualität sowie Lebenszufriedenheit andererseits (als personale Erlebnisgeschehensordnungen) komplexer und zum Teil von «Wohlfahrtsparadoxien» geprägt. Soziale Arbeit und Alter (Aner/Karl, 2010) ist daher ein zunehmend reflektiertes Handlungs- und Interventionsfeld, das multidimensional ist (Kleiner, 2012).

Im Schnittbereich von komplexen Bedarfslagen infolge von Erkrankungen, Behinderungen und funktionellen Beeinträchtigungen geht es einerseits um Care Management der institutionellen Versorgungslandschaft, andererseits um Case Management innerhalb des Prozessgeschehens dieser Versorgungslandschaften, wodurch sich (in allen der hier behandelten drei Ländern vergleichbare) Herausforderungen der transsektoralen Fallsteuerung und der lokalen Netzwerkarbeit ergeben. Dies gilt auch in Grenzsituationen im Feld der palliativen Care-Arbeit in Medizin und Pflege; epidemiologisch in den Vordergrund rücken bekanntlich die Alzheimer-Problematik und damit aufwändige Prozesse der Betreuung. Das Thema der Situation des älteren Menschen im Krankenhaus sei nochmals angeführt (Schilling, 2003). Ungelöste (z. T. verbraucherschutzrechtliche) Betreuungsrechtsfragen kommen hinzu. Die Wohnformenproblematik rückt immer mehr in den Mittelpunkt der Lebensqualitätsdebatte im hohen Alter.

Diese komplexen Entwicklungen sind sowohl für die Soziale Arbeit als auch für die Altenpflege hochrelevant. Beide Handlungsfelder zentrieren sich um die personale Autonomie und um deren Sicherstellung im Lebenslauf bis ins hohe Alter hinein. Beide Handlungsfelder sind heute im Lichte der fachlichen Diskurse in der Lage, die Relativität von Autonomie zu reflektieren, da die menschliche Eingebundenheit in soziale Figurationen als räumlich und zeitlich ebenso konstitutiv abgesehen wird, wie hermeneutisch die Biographiegebundenheit einer immer narrativen Konzeptualisierung von Identität der Person.

Es darf hier (ohne noch weitere vertiefende fachliche Spezialliteratur anzuführen) zumindest kurz die (wissenschaftstheoretisch nicht triviale) Idee einer «guten»

Pflege kontextualisiert werden. Hierbei spielen Rahmenbedingungen eine Rolle. Dazu gehört (in Deutschland) der Finanzierungsmix der Pflege als Zusammenspiel von ökonomischen Ressourcen der Haushalte, der Pflegeversicherung als plafondierter Grundsicherung und dem Sozialhilferegime. Auch die Schnittbereiche zu anderen Leistungsrechtsfeldern (z. B. der Eingliederungshilfe bei Behinderung) sind zu beachten. Zu den Randbedingungen regulativer Regime gehören ferner das Qualitätsmanagement und andere Aufsichts- und Prüfinstitutionen und -praktiken. Um das Prozessgeschehen «guter» Pflege zu verstehen, bedarf es eines kultur- und sozialwissenschaftlichen, auch psychologischen Blicks auf die Einrichtungen und deren Eigenlogik, auf die habituellen Handlungslogiken der diversen Professionen sowie auf die nicht spannungsfreien Kooperationen mit dem Bürgerschaftlichen Engagement. Andere Themen schließen sich an: etwa die Frage nach einer kultursensiblen Pflege angesichts von Migrationshintergründen der Menschen oder Fragen der medizinischen Versorgung (etwa der HeimbewohnerInnen). Insgesamt interessiert im Kontext von Rahmenbedingungen ökonomischer und rechtlicher Art im Kern die «Kultur» der Pflege und des Pflegeprozessgeschehens, immer im Lichte der personalen Erlebnisgeschehensordnungen.

«Gelingendes» Alter(n) hängt somit einerseits von dem Funktionsnexus von Erwerbs- und Versicherungsbiographien, makrökonomischen Systemtrends im Wechselspiel zur jeweiligen Logik des Wohlfahrtsstaates ab, andererseits von der Praxis als Kultur der institutionellen Prozesse, die eine personale Autonomie verbürgen sollen. Dies ist nicht einfach als «(monadisches) Glück» des isolierten Individuums zu verstehen. Die personale Autonomie ist anthropologisch angesichts der Seinsverfassung des Menschen so nicht verstehbar: Personales Sein ist dialogisch immer (existenzial) als Lebensführung des Individuums an ein gelingendes soziales Miteinander gebunden.

Beide Handlungsfelder sind auch im Lichte neuer ökonomischer Finanzierungsregime zu verorten. Die Einführung von Pauschalvergütungsregimen, wie den DRGs, spielt in Deutschland (Schulz-Nieswandt, 2010) und nun auch in der Schweiz eine zentrale Rahmenrolle. Auch Österreich hat seit längerem Erfahrungen mit den Risikoselektionseffekten von Pauschalvergütungen im stationären und ambulanten Bereich sammeln können, sofern diese sektoral fragmentiert aufgestellt sind. Experimente mit der «Virtualisierung» der Krankenhausleistungen durch vernetzte häusliche Care-Arrangements sind hier ebenso durchgeführt worden wie die Home-Health-Care-Modelle in Deutschland und der Schweiz. Erst vor diesem Hintergrund wird die besondere Bedeutung von Schnittstellenmanagementproblemen deutlich; hier ist (und war) die Rolle der Sozialen Arbeit ganz elementar angesiedelt (Greuèl/Mennemann, 2006).

Das fragmentierte System vor allem der Einrichtungen und Dienste im Gesundheits- und Sozialwesen bedarf angesichts komplexer Bedarfslagen zunehmend einer qualifizierten Beratungsinfrastruktur. In Deutschland sei hierbei auf die neuere, aber kontrovers bleibende Einführung z. B. von Pflegestützpunkten verwiesen. Hier liegen vor allem im wettbewerblichen Altenpflegesystem ausgeprägte Steuerungsprobleme auf der lokalen Ebene vor; die in wenigen Bundesländern implementierten regionalen Pflegekonferenzen (in NRW gibt es auch regionale Gesundheitskonferenzen) erscheinen derzeit als einziges Instrument der koordinierten Steuerung, was jedoch, sofern die spärliche Forschung hier etwas aussagt, nur sehr unterschiedlich effektiv gelingt.

Der internationale Aufstieg der (bunten) Case-Management-Diskurse und -Praktiken validiert diese herausragende Bedeutung von Fallberatung und -steuerung (vgl. www.dgcc.de/ in D; www.oegcc.at/ in A; www.netzwerk-cm.ch/ in CH).

Geragogische Perspektiven infolge der Thematisierung einer Sozialpädagogik für alle Lebensalter (Böhnisch, 2012), auch im Modus des Diskurses über lebenslanges Lernen (Leipold, 2012), haben an Bedeutung und Aufmerksamkeit gewonnen. Sinnfindungsfragen im Rahmen der Zeitverwendungsmodalitäten (Meyer, 2008; Burzan, 2002) stellen sich im Sinne eines gelingenden aufgabenorientierten Alterns im Rahmen von Rollenübernahmen ebenso wie Fragen der aspektereichen Versorgung angesichts der besonderen Risikogruppe der Hochaltrigen (Petzold et al., 2010), auf die sich die Altenberichterstattung sowohl in Deutschland wie auch in Österreich bereits fokussiert hatte.

Bei all diesen Dimensionen und Aspekten der (lebens[ver]laufabhängigen) Lebenslagen im Alter spielt die diagnostische Berücksichtigung der (ökonomischen, kulturellen, sozialen, rechtlichen, ökologischen, personalen) Ressourcensituation der Personen eine konstitutive Rolle. Die «Capability»-Perspektive (Schulz-Nieswandt, 2006a) rückt die rehabilitative Logik der Alterssozialpolitik in den Mittelpunkt; pflegepräventive Aspekte (präventiver Hausbesuch «ab 70») oder Patientenedukationsprogramme (bei chronisch Kranken) kommen hinzu. Coping-Arrangements im Alter sind dabei transaktional wirksame Settings von Wohnen und Wohnumfeldern, Netzwerken und Kompetenzen.

Zusammenarbeitskulturprobleme im multidisziplinären Sinne (Schulz-Nieswandt, 2010) zwischen den verschiedenen, hierarchisch geordneten Professionen (Medizin, Pflege, Heilpädagogik etc.) liegen überall vor; tendenziell andersartige Arbeitswelten, wie in der Geriatrie, werden daher von den dominanten Medizinsparten oft auch abschätzig interpretiert. Auch Gender-Ordnungskonflikte (maskuline Kampflogik der Medizin versus Pflege als «verlängerte Mütterlichkeit») spielen geradezu archaisch wohl eine tiefengrammatische Rolle.

Nicht nur im Bereich der Engagementpolitik (Schulz-Nieswandt/Köstler, 2012) muss sich die Sozialarbeit/Sozialpädagogik immer wieder selbstkritisch der je eigenen Tradition einer Dialektik von Autonomieförderung einerseits und sozialer Kontrolle/Disziplinierung andererseits vergewissern. Diese betrifft die Instrumentalisierung des Engagements als gesellschaftlicher «Lückenbüßer» ebenso wie die Angehörigenunterstützung (und Feminisierung der Lastverteilung) im

Lichte der Gefahr einer Risikoprivatisierung (Dammert, 2009; Kunstmann, 2010; Karrer, 2009) durch Entprofessionalisierung. Auch gewollte «Normalisierungsprogramme» sind immer auch «Normierungsprozesse». Hierbei geht es nicht darum, gegen diese Policy-Praktiken zu votieren, sondern sie nur immer wieder neu kritisch zu hinterfragen.

Im Fall von Österreich ist weiter oben der Themenkreis Palliative Care und Hospizversorgung angesprochen worden. Hier zeichnet sich ein Querschnittsthema ab, das auch für die Soziale Arbeit relevant ist (Student et al., 2007). Es handelt sich um eine internationale Bewegung (Gronemeyer et al., 2004), wobei in Deutschland das Thema (Jordan, 2007; Thönnen, 2013) so sozialgesetzlich aufgegriffen worden ist, dass eine Teilfinanzierung für stationäre und ambulante Hospizarbeit durch die GKV gewährleistet wird; aber ohne Integration des Bürgerschaftlichen Engagements wäre hier vieles gar nicht möglich. Im Schnittbereich von Medizin und Pflege kommen Professionen (der sozialen Arbeit) mit freiem Engagement also zusammen.

6.10 Schlussfolgerungen

Die drei Länder zeichnen sich durch sehr ähnliche Herausforderungen des sozialen Wandels aus, weisen sozialstaatsarchitektonisch verwandte, wenngleich hinsichtlich einzelner Bausteine zum Teil anders akzentuierte Muster (der Finanzierung: Sozialbeiträge versus Steuern, Krankenversicherung versus Pflegeversicherung etc.) auf, haben ähnliche kollektive Bewältigungsreaktionsmuster, thematisieren in Diskursen wie in der sozialpolitischen Praxis die gleichen sozialen Probleme, erweisen sich alle als nicht statisch, sondern (innerhalb gewisser Pfadkorridore) als entwicklungsbereit und -fähig im Sinne ständiger Reformen (Lessenich, 2003; Jochem, 2009), experimentieren mit Veränderungsideen und können insgesamt aus einer relativ einheitlichen Kultur als System normativer Programmcodes (Solidarität und Selbstverantwortung, Subsidiarität und Föderalität, Wohlfahrtspluralismus/Trägervielfalt, Familialismus und entsprechende Genderordnungen: Pfau-Effinger, 2009) heraus verstanden werden.

6.11 Debatten und Kontroversen

Auch die Debatten und Kontroversen sind in Deutschland, Österreich und der Schweiz eigentlich recht ähnlich. Es geht um soziale Gerechtigkeit und Chancenverteilung (wobei zunehmend auch Bildung als zentraler Vektor des sozialen Entwicklungsgeschehens begriffen wird), Qualität der Versorgung, um (finanzielle) Nachhaltigkeit, Effizienz und Effektivität, um die ubiquitäre «Demografialisierung» aller Themen und Diskurse, um die Auswirkungen der Globalisierung, vor allem mit Blick auf das Migrationsgeschehen. Es geht um Werte-Mix, also um Akzentuierungen innerhalb des Kräftefeldes von Freiheit, Gleichheit, Solidarität (als Erbe der Französischen Revolution). Damit zeichnen sich Diskurse über Gewichtungen von architektonischen und normativen Bausteinen in einem relationalen Gefüge ab, das als Sozialstaatsidee begrifflich zum Ausdruck gebracht wird; eine gewollte Erosion der Idee als solche steht in den Ländern nicht an.

Reflexion

- Wie empfinden Sie das Verhältnis von institutioneller Vertrautheit und kritischer Hinterfragung der Qualität der Versorgung und des Leistungsgeschehens?
- Welches Verhältnis haben Sie zu der Kritik des dem System impliziten Familialismus und der Feminisierung in der Rollenlastverteilung in den Care-Sektoren?
- Welche eigenen Wertvorstellungen und Balancen haben Sie im Kopf mit Blick auf Zielkonflikte, wie sie im Korridor zwischen kollektiver Solidarität und individueller Eigenverantwortung als Freiheitspostulat zum Ausdruck gebracht werden?
- Wie dramatisch sehen Sie den sozio-demografischen Wandel? Und welche Bilder machen Sie sich vom Alter?
- Welche Sicht auf Menschen mit Migrationshintergrund ist wirksam? Ressource oder Last?

6.12 Literatur

Andreß H.-J., Hörstermann K. (2012). Lebensstandard und Deprivation im Alter in Deutschland – Stand und Entwicklungsperspektiven. Zeitschrift für Sozialreform, 58, 209–234.
Aner K., Karl U. (2010). Handbuch Soziale Arbeit und Alter. Wiesbaden: VS-Verlag.
Appelt E. et al. (2010). Who Cares? Betreuung und Pflege in Österreich. Innsbruck: Studien Verlag.
ARGE Selbsthilfe Österreich (2011). Jahresbericht 2010. Klagenfurt.
ASISP (2012). Annual National Report 2012. Pensions, Health Care and Long-term Care. Germany. www.socialprotection.eu/files_db/1215/asisp_ANR 12_Germany.pdf, [22.01.2013].
ASISP (2012a). Annual National Report 2012. Pensions, Health Care and Long-term Care. Austria. www.socialprotection.eu/files_db/1200/asisp_ANR 12_AUSTRIA.pdf, [22.01.2013].

Bailly A., Bernhardt M., Gabella M. (2008). Für eine qualitativ hochwertige Gesundheitsversorgung in der Schweiz. Eine umfassende Vision. 2., rev. u. erw. Auflage. Bern: Verlag Hans Huber.
Bauer U., Büscher A. (2008). Soziale Ungleichheit und Pflege. Wiesbaden: VS-Verlag.
Beauftragte der Bundesregierung für Migration, Flüchtlinge und Integration (2012). 9. Bericht der Beauftragten der Bundesregierung für Migration, Flüchtlinge und Integration über die Lage der Ausländerinnen und Ausländer in Deutschland. Berlin. www.bundesregierung.de/Content/DE/_Anlagen/IB/2012-06-27-neunter-lagebericht.pdf?__blob=publication, [02.11.2012].
Becker J., Hallein-Benze G. (2012). Einstellungen zur Rentenpolitik – Akzeptanz-, Funktions- und Reformdimensionen. Sozialer Fortschritt, 61, 306–312.
Böhnisch L. (2012). Sozialpädagogik der Lebensalter. 6., überarb. Auflage. Weinheim: Beltz-Juventa.
Bold S., Deußen M. (2013). Vereinbarkeit von Beruf und Pflege. München: Hampp.
Bonoli G., Häusermann S. (2011). Switzerland: Regulating a Public – Private Heritage of Multi-pillar Pension Governance. In: Ebbinghaus B. (Ed.): The Varieties of Pension Governance: Pension Privatization in Europe, Oxford: Oxford University Press.
Borgetto B., Klein M. (2007). Rehabilitation und Selbsthilfe. Abschlussbericht des vom Bundesministerium für Gesundheit geförderten Forschungsprojekts «Kooperation und Vernetzung von Rehabilitationskliniken und Selbsthilfegruppen/Selbsthilfeorganisationen. Berlin: Bundesministerium für Gesundheit.
Brandt M. (2009). Hilfe zwischen Generationen. Ein europäischer Vergleich. Wiesbaden: VS-Verlag.
Bundesamt für Gesundheit (Schweizerische Eidgenossenschaft) (2013). www.bag.admin.ch, [22.01.2013].
Bundesamt für Gesundheit (Schweizerische Eidgenossenschaft) (2013a). Informationen zur Krankenversicherung. www.bag.admin.ch/themen/krankenversicherung/index.html?lang=de, [22.01.2013].
Bundesamt für Migration (2012). Migrationsbericht 2011. Bern. www.bfm.admin.ch/content/dam/data/migration/berichte/migration/migrationsbericht-2011-d.pdf, [02.11.2012].
Bundesamt für Migration und Flüchtlinge (2010). Migrationsbericht 2010. Berlin. www.bamf.de/SharedDocs/Anlagen/DE/Publikationen/Migrationsberichte/migrationsbericht-2010.pdf?__blob=publicationFile, [02.11.2012].
Bundesamt für Migration und Flüchtlinge (2012). Pflegebedürftigkeit und Nachfrage nach Pflegeleistungen von Migrantinnen und Migranten im demographischen Wandel. Berlin. www.bamf.de/SharedDocs/Anlagen/DE/Publikationen/Forschungsberichte/fb12-pflegebeduerftigkeit-pflegeleistungen.pdf?__blob=publicationFile, [02.11.2012].
Bundesamt für Sozialversicherungen (Schweizerische Eidgenossenschaft) (2013). Einträge zu «AHV» und «Berufliche Vorsorge und 3. Säule». www.bsv.admin.ch/themen/ueberblick/00003/index.html?lang=de, [22.01.2013].
Bundesamt für Statistik (BSF) (2004). Bericht zur Freiwilligenarbeit in der Schweiz. Neuchâtel.
Bundesamt für Statistik (BSF) (2011). Freiwilligenarbeit in der Schweiz. Neuchâtel.
Bundesamt für Statistik (BSF) (2011a). BSF Aktuell: Freiwilligenarbeit in der Schweiz, Unterschiede nach ausgewählten regionalen Gliederungen. Neuchâtel.
Bundesamt für Statistik (BSF) (2012). Die Bevölkerung der Schweiz 2011. Neuchâtel. www.bfs.admin.ch/bfs/portal/de/index/themen/01/07/blank/key/04.html, [24.01.2013].
Bundesministerium für Arbeit und Soziales (Hrsg.) (2009). Sozialbericht 2009. Berlin.

Bundesministerium für Arbeit und Soziales (Hrsg.) (2013). Lebenslagen in Deutschland. Der Vierte Armuts- und Reichtumsbericht der Bundesregierung. Bonn.

Bundesministerium für Arbeit, Soziales und Konsumentenschutz (BMASK) (2009). Hochaltrigkeit in Österreich. Eine Bestandsaufnahme. Wien.

Bundesministerium für Arbeit, Soziales und Konsumentenschutz (BMASK)/Bundesanstalt Statistik Österreich (2008). Struktur und Volumen der Freiwilligenarbeit in Österreich. Wien.

Bundesministerium für Familie, Senioren, Frauen und Jugend (BMFSFJ) (2005). Fünfter Bericht zur Lage der älteren Generation in der Bundesrepublik Deutschland. Potenziale des Alters in Wirtschaft und Gesellschaft. Der Beitrag älterer Menschen zum Zusammenhalt der Generationen. Berlin. www.bmfsfj.de/RedaktionBMFSFJ/Abteilung3/Pdf-Anlagen/fuenfter-altenbericht,property=pdf,bereich=,rwb=true.pdf, [21.01.2013].

Bundesministerium für Familie, Senioren, Frauen und Jugend (BMFSFJ) (2010). Sechster Bericht zur Lage der älteren Generation in der Bundesrepublik Deutschland. Altersbilder in der Gesellschaft. Berlin. www.bmfsfj.de/RedaktionBMFSFJ/Abteilung3/Pdf-Anlagen/bt-drucksache-sechster-altenbericht,property=pdf,bereich=bmfsfj,sprache=de,rwb=true.pdf, [21.03.2013].

Bundesministerium für Familie, Senioren, Frauen und Jugend (BMFSFJ) (2010a). Freiwilligensurveys 2009 – Methodenbericht zur repräsentativen Erhebung. Berlin.

Bundesministerium für Familie, Senioren, Frauen und Jugend (BMFSFJ) (Hrsg.) (2010b). Hauptbericht des Freiwilligensurveys 2009 – Zivilgesellschaft, soziales Kapital und freiwilliges Engagement in Deutschland 1999–2004–2009. Berlin.

Bundesministerium für Gesundheit (Deutschland) (2013). Informationen zur GKV. www.bmg.bund.de/krankenversicherung.html, [22.01.2013].

Bundesministerium für Gesundheit (Österreich) (2013). www.bmgf.gv.at, [22.01.2013].

Bundesministerium für Gesundheit (Österreich) (2013a). Informationen zur sozialen Krankenversicherung. www.bmgf.gv.at/home/Schwerpunkte/Gesundheitssystem_Qualitaetssicherung/Kranken_und_Unfallversicherung/Soziale_Krankenversicherung, [22.01.2013].

Burzan N. (2002). Zeitgestaltung im Alltag älterer Menschen. Wiesbaden: VS-Verlag.

Busse R., Riesberg A. (2005). Gesundheitssysteme im Wandel: Deutschland. Berlin: MWV.

Busse R., Blümel M., Ognyanova D. (2013). Das deutsche Gesundheitssystem. Akteure, Daten, Analysen. Berlin: MWV.

Carigiet E. et al. (2006). Wohlstand durch Gerechtigkeit. Deutschland und die Schweiz im sozialpolitischen Vergleich. Zürich: Rotpunktverlag.

Colombo F. et al. (2011). Help Wanted? Providing and Paying for Long-Term Care, OECD Health Policy Studies. Paris: OECD Publishing.

D'Amato G., Gerber B. (Hrsg.) (2005). Herausforderung Integration. Städtische Migrationspolitik in der Schweiz und Europa. Zürich: Seismo.

Dammert M. (2009). Angehörige im Visier der Pflegepolitik. Wie zukunftsfähig ist die subsidiäre Logik der deutschen Pflegeversicherung? Wiesbaden: VS-Verlag.

Da Roit B., Le Bihan B., Österle A. (2008). Long-Term Care Policies in Italy, Austria and France: Variations in Cash-for-Care Schemes. Social Policy & Administration, 41, 653–671.

Deindl C. (2010). Finanzielle Transfers zwischen Generationen in Europa. Wiesbaden: VS-Verlag.

Deutsche Rentenversicherung (2013). Informationen zur GRV. www.deutsche-rentenversicherung.de/Allgemein/de/Navigation/0_Home/home_node.html, [22.01.2013].

Dietzel-Papakyriakou M. (2012). Ein Blick zurück nach vorn: Zwei Jahrzehnte Forschung zu älteren Migrantinnen und Migranten. In: Baykara-Krumme H., Schimany P., Motel-

Klingenbiel A. (Hrsg.). Viele Welten des Alterns. Ältere Migranten im alternden Deutschland. Wiesbaden: VS-Verlag.

Ebbinghaus B., Gronwald M. (2011). The Changing Public-Private Pension Mix in Europe: From Path Dependence to Path Departure: In: Ebbinghaus B. (Ed.). The Varieties of Pension Governance: Pension Privatization in Europe. Oxford: Oxford Univ. Press.

Eberle T. S., Imhof K. (2006). Sonderfall Schweiz. Zürich: Seismo.

Enquete-Kommission (2002). Bericht, Bürgerschaftliches Engagement: Auf dem Weg in eine zukunftsfähige Bürgergesellschaft. Schriftreihe Band 4. Opladen: Leske + Budrich.

Erlinghagen M., Hank, K. (2006). The Participation of Older Europeans in Volunteer Work. Ageing & Society 26, 567–584.

Erlinghagen M., Hank K., Wagner G. G. (2006). Freiwilligenarbeit der älteren Bevölkerung in Europa. DIW Wochenbericht, 10, 133–137.

European Commission (2012). Pension Adequacy in the European Union 2010–2050, Annex 7 Country Profiles. www.ec.europa.eu/social/main.jsp?catId=758&langId=en&moreDocuments=yes [22.01.2013].

Fehmel T. (2008). Von der Schweiz lernen? Neue Forschung zur Geschichte des Schweizer Systems sozialer Sicherung. Zeitschrift für Sozialreform, 54, 3, 329–337.

Fischer R. (2011). Freiwilligenengagement und soziale Ungleichheit. Stuttgart: Kohlhammer.

Fluder R. et al. (2012). Ambulante Alterspflege und -betreuung. Zürich: Seismo.

Gensicke Th., Picot S., Geiss S. (2006). Freiwilliges Engagement in Deutschland 1999–2004. Ergebnisse der repräsentativen Trenderhebung zu Ehrenamt, Freiwilligenarbeit und bürgerschaftlichem Engagement. Wiesbaden: VS-Verlag.

Gesundheit Österreich GmbH (2012). Österreichischer Strukturplan Gesundheit 2012. www.bmg.gv.at/cms/home/attachments/1/0/1/CH 1071/CMS 1136983382893/oesg_2012_-_text_ohne_matrizen.pdf, [08.02.2013].

GHK (2010). Volunteering in the European Union. DG EAC. Brüssel.

GKV Spitzenverband (2013). Informationen zur GKV. www.gkv-spitzenverband.de/krankenversicherung/krankenversicherung.jsp, [22.01.2013].

Greuèl M., Mennemann H. (2006). Soziale Arbeit in der Integrierten Versorgung. München: Reinhardt (UTB).

Gronemeyer R. et al. (2004). Helfen am Ende des Lebens. Hospizarbeit und Palliative Care in Europa. Wuppertal: hospizverlag.

Haberkern K. (2009). Pflege in Europa. Familie und Wohlfahrtsstaat. Wiesbaden: VS-Verlag.

Hagen K., Lamping W. (2013). Eine restriktive Produktregulierung gehört auf die politische Agenda: Systematisierung und Diskussion von Reformvorschlägen zum Riester-Sparen aus verbraucher- und sozialpolitischer Sicht. Sozialer Fortschritt, 62, 43–51.

Haller M. (2008). Die österreichische Gesellschaft. Sozialstruktur und sozialer Wandel. Frankfurt a. M.: Campus.

Hank K., Erlinghagen M. (2009). Dynamics of Volunteering in Older Europeans. The Gerontologist, 2, 170–178.

Heggli R. (2012). Sozialalmanach 2013. Das Caritas-Jahrbuch zur sozialen Lage der Schweiz. Schwerpunkt: Bildung gegen Armut. Luzern: Caritas-Verlag.

Heinrich-Böll-Stiftung (2012). Altern in der Migrationsgesellschaft. Dossier. www.migration-boell.de/web/integration/47_3099.asp, [31.10.2012].

Heintze C. (2012). Auf der Highroad – der skandinavische Weg zu einem zeitgemäßen Pflegesystem. Ein Vergleich zwischen fünf nordischen Ländern und Deutschland. Friederich Ebert Stiftung. WisoDiskurs. Expertisen und Dokumentationen zur Wirtschafts- und Sozialpolitik. Bonn.

Helmig B., Lichtsteiner H., Gmür M. (2010). Der Dritte Sektor der Schweiz. Länderstudie zum Johns Hopkins Comparative Nonprofit Sector Project (CNP). Bern: Haupt.

Hitzemann A., Waldhausen A., Schirilla A. (2012). Pflege und Migration in Europa. Freiburg i. Br.: Lambertus.

Höpflinger F. (2009). Einblicke und Ausblicke zum Wohnen im Alter. Age Report 2009. Zürich: Seismo.

Höpflinger F., Bayer-Oglesby L., Zumbrunn A. (2011). Pflegebedürftigkeit und Langzeitpflege im Alter. Aktualisierte Szenarien für die Schweiz. Bern: Verlag Hans Huber.

Hofmarcher M. M. (2013). Das österreichische Gesundheitssystem. Akteure, Daten, Analysen. Berlin: MWV.

Hofmarcher M. M., Rack H. M. (2006). Gesundheitssysteme im Wandel: Österreich. Berlin: MWV.

Holtmann D. (2012). Die Sozialstruktur der Bundesrepublik Deutschland im internationalen Vergleich. Potsdam: Universitätsverlag Potsdam.

Hradil S. (2006). Die Sozialstruktur Deutschlands im internationalen Vergleich. 2. Auflage. Wiesbaden: VS-Verlag.

Hungerbühler H. (2012). Ältere Migrantinnen und Migranten in der Schweiz: Vielfältige Biografien – vielfältiges Altern. In: Soziale Sicherheit CHSS des Bundesamtes für Sozialversicherungen BSV, 4, 198–202.

Hungerbühler H., Bisegger C. (2012). «Und so sind wir geblieben ...». Ältere Migrantinnen und Migranten in der Schweiz. Nationales Forum Alter und Migration und Eidgenössische Kommission für Migrationsfragen EKM (Hrsg.). www.ekm.admin.ch/content/dam/data/ekm/dokumentation/materialien/mat_alter_d.pdf, [17.01.2013].

Huster E.-U., Boeckh J., Mogge-Grotjahn H. (2012). Handbuch Armut und Soziale Ausgrenzung. 2. Auflage. Wiesbaden: VS-Verlag.

Igel C. (2011). Großeltern in Europa. Generationensolidarität im Wohlfahrtsstaat. 2. Auflage. Wiesbaden: VS-Verlag.

Isfort M. et al. (2012). Menschen mit Demenz im Krankenhaus. Köln: DIP/Diözesan-Caritasverband für das Erzbistum Köln.

Immerfall S., Therborn G. (2010). Handbook of European Societies. Social Transformations in the 21st Century. New York: Springer.

Jochem S. (2009). Reformpolitik im Wohlfahrtsstaat. Deutschland im internationalen Vergleich. Berlin: LIT.

Jordan J. (2007). Hospizbewegung in Deutschland und den Niederlanden. Frankfurt a. M.: Campus.

Karrer D. (2009). Der Umgang mit dementen Angehörigen. Über den Einfluss sozialer Unterschiede. Wiesbaden: VS-Verlag.

Kaufmann F.-X. (2006). Varianten des Wohlfahrtsstaats. Der deutsche Sozialstaat im internationalen Vergleich. 5. Auflage. Frankfurt a. M.: Suhrkamp.

Keck W. (2012). Die Vereinbarkeit von häuslicher Pflege und Beruf. Bern: Verlag Hans Huber.

Kehrli Chr., Knöpfel C. (2006). Handbuch Armut in der Schweiz. Luzern: Caritas-Verlag.

Kienzl-Plochinger K. (2005). Zur Situation älterer MigrantInnen in Wien. (Befragung und Beratung von MigrantInnen [55+] im Rahmen des EQUAL Projekts IIS. www.medienservicestelle.at/migration_bewegt/wp-content/uploads/2011/05/Reinprecht-Plochberger-IIS_Studie_2005.pdf, [21.01.2013].

Kirchen-Peters S. (2012). Analyse von hemmenden und förderlichen Faktoren für die Verbreitung demenzsensibler Konzepte in Akutkrankenhäusern. Saarbrücken: ISO.

Kleina T., Wingenfeld K. (2007). Die Versorgung demenzkranker älterer Menschen im Krankenhaus. Bielefeld: IPW.

Kleiner G. (2012). Alter(n) bewegt. Perspektiven der Sozialen Arbeit auf Lebenslagen und Lebenswelten. Wiesbaden: VS-Verlag.

Klenk T. et al. (2012). Abkehr vom Korporatismus? Der Wandel der Sozialversicherungen im europäischen Vergleich. Frankfurt a. M.: Campus.

Klinger C., Knapp G.-A., Sauer B. (2007). Achsen der Ungleichheit. Zum Verhältnis von Klasse, Geschlecht und Ethnizität. Frankfurt a. M.: Campus.

Knapp G., Spitzler H. (2010). Alter, Gesellschaft und Soziale Arbeit. Lebenslagen und soziale Ungleichheit von alten Menschen in Österreich. Klagenfurt: Hermagoras.

Kocher G., Oggier W. (2010). Gesundheitswesen Schweiz 2010–2012. Bern: Verlag Hans Huber.

Kohn J., Hungerbühler H. (2012). Spitex-Dienste. Nutzung und Einstellung zu Spitex bei der Migrationsbevölkerung in der Schweiz. www.alter-migration.ch/data/132/Bericht%20Spitexnutzung.pdf, [10.01.2013].

KOSCH Koordination und Förderung von Selbsthilfegruppen in der Schweiz (2011). Jahresbericht 2010. Basel.

Kümpers S., Heusinger J. (2012). Autonomie trotz Armut und Pflegebedarf? Altern unter Bedingungen von Marginalisierung. Bern: Verlag Hans Huber.

Kuhlmey A., Tesch-Römer C. (Hrsg.) (2012). Autonomie trotz Multimorbidität. Ressourcen der Selbständigkeit und Selbstbestimmung im Alter. Göttingen: Hogrefe.

Kunstmann A.-C. (2010). Familiale Verbundenheit und Gerechtigkeit. Fehlende Perspektiven auf die Pflege von Angehörigen – Eine Diskursanalyse. Wiesbaden: VS-Verlag.

Larsen C., Joost A., Heid S. (2009). Illegale Beschäftigung in Europa. Die Situation in Privathaushalten älterer Personen. München-Mering: Hampp.

Leipold B. (2012). Lebenslanges Lernen und Bildung im Alter. Stuttgart: Kohlhammer.

Lessenich St. (2003). Dynamischer Immobilismus. Kontinuität und Wandel im deutschen Sozialmodell. Frankfurt a. M.: Campus.

Levy R. (2009). Die schweizerische Sozialstruktur. Zürich: Rüegger.

Maier-Rigaud R. (2009). Global Pension Policies. Programs, frames and paradigms of the World Bank and the International Labour Organization. Berlin: Duncker & Humblot.

Mau S., Schöneck N. M. (2013). Handwörterbuch zur Gesellschaft Deutschlands. 2 Bde. 3., grundl. überarb. Auflage. Wiesbaden: VS-Verlag.

Meyer Chr. (2008). Altern und Zeit. Der Einfluss des demographischen Wandels auf Zeitstrukturen. Wiesbaden: VS-Verlag.

Meyer K. (Hrsg.) (2008). Gesundheit in der Schweiz. Nationaler Gesundheitsbericht. Bern: Verlag Hans Huber.

Moeckli S. (2012). Den schweizerischen Sozialstaat verstehen. Zürich: Rüegger.

Möhring K. (2013). Altersarmut in Deutschland und Großbritannien: Die Auswirkungen der Rentenreformen seit Beginn der 1990er. In: Vogel C., Motel-Klingebiel A. (Hrsg.). Altern im sozialen Wandel: Die Rückkehr der Altersarmut? Wiesbaden: VS-Verlag.

Moser J. (2008). Der schweizerische Wohlfahrtsstaat. Zum Ausbau des sozialen Sicherungssystems 1975–2005. Frankfurt a. M.: Campus.

Moser V., Pinhard I. (2010). Care – Wer sorgt für wen? Opladen – Farmington Hill: Barbara Budrich.

Nadai E. (2004). Begrifflichkeit im Themenfeld Freiwilligenarbeit. In: Münzel G., Heeb S. G., Nadai E., Kadishi B., Schön-Bühlmann J. (Hrsg.). Studie zum Bericht zur Freiwilligenarbeit in der Schweiz. Neuchâtel: Bundesamt für Statistik (BSF).

NAKOS (2010). Selbsthilfe im Überblick, Zahlen und Fakten 2008. Berlin.

Neuhaus A., Isfort M., Weidner F. (2009). Situation und Bedarfe von Familien mit mittel- und osteuropäischen Haushaltshilfen. Deutsches Institut für angewandte Pflegeforschung e. V. Köln. www.dip.de, [30.10.2012].

Obiger H. (2002). Föderalismus und wohlfahrtsstaatliche Entwicklung. Österreich und die Schweiz im Vergleich. Politische Vierteljahrsschrift, 43, 2, 235–271.

Obinger H., Tálos E. (2006). Sozialstaat Österreich zwischen Kontinuität und Umbau. Wiesbaden: VS-Verlag.

OECD (2011). OECD-Berichte über Gesundheitssysteme. Schweiz. www.oecd-ilibrary.org/docserver/download/8111165e.pdf?expires=1359027411&id=id&accname=ocid41021573&checksum=96ECAB 4E 8328DA 29458962C 41CA 340A 0, [22.01.2013].

OECD (2011a). Pensions at a Glance 2011: Retirement-Income Systems in OECD and G 20 Countries. Country profiles. www.oecd.org/els/social/pensions/PAG, [22.01.2013].

OECD (2012). OECD-Gesundheitsdaten 2012. Deutschland im Vergleich. www.oecd.org/health/healthpoliciesanddata/BriefingNoteDEUTSCHLAND 2012inGerman.pdf, [22.01.2013].

OECD (2012a). OECD-Gesundheitsdaten 2012. Österreich im Vergleich. www.oecd.org/health/healthpoliciesanddata/BriefingNoteOSTERREICH 2012inGerman.pdf, [22.01.2013].

OECD (2012b). OECD Health Data 2012. How does Switzerland compare. www.oecd.org/health/healthpoliciesanddata/BriefingNoteSWITZERLAND 2012.pdf, [22.01.2013].

OECD (2012c). OECD.StatExtracts. www.stats.oecd.org/, [30.10.2012].

Özcan V., Seifert W. (2006). Lebenslage älterer Migrantinnen und Migranten in Deutschland. In: Deutsches Zentrum für Altersfragen (Hrsg.). Lebenssituation und Gesundheit älterer Migranten in Deutschland. Expertisen zum Fünften Altenbericht der Bundesregierung. Münster: LIT.

Oltmer J. et al. (2012). Das «Gastarbeiter»-System. Arbeitsmigration und ihre Folgen in der Bundesrepublik Deutschland und Westeuropa. München: Oldenbourg.

Patel N. (2003). Minority Elderly Care in Europe. London: Policy Research Institute on Ageing and Ethnicity (PRIAE).

Pensionsversicherungsanstalt (Österreich) (2013). Daten zur Gesetzlichen Pensionsversicherung. www.pensionsversicherung.at/portal27/portal/pvaportal/start/startWindow?action=2&p_menuid=5179&p_tabid=1, [22.01.2013].

Petzold H., Horn E., Müller L. (2010). Hochaltrigkeit. Herausforderung für persönliche Lebensführung und biopsychosoziale Arbeit. Wiesbaden: VS-Verlag.

Pfau-Effinger B. (2009). Kulturelle Grundlagen des Wandels von Wohlfahrtsstaaten. Österreichische Zeitschrift für Soziologie, 34, 3, 3–21.

Pförtner T.-K. (2013). Armut und Gesundheit in Europa. Theoretischer Diskurs und empirische Untersuchung. Wiesbaden: VS-Verlag.

Rasky E. (2009). Gesundheit hat Bleiberecht. Migration und Gesundheit. Wien: Facultas.

Reinprecht C. (2006). Nach der Gastarbeit. Prekäres Altern in der Einwanderungsgesellschaft. Wien: Braumüller.

Reuyß St. et al. (2012). Pflegesenible Arbeitszeiten. Berlin: edition sigma.

Sachverständigenrat zur Begutachtung der Entwicklung im Gesundheitswesen (2010). Koordination und Integration – Gesundheitsversorgung in einer Gesellschaft des längeren Lebens. Sondergutachten 2009. 2 Bde. Baden-Baden: Nomos.

Salcher M. (2005). Non-Profit-Organisationen in Österreich. Einblicke und Ansichten zum «Wohltätigen-Sektor». Innsbruck: Studien Verlag.

Santésuisse (2011). Zahlen und Fakten, Stand September 2011. www.santesuisse.ch/user_content/editor/files/Publikationen/zahlen_und_fakten_sept_2011_de.pdf, [08.02.2013].

Scheiwe K., Krawietz J. (2010). Transnationale Sorgearbeit. Rechtliche Rahmenbedingungen und gesellschaftliche Praxis. Wiesbaden: VS-Verlag.

Schilling A. (2003). Ältere Menschen im Krankenhaus. Kassel: Universitätsdruckerei Kassel.

Schimany P., Baykara-Krumme H. (2012). Zur Geschichte und demografischen Bedeutung älterer Migrantinnen und Migranten in Deutschland. In: Baykara-Krumme H., Schimany P., Motel-Klingebiel A. (Hrsg.). Viele Welten des Alterns. Ältere Migranten im alternden Deutschland. Wiesbaden: VS-Verlag.

Schmähl W. (2012). Von der Rente als Zuschuss zum Lebensunterhalt zur «Zuschuss-Rente». Weichenstellungen in 120 Jahren «Gesetzliche Rentenversicherung». Wirtschaftsdienst, 92, 304–313.

Schmidt M.G. et al. (2007). Der Wohlfahrtsstaat. Eine Einführung in den historischen und internationalen Vergleich. Wiesbaden: VS-Verlag.

Schneider J., Dauer L. (2012). Hinter verschlossenen Türen. Mabuse: Zeitschrift für alle Gesundheitsberufe, 37, 34–36.

Schölkopf M. (2010). Das Gesundheitswesen im internationalen Vergleich. Gesundheitssystemvergleich und die europäische Sozialpolitik. Berlin: Medizinisch Wissenschaftliche Verlagsgesellschaft.

Schulz-Nieswandt F. (2003). Die Kategorie der Lebenslage – sozial- und verhaltenswissenschaftlich rekonstruiert. In: Karl F. (Hrsg.). Sozial- und verhaltenswissenschaftliche Gerontologie. Weinheim: Juventa.

Schulz-Nieswandt F. (2006). Sozialpolitik und Alter. Stuttgart: Kohlhammer.

Schulz-Nieswandt F. (2006a): Chancengleichheit und Sozialstaat. Archiv für Theorie und Praxis der sozialen Arbeit, 37, 4–18.

Schulz-Nieswandt F. (2007). Lebenslauforientierte Sozialpolitikforschung, Gerontologie und philosophische Anthropologie. Schnittflächen und mögliche Theorieklammern. In: Wahl H.-W., Mollenkopf H. (Hrsg.). Alternsforschung am Beginn des 21. Jahrhunderts. Berlin: AKA.

Schulz-Nieswandt F. (2008). Alter und Lebenslauf. Ein Beitrag zur philosophischen Anthropologie in sozialpolitischer Absicht. In: Aner K., Karl U. (Hrsg.). Lebensalter und Soziale Arbeit: Ältere und alte Menschen. Hohengehren: Schneider.

Schulz-Nieswandt F. (2008a). Die Alter(n)sberichterstattung der Bundesregierung. Diskurs der Altersbilder und implizite Anthropologie. In: Ferring D. et al. (Hrsg.). Soziokulturelle Konstruktion des Alters. Transdisziplinäre Perspektiven. Würzburg: Königshausen & Neumann.

Schulz-Nieswandt F. (2010). Wandel der Medizinkultur? Berlin: Duncker & Humblot.

Schulz-Nieswandt F. (2011). Gesundheitsselbsthilfegruppen und Selbsthilfeorganisationen in Deutschland. Baden-Baden: Nomos.

Schulz-Nieswandt F. (2011a). «Europäisierung» der Sozialpolitik und der sozialen Daseinsvorsorge? Eine kultursoziologische Analyse der Genese einer solidarischen Rechtsgenossenschaft. Berlin: Duncker & Humblot.

Schulz-Nieswandt F. (2012). Gemeinschaftliches Wohnen im Alter in der Kommune. Das Problem der kommunalen Gastfreundschaftskultur gegenüber dem homo patiens. Berlin: Duncker & Humblot.

Schulz-Nieswandt F. (2012a). Der homo patiens als Outsider der Gemeinde. Zur kulturellen und seelischen Grammatik der Ausgrenzung des Dämonischen. Zeitschrift für Gerontologie und Geriatrie, 45, 593–602.

Schulz-Nieswandt F. (2012b). Gerechtigkeit und Gesundheitswesen im Kontext einer allgemeinen Theorie der Sozialpolitik. In: Brandenburg H., Kohlen, H. (Hrsg.). Gerechtigkeit und Solidarität im Gesundheitswesen. Stuttgart: Kohlhammer.

Schulz-Nieswandt, F. (2013). Zur Implementation von innovativen Pilotprojekten in der Versorgungs- und Wohnlandschaft älterer Menschen: kulturelle Grammatik und systemische Choreographie. In: Karl F. (Hrsg.). Transnational und translational – Aktuelle Themen der Alternswissenschaften. Reihe Soziale Gerontologie, Bd. 3. Berlin: LIT.

Schulz-Nieswandt F. (2013a). Der leidende Mensch in der Gemeinde als Hilfe- und Rechtsgenossenschaft. Berlin: Duncker & Humblot.

Schulz-Nieswandt F. (2013b). Transsektorale Integrationsversorgung als Problem des Gestaltwandels der Kultur professioneller Handlungsskripte – eine Mehr-Ebenen-Analyse. In: Haller M., Meyer-Wolters H., Schulz-Nieswandt F. (Hrsg.). Alterswelt und institutionelle Strukturen. Würzburg: Königshausen & Neumann.

Schulz-Nieswandt F., Köstler U. (2011). Bürgerschaftliches Engagement im Alter. Stuttgart: Kohlhammer.

Schulz-Nieswandt F., Köstler U. (2012). Das institutionelle und funktionale Gefüge von kommunaler Daseinsvorsorge und bürgerschaftlichem Engagement. Ein anthropologischer Zugang zu einem sozialmorphologisch komplexen Feld in sozialpolitischer Absicht. In: Zeitschrift für öffentliche und gemeinwirtschaftliche Unternehmen, 35, 465–478.

Schulz-Nieswandt F., Köstler U., Langenhorst F., Marks H. (2012). Neue Wohnformen im Alter. Wohngemeinschaften und Mehrgenerationenhäuser. Stuttgart: Kohlhammer.

Schulz-Nieswandt F. et al. (2009). Generationenbeziehungen. Netzwerke zwischen Gabebereitschaft und Gegenseitigkeitsprinzip. Berlin: LIT.

Schweizerisches Rotes Kreuz (Hrsg.) (2011). Transkulturelle Public Health. Ein Weg zur Chancengleichheit. Zürich: Seismo.

Stadelmann-Steffen I., Freitag M., Bühlmann M. (2007). Freiwilligen-Monitor Schweiz 2007. Zürich: Seismo.

Statistik Austria (2009). Lebenssituation von Migrantinnen und Migranten in Österreich. Modul Arbeitskräfteerhebung 2008. www.statistik.at/web_de/dynamic/services/publikationen/2/publdetail?id=2&listid=2&detail=534, [21.01.2013].

Statistik Austria (2012). Mikrozensus-Arbeitskräfteerhebung. www.statistik.at/web_de/statistiken/bevoelkerung/bevoelkerungsstruktur/bevoelkerung_nach_migrationshintergrund/index.html, [21.01.2013].

Statistik Austria (2012a). Migration und Integration 2012. www.statistik.at/web_de/dynamic/services/publikationen/2/publdetail?id=2&listid=2&detail=636, [21.01.2013]

Statistisches Bundesamt (2013). Pflegestatistik 2011. Pflege im Rahmen der Pflegeversicherung. Deutschlandergebnisse. Wiesbaden. www.destatis.de, [21.01.2013].

Stegbauer C., Häußling R. (2011). Handbuch Netzwerkforschung. Wiesbaden: VS-Verlag.

Stöckl E. (2011). Die Reform der österreichischen Pflegesicherung. Europäische Pflegesicherungsmodelle im Vergleich. Wien: ÖGB Verlag.

Student J.-Ch., Mühlum A., Student U. (2007). Soziale Arbeit in Hospiz und Palliative Care. 2. Auflage. München: Reinhardt (UTB).

Tálos E. (2005). Vom Siegeszug zum Rückzug. Sozialstaat Österreich 1945–2005. Innsbruck: Studien Verlag.

Thönnen M. (2013). Sterbeorte in Deutschland. Eine soziologische Studie. Frankfurt a. M.: Lang.

Unia (2007). Factsheet Hausangestellte in der Schweiz. www.unia.ch/index.php?id=2702, [30.10.2012].

Verwiebe R. (2011). Armut in Österreich. Wien: new academic press.

Weber G. et al. (2005). ESAW – Europäische Studie zum Wohlbefinden im Alter. Hauptergebnisse unter besonderer Berücksichtigung der Situation in Österreich. Wien: Facultas.

Wengler A. (2013). Ungleiche Gesundheit. Zur Situation türkischer Migranten in Deutschland. Frankfurt a. M.: Campus.

Winkler P., Pochobradsky E., Wirl C. (2012). Gesundheit und Krankheit der älteren Generation in Osterreich. Bundesministerium für Gesundheit (Hrsg.). www.bmg.gv.at/cms/home/attachments/6/2/1/CH 1104/CMS 1201520486131/seniorenbericht.pdf, [08.02.2013].

World Health Organization (WHO) (2012). Data and statistics. www.who.int/research/en/, [30.10.2012].

Ziegelmann P. (2012). Das Nationale Gesundheitsziel «Gesund älter werden». Gesundheitsförderung und Prävention in einer älter werdenden Gesellschaft. informationsdienst altersfragen, 39, 25–29.

7 Demografisch-gesellschaftliche Wandlungen und soziale Folgen

François Höpflinger

Zusammenfassung

In diesem Kapitel wird aufgezeigt, wie demografisch-gesellschaftliche Entwicklungen sowohl zu einer zeitlichen Ausdehnung des Alters als auch zu neuen Lebensphasen im Alter beigetragen haben:

- In einem ersten Schritt werden verschiedene Phasen des Alters vorgestellt und diskutiert.

- In einem zweiten Schritt werden soziale Lebenslagen des dritten Lebensalters («junge Alte» bzw. gesunde Rentner und Rentnerinnen) analysiert, wobei gesellschaftliche Veränderungen und soziale Ungleichheiten gleichermaßen berücksichtigt werden.

- In einem dritten Schritt werden Lebenslagen von Menschen im hohen Alter («alte Alte» bzw. hochaltrige Menschen) betrachtet.

Dabei wird deutlich, dass je nach sozialer Lebenslage und je nach Altersphase die Soziale Arbeit für und die Pflege von älteren bzw. alten Frauen und Männern einen anderen Charakter aufweisen (und andere Formen der interdisziplinären Zusammenarbeit erfordern).

> **Lernziele:**
>
> - Kenntnisse über soziale Unterschiede der Lebenslagen im Alter erlangen.
> - Kenntnisse über zentrale Besonderheiten unterschiedlicher Phasen des Alters erhalten.
> - Kritische Auseinandersetzung mit festen Begriffen und Konzepten zum Alter in einer dynamischen Altersgesellschaft.
> - Die Bedeutung sozialpolitischer Rahmenbedingungen für Lebenslagen im Alter erkennen.

7.1 Einführung

Der demografische Wandel – namentlich das Altern geburtenstarker Nachkriegsjahrgänge sowie eine erhöhte Lebenserwartung im Alter – führen einerseits dazu, dass sich Zahl und Anteil älterer Menschen rasch erhöhen (quantitative Dimension). Gesellschaftliche Veränderungen tragen andererseits dazu bei, dass sich Lebenslagen und Einstellungen älterer Menschen in bedeutsamer Weise verändern (qualitative Dimension). Da sich Individualisierungs- und Pluralisierungstendenzen auch in späteren Lebensphasen – nach der Pensionierung – durchgesetzt haben und gleichzeitig mehr Menschen ein sehr hohes Alter (von 90 Jahren und mehr) erreichen, kam es zu einem Prozess der horizontalen und vertikalen Differenzierung der Lebenslagen im Alter.

Eine *horizontale* Differenzierung des Alters ergibt sich, weil sich wirtschaftliche Ressourcen, soziale Lebenslagen und Aktivitätsmuster gleichaltriger Frauen und Männer unterscheiden. Wirtschaftlich, sozial, kulturell, aber auch gesundheitlich finden sich zwischen gleichaltrigen Personen enorme und teilweise anwachsende Unterschiede und Ungleichheiten, die oft aus Ungleichheiten in früheren Lebensphasen herrühren, teilweise aber auch alternsbedingte Ursachen aufweisen. Die Heterogenität des Alterns ist ein zentraler Ausgangspunkt jeder sozialgerontologischen Tätigkeit, da Heterogenität einschließt, dass Soziale Arbeit, Pflege und Gesundheitsförderung im Alter zielgruppenspezifisch orientiert sein müssen.

Eine *vertikale* Differenzierung des Alterns ergibt sich, weil in einer Gesellschaft mit hoher Lebenserwartung verschiedene Phasen des Alters zu unterscheiden sind, da 90-jährige Menschen mit anderen Lebensfragen konfrontiert sind als 65-jährige Personen. Entsprechend weist Soziale Arbeit, aber auch gesundheitliche und pflegerische Beratung und Betreuung von 65- oder 70-jährigen Menschen ein anderes Gesicht auf als die Soziale Arbeit für oder die Pflege von 90-jährigen oder älteren Menschen. Begriffe wie «junge Alte» versus «alte Alte» oder die Unterscheidung in ein drittes Lebensalter (gesundes Rentenalter) und ein viertes Lebensalter (fragiles Alter, Hochaltrigkeit) sind Versuche, die historisch neue vertikale Differenzierung des Alterns konzeptuell anzugehen.

7.2 Lebensphasen in einer dynamischen Gesellschaft mit hoher Lebenserwartung

Die klassische Dreiteilung des Lebens (Bildungsjahre, Erwerbsjahre, Rentenjahre) sowie traditionelle (chronologische) Einteilungen des Lebens in einige wenige Lebensphasen (Kindheit, Jugend, Erwachsenenalter, Alter) haben sich sowohl aufgrund sozio-demografischer Prozesse (wie Erhöhung der Lebenserwartung und Verzögerung der Familiengründung) als auch aufgrund sozio-kultureller Wandlungen (Individualisierung und Pluralisierung von Lebensverläufen) ab den 80er-Jahren des 20. Jahrhunderts als zu rigide und zu einfach erwiesen. Sozialer Wandel und angestiegene Lebenserwartung haben zu neuen Differenzierungen des Lebenslaufs geführt, dies namentlich in sozialpolitisch gut abgesicherten Wohlfahrtsregionen, in denen auch die gesunden bzw. behinderungsfreien Lebensjahre einen deutlichen Anstieg erfuhren. In diesen Regionen kam es in den vergangenen Jahrzehnten zu bedeutsamen Verschiebungen der Lebensverläufe und ihrer sozialen Organisation, sei es, dass sozio-historisch gesehen neue Lebensphasen (wie ein gesundes, aktives Rentenalter) entstanden, sei es, dass eine zeitliche Ausdehnung spezifischer Lebensphasen (wie der Jugendphase) möglich wurde (Höpflinger, 2012; Pelizäus-Hoffmeister, 2011). So kam es in den vergangenen Jahrzehnten zur Verankerung eines jugendnahen Erwachsenenalters («emerging adulthood», vgl. Arnett, 2000), charakterisiert dadurch, dass junge Frauen und Männer nach Ende der eigentlichen Jugendphase ein jugendnahes Konsum- und Freizeitverhalten pflegen und eine Familiengründung nach hinten verschieben. Die Ausdehnung eines jugendnahen Erwachsenenalters trägt zum Hinauszögern des Alters bei. Dies drückt sich darin aus, dass 50- bis 70-jährige Menschen sich häufig subjektiv jünger einschätzen und fühlen als dies ihrem chronologischen Alter entspricht. Bildungsnormen, die lange Zeit auf junge Menschen ausgerichtet waren, werden in einer dynamischen Gesellschaft langlebiger Menschen immer mehr zu Leitvorstellungen auch für spätere Lebensphasen (unter dem Leitmotiv des lebenslangen Lernens). Auch andere Lebenswerte, wie «sich modisch verhalten», aktiv Sport betreiben oder kreativ sein – die früher primär für junge Menschen Gültigkeit besaßen – werden vermehrt von Frauen und Männern in späteren Lebensjahren gelebt.

Die heute eingängigen Vorstellungen eines mittleren Lebensalters («midlife») sind ebenfalls nur auf der Grundlage einer langen und sicheren Lebenszeit denkbar. Das mittlere Lebensalter – wie immer genau definiert – ist durch seine sozial unscharfe Stellung zwischen Jung und Alt gekennzeichnet. Frauen und Männer im mittleren Lebensalter gelten nicht mehr als «jung», fühlen sich aber noch lange nicht «alt». Gleichzeitig ist es eine Phase im Lebensverlauf, in der karrierebezogene Schließungen und biographische Festlegungen hervortreten, sei es, dass das Ende der beruflichen Karriere absehbar ist, sei es, dass ursprünglich angestrebte berufliche und familiale Ziele unerreichbar werden (Perrig-Chiello, 2011). In einer pluralistischen Gesellschaft wird teilweise das Rentenalter zur Lebensphase, in der bisher noch nicht realisierte Lebenswünsche angegangen werden, sei es in Form von ausgedehnten Reisen, Weiterbildung oder nachberuflichen Karrieren (Bühlmann, 2010) oder sei es durch neue Lieb- und Partnerschaften (Vespa, 2012).

Dank verlängerter Lebenserwartung kam es zu einer bedeutsamen Ausweitung der gemeinsamen Lebensspanne familialer Generationen, namentlich der weiblichen Familienmitglieder (Grünheid/Scharein, 2010; Puur/Sakkeus et al., 2011). Kombiniert mit rückläufiger Nachkommenschaft hat dies zu einer Vertikalisierung der familialen Verwandtschaftsstrukturen geführt (weniger horizontale Verwandtschaftsbeziehungen, längere gemeinsame Lebensspanne in intergenerationeller Hinsicht). Damit werden früher seltene und rollentheoretisch zweideutige familiale Rollenkombinationen häufiger, etwa wenn eine 45-jährige Frau gleichzeitig die Mutter eines heranwachsenden Sohnes und das «Kind» alter Eltern ist. Im mittleren Lebensalter ergeben sich oft intergenerationelle Hilfeleistungen in beide Richtungen – nach unten (etwa Betreuung von Enkelkindern) und nach oben (Hilfeleistungen an hilfebedürftige alte Eltern) (Brandt, 2009; Hoff, 2006). Gleichzeitig geht es im mittleren Lebensalter um zentrale lebenszyklische Ablösungs- und Loslösungsprozesse, sei es, dass Erwachsenwerden und Auszug der Kinder akzeptiert werden müssen, sei es, dass Altern und Absterben der Elterngeneration zu bewältigen sind (Perrig-Chiello/Höpflinger, 2005). Altern und Sterben der Elterngeneration sind – als Schatten der eigenen Zukunft – bedeutsame lebenszyklische Ereignisse, die einerseits erste Überlegungen (und Ängste) zum eigenen Alter und Sterben auslösen können. Andererseits führen sie dazu, dass Ansprüche an Soziale Arbeit für und Pflege von alten Menschen in wesentlichen Aspekten von der nachkommenden Generation beeinflusst oder bestimmt werden. Soziale Arbeit und Pflege alter Menschen ist daher häufig intergenerationell eingebettet. Bisherige familiale Beziehungsmuster charakterisieren auch die Beziehungen zwischen erwachsenen Kindern und alten Eltern. Vor allem in Stresssituationen treten alte, etablierte Bindungsmuster wieder in den Vordergrund und soziale Arbeit mit alten Menschen ist ohne Wissen über intergenerationelle Beziehungsmuster problematisch (vgl. Perrig-Chiello/Höpflinger, 2012: 148 ff.).

Dank verlängerter Lebenserwartung erfuhr auch die nachberufliche Lebensphase eine bedeutsame zeitliche Ausdehnung, in manchen europäischen Ländern zeitweise durch vermehrte Frühpensionierungen verstärkt. Insofern mehr Frauen und Männer im Rentenalter eine ausgedehnte gesunde Lebenserwartung erfahren, kommt es vermehrt zu einer aktiven Gestaltung der nachberuflichen Lebensphase, speziell bei sozialen Gruppen, die im Rentenalter von einer guten wirtschaftlichen Absicherung profitieren. Vor allem mit dem Älterwerden der ersten europäischen Wohlstandsgenerationen, die – vor allem in Westeuropa – durch die Hochkonjunktur der Nachkriegsjahrzehnte und die Jugendbewegungen der 60er- und 70er-Jahre des 20. Jahrhunderts geprägt wurden, treten in der nachberuflichen Lebensphase aktivere Wert- und Verhaltensweisen auf. Dies hat zu neuen Leitvorstellungen des Rentenalters geführt. Verstärkt wird dies durch gerontologische Studienergebnisse, die aufzeigen, dass gesundheits- und aktivitätsorientierte Lebensstrategien die Alternsprozesse positiv beeinflussen. Während früher das Altern passiv und fatalistisch hingenommen wurde, wird es heute vermehrt als Prozess verstanden, der aktiv gestaltbar bzw. zu gestalten ist (Backes/Amrhein, 2008; Erlinghagen/Hank, 2008). Nicht bei allen, aber bei einer wachsenden Gruppe älterer Frauen und Männer führen die neuen Modelle eines aktiven und kreativen Alterns zu einer bedeutsamen Neugestaltung der nachberuflichen Lebensphase. Traditionelle Vorstellungen vom Ruhestand wurden durch (leistungsorientierte) Leitbilder einer aktiven nachberuflichen Lebensphase ersetzt (Höpflinger, 2011).

Da ein hohes Lebensalter unweigerlich mit verstärkter Fragilisierung und erhöhtem Risiko von Pflegebedürftigkeit verbunden ist, sind gegenwärtig vor allem die Lebensjahre nach 80/85 mit erhöhten gesundheitlichen und sozialen Lebensrisiken verbunden (Lalive d'Epinay/Spini et al., 2008). In dieser Lebensphase sind mehr Menschen aufgrund körperlich-kognitiver Einbußen auf eine hindernisfreie Wohnumwelt und auf intensive soziale Alltagsbegleitung und -betreuung angewiesen. Mit steigendem Lebensalter werden Pflegebedürftigkeit und ein Verlust an Selbstständigkeit im Alltagsleben häufiger. Auch steigt das Risiko hirnorganischer Erkrankungen (Demenz) und aktuell leiden mehr als 40 % der 90-jährigen und älteren Menschen Europas an demenziellen Störungen (EuroCoDe, 2009).

7.3 Phasen des Alters – vom Seniorenalter zur Hochaltrigkeit

Den neuen Entwicklungen des Alters versucht die Sozialgerontologie seit den 80er-Jahren des 20. Jahrhunderts mit neuen Konzepten zu begegnen. Der Strukturwandel des Alters wird beispielsweise mit dem Begriff der «neuen» Alten erfasst (Karl, 2012) oder es wird zwischen «jungen Alten» bzw. «alten Jungen» (Wormstall, 2008) und «alten Alten» unterschieden. Die Begrifflichkeit belegt, welche Mühe Wissenschaft und Medien mit diesen weltgeschichtlich völlig neuen Gestaltungsformen des Lebens in einer Gesellschaft hoher Lebenserwartung bekunden.

Bei modernen Phasenmodellen zur «zweiten Lebenshälfte» (hie und da verwendet, um den negativen Begriff «Alter» zu umgehen) sind zwei Grundprinzipien zentral: Erstens erweist sich aufgrund der Vielfältigkeit der Alternsprozesse und der sozialen Ungleichheiten im Alter eine strikte Anlehnung an das chronologische Alter als sinnlos. Nicht alle Menschen werden zu gleicher Zeit pensioniert und nicht alle alten Menschen werden pflegebedürftig. Zweitens beginnt sozial betrachtet in vielen Lebensbereichen deutlich vor dem formellen Rentenalter, etwa im Sport (wo Personen mit 35 zu den Veteranen gehören oder in der Seniorenmannschaft spielen), in der Arbeitswelt (wo schon 50-Jährige zu den «älteren Arbeitnehmern» gezählt werden) oder in der Konsumwerbung (wo die über 50-Jährigen in Konzepte des «Seniorenmarketing» eingeordnet werden).

Die folgende (heuristische) Klassifikation von Phasen im Lebenslauf alternder Erwachsener beruht einerseits auf der Stellung im Arbeitsmarkt und andererseits auf Aspekten des funktionalen Gesundheitszustands. Es handelt sich um eine konzeptuelle Orientierungshilfe, die deshalb von Bedeutung ist, weil sie verdeutlicht, dass je nach Altersphase andere Konzepte und unterschiedliche interdisziplinäre Arbeitszusammenhänge der Sozialen Arbeit und der Pflege im Zentrum stehen. Wichtig ist, dass a) nicht alle Menschen alle Phasen erleben und b) die Phasen – wenn sie eintreten – zu unterschiedlichen Alterszeitpunkten beginnen und unterschiedlich lang andauern. Speziell ärmere Bevölkerungsgruppen oder Menschen mit geistig-körperlichen Behinderungen erfahren gewisse funktionale Einschränkungen früh (und werden häufig nicht sehr alt). Andere Personen wiederum können bis zu einem hohen Lebensalter gesund verbleiben.

1. Alternsphase. Noch erwerbstätige Senioren (50+): Zwar sind Menschen in dieser Lebensphase weiterhin erwerbstätig, aber der Übergang in die nachberufliche Phase zeichnet sich ab. Frühpensionierungen führen dazu, dass viele Arbeitnehmer und Arbeitnehmerinnen schon vor dem formellen Rentenalter aus dem Erwerbsleben austreten oder ausgeschlossen werden. Der Trend zu Frühpensionierungen hat dazu beigetragen, dass Mitarbeitende schon mit 50/55 zu den älteren Arbeitnehmern gezählt werden (Clemens et al., 2005; Zölch/Mücke et al., 2009). Vielfach vor dem formellen Rentenalter erfolgen der Wegzug der Kinder sowie die Geburt erster Enkelkinder und damit das Erleben einer ersten familialen Altersrolle als Großmutter oder Großvater. Ebenfalls oft vor 65 erfolgt die Konfrontation mit dem Altwerden, der Pflegebedürftigkeit und dem Sterben der eigenen Eltern; ein Prozess, der bei Frauen zu einem zweiten beruflich-familialen Vereinbarkeitskonflikt (Erwerbstätigkeit und Pflege alter Elternteile) führen kann (vgl. www.workandcare.ch). Da manche Menschen in dieser Lebensphase – dank erfolgreicher Karriere, aber auch dank Erbschaften – über vergleichsweise hohe Vermögenswerte und hohe Einkommen verfügen, sind die noch erwerbstätigen Senioren (50+) eine wichtige Zielgruppe für Immobilien-, Finanz-, Wellness- und

Anti-Ageing-Angebote geworden (Gassmann/Reepmeyer, 2006; Heinze et al., 2011). Umgekehrt führen Prozesse von Invalidisierung und Langzeitarbeitslosigkeit bei anderen Gruppen älterer Menschen zu erhöhten Risiken gegen Berufsende, die sich negativ auf den Übergang in die nachberufliche Lebensphase auswirken. Spezielle Probleme des Übergangs zum Rentenalter können sich bei Menschen in sozialpädagogischen Einrichtungen ergeben, wenn sie nach Erreichen des Rentenalters die Institution wechseln müssen (Furger/Kehl, 2006).

Aufgrund der demografischen Alterung der Erwerbsbevölkerung, aber auch angesichts der Diskussionen um eine Ausdehnung der Lebensarbeitszeit nach oben, wird Soziale Arbeit mit älteren Erwerbspersonen immer wichtiger, sei es in der Arbeit mit älteren Stellensuchenden oder sei es in der Arbeit mit langjährig berufstätigen Personen, die neue berufliche Perspektiven suchen oder neue Arbeitsmotivationen benötigen. Eine Erhöhung des Rentenalters ohne entsprechende Soziale Arbeit und Gesundheitspflege ist illusorisch. Fragen der sozialen und wirtschaftlichen Sicherheit bei flexiblen Übergängen in die Pensionierung werden ebenso zentral wie administrative Schnittstellenprobleme zwischen Invaliden- und Rentenversicherungen. Bei ausländischen Arbeitskräften stehen Fragen eines Verbleibens in der Schweiz oder eines Rückkehrs in die ursprüngliche Heimat zur Diskussion (www.alter-migration.ch).

Gesundheits- und Pflegeberufe ihrerseits werden verstärkt in die Gesunderhaltung und Gesundheitsförderung älterer Mitarbeitenden, aber auch in Fragen des Alterns geistig-körperlich behinderter Menschen (die oft vorzeitigen Alternsprozessen unterliegen) eingebunden werden. Zusätzlich werden Beratung, Schulung und Entlastung pflegender Töchter und Söhne alter Menschen zentraler. «Seniorenarbeit 50+» wird damit auch Soziale Arbeit und Pflegeberufe berühren, wo bei gleichzeitig auch das Altern in Pflege- und Sozialberufen vermehrt zu thematisieren ist.

2. Alternsphase. Gesundes Rentenalter, teilweise als drittes Lebensalter bezeichnet: Diese sozialhistorisch relativ neue Lebensphase in modernen Wohlfahrtsstaaten ist durch eine Freisetzung von der Erwerbsarbeit charakterisiert, und zwar von Menschen, die an und für sich noch gesund, aktiv, dynamisch und ressourcenvoll sind und sich daher oft keineswegs als «alt» einstufen. Zeitreihenanalysen deuten für viele – wenn auch nicht für alle – hochentwickelten Länder auf einen Anstieg der gesunden Lebenserwartung seit Ende der 80er-Jahre des 20. Jahrhunderts hin: «Sowohl in den USA, als auch in vielen europäischen Staaten kam es im Zuge der ansteigenden Lebenserwartung zu einer relativen Kompression chronischer Morbidität» (Kroll/Lampert, 2008: 50). Wie Tabelle 7-1 zeigt, lässt der intereuropäische Vergleich länderbezogene Unterschiede erkennen, mit höchsten Werten für eine gesunde Lebenserwartung in der Schweiz und vergleichsweise niedrigeren Werten in Deutschland (vgl. auch Jagger et al., 2011). Aber auch in Deutschland haben

Tabelle 7-1: Lebenserwartung im Alter von 65 Jahren und gesunde Lebensjahre 2010 (Quelle: Eurostat-Pressemitteilung 60/2012 vom 19. April 2012, http://ec.europa.eu/eurostat)

Land	Frauen			Männer		
	A	B	B in % A	A	B	B in % A
Deutschland	20,9	7,1	34 %	17,8	6,9	39 %
Frankreich	23,4	9,8	42 %	18,9	9,0	48 %
Italien	22,1	9,9	45 %	18,3	10,1	55 %
Österreich	21,4	7,9	37 %	17,9	8,5	47 %
Schweiz	22,5	12,2	54 %	19,0	11,5	61 %

A: Durchschnittliche Lebenswartung in Jahren im Alter 65
B: Durchschnittliche gesunde Lebensjahre im Alter 65 (Lebenserwartung in Abwesenheit von Funktionsbeschränkungen/Beschwerden, erfasst anhand einer Selbsteinschätzungsfrage)

sich im Zeitvergleich Anteil und Ausmaß der gesundheitlich beeinträchtigten Lebenszeit bei Männern und Frauen verringert, insbesondere bezüglich starker gesundheitlicher Beeinträchtigungen (Unger, 2006).

Dank des Ausbaus der Altersvorsorge erleben pensionierte Frauen und Männer häufiger als früher eine relativ gute wirtschaftliche Absicherung. Dadurch können viele – wenn auch sicherlich nicht alle – Altersrentner und -rentnerinnen von einem relativ langen gesunden Alter in relativ guter wirtschaftlicher Sicherheit profitieren. Dies erlaubt es ihnen, die erste Phase des Rentenalters selbstständig nach eigenen Bedürfnissen zu gestalten und zu genießen. Umgekehrt betrachtet ist eine gute wirtschaftliche Absicherung des Rentenalters eine zentrale Säule für eine lange gesunde Lebenserwartung auch im höheren Lebensalter. Diese Phase «später Freiheit» dauert sachgemäß unterschiedlich lang und ist beispielsweise von den vorhandenen finanziellen, sozialen und psychischen Ressourcen sowie den körperlichen Belastungen in früheren Lebensphasen abhängig. Wohlhabende und gut gebildete Personen können länger von der «späten Freiheit» des gesunden Rentenalters profitieren als Personen mit wenig Einkommen und Status (vgl. Kroll/Lampert et al., 2008).

Die wirtschaftliche, soziale, gesundheitliche und psychische Lebenslage dieser «jungen Alten» wird in Kapitel 7.2 genauer analysiert und diskutiert. Soziale Arbeit in dieser Lebensphase – neben der traditionellen sozialen Beratung von pensionierten Menschen mit sozialen und wirtschaftlichen Schwierigkeiten (geringe Rente, verdecktes Suchtverhalten, Verlust an sozialen Kontakten nach der Pensionierung usw.) – wird in Zukunft verstärkt darin bestehen, die Ressourcen gesunder Rentner und Rentnerinnen intergenerationell zu nutzen; sei es in Richtung von Generationenprojekten mit jungen Menschen, sei es in Richtung einer Solidarität von «jungen Alten» mit «alten Alten» (Senioren helfen Senioren). Soziale Arbeit, Sozialanimation und Förderung von Freiwilligenarbeit sind in dieser Lebensphase gezielt zu vernetzen, wobei die gesunden und aktiven Rentner und Rentnerinnen immer häufiger Anspruch an gleichberechtigte Partizipation stellen: Alter(n)sforschung und Soziale Arbeit nicht allein für ältere Menschen, sondern zusammen mit älteren Frauen und Männern (Haller, 2007). Für Gesundheits- und Pflegeberufe steht primär eine aktive Gesundheitsförderung im Zentrum, da ein gesundes Rentenalter durch angepasste Ernährung, genügend Bewegung und aktive geistige Tätigkeiten verlängert werden kann. Gleichzeitig geht es vielfach um sekundäre Prävention, um zu verhindern, dass vorhandene Krankheiten und Beschwerden (wie Diabetes und Herz-Kreislauf-Probleme) vorzeitig zu Pflegebedürftigkeit führen.

3. Alternsphase. Lebensalter verstärkter Fragilisierung («frailty»), teilweise als viertes Lebensalter bezeichnet: Je nach früheren beruflich-biographischen Belastungen und genetisch-konstitutiven Faktoren treten altersbezogene Einschränkungen und Defizite früher oder später stärker hervor. Bei gesundheitsfördernder Lebensführung erhöhen sich die altersbezogenen Risiken, Defizite und funktionalen Einschränkungen heute im Allgemeinen vor allem nach dem 80. Altersjahr (s. Kap. 7.3). Das fragile Alter ist eine Lebensphase, in der gesundheitliche Beschwerden und funktionale Einschränkungen ein selbstständiges Leben im eigenen Haushalt vielfach zwar nicht unmöglich machen, es aber erschweren. Funktionale Einschränkungen – wie Hörverluste, Seheinschränkungen, Gehschwierigkeiten, erhöhtes Sturzrisiko – erzwingen eine Anpassung der Alltagsaktivitäten (z. B. den Verzicht auf anstrengende Reisen oder auf Autofahren). Frauen und Männer im fragilen Lebensalter sind besonders auf eine gute Passung von Wohnumwelt und noch vorhandenen Kompetenzen sowie vermehrt auf externe Hilfe bei ausgewählten Tätigkeiten des Alltags (z. B. beim Putzen) angewiesen. Im fragilen Alter müssen – bei oft noch guten geistig-kognitiven Fähigkeiten – die Grenzen und Einschränkungen eines alternden Körpers bewältigt werden. Es ist in dieser Lebensphase, wo das psychische Wohlbefinden stark durch Faktoren der «mentalen Kraft» bestimmt wird, und es ist in dieser Alternsphase, wo gerontologische Modelle der selektiven Optimierung mit Kompensation sowie Resilienzmodelle (d. h. Modelle, die erklären, wie Menschen erfolgreich mit Widrigkeiten des Lebens umgehen) besonders bedeutsam werden (Petzold et al., 2011).

Sozial- und gesundheitspolitisch erfordert diese Lebensphase eine enge Verzahnung von sozialen und pflegerischen Leistungen, etwa im Rahmen von Konzepten eines betreuten bzw. begleiteten Wohnens (Albrecht, 2012). Gleichzeitig sind eine möglichst hindernisfreie Wohnung und Wohnumwelt gerade für Frauen und

Männer im hohen Lebensalter zentral. Soziale Arbeit für hochaltrige Menschen ist auf eine altersgerechte Umwelt auszurichten. Gesundheitspolitisch sind ausgebaute ambulante Pflegeleistungen sowie eine altersgerechte medizinische Versorgung zentral. Lebenszyklische Einbußen – wie Partnerverlust, im hohen Alter ein häufiges Frauenschicksal – erfordern soziale Maßnahmen, die beispielsweise einer Vereinsamung entgegentreten (Petrich, 2011; Schmid, 2010). Wichtig für die Soziale Arbeit und Pflege hochaltriger Menschen sind Kenntnisse der Lebensgeschichte, und die Arbeit mit und für sehr alte Menschen ist lebensbiographisch einzubetten, was von jungen Sozialarbeitenden und Pflegefachpersonen sozialgeschichtliche Kenntnisse über die Welt von gestern und gerontologisches Fachwissen verlangt.

4. Alternsphase. Pflegebedürftigkeit gegen Lebensende: Diese Lebensphase ist durch gesundheitlich bedingte funktionale Abhängigkeit im Alltagsleben charakterisiert. Selbstständiges Haushalten ist nicht mehr möglich. Menschen sind in dieser Lebensphase selbst bei einfachen Alltagsaktivitäten auf die Hilfe anderer Menschen angewiesen. Nicht alle alten Menschen werden pflegebedürftig, wie Tabelle 7-2 zeigt, aber das Risiko von Pflegebedürftigkeit – und damit elementarer Abhängigkeit von Anderen – steigt im hohen Lebensalter deutlich an, oft kombiniert mit Multimorbidität. Im hohen Lebensalter steigt namentlich das Risiko hirnorganischer Erkrankungen (Demenz) rasch an und zwei Fünftel der über 90-Jährigen sind demenzerkrankt.

Neben einer großen Zahl alter Menschen, die kurz vor ihrem Lebensende eine Phase der Pflegebedürftigkeit erfährt, zeigt sich eine steigende Zahl langjährig Pflegebedürftiger (etwa Patientinnen mit Alzheimer-Krankheit ohne kardiovas-

Tabelle 7-2: Häufigkeit von Pflegebedürftigkeit und demenziellen Erkrankungen im Alter (Quellen: Demenzielle Erkrankungen: EuroCoDe, 2009; Pflegebedürftigkeit Schweiz: Höpflinger/Bayer-Oglesby/Zumbrunn, 2011; Pflegebedürftigkeit Deutschland: Pflegestatistik 2009)

	70–74 Jahre	75–79 Jahre	80–84 Jahre	85–89 Jahre	90+ Jahre
Alltagsbezogen pflegebedürftig:					
Deutschland (2009)	5%	10%	20%	38%	59%
Schweiz (2008)	4%	6%	13%	26%	55%
Demenzielle Erkrankungen:					
Europäische Länder (2009)	4%	7%	16%	26%	43%

kuläre Risiken). Es ist diese Situation körperlicher und/oder hirnorganischer Einschränkungen und die sich daraus ergebende funktionale Abhängigkeit von der Hilfe und Pflege anderer Menschen, welche meist angesprochen wird, wenn negative Stichworte zum Alter angeführt werden. Die Tatsache, dass körperlich bedingte Pflegebedürftigkeit heute oft später eintritt, jedoch altersbedingte demenzielle Erkrankungen bisher kaum verhindert werden können, führt dazu, dass der Anteil an hochaltrigen Pflegebedürftigen mit hirnorganischen Einschränkungen ansteigt, was die Anforderungen an die Pflege erhöht.

Soziale Arbeit in dieser Lebensphase ist etwa mit Fragen eines Übertritts in eine Alters- und Pflegeeinrichtung und dessen finanzielle Absicherung, mit Fragen der Nachlassregelung, der sozialen Begleitung gegen Lebensende und Trauerarbeit mit Hinterbliebenen konfrontiert. Gesundheits- und Pflegeberufe sind in dieser Lebensphase besonders intensiv und täglich involviert, sei es in der ambulanten Umwelt, sei es in einer Alters- und Pflegeeinrichtung. Gegen Lebensende sind Konzepte der palliativen Pflege und Begleitung zentral; einer Pflege, die sich dadurch auszeichnet, dass sie ethisch verantwortungsvoll mit der Würde und dem Sterben alter Menschen umgeht (und den Tod weder verdrängt noch unnötig hinauszögert) (Reitinger/Beyer, 2010).

Die Ausdifferenzierung unterschiedlicher Phasen des Alters in einer Gesellschaft oft langlebiger Menschen führt allmählich zur Entwicklung von mindestens zwei unterschiedlichen Alterskulturen mit jeweils anderen sozialen Schwerpunkten und teilweise gegensätzlichen sozial-ethischen Herausforderungen:

Erstens entsteht nach und nach eine *Kultur für das dritte Lebensalter* (Seniorenalter, gesundes Rentenalter): Für gesunde, aktive und kompetente Frauen und Männer in der nachberuflichen Lebensphase stehen Partizipation, Kompetenzerhalt und sozial sinnvolle Aktivitäten im Vordergrund. Zu einer positiven Alterskultur in dieser Lebensphase gehören vielfältige Kontakte mit anderen Generationen, wie aber auch – zunehmend gefordert – ein soziales Engagement für nachkommende Generationen. Eine positive und aktive Alterskultur des dritten Lebensalters wird immer mehr als eine zentrale Säule des Generationenvertrags in einer demografisch alternden Gesellschaft verstanden, da nur eine soziale Nutzung der Ressourcen und Kompetenzen gesunder älterer Menschen eine Bewältigung der demografischen Herausforderungen erlaubt. Gleichzeitig stärkt eine positive Kompetenzkultur des Alters die soziale Integration älterer Menschen in ihrer nachberuflichen Lebensphase.

Zweitens kommt es zur Verankerung einer *Alterskultur für das vierte Lebensalter* (fragiles Alter, Pflegebedürftigkeit, Lebensende). Bedeutsame und traditionsreiche Elemente dieser zweiten Alterskultur sind Solidarität, Unterstützung und Rücksichtnahme, aber auch die Anerkennung der Endlichkeit des Lebens. Es ist primär eine Solidaritäts- und Unterstützungskultur zugunsten hilfe- und pflegebedürftiger alter Menschen. Gleichzeitig ist es auch eine Alterskultur, welche die

Grenzen des Machbaren und die Schicksalshaftigkeit körperlichen Alterns anerkennt. So formuliert wird deutlich, dass in einer Alterskultur für das vierte Lebensalter die normalen gesellschaftlichen Leistungsbegriffe sinnlos werden und gerontologische Konzepte eines «aktiven», «erfolgreichen» Alterns an Grenzen stoßen. Es ist im vierten Lebensalter, wo sich gesellschaftlich unweigerlich bedeutsame ethische Dilemmata öffnen, etwa zwischen Selbstständigkeitserhalt und Unterstützung, zwischen Sicherheit und Autonomie, zwischen medizinischen Interventionen und würdevollem Sterben.

7.4 Lebenslagen im dritten Lebensalter – ausgewählte Feststellungen

In den vergangenen Jahrzehnten unterlagen auch die späteren Lebensphasen (späte Familien- und Berufsphasen und nachberufliches Leben) einem ausgeprägten gesellschaftlichen Wandel. Die zuerst bei jungen Erwachsenen feststellbaren Prozesse von Individualisierung, Pluralisierung und Dynamisierung von Lebensvorstellungen und Lebensverläufen berühren immer stärker auch das dritte Lebensalter (Seniorenalter, gesundes Rentenalter). Ausdruck davon sind etwa zunehmende Scheidungsraten bei langjährigen Paaren, eine vermehrte Häufigkeit von Zweitbeziehungen im Alter, aber auch eine erhöhte Mobilität im Alter (und der reisende Senior ist sozusagen zum Sinnbild eines bewegten Alters geworden). Nicht bei allen, aber bei einer größeren Gruppe älterer Frauen und Männer führen neue Modelle eines aktiven und kreativen Alterns zu einer bedeutsamen Neugestaltung der nachberuflichen Aktivitäten. Der Lebensstil 65- bis 74-jähriger Menschen, teilweise aber auch über 75-jähriger Menschen, hat sich seit den 80er-Jahren des 20. Jahrhunderts eindeutig in Richtung einer aktiveren Lebensgestaltung verschoben (Höpflinger, 2011). So ist beispielsweise in der Schweiz der Anteil 55- bis 74-jähriger Personen, die sich als innovationsorientiert einstufen, zwischen 1990 und 2012 von 14% auf 65% gestiegen (Basis 1990: Winterthur Versicherungen [Hrsg.]. Unsere neuen Senioren. Winterthur, 1990; Basis 2012: Auswertungen des European Social Survey, 2012). Auch in Deutschland vertreten viele ältere Menschen heute durchaus postmoderne Lebenswerte, wie sich aus **Tabelle 7-3** entnehmen lässt. Damit unterscheiden sie sich nur noch wenig von jüngeren Menschen.

Eine zentrale Grundlage dieser Entwicklung zu einem aktiven und teilweise sogar hyperaktiven Rentenalter ist die Bildungsexpansion der vergangenen Jahrzehnte, wodurch mehr Männer und, mit Zeitverzögerung, mehr Frauen eine gute berufliche Fachausbildung erhielten. Die bessere Bildung hat in der Folge die wirtschaftliche Lage, aber auch Selbstbewusstsein, Gesundheitsverhalten, Sozialbeziehungen und schlussendlich die psychische Befindlichkeit neuer Generationen älterer Männer und Frauen positiv beeinflusst. Ein Zeitvergleich von Bildungshin-

Tabelle 7-3: Identifikation mit postmodernen Lebenswerten – auch im höheren Lebensalter (2012) (Quellen: European Social Survey, 2012 [gewichtete Daten; eigene Auswertungen])

Altersgruppe	Prozentualer Anteil, die sich mit diesem Lebenswert identifizieren[1]			
	Neue Ideen/Kreativität		Neue Aktivitäten/Abwechslung	
	Deutschland	Schweiz	Deutschland	Schweiz
55- bis 64-jährig	62%	71%	43%	45%
65- bis 74-jährig	56%	57%	43%	46%
Zum Vergleich:				
25- bis 34-jährig	62%	69%	48%	60%

[1] Antwortkategorien: Werthaltung entspricht mir/entspricht mir sehr.

tergrund, Gesundheit und psychischer Befindlichkeit 65- bis 74-jähriger Personen in ausgewählten Schweizer Regionen über drei Jahrzehnte, wie in **Tabelle 7-4** dargestellt, illustriert den Strukturwandel des Alters in aller Deutlichkeit. Der Zeitvergleich wurde dadurch möglich, dass 1979 und 2011 analoge Untersuchungen bei älteren Personen mit dem gleichen Studiendesign und gleichen Fragen durchgeführt wurden: Der Anteil von Männern und Frauen ohne weiterführende Fachausbildung sank in den vergangenen Jahrzehnten deutlich. Der Anteil derjenigen mit tertiärer Ausbildung hat sich erhöht; eine Bildungsexpansion, die auch in anderen europäischen Ländern den Lebenshintergrund neuer Generationen im Alter grundlegend verändert hat (für Deutschland vgl. Karl, 2012).

In diesem Rahmen haben sich auch subjektive und funktionale Gesundheit der neuen Generationen von 65- bis 74-Jährigen verbessert; ein Trend, der sich auch im deutschen Alterssurvey widerspiegelt (Wurm et al., 2010). Vermehrtes soziales Kapital (Bildung) und verbessertes körperliches Kapital (Gesundheit) haben dazu beigetragen, dass sich das psychische Befinden der «jungen Alten» positiv entwickelt hat, speziell auch bei den Frauen: Einsamkeit im Alter ist – allen kulturpessimistischen Annahmen zum Trotz – seltener geworden. Auch Gefühle von Müdigkeit, Traurigkeit oder Ängstlichkeit sind – zumindest bei den 65- bis 74-Jährigen – seltener geworden; obwohl nicht zu verkennen ist, dass depressive Symptome bei ausgewählten sozialen Gruppen älterer Menschen (etwa Menschen mit wenig Berufs- und Einkommenschancen, mit Suchtproblemen oder nach schwierigen Lebenskrisen) weiterhin intensive soziale Betreuung erfordern.

Für die soziale und psychische Besserstellung in der nachberuflichen Lebensphase mitentscheidend ist eine gute wirtschaftliche Absicherung. Diesbezüglich zeigen sich sowohl innerhalb als auch zwischen Ländern weiterhin Unterschiede, die teilweise noch wachsen. In der Schweiz sowie in Schweden erachtet etwas

Tabelle 7-4: Das dritte Lebensalter im Wandel, 1979 bis 2011. Bildungshintergrund, Gesundheit und psychische Befindlichkeit am Beispiel von 65- bis 74-jährigen Frauen und Männern in ausgewählten Schweizer Regionen (Quellen: eigene Auswertungen, für Daten 1979 vgl. GUGRISPA, 1983; für Daten 2011 vgl. NCR Vivre-Leben-Vivere [SNF-Projekt CRSII 1_129922] unter der Leitung von Michel Oris, Universität Genf, und Pasqualina Perrig-Chiello, Universität Bern, sowie weiteren Gesuchstellenden. Samples jeweils nach Alter, Geschlecht und Region gewichtet.)

	Männer, 65- bis 74-jährig			Frauen, 65- bis 74-jährig		
Region1)	A	A	B	A	A	B
Jahr	1979[2)]	2011[3)]	2011[3)]	1979[2)]	2011[3)]	2011[3)]
N	542	234	365	470	157	343
Bildungshintergrund:						
• tief (ohne berufliche Fachausbildung)	56%	14%	14%	72%	11%	14%
• mittel (mit beruflicher Ausbildung)	30%	50%	53%	20%	54%	56%
• hoch (tertiäre Ausbildung)	14%	36%	34%	8%	35%	30%
Subjektive Gesundheit:						
• Anteil mit guter/sehr guter Gesundheit	52%	69%	69%	45%	70%	69%
Funktionale Gesundheit:						
• ohne jede Alltagseinschränkungen	84%	94%	89%	76%	90%	94%
Psychische Befindlichkeit: Anteil mit Antworten «selten/nie»						
• sich einsam, isoliert fühlen	85%	94%	92%	77%	87%	91%
• sich müde fühlen	68%	76%	77%	49%	63%	68%
• ängstlich, sorgenvoll	88%	89%	90%	74%	82%	84%
• traurig sein	87%	93%	94%	76%	84%	89%

[1)] Region A: Genf und Zentralwallis; Region B: Genf, Zentralwallis, Bern, Basel
[2)] 1979: 65- bis 74-Jährige = Geburtsjahrgänge 1905 bis 1914
[3)] 2011: 65- bis 74-Jährige = Geburtsjahrgänge 1937 bis 1946

mehr als Hälfte der 55- bis 74-Jährigen ihre wirtschaftliche Situation als «komfortabel» – auch weil mehr als die Hälfte der neuen Generationen «junger Alter» Wohneigentum hat. Gut ein Drittel kommt mit dem Haushaltseinkommen aus, kann aber durch unerwartete Ausgaben (Zahnarztrechnungen usw.) in finanzielle Bedrängnis geraten. Rund ein Zehntel der befragten 55- bis 74-Jährigen erachtet ihre wirtschaftliche Lage als schwierig, was gut zu der Beobachtung passt, dass 2010 9,4 % der 65- bis 74-Jährigen in der Schweiz Ergänzungsleistungen zur Alters- und Hinterlassenenrente bezogen. Deutlich weniger wohlhabende ältere Menschen finden sich in Deutschland, Großbritannien oder Spanien, wo die Pensionierung – im Gegensatz zu Schweiz – häufiger finanzielle Einschränkungen erzwingt. Besonders schlecht ist die finanzielle Absicherung im Alter in Polen und Bulgarien sowie in anderen zentral- und osteuropäischen Ländern. Eine international ausgerichtete Soziale Arbeit für das Alter unterstützt deshalb auch internationale Solidarität im Altersbereich. Der Vergleich wird in Tabelle 7-5 dargestellt.

Sozio-ökonomische Ungleichheiten führen zu ausgeprägten Unterschieden in den Lebenslagen, den Aktivitätsformen und den Möglichkeiten der sozialen Partizipation nach der Pensionierung. Die sozialgerontologischen Modelle eines aktiven (und erfolgreichen) Alterns sind leistungsbezogene Altersmodelle, die hauptsächlich für gut gestellte und gesunde alte Menschen gültig sind. Sie tendieren aber dazu, untere soziale Gruppen auch in der nachberuflichen Lebensphase auszugrenzen.

Die neuen Modelle eines aktiven Alterns haben zudem nicht dazu beigetragen, dass traditionelle Defizitvorstellungen über das Alter verschwanden. Vielmehr ist zu beobachten, dass Menschen sich länger als jung und später als alt einschätzen. Festzustellen ist keine erhöhte Akzeptanz des Alters, sondern eher eine Veränderung der Verhaltensweisen älterer Menschen in Richtung eines verjüngten Verhaltens. Es zeigt sich eine gewisse sozio-kulturelle Verjüngung bei immer mehr Personen neuer Rentnergenerationen, was im Übrigen eine Gleichsetzung von demografischer Alterung und gesellschaftlicher «Überalterung» in Frage stellt. Die Ausdehnung einer teilweise auf jung ausgerichteten Lebensweise bis weit ins Rentenalter führt allerdings zu zwei gegensätzlichen sozialen Trends:

- Einerseits entstehen vermehrte Möglichkeiten, sich auch in der zweiten Lebenshälfte neu auszurichten. Die Pensionierung bedeutet für viele nicht mehr Ruhestand und Rückzug, sondern sie ist eine Lebensphase mit vielfältigen und bunten Gestaltungsmöglichkeiten. Das Alter ist keine Phase nur von Defiziten und Verlusten, sondern auch eine Phase, in der sich neue Chancen ergeben und bisher vernachlässigte Kompetenzen – bezüglich sozialer Kontakte, Gartenarbeiten, Bildung usw. – ausgelebt werden können.

- Andererseits entstehen neue soziale Zwänge, das sichtbare körperliche Alter zu verdrängen oder zu bekämpfen. Lebenslanges Lernen, möglichst lange Aktivi-

Tabelle 7-5: Subjektive Einschätzung der wirtschaftlichen Situation im intereuropäischen Vergleich 2012 (Quelle: European Social Survey 2012 [gewichtete Daten, eigene Auswertungen])

Land	Altersgruppe [Jahre]	Finanzielle Lage des eigenen Haushalts[1]			N
		komfortabel	genügend	schwierig/ sehr schwierig	
Schweiz	55 bis 64	58 %	29 %	13 %	233
	65 bis 74	59 %	34 %	7 %	181
Schweden	55 bis 64	65 %	25 %	10 %	288
	65 bis 74	58 %	35 %	7 %	287
Deutschland	55 bis 64	37 %	52 %	11 %	475
	65 bis 74	36 %	53 %	11 %	416
Großbritannien	55 bis 64	43 %	40 %	17 %	376
	65 bis 74	49 %	44 %	7 %	315
Spanien	55 bis 64	26 %	38 %	36 %	270
	65 bis 74	18 %	49 %	33 %	199
Polen	55 bis 64	6 %	54 %	40 %	330
	65 bis 74	2 %	51 %	47 %	195
Bulgarien	55 bis 64	1 %	24 %	75 %	465
	65 bis 74	0 %	16 %	84 %	410

[1] Feelings about household income nowadays: living comfortably on present income, coping on present income, difficult/very difficult on present income

tät, aber auch ein möglichst langer Erhalt der körperlichen Gesundheit und Fitness werden zu neuen Normvorstellungen eines «erfolgreichen Alterns». «Anti-Ageing»-Ansätze – als Bestrebung, das körperliche Altern aufzuhalten oder zumindest zu verzögern – verstärken den Druck, sich möglichst lange «jung» zu geben (Stuckelberger, 2008).

Die erhöhte Dynamik des dritten Lebensalters beinhaltet daher eine verstärkte Heterogenität von Alternsprozessen. In einer dynamischen, durch soziale Gegensätze geprägten Gesellschaft verlaufen biologische, psychische und soziale Prozesse des Alterns ungleichmäßig, und ein Grundmerkmal des Alterns von heute sind die ausgeprägten Unterschiede zwischen gleichaltrigen Menschen. Dies hat zum einen mit den enormen wirtschaftlichen Ungleichheiten im Alter zu tun.

Zum anderen vergrößert der Trend zu einem aktiven und sozio-kulturell verjüngten Alter die Unterschiede auch in psychischer und sozialer Hinsicht: Während die Einen sich aktiv um Gestaltung und Planung des Alters kümmern, erleben die Anderen ihr Altern weiterhin als unausweichliches Schicksal. Entsprechend ihren bisherigen Lebenshintergründen und Lebenserfahrungen gehen Menschen mit ihrem Altern unterschiedlich um und je nach beruflichen, familialen und sozialen Erfolgen bzw. Misserfolgen weist die zweite Lebenshälfte eine andere Prägung auf. Menschen werden mit steigendem Lebensalter nicht gleicher, sondern ungleicher; ein Punkt, der von der differenziellen Gerontologie schon seit Jahrzehnten betont wird.

7.5 Lebenslagen im vierten Lebensalter – Lebenssituationen Hochaltriger

Das hohe Lebensalter ist – wie angeführt – mit einem erhöhten Risiko von Multimorbidität, Pflegebedürftigkeit und demenziellen Erkrankungen verbunden. Wer lange lebt, gelangt früher oder später zwangsläufig an die Grenzen körperlichen Lebens, da sich im hohen Lebensalter die biologischen Abbauprozesse verstärken, und zwar auch bei gesunder Lebensführung (Schachtschabel, 2004). Ein hohes Lebensalter ist nicht zwangsläufig mit Hilfs- und Pflegebedürftigkeit gleichzusetzen, aber zentral für das hohe Lebensalter sind reduzierte Reservekapazitäten und eine erhöhte Vulnerabilität; zwei Prozesse, die heute zunehmend mit dem Konzept der Fragilität («frailty») erfasst werden (Ding-Greiner/Lang, 2004; Lalive d'Epinay et al., 2008). Im hohen Lebensalter sind Frauen und Männer auf eine altersgerechte Umwelt und eine sichere Versorgung angewiesen. Sozialpolitisch bedingt dies eine enge Verzahnung von sozialen und pflegerischen Leistungen, etwa im Rahmen betreuter Wohnformen. Das hohe Lebensalter ist auch dadurch charakterisiert, dass alte Frauen und Männer in einer Gesellschaft leben (müssen), die weitgehend von viel Jüngeren bestimmt wird. Alte Frauen und Männer – als Vertreterinnen und Vertreter alter Generationen – sind in vielen Bereichen durch vergangene Lebensaspekte geprägt, sei es durch frühere Sprach- und Höflichkeitsformen oder sei es durch frühere Familien-, Ehe- und Frauenbilder. Da alte Frauen und Männer zu Zeiten aufwuchsen, in denen Bildungs- und Einkommenschancen geringer waren, liegt das Armutsrisiko bei alten Menschen – und dabei vor allem bei alten Frauen – über demjenigen jüngerer Altersrentner und Altersrentnerinnen, eine Problemsituation, die besonders bei den ältesten Personen in Ostdeutschland sichtbar wird (Motel-Klingebiel, 2006).

Eine zentrale Herausforderung der Sozialen Arbeit und Pflege alter Menschen besteht darin, dass jüngere Personen kompetent mit Menschen umgehen, die einen anderen sozio-kulturellen Bildungs- und Erlebnishintergrund aufweisen.

Im hohen Alter kumulieren und verstärken sich die sozio-kulturellen Generationendifferenzen in positiver wie negativer Weise. Gleichzeitig bedeutet die erhöhte körperliche, psychische und soziale Fragilität eines hohen Lebensalters, dass die Kompetenzen, sich aktiv auf jüngere Menschen einzustellen, abnehmen. Im hohen Lebensalter können Generationendifferenzen oft nicht mehr von den alten Menschen selbst aktiv bewältigt werden, sondern zentral ist eine Anpassung der jüngeren Generation (etwa des Pflegepersonals) an die Lebens- und Zeitgeschichte der Vertreterinnen alter Generationen (Petzold et al., 2011).

Das hohe Lebensalter ist zudem eine Lebensphase, in der geschlechtsspezifische Unterschiede des Verhaltens und der Lebenserwartung hervortreten. Da Frauen länger überleben, bilden sie mit steigendem Lebensalter immer stärker eine soziodemografische Mehrheit. So lag der Frauenanteil bei den 80- bis 84-Jährigen 2010 sowohl in Deutschland als auch in der Schweiz bei 62 %, und bei den über 84-Jährigen waren es 73 % (Deutschland) bzw. 69 % (Schweiz). Die Feminisierung des hohen Lebensalters wird noch dadurch verstärkt, dass in der sozialen Beratung und Pflege alter Menschen weibliche Fachpersonen die große Mehrheit bilden. Die Kombination von geschlechtsspezifischen Unterschieden der Lebenserwartung (Männer sterben häufiger vorzeitig) und Partnerschaftsverhalten (Männer heiraten häufig eine jüngere Partnerin) tragen dazu bei, dass sich die Lebensweisen von Frauen und Männern im hohen Lebensalter auseinander entwickeln, wie **Tabelle 7-6** zeigt. Frauen erleiden demnach häufiger eine Verwitwung als gleichaltrige Männer und leben im hohen Alter häufiger allein. Männer ihrerseits sind auch im hohen Lebensalter häufiger verheiratet bzw. in einer Partnerbeziehung, zum Teil, weil sie auch im Alter häufiger als Frauen eine neue Partnerbeziehung mit einer oft wesentlich jüngeren Frau eingehen. Da in Deutschland und der Schweiz wenige alte Frauen und Männer mit Kindern im gleichen Haushalt leben, dominieren bei den zu Hause lebenden alten Menschen eindeutig Klein- und Kleinsthaushalte. Trotz Ausbau der ambulanten Pflege und betreuter Wohnformen ist im hohen Lebensalter ein Wechsel in eine stationäre Alterseinrichtung (Alters- und Pflegeheim, Wohnstift usw.) ein häufiges Schicksal, namentlich, wenn Angehörige fehlen oder bei depressiven und demenziellen Störungen. Das hohe Alter bewegt sich damit haushaltsbezogen im Spannungsfeld entweder hoch individualisierter (allein oder zu zweit) oder stark kollektiv organisierter Lebensformen. Der Anteil alter Menschen in stationären Alters- und Pflegeeinrichtungen ist in der Schweiz höher als in Deutschland; das Resultat einerseits einer ausgeprägt kommunalen Tradition der Alterspflege und andererseits aufgrund des Fehlens einer Pflegeversicherung, die ambulante Formen der Pflege im Alter fördert. In beiden Ländern tragen neue Bestrebungen in Richtung pflegerisch-betreuter Wohnformen jedoch dazu bei, dass sich auch für Menschen in hohem Alter mehr Möglichkeiten eröffnen, Individualisierung und institutionelle Sicherheit und Pflege zu kombinieren.

Tabelle 7-6: Zur Haushaltssituation der 80-jährigen und älteren Bevölkerung in Deutschland und der Schweiz

A) Verheiratete und verwitwete Frauen und Männer im Alter von 80 Jahren und älter
(Quelle: Statistische Jahrbücher der entsprechenden Länder)

Personen im Alter von 80+	Deutschland 2010		Schweiz 2010	
	Frauen	Männer	Frauen	Männer
verheiratet [%][1]	21 %	61 %	22 %	66 %
verwitwet [%]	65 %	30 %	63 %	25 %

[1] incl. eingetragene Partnerschaften

B) Anteil alter Menschen in stationären Alters- und Pflegeeinrichtungen
(Quellen: Deutschland: Pflegestatistik; Schweiz: Statistik sozialmedizinischer Einrichtungen)

	Altersgruppe		
Bezogen auf alle Personen der Altersgruppe	80–84	85–89	90+
Deutschland 2009:			
Pflegebedürftige in Alters- und Pflegeheimen	7 %	15 %	26 %
Schweiz 2009:			
Wohnen in Alters- und Pflegeeinrichtungen	9 %	21 %	39 %

Sozialpolitisch bedeutsam ist auch die Tatsache, dass selbst die letzte Lebenszeit alter Menschen sozio-ökonomisch mitgeprägt wird. «End-of-life»-Analysen lassen erkennen, dass besser ausgebildete alte Menschen ihr letztes Lebensjahr mit weniger Einschränkungen verbringen als weniger gut ausgebildete Personen, die gleichzeitig früher versterben (Andersen-Ranberg/Robine et al., 2008). Wirtschaftliche und soziale Ungleichheiten der Lebenslagen und Lebenschancen bestimmen auch das hohe Lebensalter bis in den Tod hinein, wobei bei alten Frauen und Männern sowohl frühere als auch aktuelle Ungleichheiten bedeutsam sind. Dies wird dadurch verstärkt, dass auch hirnorganische Alternsprozesse extrem unterschiedlich verlaufen, wie etwa Studien bei 100-Jährigen aufzeigen (Rott, 1999; Jopp et al. 2014).

7.6 Schlussfolgerungen

Moderne Gesellschaften erleben einen raschen Strukturwandel des Alterns, ausgelöst durch eine Ausdehnung der Lebenserwartung, das Eintreten besser ausgebildeter und selbstbewusster Generationen von Frauen und Männern ins höhere Lebensalter und den Durchbruch neuer Modelle eines aktiven Alterns. Dadurch ergeben sich neue Herausforderungen an die Soziale Arbeit und Pflege im Alter, sei es, weil ältere und alte Frauen und Männer über soziale Rechte und gesundheitliche Fragen besser informiert sind und selbstbewusster auftreten, sei es auch, weil Frauen und Männer ihr Alter unterschiedlich gestalten bzw. gestalten können. Die Tatsache, dass sich die Lebenslage gleichaltriger Menschen unterscheidet, erschwert oder verhindert starre Lösungen und einheitliche Regelungen und erfordert vielmehr eine hohe Flexibilität der Fachangebote sowie zielgruppenspezifische Maßnahmen. Neben bedeutsamen sozialen Unterschieden der Lebenslage und Gesundheit im Alter zeichnet sich zunehmend eine lebenszyklische Kluft zwischen dem dritten und vierten Lebensalter ab: Während bei gesunden pensionierten Frauen und Männern – neben der klassischen Beratung bezüglich Finanzen, Partnerschaft oder Suchtverhalten – aktivitätsorientierte Interventionen und partizipative, soziale und gesundheitspolitische Maßnahmen im Vordergrund stehen, geht es bei sehr alten Menschen – im vierten Lebensalter – auch darum, die Grenzen sozialer, pflegerischer und medizinischer Maßnahmen zu akzeptieren. Unterlassen kann gegen Lebensende wichtiger sein als ein «hyperaktives» Hinauszögern des Todes. Soziale Arbeit mit und für sehr alte Menschen ist nicht nur eng mit Pflege- und Gesundheitsberufen, sondern auch mit ethischen, spirituellen und lebensbiographischen Aspekten verbunden. Eine Verständnisbasis bietet hierfür die Gerontologie.

7.7 Debatten und Kontroversen

Die aktuellen gesellschafts- und sozialpolitischen Kontroversen konzentrieren sich weniger auf die Beschreibung der Trends als auf deren Einschätzung zukünftiger gesellschaftlicher Verhältnisse. Eine klassische Kontroverse bezieht sich auf die Bewertung der demografischen Alterung: Einerseits finden sich seit langem kulturpessimistisch geprägte Katastrophenszenarien zu den sozialen, intergenerationellen und wirtschaftlichen Folgen geringer Geburten und steigender Anteile alter Menschen, wenn von «Rentnerschwemme», demografisch bedingter Explosion der Gesundheitskosten, Pflegenotständen und einer «Herrschaft der Alten» gesprochen wird. Andererseits betrachten andere Denkansätze die demografische Alterung eher als zivilisatorischen Fortschritt (da mehr Menschen von einem langen Leben profitieren), als ökologisch sinnvolle Lösung des Problems der weltweiten Bevölkerungszunahme oder als interessante Investitionschance für ganze Wirtschaftszweige, von der Wellness-Industrie über Tourismus, den Pharma- und Gesundheitssektor, die Nahrungsmittelindustrie und Medizinaltechnik bis hin zum alterslosen Design.

Eine mehr demografisch-methodische Debatte kreist um Fragen nach der weiteren Entwicklung der Lebenserwartung bzw. der behinderungsfreien Lebenserwartung: Auf der einen Seite steht die These, wonach die Zunahme der Lebenserwartung in modernen Gesellschaften an genetische Grenzen stößt bzw. zwar die Lebenserwartung noch steigen kann, nicht aber die behinderungsfreie Lebenserwartung. Auf der anderen Seite steht die These, dass die menschliche Lebensspanne – zukünftig dank genetischer Veränderungen – nach oben ausdehnbar sei. Was zutreffen wird, bleibt offen, interessant ist jedoch die Feststellung, dass der Anstieg der Lebenserwartung der vergangenen Jahrzehnte auch von Fachleuten immer wieder unterschätzt wurde.

In der medizinisch ausgerichteten Alter(n)sforschung geht es oft um Debatten darüber, welche körperlich-kognitiven Abbauprozesse zum so genannten «normalen Altern» oder zu «krankhaften Alternsprozessen» gehören. Dabei geht es prinzipiell darum, welche Prozesse im Alter medizinisch behandelbar sind bzw. behandelbar gemacht werden können. Radikale Vertreter der «Anti-Ageing»-Medizin erachten Altersprozesse generell als «Krankheit», die wie andere Krankheiten durch entsprechende medizinische oder genetische Fortschritte irgendwann besiegt werden kann.

In Bezug auf Pflegeleistungen im Alter ergeben sich einerseits Debatten um eine Wiederaufwertung familialer Pflegeleistungen – oft beruhend auf historisch falschen und sozialromantisch geprägten Bildern der Familie von früher – oder um die Durchsetzung professioneller Pflegeleistungen. Angesichts des sich abzeichnenden Mangels an Pflegefachpersonen wird vermehrt diskutiert, in welchem Maße Pflegefachpersonen aus dem Ausland zu rekrutieren seien oder ob es besser sei, pflegebedürftige alte Menschen in kostengünstigen Ländern mit hohem Anteil arbeitsloser Jugendlicher zu betreuen. Pflegeberufe werden zudem Diskussionen um Rationalisierung und Automatisierung von Pflegeleistungen, etwa durch Pflegerobotik, nicht entgehen, während die Soziale Arbeit ihre Fachleistungen in Zeiten knapper staatlicher Mittel auch in Zukunft immer wieder zu rechtfertigen hat.

Reflexion

- Welches Altern haben Ihre Eltern/Großeltern/Urgroßeltern erfahren, und inwiefern sind die persönlichen Erfahrungen für Sie prägend?
- Welches Alter erachtet man/frau für sich persönlich als ideal oder als abschreckend? Und warum?
- Und in welchem Maße fließen die persönlichen familialen Erfahrungen zum Alt-Werden oder die persönlichen Wünsche in die eigene Arbeit für alte Menschen und mit ihnen ein?

7.8 Literatur

Albrecht P. A. (2012). Service-Wohnen als Zukunftsaufgabe einer alternden Gesellschaft. Berlin: Berliner Wissenschaftsverlag.

Andersen-Ranberg K., Robine J. M. et al. (2008). What has happened to the oldest old SHARE participants after two years? In: Börsch-Supan et al. (Eds.). First Results from the Survey of Health, Ageing and Retirement in Europe (2004–2007). Mannheim: Mannheim Research Institute for the Economics of Aging, 66–73.

Arnett J. J. (2000). Emerging adulthood. A theory of development from the late teens through the twenties. American Psychologist, 55, 5, 469–480.

Backes G., Amrhein L. (2008). Potentiale und Ressourcen des Alter(n)s im Kontext von sozialer Ungleichheit und Langlebigkeit. In: Künemund H., Schroeter K. R. (Hrsg.). Soziale Ungleichheiten und kulturelle Unterschiede in Lebenslauf und Alter. Fakten, Prognosen und Visionen. Wiesbaden: VS-Verlag, 71–84.

Brandt M. (2009). Hilfe zwischen Generationen. Ein europäischer Vergleich. Wiesbaden: VS-Verlag.

Bühlmann B. (2010). Die andere Karriere. Gesellschaftliches Engagement in der zweiten Lebenshälfte – am Beispiel von Innovage. Luzern: Interact.

Clemens W., Höpflinger F., Winkler R. (2005). Arbeit in späteren Lebensjahren. Sackgassen, Perspektiven, Visionen. Bern: Haupt.

Ding-Greiner Chr., Lang E. (2004). Alternsprozesse und Krankheitsprozesse – Grundlagen. In: Kruse A., Martin. M. (Hrsg.). Enzyklopädie der Gerontologie. Alternsprozesse in multidisziplinärer Sicht. Bern: Verlag Hans Huber, 182–206.

Erlinghagen M., Hank K. (2008). Produktives Altern und informelle Arbeit in modernen Gesellschaften. Theoretische Perspektiven und empirische Befunde. Wiesbaden: VS-Verlag.

EuroCoDe European Collaboration on Dementia (2009). Prevalence of Dementia in Europe, Workpackage 7/06, Final Report. 7. Aug. 2009 (mimeo.).

Furger M., Kehl D. (2006). Alt und geistig behindert. Herausforderung für Institutionen und Gesellschaft. Luzern: Edition SZH/CSPS, 33–45.

Gassmann O., Reepmeyer G. (2006). Wachstumsmarkt Alter. Innovationen für die Zielgruppe 50+. München: Carl Hanser Verlag.

Grünheid E., Scharein M. G. (2010). On developments in the mean joint lifetimes of three- and four-generation families in Western and Eastern Germany – A model calculation. Comparative Population Studies, 36, 1, 41–76.

GUGRISPA (Groupe Universitaire Genevois) (1983). Vieillesses. Situations, itinéraires et modes de vie des personnes âgées aujourd'hui. Saint-Saphorin: Georgi.

Haller M. (2007). «Wir wollen nicht nur Objekt der Forschung sein!». Möglichkeiten partizipativer Alter(n)sforschung am Beispiel des InitiativForums Generationenvertrag. In: InitiativForum Generationenvertrag (Hrsg.). Altern ist anders: Gelebte Träume – Facetten einer neuen Alter(n)skultur. Hamburg: LIT, 28–48.

Heinze R. G., Naegele G., Schneiders K. (2011). Wirtschaftliche Potentiale des Alters. Stuttgart: Kohlhammer.

Hoff A. (2006). Intergenerationale Familienbeziehungen im Wandel. In: Tesch-Römer C., Engstler H., Wurm S. (Hrsg.). Altwerden in Deutschland. Sozialer Wandel und individuelle Entwicklung in der zweiten Lebenshälfte. Wiesbaden: VS-Verlag, 231–287.

Höpflinger F. (2011). Die neue Generation der «jungen Alten». Befindlichkeit und Werthaltungen in mitteleuropäischen Ländern. Psychotherapie im Alter, 8, 155–166.

Höpflinger F. (2012). Bevölkerungssoziologie. Einführung in demografische Prozesse und bevölkerungssoziologische Ansätze. Weinheim: Juventa.

Höpflinger F., Bayer-Oglesby L., Zumbrunn A. (2011). Pflegebedürftigkeit und Langzeitpflege im Alter. Aktualisierte Szenarien für die Schweiz. Bern: Verlag Hans Huber.

Jagger C., Weston C., Cambois E. (2011). Inequalities in health expectancies at older ages in the European Union: Findings from the Survey of Health and Retirement in Europe (SHARE). Journal of Epidemiology & Community Health, 65, 11, 1030–1035.

Jopp D., Rott Chr., Boerner K., Bosch K., Kruse A. (2014). Zweite Heidelberger Hundertjährigen Studie: Herausforderungen und Stärken des Lebens mit 100 Jahren. Robert Bosch Stiftung: «Alter und Demographie».

Karl F. (2012). Das Altern der «neuen» Alten. Eine Generation im Strukturwandel des Alters. Münster: LIT.

Karl F. (2012). Das Altern der vor und nach 1930 Geborenen. In: Karl F. (Hrsg.). Das Altern der «neuen» Alten. Eine Generation im Strukturwandel des Alters. Münster: LIT, 79–12.

Kroll L.E., Lampert Th., Lange C., Ziese Th. (2008). Entwicklung und Einflussgrößen der gesunden Lebenserwartung, Veröffentlichungsreihe der Forschungsgruppe Public Health, Juli 2008. Berlin: Wissenschaftszentrum Berlin für Sozialforschung.

Lalive d'Epinay Chr., Spini D. et al. (2008). Les années fragiles. La vic au delà de quatre-vingts ans. Quebec: Presse de l'université Laval.

Motel-Klingebiel A. (2006). Materielle Lagen älterer Menschen-Verteilungen und Dynamiken in der zweiten Lebenshälfte. In: Tesch-Römer C., Engstler H., Wurm S. (Hrsg.). Altwerden in Deutschland. Sozialer Wandel und individuelle Entwicklung in der zweiten Lebenshälfte. Wiesbaden: VS-Verlag, 155–230.

Pelizäus-Hoffmeister H. (2011). Das lange Leben in der Moderne. Wechselbeziehungen zwischen Lebensalter und Modernisierung. Wiesbaden: VS-Verlag.

Perrig-Chiello P. (2011). In der Lebensmitte. Die Entdeckung der zweiten Lebenshälfte. 5. Auflage. Zürich: NZZ Libro

Perrig-Chiello P., Höpflinger F. (2005). Aging parents and their middle-aged children: Demographic and psychosocial challenges. European Journal of Ageing, 2, 183–191.

Perrig-Chiello P., Höpflinger F. (2012). Pflegende Angehörige älterer Menschen. Probleme, Bedürfnisse, Ressourcen und Zusammenarbeit mit der ambulanten Pflege. Bern: Verlag Hans Huber.

Petrich D. (2011). Einsamkeit im Alter. Notwendigkeit und (ungenutzte) Möglichkeiten Sozialer Arbeit mit allein lebenden alten Menschen in unserer Gesellschaft. Jenaer Schriften zur Sozialwissenschaft, Jg. 4/Bd. 6. Jena: Fachhochschule Jena.

Petzold H.G., Horn E., Müller L. (2011). Hochaltrigkeit. Herausforderung für persönliche Lebensführung und biopsychosoziale Arbeit. Wiesbaden: VS-Verlag.

Puur A., Sakkeus L., Põldma A., Herm A. (2011). Intergenerational family constellations in contemporary Europe: Evidence from the Generations and Gender Survey. Demographic Research, 25, 135–172.

Reitinger E., Beyer S. (2010). Geschlechtersensible Hospiz- und Palliativkultur in der Altenhilfe. Frankfurt a. M.: Mabuse.

Rott Chr. (1999). Kognitive Repräsentation, Coping-Verhalten und soziale Integration von Hundertjährigen. Zeitschrift für Gerontologie und Geriatrie, 32, 246–254.

Schachtschabel D.O. (2004). Humanbiologie des Alterns. In: Kruse A., Martin M. (Hrsg.). Enzyklopädie der Gerontologie. Alternsprozesse in multidisziplinärer Sicht. Bern: Verlag Hans Huber, 167–181.

Schmid S. (2010). Frauen nach der Verwitwung. Soziale Netzwerke als Hilfestellung für Verwitwete. Diplomarbeit, Universität Wien.

Stuckelberger A. (2008). Anti-Ageing Medicine: Myths and Chances. Zürich: vdf Hochschulverlag.

Unger R. (2006). Trends in active life expectancy in Germany between 1984 and 2003 – A cohort analysis with different health indicators. Journal of Public Health 14, 3, 155–163.

Vespa J. (2012). Union formation in later life: Economic determinants of cohabitation and remarriage among older adults. Demography, 49, 1103–1125.

Wormstall H. (2008). Die «Alten Jungen». Psychotherapie im Alter, 4/5. Jg., 397–399.

Wurm S., Schöllgen I., Tesch-Römer C. (2010). Gesundheit. In: Motel-Klingebiel A., Wurm S., Tesch-Römer C. (Hrsg.). Altern im Wandel. Befunde des deutschen Alterssurveys (DEAS). Stuttgart: Kohlhammer, 90–117.

Zölch M., Mücke A., Graf A., Schilling A. (2009). Fit für den demografischen Wandel? Ergebnisse, Instrumente, Ansätze guter Praxis. Bern: Haupt.

8 Anforderungen an eine professionelle Pflege in einer alternden Gesellschaft

Sabine Hahn

Zusammenfassung

Die Anforderungen an die professionelle Pflege in einer alternden Gesellschaft sind hoch. Lebensqualität, Autonomie, Mobilität, Wohlbefinden und Gesundheit werden für betagte Menschen zunehmend wichtig. Sie wollen ihre Selbstständigkeit auch bei hohem Pflegebedarf möglichst lange beibehalten. Die Spezialisierung auf Gesundheitsbedarfe alter und hochbetagter Menschen muss attraktiver gestaltet und das verstaubte Image der Alterspflege überwunden werden. Nur dadurch lässt sich dem Personalmangel wenigstens in Ansätzen begegnen. Das Gesundheitswesen wird sich in Richtung integrierte Versorgung und Fallführung weiterentwickeln. Teamarbeit und vernetzte interdisziplinäre Zusammenarbeit über Versorgungsbereiche hinaus werden immer wichtiger. Dadurch können personelle Ressourcen effizient genutzt und die zahlreichen Überschneidungen in den verschiedenen Arbeitsgebieten reduziert werden. Spezialisierte Sozial- und Pflegedienste, die übergreifend in den verschiedenen Versorgungsbereichen zusammenarbeiten, bilden ein Schlüsselelement für Lebensqualität im Alter. Hier entsteht ein Innovationsfeld für die Weiterentwicklung beider Berufsfelder. Dank gemeinsamer Assessmentinstrumente, einer gemeinsamen Sprache, der Nutzung der gleichen Informationstechnologien, kann der Pflege- und Unterstützungsbedarf umfassender eingeschätzt und zielgerichtete Interventionen können gemeinsam durchgeführt und evaluiert werden.

> **Lernziele:**
>
> - Die Anforderungen an eine professionelle Pflege in einer alternden Gesellschaft benennen können.
> - Durch unterschiedliche und komplexe Entwicklungen veränderten Pflegebedarf erkennen können.
> - Felder für die interdisziplinäre Zusammenarbeit auf diesem Gebiet beschreiben können.
> - Die wichtigsten Punkte für die Diskussion und Weiterentwicklung im disziplinären und interdisziplinären Feld zwischen Pflege und sozialer Arbeit sowie weiteren Beteiligten erkennen können.

8.1 Einführung

Professionelle Pflege betagter und hochbetagter Menschen birgt viele Anforderungen, und zwar nicht nur durch die weltweit zunehmende Alterung der Bevölkerung und den damit verbundenen erhöhten Bedarf an Pflege, sondern auch durch zunehmende gesellschaftliche Diversität. Diese wird beispielsweise durch Individualisierung (Kaelble, 2007), Migration und wachsende soziale Unterschiede verursacht (Christensen et al., 2009; Vaupel, 2010; OECD, 2009). Die steigende Zahl älterer Menschen steht zudem einem Gesellschaftssystem gegenüber, das immer weniger soziale Unterstützung leisten kann, was zu einem erhöhten Bedarf an professioneller Langzeitpflege und Dienstleistungen im Sozialbereich führen wird (Katz, 2011; Huber et al., 2008; Dawson et al., 2007; Dill/Salsberg, 2008). Gleichzeitig spielt in der Gesellschaft Lebensqualität, die Autonomie, Wohlbefinden und Gesundheit bis ins hohe Alter einschließt, eine immer wichtigere Rolle. Selbstbewusstere ältere Menschen verlangen nach mehr und spezieller auf sie abgestimmten Gesundheitsleistungen (Vernon et al., 2009). Sie möchten trotz Unterstützungs- und Pflegebedarf so lange wie möglich in ihrer gewohnten Umgebung leben (Fluder et al., 2012).

Ältere und betagte Menschen leiden nicht nur an altersbedingten Beeinträchtigungen oder chronischen Erkrankungen, sondern sind häufig auch von akutem und komplexem Krankheitsgeschehen betroffen. Mit dem Alter steigt die Prävalenz von Kreislauferkrankungen, Rheuma und Krebs. Dies führt dazu, dass die Anzahl von Personen mit Komorbidität mit mehr als einer chronischen Krankheit zunimmt (Seematter-Bagnoud/Paccaud, 2010). Ebenso treten im Alter akute Krankheitsereignisse vermehrt auf. Altersbedingt nehmen Gleichgewichtsstörungen sowie Sehschwierigkeiten zu, die unter anderem das Sturzrisiko erhöhen. Etwa 10 % der Stürze ziehen Verletzungen nach sich: Hüftfrakturen beispielsweise können wiederum Ursache von Pflegebedürftigkeit oder gar Tod sein (Tinetti, 2003). Dies bedeutet, dass auch in der Akutversorgung immer mehr ältere Menschen auf medizinische Unterstützung und Pflege angewiesen sind. Bei den stetig sinkenden Aufenthaltsdauern ist dies im stationären Setting eine nicht zu unterschätzende Anforderung bezüglich Patientensicherheit und Pflegequalität.

Auch die Prävalenz kognitiver und psychischer Erkrankungen steigt mit dem Alter an. Generell wird in Europa von einer Demenzprävalenz von 3,4 % bei den über 60-Jährigen ausgegangen (Qiu et al., 2007). Demenzielle Erkrankungen sind bezüglich Pflege und vor allem ihrer psycho-sozialen Betreuung sehr anspruchsvoll und intensiv und werden dadurch hohe Kosten für die Gesellschaft verursachen, und zwar durch die intensive und notwendige Betreuung und Pflege und nicht durch Diagnose und Behandlung (Kraft et al., 2010). Die zunehmenden depressiven Störungen haben im Alter eine zweifache Auswirkung auf den Unterstützungs- und Pflegebedarf, wie Kickbusch et al. (2009) verdeutlichen: Sie erschweren einerseits die Behandlung anderer Krankheiten (z. B. Diabetes) und können deren Auswirkungen verstärken. Andererseits führen sie durch eine Reduktion des Antriebs und der Motivation, den Alltag zu bewältigen und die Selbstständigkeit zu erhalten, zu einer direkten Einschränkung der Lebensqualität der Betroffenen und ihres sozialen Umfelds.

Die geschilderten gesellschaftlichen Entwicklungen und der gesundheits- und krankheitsbedingte Bedarf älterer Menschen bedeuten, dass Pflege im Alter nicht mehr nur im Langzeitbereich, sondern auch im Akutsetting und vermehrt zu Hause stattfindet (Schwarze et al., 2011; Fluder et al., 2012). Die entsprechenden Leistungsangebote müssen daher dem Bedarf betagter Menschen angepasst werden (Kickbusch et al., 2009). Die Gestaltung der Übergänge zwischen den verschiedenen Versorgungsbereichen und bedingt vernetztes Arbeiten zwischen den verschiedenen Leistungserbringern werden daher wichtiger werden. Sollen qualitativ gute Pflege- und Therapiemöglichkeiten für ältere Menschen angeboten werden, welche die geforderte Lebensqualität unabhängig vom Versorgungsbereich ermöglichen, sind erhebliche Anstrengungen in der Politik, im Gesundheitssystem, im Praxisfeld, bei Aus- und Weiterbildungsanbietern sowie in der Forschung notwendig. Übergangspflege wird an Stellenwert zunehmen. Der insbesondere in der Ausbildung professioneller Pflege noch stark verbreitete Fokus auf die stationäre Akutversorgung junger Patienten oder Menschen im mittleren Lebensalter muss hinterfragt werden. Insbesondere die wachsenden Herausforderungen in der Langzeitbetreuung Hochbetagter stellen komplexe Anforderungen an Pflegende, die es auch in der Ausbildung zu vermitteln gilt.

8.2 Gelebte Erfahrung von Gesundheit und Krankheit

«Professionelle Pflege umfasst die eigenverantwortliche Versorgung und Betreuung, allein oder in Kooperation mit anderen Berufsangehörigen, von Menschen aller Altersgruppen, von Familien oder Lebensgemeinschaften sowie Gruppen und sozialen Gemeinschaften, ob krank oder gesund, in allen Lebenssituationen (Settings). Pflege umfasst die Förderung der Gesundheit, die Verhütung von Krankheiten und die Versorgung und Betreuung kranker, behinderter und sterbender Menschen. Weitere Schlüsselaufgaben der Pflege sind die Wahrnehmung der Interessen und Bedürfnisse (Advocacy), die Förderung einer sicheren Umgebung, die Forschung, die Mitwirkung in der Gestaltung der Gesundheitspolitik sowie das Management des Gesundheitswesens und in der Bildung.» (SBK Schweiz, Webseite [17.07.2013])

Diese offizielle Definition der Pflege des International Council of Nurses wurde von den Berufsverbänden Deutschlands, Österreichs und der Schweiz als konzertierte Übersetzung aus dem Englischen übernommen (SBK Schweiz, Webseite [17.07.2013]). In einer alternden Gesellschaft wird nach dieser Definition professionelle Pflege stark gefordert sein. Spichiger et al. (2006) haben im Rahmen des «Projektes Zukunft Medizin Schweiz» der Schweizerischen Akademie der Medizinischen Wissenschaften (SAMW) beschrieben, was professionelle Pflege ist und welche Aufgaben für sie zentral sind. Pflege hat zum Ziel,...

«[...] für betreute Menschen die bestmöglichen Behandlungs- und Betreuungsergebnisse sowie die bestmögliche Lebensqualität in allen Phasen des Lebens bis zum Tod zu erreichen.» (Ebd.: 51)

Diese Zielsetzung macht deutlich, dass Pflege- und Lebensqualität stark zusammenhängen. Pflege befasst sich nicht nur mit Krankheit an und für sich, sondern zudem mit den Auswirkungen von Erkrankung und Beeinträchtigung. Professionelle Pflege ist daher stark alltagsbezogen. Hier zeigen sich die Überschneidungen und Parallelen mit der Sozialen Arbeit. Denn den Alltag trotz Beeinträchtigung oder Krankheit so normal wie möglich zu leben, bedingt viel soziale Unterstützung und viele Ressourcen. In Anbetracht knapper Personalressourcen sollten in der interdisziplinären Zusammenarbeit vermehrt Synergien genutzt werden.

Die Definition der professionellen Pflege zeigt, dass die Disziplin Pflege ihren Wissenshintergrund für die Pflege betagter Menschen mit Erkenntnissen aus Gerontologie, Geriatrie und Gerontopsychiatrie sowie weiteren Bezugswissenschaften wie Psychologie und Soziologie anreichert. Gerontologische Pflege, Geriatrische Pflege, Palliative Care oder Dementia Care und Psychogeriatrische Pflege verfolgen unter dem Aspekt der professionellen Pflege alle dasselbe Ziel. Die demografische Entwicklung bedeutet für Pflegefachpersonen, sich vermehrt mit den körperlichen, psychischen und sozialen Vorgängen des Alterns befassen zu müssen (Gerontologie). Um gesundheitliche Risiken zu erkennen und präventive Maßnahmen einzuleiten, müssen sie sich gleichzeitig mit körperlichen, psychischen und sozialen Gesundheitsrisiken und altersbedingten Erkrankungen und deren Behandlung auskennen (Geriatrie, Gerontopsychiatrie). Wie bereits erwähnt, liegt das Augenmerk der Pflege auf den Auswirkungen der Erkrankung auf den Alltag, etwa auf die Aktivitäten des täglichen Lebens und dem Symptommanagement. Wichtig ist auch, wie das immer komplexere Therapiemanagement in den Alltag einer betroffen Person integriert werden kann oder wie Familien trotz knapper zeitlicher Ressourcen ihre Angehörigen in den Selbstpflegekompetenzen und beim Bewältigen von Erkrankungen unterstützen können. Es geht nicht nur um diagnostizierte Erkrankungen oder vorhandene Gesundheit. Ein betagter Mensch kann sich krank und beeinträchtigt fühlen, bei vollständiger körperlicher Gesundheit. Er kann aber aufgrund seines Alters und der schnelleren Ermüdbarkeit vielleicht nicht mehr so viel unternehmen, wie dies früher möglich war. Dadurch kann er sich beeinträchtigt oder gar krank fühlen. Ebenso kann sich ein alter Mensch gesund fühlen, da er seine ihm wichtigen Aktivitäten problemlos ausführen kann, auch wenn eine Erkrankung medizinisch diagnostiziert wurde. Das heißt: Subjektiver und objektiver Gesundheitszustand müssen sich nicht entsprechen. Wie die Definition des ICN und die Beschreibung nach Spichiger et al. (2006) zeigen, ist Pflege ein ganzheitlicher Prozess, der den pflegebedürftigen Menschen in seinem sozialen Umfeld, seiner Lebensphase und seinen individuellen psychischen und physischen Bedürfnissen ernst nimmt. Es gibt nicht *den* älteren pflegebedürftigen Menschen, und Pflege wird nicht nur bei Krankheit aktiv. Dies ist ein weit verbreiteter Irrglaube (Steidl/Nigg, 2008). Im Zentrum stehen das «Sich-wohl-Fühlen» oder Wohlbefinden und das Bestreben, den damit verbundenen täglichen Anforderungen an die Selbstpflege gerecht zu werden. Es geht aber auch darum, «sich krank bzw. beeinträchtigt zu fühlen», «krank zu sein» und um die gelebte Erfahrung von Krankheit und Gesundheit (Benner/Wrubel, 1997). Diese gelebte Erfahrung kann stark mit sozialen Problemen zusammenhängen, etwa mit der Schwierigkeit, sich die Taxifahrt zu Freunden zu finanzieren und so den Kontakt aufrechterhalten zu können.

8.3 Imageprobleme und Attraktivität

Nicht nur die zunehmende Komprimierung der Morbidität (Kumulation schwerer Erkrankungen in den letzten Lebensjahren), sondern auch soziale Faktoren, wie das Image von Langzeitpflegeeinrichtungen, und finanzielle Anreize haben in vielen Ländern dazu geführt, dass die Verweildauer in den Pflegeheimen dramatisch gesunken ist. Das Altersheim, das Alterswohnen oder betreutes Wohnen im herkömmlichen Sinne scheint für betagte Menschen keine wirkliche Option zu sein.

Es ist für sie schlicht zu wenig attraktiv (vgl. auch Becker et al., 2013). Der Trend ist offensichtlich und heißt, so lange wie möglich zu Hause wohnen, am liebsten mit Betreuung durch die Familie oder mit spitalexterner Pflege – wenn es nicht anders geht, Alterswohnen mit Dienstleistungen und, zum Lebensende hin, Wohnen im Pflegeheim. Neuere Daten aus Deutschland untermauern diesen Trend. Die mittlere Verweildauer im Heim ist bei Männern auf knapp 16 Monate und bei Frauen auf 40 Monate zurückgegangen (Rothgang et al., 2008).

Wieso vermeiden ältere Menschen ein Leben im Alters- und Pflegeheim? Nur eine Minderheit betagter Menschen kann sich vorstellen, freiwillig die starren Regeln und Routinen einer Organisation zu akzeptieren oder gar ein Zimmer mit einer fremden Person zu teilen. Einige ältere Menschen wollen lieber sterben, als in ein Pflegeheim einzutreten (Kane, 2001; Monkhouse, 2003). Für sie bedeutet Leben im Alters- und Pflegeheim der Verlust ihrer Autonomie, Lebensqualität und Identität. Auch in der Pflege hat die Arbeit mit betagten Menschen ein Imageproblem (Rüegger/Widmer, 2010). So gilt zwar die Pflege und Betreuung alter Menschen als sehr anspruchsvoll und komplex, für Pflegefachpersonen sind diese Arbeitsplätze jedoch beispielsweise bezüglich des Personalschlüssels oder Grade- und Skill-Mix (Zusammenarbeit verschiedener Personen mit unterschiedlichen Ausbildungsstufen und Erfahrungen) häufig deutlich schlechter dotiert als in einem Akutspital. Diverse Metaanalysen und Literaturreviews weisen darauf hin, dass mehr gut qualifizierte Pflegefachpersonen mit besseren Patientenergebnissen einhergehen und eine zu geringe Zahl diplomierter Pflegefachpersonen für die Patienten das Risiko von Komplikationen und Todesfällen erhöht (Buerhaus, 2009). Schubert et al. (2008, 2005a, 2005b) bestätigen diese Entwicklung und ihre Folgen auch für die Schweiz. Rüegger und Widmer (2010) analysierten im Auftrag von CURAVIVA Schweiz anhand einer Sekundäranalyse die wichtigsten Berichte und Texte hinsichtlich der Personalsituation in der Langzeitpflege. Sie kommen zu dem Schluss, dass der Bedarf an Pflege und Betreuung für hochbetagte Menschen sowie der Bedarf an Plätzen in sozialmedizinischen Einrichtungen erheblich zunehmen werden. Bis ins Jahr 2030 gehen Rüegger und Widmer (2010) in der Schweiz von 64 794 Stellen oder 94 297 Personen aus, die im Alterspflegebereich benötigt werden, im Vergleich zu 2010 mit 49 866 Stellen und 72 572 Personen. Der Bedarf an Personal ist groß, insbesondere in der Langzeitpflege kann er schon heute in der Schweiz nicht ausreichend gedeckt werden (Jaccard Ruedin et al., 2010). In Österreich sieht die Situation ähnlich aus und in Deutschland hat sie sich in den vergangenen Jahren zugespitzt.

Die Imageprobleme der Langzeitpflege(-Institutionen) bei älteren Menschen und Pflegepersonal scheinen heute von betroffenen Institutionen, dem Management und der Politik noch nicht wirklich ernst genommen zu werden. Imagestrategien, um den Lebens- und Arbeitsort Alters- und Pflegeheim attraktiver zu gestalten, laufen nur zögerlich an. Auch Akutspitäler müssen «altersfreundlicher» werden, denn sie sind neben der spitalexternen Pflege meist die ersten Leistungserbringer, die beispielsweise nach einem Sturzereignis die häusliche Situation und das soziale Umfeld bezüglich der Rückkehr nach Hause einschätzen müssen. Fehlt hier die Zeit, sich vertieft mit der Situation der älteren Patienten auseinanderzusetzen, können Gesundheit und Lebensqualität der Betroffenen darunter leiden. Es besteht die Gefahr, dass ältere Menschen ihre Gesundheit unnötig gefährden, etwa durch Mangelernährung oder soziale Isolation, wenn sie intensivere Pflegesettings meiden oder Leistungserbringer diese Gesundheitsprobleme mangels Kompetenzen und Zeit nicht erkennen. Zimmermann-Sloutskis et al. (2012) betonen, dass die Lebensqualität älterer Menschen durch ihre Lebenssituation, ihre aktive Beteiligung am sozialen Leben und die soziale Unterstützung, die sie erfahren, bestimmt wird. Medizinische Betreuung und Pflege haben direkten Einfluss auf die Lebensqualität, indem sie dazu beitragen, die funktionale Autonomie zu erhalten bzw. wiederherzustellen. Eine altersgerechte attraktive Gesundheitsversorgung, mit auf Altersfragen spezialisiertem Sozial- und Pflegedienst, scheint daher ein Schlüsselelement für eine gute Lebensqualität im Alter zu sein. Hier bestehen Möglichkeiten für Innovationen in der Zusammenarbeit zwischen Pflege- und Sozialdienst, die es erlauben, den Pflege- und Unterstützungsbedarf bezüglich der physischen, psychischen und sozialen Situation umfassend einzuschätzen und integriert Interventionen zu planen, durchzuführen und zu evaluieren. Gerontologisches Fachwissen stellt eine erfolgversprechende Grundlage dar.

8.4 Qualität und Zufriedenheit

Bezogen auf die bereits erwähnten Imageprobleme und die gesetzlichen Vorgaben sowie auf die sich ändernden Anforderungen der Bewohner und Bewohnerinnen, der Patienten, ihrer Angehörigen und der Gesellschaft im Allgemeinen wird der Nachweis von Versorgungsqualität immer wichtiger (Nubling et al., 2004). Insbesondere im Spitalbereich wurden umfassende Qualitätsmessungen durchgeführt (z. B. Nationaler Verein für Qualitätsentwicklung in Spitälern und Kliniken der Schweiz im Bereich Akutversorgung, Psychiatrie und Rehabilitation). Viele Institutionen im Gesundheitswesen sind jedoch noch zu wenig in der Qualitätsentwicklung engagiert, und in der Langzeitpflege werden nur die wenigsten Organisationen regelmäßigen systematischen Qualitätskontrollen unterzogen. Diese standardisierten Messungen konzentrieren sich zudem meist auf objektive Qualitätsindikatoren, wie Schmerz, Dekubitus, Mangelernährung, Harninkontinenz, Aggression und Zwang. Die subjektive Sicht der Betroffenen wird noch wenig einbezogen (Estermann/Kneubühler, 2008). Subjektive Qualitätsindikatoren, wie Sicherheitsgefühl, angepasste Umgebung, sinnvolle Aktivitäten, Behaglichkeit, Beziehungsgestaltung, Privatsphäre, Autonomie und Individualität, sind für eine gute Pflege- und Lebensqualität als ebenso wichtig zu betrachten (Kane et al., 2004; Becker et al., 2010). Gerade im ambulanten Setting ist hier eine Zusammenarbeit zwischen Sozialarbeit und Pflege zur Entwicklung subjektiver Qualitätsindikatoren sinnvoll und bietet die Möglichkeit zur Integration dieser Indikatoren über Versorgungsbereiche hinweg. Der letzte Lebensabschnitt, der beispielsweise im Alters- und Pflegeheim oder mithilfe spitalexterner Pflege zu Hause verbracht wird, sollte im Hinblick auf die Lebensgeschichte eines Menschen durch die Weiterführung bisher lebensleitender Prinzipien und wichtiger Rollen gekennzeichnet sein. Daher müssen die vorhandenen Unterstützungs- und Pflegeangebote bezüglich ihrer Attraktivität dringend eine wählbare Möglichkeit der Lebensgestaltung darstellen.

8.5 Integration und Koordination

Die Pflege im Alter bedingt meist einen erhöhten Bedarf an Koordination medizinischer, sozialer und pflegerischer Leistungen zwischen den Versorgungsbereichen, vor allem auch zwischen Akutspital und häuslicher Pflege und Betreuung sowie innerhalb der häuslichen Pflege selbst. Fluder et al. (2012) zeigten eindrücklich, wie viele professionelle und nichtprofessionelle Leistungserbringer in der häuslichen Pflege schon bei geringem Pflegebedarf involviert sind. Die Studie zeigte auch, dass diese Koordination noch zu wenig systematisch durchgeführt wird bzw. ältere Menschen diese möglichst lange selbst übernehmen, ohne entsprechende Beratung und Unterstützung beizuziehen oder erhalten zu haben. Dies kann zu essenziellen Wissenslücken in Bezug auf Unterstützungsmöglichkeiten führen (Schwarze et al., 2011; Fluder et al., 2012). Die Koordination der Leistungen ist in Zusammenhang mit immer kürzeren Spitalaufenthalten bei akutem und chronischem Krankheitsgeschehen und der abnehmenden Möglichkeiten sozialer Unterstützung als zentral zu betrachten. Eine kurze Aufenthaltsdauer im Akutspital bleibt nur dann ohne negative Auswirkungen auf die Gesundheit und das Wohlbefinden älterer pflegebedürftiger Menschen, wenn die Zusammenarbeit zwischen den Leistungserbringern reibungslos funktioniert (Schwarze et al., 2011). Es gilt also, die in dieser Lebensphase wichtigen Bedürfnisse in allen Versorgungsbereichen zu berücksichtigen und die Koordination der Pflege, Betreuung und Therapie sicherzustellen. Die hier vorhandene Lücke sollte schnellstmöglich geschlossen werden, denn im Moment übernehmen diese Arbeit weder Hausärzte noch Pflegende oder Sozialarbeiter (Fluder et al., 2012). Dies liegt wohl unter anderem auch am Versorgungssystem, welches Leistungen der Koordination, Beratung und Information noch ungenügend finanziell entlohnt und die Fallführung noch nicht eindeutig zuweist. Auch scheinen die Berufsgruppen noch ungenügend auf die integrative und koordinierte Tätigkeit und die interdisziplinäre Zusammenarbeit über Versorgungsbereiche hinweg vorbereitet zu sein (Just et al., 2010). Zur besseren Verständigung in der Zusammenarbeit gehört, dass eine gemeinsame Sprache gesprochen wird. Diese lässt sich beispielsweise über die Verwendung der gleichen theoretischen Ansätze, Instrumente, Kommunikationstechniken, ethischen Modelle usw. erreichen (Just et al., 2010). Eine gute Koordination und Zusammenarbeit bedingen aber auch erweiterte Rollenkompetenzen. Dies wird beispielsweise in der erweiterten Pflegepraxis (Advanced Nurse Practice nach Schober und Affra, 2008, sowie Hamric et al., 2009) aufgezeigt und nun auch in Deutschland, Österreich und der Schweiz angestrebt (Deutscher Berufsverband für Pflegeberufe et al., 2013). Die integriert arbeitende Pflegefachperson wird eine gut vernetzte, vorwiegend ambulant tätige Pflegende sein, die über Kompetenzen in der stationären Akutversorgung, der spitalexternen Versorgung oder anderen spezialisierten Versorgungsbereichen verfügt und Kenntnisse in gerontologischer, geriatrischer und psychogeriatrischer Pflege hat. Die Integration der ambulanten und stationären Bereiche wäre folglich ein wichtiger Schritt der Weiterentwicklung einer professionellen Pflege und anderer Berufsgruppen im Gesundheits- und Sozialwesen. Die Bestrebungen, Leistungen von Pflegefachpersonen in der Schweiz in einen eigenverantwortlichen und einen mitverantwortlichen Bereich aufzuteilen, damit Pflegende in pflegespezifischen Belangen eigenständig – ohne ärztliche Anordnung – und damit kosteneffektiver handeln können, wird der Tendenz zur integrierten Versorgung gerecht (Lüthi, 2013). Aber auch Entwicklungen, wie der Einbezug der Betroffenen und Recovery-orientierte Gesundheitsdienste (Schulz et al., 2012), die nun auch auf ältere Menschen übertragen werden (Deley et al., 2013), treiben die professionelle Pflege, die Soziale Arbeit und die Medizin voran. Der Recovery-Ansatz fordert, dass das Gesundheitssystem die Person statt ihre Krankheit, ihre Beeinträchtigung oder die damit verbundenen Versorgungsstrukturen in den Mittelpunkt stellt. Dies bedingt die Begleitung betagter Menschen durch eine erfahrene Fachperson, die zugleich Vertrauensperson ist, über Versorgungsbereiche hinweg. Eine integrierte und koordinierte Gesundheitsversorgung, nah an der Lebensrealität, bietet die Möglichkeit einer empathischen, akzeptierenden und positiven Grundhaltung und die Förderung der Identität und Selbstbefähigung der Unterstützungsbedürftigen, etwa in Zeiten schwindender Kräfte und eines verminderten Realitätsbezugs.

8.6 Anforderungen und Kompetenzen

Die in diesem Kapitel aufgezeigten Anforderungen, die eine auf betagte Klienten, Patienten und Angehörige ausgerichtete Pflege zu erfüllen hat, scheinen von einer Fachperson allein nicht mehr erfüllbar. Teamarbeit wird also nicht nur im interdisziplinären, sondern auch im disziplinären Bereich immer wichtiger. Hier geht es aber nicht darum, den betagten Menschen durch ein unüberschaubares Team von Spezialisten zu betreuen. Vielmehr soll sich die Pflegeperson als Bezugsperson oder fallführende Person im Team mit dem benötigen Spezialwissen absichern können. Dennoch, die Anforderungen an eine kompetente Pflege im interdisziplinären und integrierten Setting sind hoch und verlangen eine fundierte und umfassende Ausbildung. Sehr gute kommunikative Kompetenzen sind Voraussetzung für eine gute Pflege und Betreuung. Eine der wesentlichsten Anforderungen ist, die Situation älterer Menschen in ihrem Lebenskontext zu erkennen, zu beurteilen und fachgerecht zu handeln. Weitere Anforderungen können hier nur kurz aufgezählt werden und sind nicht vollständig.

In Bezug auf die Gesundheit benötigen Pflegefachpersonen interdisziplinäre Kompetenzen in folgenden Bereichen:

- neurodegenerative Erkrankungen (insbesondere Demenz)
- Biografiearbeit
- altersspezifischer Gesundheitsanspruch und Bedarf an Gesundheitsdienstleistungen
- gender-spezifische Unterschiede in Bezug auf Alter, Gesundheitsanspruch, Gesundheitsdienstleistungen und Gesundheitseinschränkungen
- Prävention, Gesundheitskompetenz und Gesundheitsförderung im Alter
- altersspezifisches Assessment, Diagnostik und Interventionen, einsetzbar in allen Versorgungsbereichen
- geronotologische Theorien und Modelle, insbesondere im Kontext von Lebensqualität und Lebensgestaltung
- Geriatrie und Gerontopsychiatrie
- Symptommanagement.

Im Hinblick auf die zunehmende Alterung und die beschränkten familialen Unterstützungsmöglichkeiten benötigen Pflegefachpersonen im Umgang mit den Betroffenen und ihren Angehörigen Kompetenzen in den Bereichen:

- Einbezug und Zusammenarbeit des sozialen Umfelds und der Betroffenen (z. B. gemeinsames Aushandeln der Ziele)
- Informationsvermittlung, Begleitung-, Beratung-, Unterstützungs- und Coachingkompetenzen.

Zentral werden Kenntnisse in der Pflege und Begleitung von palliativen Situationen sowie im reflektierten Umgang mit komplexen ethischen Problemstellungen sein. Es gilt, sorgfältig abzuwägen, wo Risiken vermieden und Autonomie bewahrt werden sollte. Im häuslichen Umfeld wird erwartet, dass Pflegefachpersonen über Kompetenzen verfügen, die den möglichst langen Verbleib im gewohnten sozialen Umfeld ermöglichen und hier auch unterstützend im Umgang mit eingeschränkter Mobilität wirken. Pflegende müssen die psychosozialen Realitäten sowie soziale Bedingungen, die Wohnsituation und bauliche Faktoren für ältere Menschen in ihrer häuslichen Umgebung wahrnehmen und einschätzen sowie Grenzen erkennen und sich auch Unterstützung einholen (z. B. beim Sozialdienst). In der integrierten Versorgung sind Kompetenzen der Fallführung über die Institutionen und Organisationen hinweg Bedingung. In der divergierenden Gesellschaft ist es wichtig, dass Pflegende über Fähigkeiten im Umgang mit anderen Kulturen verfügen und sozioökonomische Unterschiede in Bezug auf Gesundheitsanspruch, Gesundheitseinschränkungen und den Umgang damit erkennen.

Die Zusammenarbeit mit anderen Leistungserbringern erfordert interdisziplinäres Fachwissen und Kompetenzen, wie das Kennen der Rollen- und Aufgabenprofile der verschiedenen Leistungserbringer, Teamtechniken und Teamarbeit, den Umgang mit sowie Einsatz von Technologien und technischen Assistenzsystemen sowie den Umgang mit belastenden Situationen.

8.7 Debatten und Kontroversen

In der Diskussion bezüglich der Anforderungen an die professionelle Pflege im interdisziplinären Kontext der Gesundheitsversorgung einer alternden Gesellschaft lassen sich einige wichtige Debatten ausmachen.

8.7.1 Generalistische versus spezifische Kompetenzen

Eine integrierte alltagsorientierte Gesundheitsversorgung mit chronisch kranken und multimorbiden Patienten erfordert fundiertes generalistisches Wissen, einzelne Spezialkompetenzen reichen nicht aus (Merino et al., 2009). Der medizinische Fortschritt und die technologischen Entwicklungen sowie hochspezialisierte Versorgungsbereiche und der Anspruch auf bestmögliche Betreuung und Pflege fordern auch hochspezialisiertes Wissen. Kontrovers diskutiert wird, wann Spezialisierung beginnen soll. Schon im Grundstudium oder erst im weiterführenden Studium als Vertiefung? Debattiert wird auch, welche Spezialkenntnisse benötigt werden und welche Themenbereiche zu den generalistischen Wissensinhalten gehören bzw. wo welches Wissen in welcher Menge benötigt wird. Als Stichworte seinen hier der Grade- und Skill-Mix genannt. Zudem wird Kritik laut, ob das gegenwärtig Aus- und Weiterbildungssystem diesen Anforderungen gerecht wird (Frenk, 2010).

8.7.2 Attraktivität Langzeitpflegebereich versus Akutversorgung

Es scheint sich ein Spannungsfeld zwischen der Versorgung chronisch kranker und pflegebedürftiger zu Hause oder im Langzeitbereich lebender alter Menschen und der Akutversorgung in Bezug auf Attraktivität der Bereiche für Betroffene, ihre Angehörigen und Pflegepersonen abzuzeichnen. Aktuell sind Lehre, Praxis und Forschung noch stark auf die Akutversorgung ausgerichtet. Dieses bevorzugte Berufsfeld wird jedoch im Kontext einer alternden Gesellschaft an Dominanz verlieren. Der Fokus auf der Akutversorgung muss durch vermehrte Aufmerksamkeit für den Bereich der chronisch Kranken und den Langzeitpflegebereich betagter Menschen ergänzt werden. Die Attraktivität insbesondere der Langzeitpflege muss gefördert werden. Hier ist leider noch keine wirklich befruchtende Debatte angestoßen worden (vgl. Becker et al., 2013).

8.7.3 Intraprofessionell berufsorientiert versus interprofessionell bereichsorientiert

Die zunehmende Komplexität der Gesundheitsprobleme und ihrer Auswirkungen sowie die in der Praxis übliche interdisziplinäre Zusammenarbeit machen eine interprofessionelle Kooperation unabdingbar. Dieser Bedarf wird innerhalb der integrierten Versorgung zunehmen. Die große Herausforderung besteht zukünftig darin, das gewachsene Selbstverständnis vieler Gesundheitsfachberufe mit der Notwendigkeit des interprofessionellen Handelns zu verbinden (Sieger et al., 2010). Der «Lancet»-Kommissionsbericht zum weltweiten Stand der Ausbildung fordert dazu transformatives Lernen (Frenk, 2010). Zusätzlich sollen didaktische Modelle gemeinsames Lernen in den unterschiedlichen Berufen ermöglichen. Diskutiert wird jedoch, wann Interdisziplinarität in der Ausbildung stattfinden soll, damit berufliche Identifikation möglich wird und das Verständnis für echte Zusammenarbeit gefördert werden kann.

In einer stärker integrierenden Gesundheitsversorgung scheint es zudem unabdingbar, dass sich die meist sehr auf einen bestimmten Versorgungsbereich ausgerichtete Orientierung in Richtung eines übergeordneten Verständnisses der Behandlungskette verändert.

8.7.4 Fragestellungen für die interdisziplinäre Zusammenarbeit

Die Ausführungen in diesem Kapitel zeigen, dass Pflege fachlich und personell stark von den demografischen und gesellschaftlichen Entwicklungen betroffen ist. Es stellt sich die Frage, inwieweit die zunehmende Alterung der Bevölkerung und die unabdingbar damit verbundene Veränderung im Gesundheitswesen zu Veränderungen des Zuständigkeitsbereichs und der Kompetenzbereiche von Pflegenden und anderen Berufen, wie der Sozialarbeit, führen wird. Wichtig für eine effiziente Zusammenarbeit ist es ferner, zu klären, welche Überschneidungen es zwischen den Berufsfeldern der Pflege und der Sozialen Arbeit gibt, denn die gelebte Erfahrung von Krankheit und Gesundheit kann mit sozialen Problemen zusammenhängen.

> **Reflexion**
>
> - Welche Aushandlungsprozesse werden mit den beschriebenen Veränderungen verbunden sein?
> - Wo verwischen sich die Grenzen zwischen den beiden Disziplinen Pflege und Soziale Arbeit, beispielsweise im psychosozialen Bereich der Unterstützung und Pflege? Wie können diese Überschneidungen ressourcenorientiert genutzt werden?
> - Wie können hier Pflegefachpersonen die Gesundheit betagter Menschen dank interdisziplinärer Zusammenarbeit effizienter fördern? Welchen Beitrag der Gerontologie erwarten Sie hierfür?
> - Wie kann der Lebensraum Pflegeheim attraktiver, d.h. offener und individueller gestaltet werden?
> - Welche interdisziplinären Aufgaben ergeben sich (daraus) für Pflege und soziale Arbeit?
> - Welche Innovationen können in der Zusammenarbeit zwischen Pflege- und Sozialdienst in diesem Bereich entwickelt und genutzt werden?
> - Damit die integrierte Versorgung effizient geleistet werden kann, müssten die Leitungserbringer miteinander kommunizieren und ihre Arbeiten koordinieren können. Welche Kommunikationstechniken sind dazu hilfreich? Wer übernimmt die Fallführung und somit die Verantwortung für eine gute Koordination der Leistungen, um diese wichtige Versorgungslücke zu schließen?
> - Welche gemeinsamen Qualitätsindikatoren sind in der Zusammenarbeit zwischen Sozialer Arbeit und Pflege sinnvoll? Welche Rolle kann die Gerontologie dabei spielen?

8.8 Literatur

Becker S., Blaser R., Riedel M., Gaiser M. (2013). Wollen. Wissen. Können. Gestaltung attraktiver Arbeitsplätze in der Langzeit-, Kurzzeit- und Übergangspflege und Betreuung. CURAVIVA Schweiz.

Becker S., Kaspar R., Kruse A. (2010). Heidelberger Instrument zur Erfassung der Lebensqualität Demenzkranker (H. I. L. DE.). Bern: Huber.

Benner P., Wrubel J. (1997). Pflege, Stress und Bewältigung: Gelebte Erfahrung von Gesundheit und Krankheit. Bern: Verlag Hans Huber.

Buerhaus P. I. (2009). The Recent Surge in Nurse Employment: Causes and Implications. Health Affairs, 28, 4, 657–668.

Christensen K., Doblhammer G., Rau R., Vaupel J. W. (2009). Ageing populations: the challenges ahead. Lancet, 374, 1196–1208.

Dawson S., Morris Z. S., Erickson W., Lister G., Altringer B., Garside P., Craig M. (2007). Engaging with Care – A Vision for the Health and Care Workforce of England. London: The Nuffield Trust.

Deley S., Newton D., Slade M., Murray J., Banerjee S. (2013). Development of a framework for recovery in older people with mental disorder. International Journal of Geriatric Psychiatry, 28, 522–529.

Deutscher Berufsverband für Pflegeberufe, Österreichischer Gesundheits- und Krankenpflegeverband & Schweizerischer Berufsverband der Pflegefachfrauen und Pflegefachmänner (2013). Advanced Nursing Practice in Deutschland, Österreich und der Schweiz. Berlin, Wien, Bern: DBfK, Ö., SBK, 1–4.

Dill M. E., Salsberg E. S. (2008). The Complexities of Physician Supply and Demand: Projections through 2025. Washington: Association of American Medical Colleges.

Estermann J., Kneubühler H. U. (2008). Warum Lebensqualität im Pflegeheim bedeutsam ist und wie sie gemessen werden kann. Swiss Journal of Sociology, 34, 1, 187–210.

Fluder R., Hahn S., Riedel M., Bennett J., Schwarze T. (2012). Ambulante Alterspflege und -betreuung. Zur Situation von pflege- und unterstützungsbedürftigen älteren Menschen zu Haus. Bern: Seismo.

Frenk J. L. (2010). Health professionals for a new century: transforming education to strengthen health systems in an interdependent world. Lancet, 376 (9756), 1923–1958.

Hamric A. B., Spross J. A., Hanson C. M. (2009). Advanced Nursing Practice: An integrative Approach. Philadelphia: Saunders.

Huber J. P., Saldutto B., Hurny C., Conzelmann M., Beutler M., Fusek M., Munzer T. (2008). Assessment of patient satisfaction in geriatric hospitals: a methodological pilot study. Zeitschrift für Gerontologie und Geriatrie, 41, 2, 124–131.

Jaccard Ruedin H., Weaver F., Roth M., Widmer M. (2010). Gesundheitspersonal in der Schweiz – Bestandesaufnahme und Perspektiven bis 2020. In: Bundesamt für Statistik. Schweizerisches Gesundheitsobservatorium: Neuchâtel.

Just M. J., Schulz C., Bongartz M., Schnell M. W. (2010). Palliative care for the elderly – developing a curriculum for nursing and medical students. BMC Geriatrics, 10, 66, 1–8.

Kaelble H. (2007). Sozialgeschichte Europas: 1945 bis zur Gegenwart. München: Bern.

Kane R. A. (2001). Long-term care and a good quality of life: bringing them closer together. The Gerontologist, 41, 3, 293–304.

Kane R. A., Pratt M., Schoeneman K., Kane R. L., Bershadsky B., Cutler L. J., Giles K. (2004). Measures, Indicators, and Improvement of Quality of Life in Nursing Homes: Final Report. Vol. 1. Minnesota: University of Minnesota, 1–398.

Katz P. R. (2011). An International Perspective on Long Term Care: Focus on Nursing Homes. Journal of the American Medical Directors Association, 487–492.

Kickbusch I., Ospelt-Niepelt R., Seematter L. (2009). Alter. Gesundheit in der Schweiz. Nationaler Gesundheitsbericht 2008. In: Meyer K. (Hrsg.). Buchreihe des Schweizerischen Gesundheitsobservatoriums. Bern: Verlag Hans Huber, 123–146.

Kraft E., Marti M., Werner S., Sommer H. (2010). Cost of dementia in Switzerland. Swiss Medical Weekly, 140.

Lüthi U. (2013). Gesetzliche Anerkennung der Verantwortung der Pflege «Eigenverantwortliche Pflege» in den Mühlen der Politik. Krankenpflege SBK = Soins infirmières = Cure infermieristiche, 106 (2), 22–23.

Merino E., Meier C., Meyer R. (2009). Abstimmung der Ausbildung auf die Bedürfnisse des Arbeitsmarktes in den reglementierten Gesundheitsberufen, namentlich Pflege. www.google.de/?gws_rd=cr&ei=2D 3MUoyrPMLXtAbK 84C 4Ag#q=Abstimmung+der+Ausbildung+auf+die+Bed%C 3 %BCrfnisse+des+Arbeitsmarktes+in+den+reglementierten+Gesundheits berufen%2C+namentlich+Pflege, [15.01.2014].

Monkhouse C. (2003). Beyond the medical model – the EDEN ALTERNATIVE in practice: a Swiss experience. Journal of Social Work in Long-Term Care, 2, 3/4, 339–353.

Nubling R., Schrempp C., Kress G., Loschmann C., Neubart R., Kuhlmey A. (2004). Quality assurance and total quality management in residential home care. Bundesgesundheitsblatt Gesundheitsforschung Gesundheitsschutz, 47, 2, 133–140.

OECD (2009). Health at a Glance 2009. OECD Indicators. Paris: Organisation for Economic Co-Operation and Developement.

Qiu C., De Ronchia D., Fratiglioni L. (2007). The epidemiology of the dementias: an update. Curr Opin Psychiat, 20, 380–385.

Rothgang H., Borchert L., Müller R., Unger R. (2008). GEK-Pflegereport 2008 – Schwerpunktthema: Medizinische Versorgung in Pflegeheimen. Schwäbisch Gmünd: GEK.

Rüegger H., Widmer W. (2010). Personalnotstand in der Langzeitpflege. Eine Sekundäranalyse vorliegender Texte. Zollikerberg: Institut Neumünster.

Schober M., Affara F. (2008). Advanced Nursing Practice (ANP). Aus dem Englischen von Elisabeth Brock. Bern: Verlag Hans Huber.

Schubert M., Glass T., Clarke S., Aiken L., Schaffert-Witvliet B., Sloane D. M., De Geest S. (2008). Rationing of nursing care and its relationship to patient outcomes: the Swiss extension of the International Hospital Outcomes Study. International Journal for Quality in Health Care, 20, 4, 227–237.

Schubert M., Schaffert-Witvliet B., De Geest S. (2005a). Auswirkungen von Kosteneinsparungsstrategien und Stellenbesetzung auf die Ergebnisse von Patienten und Pflegefachpersonen. Die Pflege, 18, 320–328.

Schubert M., Schaffert-Witvliet B., De Geest S., Glass T., Aiken L., Sloane D. M., Clarke S., Abraham I. (2005b). RICH – Nursing Study. Rationing of Nursing Care in Switzerland = CH. Basel: Institut für Pflegewissenschaft im Auftrag des Bundesamts für Gesundheit.

Schulz M., Burr C., Winter A., Zuaboni G. (2012). Recovery in der Praxis. Voraussetzungen, Interventionen, Projekte. Köln: Psychiatrie Verlag GmbH.

Schwarze T., Hahn S., Riedel M., Bennett J., Fluder R. (2011). Ältere, daheim lebende Menschen: Kein Pflegeproblem? In: Jahreskongress des Schweizerischen Berufsverbandes für Pflegefachfrauen und Pflegefachmänner (SBK), Montreux (CH).

Seematter-Bagnoud L., Paccaud F. (2010). The Future of Longevity in Switzerland: Background and Perspectives. Centre hospitalier universitaire vaudois, Département universitaire de médecine et de santé communautaires. Lausanne: Institut universitaire de médecine sociale et préventive Lausanne.

Sieger M., Ertl-Schmuck R., Harking M. (2010). Situationswahrnehmung und Deutung in der Interaktion zwischen Pflegenden und Patienten – Ergebnisse einer empirischen Studie. Pflege, 23, 4.

Spichiger E., Kesselring A., Spirig R., De Geest S. (2006). Professionelle Pflege – Entwicklung und Inhalte einer Definition. Pflege, 19, 45–51.

Steidl S., Nigg B. (2008). Gerontologie, Geriatrie und Gerontopsychiatrie: Ein Lehrbuch für Gesundheits- und Pflegeberufe. Neustadt: facultas wuv Universitätsverlag.

Tinetti M. E. (2003). Clinical practice. Preventing falls in elderly persons. New England Journal of Medicine, 348, 1, 42–49.

Vaupel J. W. (2010). Biodemography of human ageing. Nature, 46, 4.

Vernon D. J., Salsberg E., Erikson C., Kirch D. G. (2009). Planning the future mental health workforce: with progress on coverage, what role will psychiatrists play? Acad Psychiat, 33, 3, 187–192.

Zimmermann-Sloutskis D., Moreau-Gruet F., Zimmermann E. (2012). Comparaison de la qualité de vie des personnes âgées vivant à domicile ou en institution (Obsan Rapport 54). Neuchâtel: Observatoire suisse de la santé.

Quellen im Internet

Nationaler Verein für Qualitätsentwicklung in Spitälern und Kliniken der Schweiz im Bereich Akutversorgung, Psychiatrie und Rehabilitation, www.anq.ch/, [17.07.2013].

SBK Schweiz, www.sbk-asi.ch/, [17.07.2013].

Teil 3
Ethische Grundlagen und Leitbilder guter Altersarbeit

Die Betreuungs- und Pflegesituationen im Alter werden aufgrund der im vorherigen Kapitel beschriebenen Veränderungen in den Lebenslagen zunehmend komplexer, was Auswirkungen auch auf die in der jeweiligen Situation angemessenen bzw. möglichen Handlungsoptionen hat. Die Arbeit mit älteren und alten Menschen bedarf immer wieder der ethischen, d.h. der moralischen und rechtlichen Reflexion und Rechtfertigung. Diese (notwendige) Überprüfung des professionellen Handelns ist vor allem dann gefordert, wenn das reine professionelle Fachwissen für gute Entscheidungen im Sinne des Betroffenen nicht mehr ausreichend erscheint. Heute leben wir jedoch in einer Gesellschaft mit pluralistischen, von religiösen bis hin zu fatalistischen Wertehaltungen, so dass ethische Fragen und Richtlinien zur Entscheidungsfindung insbesondere in der Betreuung und Pflege hilfsbedürftiger oder auch nicht mehr auskunftsfähiger alter Menschen an Bedeutung gewonnen haben – und dies nicht erst seit der vor allem in der Schweiz geführten Debatte um die Sterbehilfe. Dabei stehen professionelle Helfer, aber auch betreuende oder pflegende Angehörige, immer wieder vor scheinbar widersprüchlichen Handlungsoptionen (z. B. Sicherheit versus Autonomie) und müssen – situations- und personenspezifisch – immer wieder neu entscheiden. Auch ökonomische Überlegungen spielen immer mehr eine Rolle, dürfen jedoch in Bezug auf die bestmögliche Lebensqualität von alten Menschen keine handlungsleitende oder entscheidungsrelevante Bedeutung haben. Somit ist eine sorgfältige, sich immer wieder an den Besonderheiten der jeweiligen Person und Situation orientierende Handlungsweise gefordert. Nicht umsonst sind ethische Fallbesprechungen, Ethikkomitees und Ethikberatungen zu einem festen Bestandteil und zentralen Qualitätsmerkmal insbesondere in Institutionen der Altenhilfe geworden.

Eine «Standardlösung» für die verschiedenen Fragestellungen kann jedoch nicht geboten werden. Dennoch gibt es zentrale Denkrichtungen, die vor allem in verschiedenen Philosophien gründen, welche zur ethischen Beurteilung in bestimmten Situationen beitragen können. Dabei gilt es, sich selbst und sein Handeln in der Altersarbeit immer wieder zu hinterfragen und zu reflektieren. Der folgende Teil dieses Buches will daher eingangs eine Übersicht verschiedener philosophischer Ansätze und Herleitungen von Werteorientierungen bieten, die eine Grundlage zur Reflexion der eigenen professionellen Arbeit liefern und als Hilfsmittel in der Praxis genutzt werden können (s. Kap. 9).

Im Folgenden werden dann die zentralen Fragen von Autonomie und Abhängigkeit (s. Kap. 10) sowie Empowerment (s. Kap. 11), die Anlass und Anregungen zu ethischen Überlegungen geben und wesentliche Leitlinien guter Altersarbeit darstellen, ausführlich beleuchtet.

9 Mut zur gut begründeten Entscheidung

Eva Birkenstock

«Überall, wo in strengerem Sinne von einem Entweder/Oder die Rede ist, darf man jederzeit sicher sein, dass das Ethische mit im Spiel ist.» (Søren Kierkegaard, 1843: II 151)

Zusammenfassung

Wichtigen, vielleicht lebensentscheidenden Entweder/Oder-Entscheidungen gehen viele Menschen gerne aus dem Weg, weil sie mit großer Verantwortung behaftet sind und man Angst hat, Fehler zu machen. Bei unvermeidbaren Entscheidungen in schwierigen Situationen orientieren sich die meisten dann an hauptsächlich vier Leitfäden:

- ihrer unmittelbaren *Intuition* (innere Stimme), gewachsen aus Lebens- und Berufserfahrung

- den *sozial vermittelten Überzeugungen*, die ihnen Erziehung und Kultur mitgegeben haben

- der *Beratung* mit anderen und

- dem in der Überlieferung und Veröffentlichungen zu findenden *Wissen*.

Diese Eckpfeiler können auf eine allgemeinere Grundlage ethischen Diskurses zurückgeführt werden. Im Folgenden werden zunächst unterschiedliche Ansätze philosophischer Ethik vorgestellt, an denen deutlich

> wird, dass es nicht nur verschiedene methodische Zugänge zu Problemen gibt, sondern dass es im Laufe der Zeit Konstanten und Veränderungen moralischer Grundeinstellungen gab. Dann werden anhand einiger Beispiele aus der Berufspraxis ethische Konfliktsituationen näher betrachtet und zum Schluss einige Hilfsmittel zur bestmöglichen Entscheidungsfindung vorgeschlagen. Der leitende Gedanke bleibt dabei, dass im Zentrum jeder ethischen Entscheidung das handelnde Individuum steht, auf dessen Fähigkeit zur klugen, durchdachten und empathischen Überlegung, aber auch zum Dialog mit anderen und zu flexiblem Lösungsverhalten es ankommt.

Lernziele:

- Verstehen, in welchem Horizont ethische Grundfragen und Probleme stehen.
- Die eigene Situation reflektieren und realisieren, dass ethisches Handeln durch jedes einzelne Individuum mit Schwächen und Unzulänglichkeiten geschieht.
- Die Notwendigkeit der Kommunikation, des Dialogs und der Argumentation bei ethisch relevanten Entscheidungen erkennen.
- Mut zum eigenen Denken im Ausgang von erworbenem Wissen zu entwickeln.

9.1 Einführung

Vom Auswendiglernen ethischer Regeln wie des Kategorischen Imperativs nach Kant – «Handle so, dass die Maxime deines Willens jederzeit zugleich als Prinzip einer allgemeinen Gesetzgebung gelten könnte» – ist wohl kaum jemals jemand ein besserer Mensch geworden. Und manche Menschen verhalten sich intuitiv ethisch, ohne je darüber nachgedacht zu haben. Die Idee, die hinter jedem ethischen Entwurf steht, ist, dass es eine Methode geben muss, nach der jede und jeder, unabhängig davon, wie er oder sie *ist*, d. h. einen besseren oder schlechteren Charakter hat, gut *handeln* kann. Dennoch muss philosophisch-ethisches Wissen auch immer durch den Filter der jeweils individuellen Persönlichkeit «hindurchgehen», bevor es sich in Handeln umsetzt. Hier liegt der Grund, weshalb eine Beschäftigung mit ethischen Fragen breiter ansetzen und tiefer reichen muss als die mit anderem Fachwissen. Obgleich der Begriff heute sehr aktuell ist, es Ethikkommissionen in Krankenhäusern, in Pflegeeinrichtungen und in vielen Ländern sogar auf nationaler Ebene gibt (Fuchs, 2005), darf man nicht vergessen, dass das Gebiet moralischen Handelns zwar alle angeht und viele Spezialisten wertvolle Teilkompetenzen haben, es jedoch in seiner ganzen Breite ein eigenständiger Forschungsbereich mit philosophisch-historischen, analytischen und empirischen Methoden bleibt (vgl. Tugendhat, 1984: 3). Daher kann dieses Kapitel lediglich einige Anstöße geben.

Zur Erklärung des Begriffs

Die Verwendung der Begriffe *Ethik* und *Moral*, ist nicht eindeutig. *Ethik* kommt vom griechischen *Ethos* (ἠθος) und bedeutet Charakter, Sitte, Gewohnheit, Brauch, richtige Haltung. *Moral* kommt vom lateinischen Plural *Mores*, was ebenfalls Sitten, Anstand und Wissen um das rechte Benehmen heisst. In der Alltagssprache ist diese Wendung noch in dem Ausruf: «Ich werde dich Mores lehren!» präsent. Jürgen Habermas hat vorgeschlagen, universal und interkulturell gültige Grundsätze moralische Prinzipien zu nennen (Habermas, 2010).

9.2 Universale moralische Prinzipien und Stationen ihrer historischen Entwicklung

Die ältesten ethischen Regeln der jüdisch-christlichen Kultur sind gewiss die Zehn Gebote. In diesem Zusammenhang besonders wichtig sind das Tötungsverbot, das Gebot der Achtung vor den Eltern, das Verbot, Eigentum und Freiheit eines anderen zu verletzen, und das Verbot, unwahre und falsche Aussagen zu machen. Doch dies ist nicht der einzige bekannte Pflichtenkatalog. Zeugnisse aus vielen Kulturen (s. u.) überliefern, dass das Prinzip der gegenseitigen Achtung und die Einbeziehung der Interessen anderer in die eigenen Handlungsentscheidungen die menschliche Zivilisation seit ihren Anfängen begleitet hat. Psychologische Studien erhärten die Wiederholung dieses Prozesses im Lauf der individuellen Entwicklung (vgl. die moralischen Entwicklungsstufen nach Lawrence Kohlberg).

Als Begründer der abendländisch-philosophischen Lehre von der Ethik, der das erste systematische Werk zu moralischem Handeln geschrieben hat, gilt Aristoteles, der Autor der *Nikomachischen Ethik*, der die auch schon von Platon im *Staat* gestellte Frage untersuchte, wie alle Menschen ein gutes und zugleich glückliches Leben führen könnten. Wie in der klassischen Kunst Schönheit und Güte eine Einheit bilden, ist es für den antiken Denker selbstverständlich, dass nur ein ethisch korrekter Mensch auch ein glücklicher sein kann. Im Mittelalter wurde die Philosophie und damit auch die Lehre vom guten Handeln von der Kirche monopolisiert, so dass es bis zur Aufklärung dauerte, bis andere große Philosophen, wie Immanuel Kant, sie rein auf die Vernunft und nicht auf Offenbarung stützten und universalisierten. Inzwischen hatte die Geschichte zur Genüge gezeigt, dass ein partielles Glück auf Kosten der Moral durchaus möglich ist (z. B. die rücksichtslose Bereicherung des Adels durch immer höhere Abgaben) weshalb ein neuer Gedanke gefasst werden musste: Die Entwicklung moralischen Urteilsvermögens kann gestört sein und beim Streben nach persönlichem Glück verzichten viele zugunsten von Bequemlichkeit, Macht und Herrschaft auf die Verwirklichung des Guten. Daher braucht eine Gesellschaft einen Vertrag und einen normativen Rahmen, in dem sich der Einzelne bewegen muss, um anderen nicht zu schaden.

Die Reduzierung des Menschen auf ein vor allem rationales Wesen wurde dann in der zweiten Hälfte des 18. Jahrhunderts korrigiert. Schopenhauer legte den Akzent auf den Willen und stellte die durch fernöstliches Denken inspirierte Frage, ob dieser Wille, die Kraft der Triebe, nicht der freien Vernunftentscheidung unausräumbar im Weg stehe. Seine Antwort auf die normative Ethik Kants ist daher eine Ethik des Mitleids und der Einfühlung. Auch der dänische Philosoph Kierkegaard suchte nach Alternativen zu einer Ethik der Regeln und Vorschriften. Er betonte die existenziell und emotional schwierige Situation des Menschen, der an seiner Endlichkeit leidet und nach Antworten auf die negativen Gefühle von Angst und Verzweiflung angesichts seiner Verlorenheit in einer Welt sucht, in der es keine autoritär bestimmten und garantierten Instanzen der Sinngebung mehr gibt.

Während auf dem europäischen Kontinent diese ethik-kritischen Strömungen aufkamen, die in Nietzsches dezidierter Anti-Ethik (Utilitarismus: die Lehre vom Nützlichen) gipfelten, entwickelten sich im angelsächsischen Bereich die utilitaristische Ethik, die nach dem höchstmöglichen Glück für die größtmögliche Anzahl an Menschen sucht, und die analytische Ethik, die gültige Normen nicht im Bereich metaphysischer Erkenntnisse, sondern logischer Begründungen sucht. Von Jeremy Bentham ausgehend bricht sie nicht mit der Philosophie der Rationalität, sondern erweitert diese um die Komponente der Empathie – Bentham war der erste große Philosoph, der mit dem Argument der Pflicht zum Mitleid die Ethik auch auf das Verhältnis zu Tieren ausdehnte.

Die analytische Ethik schaut hingegen nicht in erster Linie auf das gewünschte *Ergebnis* (Glück), sondern auf die sprachlich-logische *Begründung* (Rechtfertigung). Ernst Tugendhat (1984) formuliert das in seiner Einleitung in die *Probleme der Ethik* so:

> «Was heißt es, von einer Handlung zu sagen, sie sei *schlecht* […]? Was meinen wir, wenn wir sagen, dass man so und so handeln *soll* oder *muss* bzw. *nicht darf*? […] Und: Wie kann man

Aussagen dieser Art begründen? Oder lassen sie sich überhaupt nicht begründen? Und welchen Sinn hat hier die Rede von einer Begründung? Das sind die Grundfragen der Ethik oder Moralphilosophie.» (Ebd.: 3)

Die Betonung liegt auf dem Fragen nach Gründen – diese Haltung muss alle, die sich nach der ethischen Dimension einer Handlung fragen, immer begleiten.

Eine Darstellung allgemeiner Probleme der zeitgenössischen Debatte zur Ethik findet sich bei Höffe (2013), für eine Fokussierung ethischer Thematik auf das Alter vergleiche Kruse und Höffe (2012), für eine Interpretation philosophischer Altersheorien siehe Birkenstock (2008). Eine ausgewählte Textsammlung findet sich bei Rentsch und Vollmann (2012). Außerdem sei das medizinethische Lehrbuch anhand von Patientengeschichten von Maio (2012) empfohlen.

9.3 Ethik und menschliches Handeln

Auch scheinbar banale Tatsachen verdienen es manchmal, festgehalten zu werden: Arbeite ich alleine an einer Maschine oder einem Computer, ist meine menschliche Qualität relativ gleichgültig; arbeite ich in einem Büro zusammen mit anderen an einem Projekt, fällt diese schon mehr ins Gewicht. Arbeite ich aber nicht nur *mit* anderen Menschen, die meine Unzulänglichkeiten kompensieren und sich gegebenenfalls gegen meine schlechten Eigenschaften wehren können, sondern direkt *an* anderen Menschen, die sich oft in einer Situation des Ausgeliefertseins befinden, dann rückt meine Menschlichkeit an die gleiche Stelle wie meine Fachkompetenz. Aber was versteht man unter Menschlichkeit? Es ist ein Begriff, der ebenso groß wie vieldeutig ist. Intuitiv verbinden die meisten mit ihm persönliche Eigenschaften, wie Verständnis, Wärme, Aufmerksamkeit, Empathie, Sympathie, Humor, Reife und Lebenserfahrung, aber auch die Fähigkeit, spontane Zuneigung über Ideologien, Vorurteile sowie soziale und intellektuelle Schranken zu stellen. Man könnte auch sagen, sie ist eine schwer genau zu definierende Größe, die aus einer korrekten Handlung für einen anderen Menschen eine Art der Begegnung eines Ichs mit einem Du im Sinne der Dialogphilosophie Martin Bubers oder Emanuel Lévinas macht. Wer menschlich handelt, tut dies über die Pflicht hinaus meist vor dem Hintergrund der Tatsache, dass wir ausnahmslos alle endlich und verletzlich sind und dass diese Schwäche verbindet, dass sie einlädt zum Kompromiss und zum Abbau von Barrieren, distanzierter Arroganz und Gleichgültigkeit aus Routine.

Mit Ethik als der Lehre vom guten, richtigen, sittlichen Verhalten hat dieser etwas nebulöse Begriff der Menschlichkeit zunächst eher wenig zu tun. Ethik steht oft, wie gesehen, für ein System von Verhaltensnormen (positiv «du sollst», negativ «du sollst/darfst nicht»), das gerade aus der Erkenntnis heraus entstanden ist, dass es zu unsicher ist, auf spontane Menschlichkeit zu setzen, und dass ein Regelwerk, wenn es gut erdacht und streng befolgt wird, über den menschlichen Schwächen stehen sollte. Es muss unabhängig von der Persönlichkeit derer funktionieren, die sich danach richten. Diese Erkenntnis, die aus den ältesten Gesetzbüchern überliefert ist, in denen Ethik und Recht noch nahe beieinander lagen, und die bei dem Philosophen Immanuel Kant ihren Höhepunkt fand, soll hier nicht in Frage gestellt werden. Die Idee, dass man sich gut *verhalten* kann, ohne gut *sein* zu müssen, stellt einen großen Fortschritt in der Kulturgeschichte dar, weil sie das gute Handeln von den religiös oder kulturell geschlossenen Menschenbildern und Autoritäten ablöst.

Dennoch kann eine rein normative Ethik kalt und technokratisch wirken. Man kann alles richtig machen und doch bleibt das Ergebnis unbefriedigend. Dies geschieht meist in Situationen, in denen z. B. Prinzipien oder Werte kollidieren und aufgrund einer starren Wertehierarchie entschieden wird. Es ist prinzipiell richtig, einem Patienten, der Antibiotika einnehmen muss, keinen Alkohol zu geben. Aber wenn das Gläschen Rotwein zu Mittag oder das Bier am Abend zum Ritual gehört und offensichtlich ein wichtiger Teil seiner individuell verstandenen Lebensqualität darstellt? Wenn der Patient fähig ist, das Risiko abzuwägen, nur nicht selbst handeln kann? Dann kollidiert das Prinzip der Verantwortung für die Genesung, die bei der betreuenden Person liegt, mit dem freien Willen sowie mit dem Recht auf Selbstbestimmung und dem psychologischen Wohlbefinden der betreuten Person. Es bleibt abzuwägen, was den Heilungsverlauf positiver beeinflussen kann – die strenge Abstinenz oder die Stimulierung der Selbstheilungskräfte durch Wohlbefinden. Dies ist ein einfaches Beispiel. Es gibt deren sehr viele, und alle führen zu Fragen nach Prioritäten und Kompromissen (vgl. eine Vielzahl konkreter Fälle und deren Besprechung in Lay (2012) und Riedel (2011).

Anhand einer Pyramide (Abb. 9-1) lässt sich die schwierige Umsetzung moralischer Prinzipien in konkrete Handlungen verdeutlichen. An ihrer Spitze steht

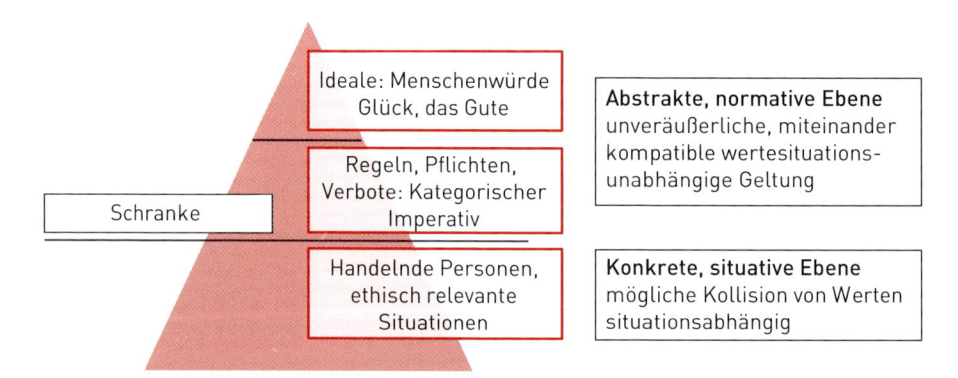

Abbildung 9-1: Pyramide moralischer Prinzipien

das höchste Prinzip der Menschenwürde, das in vielen nationalen Verfassungen und in der Allgemeinen Erklärung der Menschenrechte der UNO von 1948 als erster Paragraph allen anderen voransteht: «Alle Menschen sind frei und gleich an Würde und Rechten geboren. Sie sind mit Vernunft und Gewissen begabt und sollen einander im Geiste der Brüderlichkeit begegnen.» Auf der mittleren Ebene finden sich Regeln, Gebote und Verbote, die sich direkt aus den obersten Normen ableiten lassen. An der Basis steht das konkrete Handeln, welches sich von den anderen beiden Ebenen dadurch unterscheidet, dass es abstrakte Erkenntnisse und Vorsätze bzw. Verbote in die Praxis *um*setzen oder besser übersetzen muss. Ähnlich wie bei der Übersetzung eines Begriffs aus einer Sprache in eine andere gibt es bei der Übersetzung einer theoretischen Norm in die Praxis mehrere mögliche Lösungen, deren Eignung sich erst im Kontext zeigt und in der Umsetzung bewährt. Schematisch lässt sich das durch eine Pyramide darstellen, wobei festzuhalten ist, dass es sich um eine Denkhilfe handelt, um abstraktes Denken mit konkretem Handeln zu verbinden, nicht um eine starre Hierarchie von Handlungsanweisungen.

1. Ebene. Die erste Ebene der Normen und Prinzipien ist die abstrakteste. Hier sind die Ideen formuliert, die als höchste Instanzen ethisches Verhalten anleiten und garantieren sollen, wie Menschwürde, Freiheit, Gleichheit, Solidarität. Es brauchte etliche Jahrtausende Kriege, Sklaverei, Ausgrenzung und ungebremste Tyranneien, um sich auf diese Prinzipien eines aufgeklärten Humanismus zu einigen. Geschützt werden sie in demokratischen Staaten durch die Verfassung, das heißt, sie gehören zu den obersten Staatszielen und sind fest als höchste Werte eines Sozialwesens verankert. Gerade ihre ideelle Abstraktheit macht ihre konkrete Umsetzung allerdings so schwer. Alle haben eine vage Vorstellung von Menschenwürde oder Freiheit und verwenden diese Begriffe, aber die Übersetzung in Taten ist alles andere als selbstverständlich. Wie viel Spielraum ihre Auslegung zulässt, zeigt sich deutlich an der Debatte um die Sterbehilfe, da sowohl die Befürworter als auch die Gegner den Begriff der Menschenwürde zur Begründung ihrer jeweiligen Position heranziehen. Dies liegt daran, dass die Einen Menschenwürde als ein «substanzielles Attribut des Menschseins» betrachten, die Andern als das Ergebnis «würdigen Verhaltens und Handelns». In ihrem Band *Menschenwürdig sterben* stellen sich Walter Jens und Hans Küng auf die Seite der Handlungstheoretiker. Ihr Argument lautet: Würde zeigt sich im Verhalten in spezifisch menschlichen Eigenschaften wie Vernunft, Sprache und Selbstbestimmung. Sind diese nicht mehr gegeben, z. B. im Zustand schwerer Demenz, irreversibler Verluste kognitiver Fähigkeiten oder als Folge einer terminalen Erkrankung, ist es besser, einen solchen Zustand zu beenden. Eine letzte freie Entscheidung zur Rettung der eigenen Würde, meinen sie, könne einem unwürdigen Vegetieren mit technischen Hilfen ein Ende setzen. Würde muss sich also in gewisser Weise zeigen und beweisen. Die Gegner führen ins Feld, dass der Begriff der Menschenwürde absolut sein muss – man kann ihn keiner Person absprechen, auch nicht sich selbst. Das bedeutet, dass es kein unwürdiges, sondern allein ein mehr oder weniger leidvolles Sterben gibt. Sie begründen diese substanzielle Würde des Menschen naturrechtlich, indem sie diese zu den menschlichen Grundeigenschaften zählen, oder religiös durch die *Imago dei*:

> «Gott hat den Menschen nach seinem Abbild geschaffen und ihm eine unantastbare Würde verliehen. Niemandem steht es zu, über den Wert oder Unwert eines menschlichen Lebens, das eigene eingeschlossen, zu befinden oder dieses vorzeitig zu beenden.» (Pressemeldung der Deutschen Bischofskonferenz 2012)

Wenn man auch selbst seinem Leben nicht seinen Wert absprechen kann, wird folglich auch assistierter Suizid als unzulässig betrachtet, weil jede Art der Tötung, einschließlich der Selbsttötung, einen direkten Angriff auf die Menschwürde bedeutet.

2. Ebene. Die zweite Ebene der Regeln, der Gebote und Verbote ist immer noch abstrakt, weil die Formulierungen allgemein gehalten sind, aber die Auslegung lässt etwas weniger Spielraum. «Du sollst nicht töten» ist eindeutig, obgleich dieses Verbot durch Situationen wie Notwehr relativiert werden kann. Man soll die Wahrheit sagen ist ebenfalls eindeutig, auch wenn es Situationen der Notlüge gibt, denn ohne Wahrheitsanspruch gibt es keine wirkliche Kommunikation. Was aber die Wahrheit ist, ist oft nicht eindeutig beweisbar.

3. Ebene. Eindeutig muss es aber auf der dritten, der untersten und konkreten Ebene zugehen. Hier sind Entscheidungen gefragt, die oft unter Zeitdruck fallen müssen und nicht immer den Raum für die notwendige Breite an Interpretationsmöglichkeiten lassen. Hier, am Übergang aus dem abstrakten Reich der Ideen, Prinzipien und allgemeinen Regeln, Normen und Gesetzen zum praktischen Handeln, befindet sich eine Schwelle, an der Wissen, Gewissen und Erfahrung der handelnden Individuen unabdingbar werden.

9.4 Weitere Ansätze zur Theorie ethischen Handelns

Die Fähigkeit zu dem, was als gutes Handeln betrachtet wird, bringen die meisten mit. Evolutionär sind wir mit Spiegelneuronen ausgestattet, die ein physisches Zeichen der Fähigkeit zur Einfühlung sind und die dazu führen, dass man beim Anblick fremden Leids nicht nur abstrakt, sondern in einem gewissen Sinne sogar real mitleidet. Kulturelle und religiöse Überzeugungen, die durch die Erziehung und das gesellschaftliche Umfeld vermittelt werden, führen zur Bildung eines Wertesystems, das eine Orientierung gibt, was «man tut» bzw. «was man nicht tut». Nun braucht man aber in der Geschichte gar nicht weit zurückzugehen, um auf totalitäre Systeme zu stoßen, in denen eine Umwertung der Werte stattgefunden hatte und in denen auf einmal erwünscht war, was früher als verboten galt, z. B. schlechte Nachrede, Denunziation und sogar das systematische und industrielle Ermorden ausgegrenzter Gruppen. Traditionen und erlernte Überlieferungen reichen also nicht aus, um ethisches Verhalten sicherzustellen. Eine ständige Überprüfung der Maßstäbe moralischen Verhaltens durch einen nicht abbrechenden direkten Bezug zur Ebene der höchsten und unveräußerlichen Prinzipien ist unerlässlich.

An dieser Stelle ist es hilfreich, die Unterscheidung von Gesinnungs- und Verantwortungsethik nach Max Weber einzuführen, der ebenso wie die moderne Diskursethik und der Utilitarismus ethische Entscheidungen als einen Diskussionsprozess auffasst. Weber unterschied, in groben Zügen dargestellt, ein rigides grundsatztreues ethisches Verhalten, das die Folgen einer Handlung nicht mit bedenkt, von einem vernetzten ethischen Denken, das die Konsequenzen einer ethischen Entscheidung in die Überlegungen einbezieht. Die strenge Prinzipientreue nennt er *Gesinnungsethik*, die Berücksichtigung möglicher und wahrscheinlicher Folgen *Verantwortungsethik*. Er führt den Begriff der Verantwortungsethik in einem 1919 gehaltenen Vortrag zum Thema Berufspolitik ein, als Antwort auf die Notwendigkeit, höhere Prinzipien in Handeln umsetzen und dabei Kompromisse suchen zu müssen. In seinem System haben beide Haltungen eine Berechtigung.

Einen weiteren Schritt geht die *Diskursethik* von Karl-Otto-Apel und Jürgen Habermas, welche die Ethik aus dem zweipoligen System von handelndem und reflektierendem Subjekt und höheren Prinzipien herausführt und den Gedanken der Kommunikation über ethische Fragen in einer Diskursgemeinschaft aus gleichberechtigten Individuen stark macht. Die höhere Ebene der Werte und Prinzipien bleibt als Diskursregel erhalten. Die handelnden Personen beziehen sich auf sie, indem sie sich ihrer moralischen Maßstäbe im Dialog mit anderen versichern. Durch die dabei entstehende Vielfalt an Perspektiven wird sowohl eine möglichst umfangreiche Vorausschau auf die Folgen garantiert als auch die Interpretation der moralischen Prinzipien immer wieder gesichert und gefestigt. Die Kultur der Teambesprechungen kommt nicht zuletzt aus dieser Tradition.

9.4.1 Moralische Prinzipien – universal und interkulturell gültig

Im Zuge der Pluralisierung und der Öffnung gegenüber einem kulturübergreifenden, nicht mehr eurozentrischen Denken wurde immer wieder Skepsis gegenüber der Vorstellung geäußert, es gebe universal gültige moralische Prinzipien. Der postmoderne Kulturrelativismus geht sogar so weit, zu behaupten, Menschenrechte seien nicht für alle gleich, sondern unterschieden sich je nach ethnischer oder nationaler Zugehörigkeit, denn sie seien eine Erfindung des kolonialistischen westlichen Denkens, das selbst historisch seine Ferne zu ihnen demonstriert habe. Die kulturrelativistische Haltung zeichnet sich zum einen dadurch aus, dass sie die Grundrechte historisiert (es gab sie noch nicht immer), relativiert und provinzialisiert (sie bedeuten überall etwas anders) und auch durch Erweiterung depotenziert (sie gelten nicht nur für Individuen, sondern auch für Gemeinschaften, hinter denen das Individuum zweitrangig ist). Für das oft bemühte Beispiel China lautet das z. B. so:

> «Die Menschenrechte sind einem fortwährenden dynamischen Fortbildungsprozess unterworfen. Es gibt also individuelle Menschenrechte, aber im Laufe der Zeit sind soziale und kulturelle sowie auch kollektive Menschenrechte dazugekommen. Die Vorstellung, Menschenrechte seien ein für allemal individuelle Rechte, wird in der VR China zurückgewiesen.» (v. Senger 2006: 123 f.)

Demgegenüber verteidigt der Universalismus eine Auffassung der ungeteilten und unveräußerlichen individuellen Menschenrechte, die sich gerade dadurch auszeichnen, dass sie nicht durch Relativierung depotenziert werden dürfen. Indem sie für jedes einzelne Individuum gelten, unabhängig von nationaler, ethnischer, kultureller Zugehörigkeit und ebenso wenig gebunden an Alter oder Leistungsfähigkeit, lassen sie Spielraum bei der Interpretation der richtigen Umsetzung, aber nicht bei der Setzung von Prioritäten, da sie immer die höchste Relevanz besitzen. Eine Missachtung der Menschenrechte beweist demzufolge allenfalls politisches Versagen, nicht aber die Unzulänglichkeit der moralischen Prinzipien. Gestützt wird die universalistische Auffassung durch Zeugnisse eines Grundsatzes, der sich durch Jahrtausende menschlicher Kultur zieht und an unterschiedlichen Orten in verschiedenen Kulturen ausformuliert wurde (Tab. 9-1). Es handelt sich um die «goldene Regel», die vom Recht des Einzelnen auf Selbstbehauptung ausgeht, aber

Tabelle 9-1: Interkultureller und historischer Vergleich

Zeit	Ort/Quelle	Aussage
6. Jh. v. Chr.	Griechenland (Philosophie)	Worüber du beim Nächsten unwillig wirst, das tue selbst nicht. (Thales, VS 11, A 1, 36; Pittakos: VS 10 e, A 4)
6. Jh. v. Chr.	Indien, Tibet, China (Buddhismus)	Jedem ist sein Selbst am liebsten, deshalb verletze niemand anderen aus Liebe zu deinem Selbst. (Vgl. Udanavarga 5,1)
5. Jh. v. Chr.	China (Konfuzianismus)	Was du selbst nicht wünschest, das tue nicht den Menschen an. (Analekten des Konfuzius XII, 2; XV, 23)

Zeit	Ort/Quelle	Aussage
5. Jh. v. Chr.	Griechenland (Philosophie)	Ich will aber das, was ich an einem andern tadele, nicht selbst tun, soweit es in meiner Macht steht. (Mäandros von Samos, nach Historien des Herodot III, 142)
5. Jh. v. Chr.	Griechenland (Philosophie)	Tue anderen nicht an, was dich ärgern würde, wenn andere es dir täten. (Sokrates)
4. Jh. v. Chr.	Griechenland (Philosophie)	Soll ich mich andern gegenüber nicht so verhalten, wie ich möchte, dass sie sich mir gegenüber verhalten? (Platon)
4. Jh. v. Chr.	Indien (Hinduismus)	Man soll sich nicht auf eine Weise gegen andere betragen, die einem selbst zuwider ist. Dies ist der Kern aller Moral. (Mahabharata, Anusasana Parva 113, 8; Mencius Vii, A, 4)
2. Jh. v. Chr.	Altes Testament	Was du selber nicht erleiden möchtest, das füge auch keinem anderen zu. / Was du nicht willst, dass man dir tu, das füg auch keinem andern zu. (Tobit, 4.15, EU/LUT)
1. Jh. v. Chr.	Griechenland (Philosophie)	Was du selbst zu erleiden vermeidest, suche nicht anderen anzutun. (Epiktet)
1. Jh. n. Chr.	Neues Testament	Goldene Regel: Behandelt die Menschen so, wie ihr selbst von ihnen behandelt werden wollt. (Matthäus 7.12; Lukas 6.31)
2. Jh. n. Chr.	Talmud	Was dir selbst verhasst ist, das tue nicht deinem Nächsten an. (Talmud, Shabbat 31a)
7. Jh. n. Chr.	Islam	Der vorzügliche Glaube ist, das, was du für dich wünschst, auch den anderen zu wünschen und das, was du dir nicht wünschst, den anderen auch nicht zu wünschen. (Hadithsammlung des Ahmad Ibni Hanbal)
17. Jh. n. Chr.	England (Philosophie)	Füge einem anderen nicht zu, was du nicht willst, dass man dir zufüge. (Thomas Hobbes)
18. Jh. n. Chr.	Deutschland (Philosophie)	Kategorischer Imperativ: Handle nur nach derjenigen Maxime, durch die du zugleich wollen kannst, dass sie ein allgemeines Gesetz werde. (Immanuel Kant, GMS Akademie-Ausgabe IV, S. 421, 6)
1993	Parlament der Weltreligionen (universaltheologisch)	Jeder Mensch muss menschlich behandelt werden! Das heißt: Jeder Mensch – ohne Unterschied von Alter, Geschlecht, Rasse, Hautfarbe, körperlicher oder geistiger Fähigkeit, Sprache, Religion, politischer Anschauung, nationaler oder sozialer Herkunft – besitzt eine unveräußerliche und unantastbare Würde. (Erklärung zum Weltethos)

den anderen das jeweils selbe Recht zuerkennt. Die in Varianten immer wiederkehrende Aufforderung lautet daher, seine unmittelbaren Wünsche mit denen der anderen in Einklang zu bringen und alles zu unterlassen, was andere in ihren Rechten verletzen könnte.

9.4.2 Kommunikative Ethik ist reziprok

Der Grundsatz der Universalität und das Prinzip der Reziprozität (Gegenseitigkeit) greifen direkt ineinander (s. o.). Eine moralische Regel, die überall und für alle gilt, beruht auf Gegenseitigkeit. Diese kognitive Erkenntnis wird ergänzt und begleitet durch empathische Einfühlung und vermittelt durch Kommunikation. Zur Kommunikation gehört mehr als ein rationaler Diskurs, auf den sich die Diskursethik stützt. Kommunikation kann, vor allem in Grenzsituationen, in denen eine rationale Sprache nicht oder nicht mehr gegeben ist, auch durch nonverbale Äußerungen von Wohlbefinden oder Unwohlsein, wie z.B. durch die Mimik; geschehen (vgl. Becker et al., 2005; Becker et al., 2010).

Die geforderte Einfühlung in die Situation eines anderen Menschen ist insofern nicht nur für das «Objekt», sondern auch für das «Subjekt» der Einfühlung wichtig, weil sich das eigene Verhalten nicht nur auf andere *auswirkt*, sondern auf die handelnde Person *zurückwirkt*. Einfühlung setzt über die Annahme einer Kongruenz im Empfinden und einer Ähnlichkeit menschlicher Grundstrukturen auch voraus, dass der andere Mensch in seiner *Andersheit* anerkannt wird, sonst wäre die Einfühlung oft nicht so schwer. Gelingt eine Synthese aus Nähe (im Alter zeigt sich die allgemeine Verletzlichkeit menschlichen Lebens besonders) und Abstand (Deine Vorlieben können mir sehr fremd sein, aber ich respektiere sie), führt das zu einer positiven Verstärkung und unterstützt das Vorausbedenken der Folgen einer Handlung im Sinne der Verantwortungsethik.

Unerlässlich sind dabei in jedem Fall die Begründung und Rechtfertigung einer Handlung mit Bezug auf die ideale Ebene, aber auch auf den konkreten Kontext, wobei eine mögliche *Revision* einer Entscheidung, die sich als falsch herausgestellt hat, nicht notwendigerweise als ein Zeichen von Irrtum und Versagen, sondern als eine verantwortliche Korrektur interpretiert werden muss – weshalb man, nach gründlicher Prüfung der Motivation und dem Bedenken möglicher Folgen, keine lähmende Angst vor Fehlentscheidungen haben sollte. Eine 80-jährige Frau mit Parkinson-Syndrom, die nicht mehr essen konnte und künstliche Ernährung ausgeschlossen hatte, wurde z.B. auf Wunsch des Ehemanns von der Palliativstation einer Klinik in ein Hospiz verlegt. Dort verschlechterte sich jedoch wider Erwarten ihr Befinden. Sie drückte Angst und Erregung aus. Im Gespräch mit dem Sohn wurde deutlich, dass sie Krankenhäuser in ihrem Leben nie als Ort der Bedrohung, sondern des Schutzes wahrgenommen hatte. Daher wurde sie zurück auf die Palliativstation verlegt, wo sie zu dem vorherigen ruhigen Zustand zurückfand.

Bei jeder Entscheidung steht man an einem Scheideweg. Während die Entscheidung für die falsche Richtung im Raum von realen Weggabelungen jederzeit revidiert werden kann, ist sie in der Zeit endgültiger, da man nie zum selben Zeitpunkt an denselben Punkt zurückkehren kann. Daher bleibt nichts anderes übrig, als mit den nicht verwirklichten Alternativen eines Entschlusses zu leben. Da man nie wissen kann, was passiert wäre, hätte man einen anderen gefasst, bleiben nur die erfahrungs- und vernunftgestützte Überlegung und die Prüfung vor dem möglichst wachen Gewissen – und immer im Austausch mit anderen, die ihre jeweiligen Perspektiven einbringen.

9.5 Ethische Konflikte im Spannungsfeld zwischen idealer Lösung und pragmatischem Kompromiss

Alle, die mit fürsorgebedürftigen Menschen arbeiten und täglich Verantwortung für viele Entscheidungen übernehmen müssen, kennen Situationen, in denen moralische Prinzipien miteinander kollidieren, obwohl sie im Reich der Ideen gut nebeneinander existieren. Besonders häufig kollidiert das Ideal der Freiheit und der Autonomie mit der Pflicht zur Fürsorge – darf die Bewegungsfreiheit einer Person zu ihrer eigenen Sicherheit gegen ihren spontanen Willen eingeschränkt werden? Oder es kollidieren Wahrheit und Empathie – muss ich einer Person, die mich für ihre Tochter hält, sagen, dass ich es nicht bin oder nehme ich die Rolle an? Für den dänischen Philosophen Søren Kierkegaard ist das Konkrete der Bereich der Bewährung, in dem Ideale zum Ernst des Lebens werden (vgl. Theunissen, 1982: 95).

Indem Prinzipien wie Freiheit, Wahrheit, Solidarität, Fürsorge bzw. die körperliche Unversehrtheit gleichrangig sind, lässt sich keine eindeutige Hierarchie ausmachen, sondern allein abwägen und im Austausch mit anderen vernünftig begründen, welche Prioritäten gesetzt werden. Das Gute, das Wahre, die Freiheit, werden nicht dadurch obsolet, dass man nachweisen kann, dass sie nicht absolut sind. Es kommt auf den höchstmöglichen Grad der Umsetzung an, der nach gewissenhafter Abwägung verwirklicht werden kann. Dabei ist besonders wichtig, dass an relevanten Entscheidungsprozessen mehre kompetente Personen beteiligt sind.

In der Diskussion klären sich Perspektiven und Standpunkte, und auch Kontroversen haben einen besonderen Sinn, denn sie machen deutlich, dass es selten Königswege gibt.

9.5.1 Autonomie und Freiheit kollidieren mit Fürsorge

In diese Kategorie fallen die meisten Beispiele aus dem Bereich der Pflege von Menschen mit Demenzerkrankungen oder mit psychiatrischen Problemen, wobei es um eine «relative Entscheidungsfreiheit» geht, nicht um philosophische Grundsatzfragen nach der Möglichkeit von Freiheit in einem absoluten Sinn.

In einem konkreten Fall handelt es sich um eine Frau, die in einer Demenzgruppe wohnt. Nach einem Sturz hat sie sich die Schulter angebrochen und muss einen stabilisierenden Verband tragen. In dieser Situation sollte sie auf keinen Fall nochmals stürzen. Ein Bodenbett ist nicht vorhanden und die Meinungen im Pflegeteam sind kontrovers. Eigentlich gilt der Grundsatz, keinerlei Bewegungseinschränkungen zuzulassen, also auch keine Bettgitter. Doch dem steht die akute Sturz- und Verletzungsgefahr gegenüber. Das Team kommt zu dem Schluss, die Dosis an Schmerz- und Beruhigungsmitteln so zu erhöhen, dass nicht mit einem nächtlichen Aufwachen zu rechnen ist und fragt die Patientin nach ihrem Einverständnis, zu ihrer Sicherheit ein Bettgitter anzubringen. Die Patientin willigt ein, widerruft ihre Einwilligung allerdings noch kurz vor dem Einschlafen.

Eine schwierige Situation für beide Seiten. Wurden hier Persönlichkeitsrechte verletzt?

Da freie Willensentscheidungen eng mit der Persönlichkeit und einem selbstbewussten Dasein zusammenhängen, stellt sich bei der schnellen Meinungsänderung die Frage nach der Kontinuität. Während es vom Anfang der Herausbildung einer Persönlichkeit und bewusster Willensentscheidung in der Kindheit an selbstverständlich ist, dass dieser Prozess nicht immer linear verläuft, ist das Gegenbild am Ende des Lebens schwerer zu akzeptieren. Wer ist die eigentliche Person, diejenige, die in den Schutz zu ihrer eigenen Sicherheit einwilligt oder diejenige, die ihn wenige Minuten danach widerruft? Von der idealistischen Philosophie wurde in derselben Zeit, in der die Idee der Menschenrechte ihre Blüte erlebte, das mit Vernunft begabte Selbst, das Ich als eine Art feste Größe betrachtet. Von Cicero bis Hegel wird das Alter immer wieder als der Gipfel der geistigen Entwicklung betrachtet, und obgleich Kant im hohen Alter als «vergesslich» galt, wird erst heute alltäglich erfahrbar, wie fragil dieses Selbstsein ist. Psychiatrische, neurologische und vaskuläre Erkrankungen, die das Gehirn betreffen und die Persönlichkeit verändern, machen deutlich, dass die Selbstwerdung kein linearer Prozess ist. Selbstsein geschieht vielmehr durch eine ständige Synthetisierungsleistung. Ich muss mich erinnern können, was ich gestern oder vor einer Stunde, ja Minute gesagt, entschieden und gedacht habe, damit man mir diese Entscheidung noch eindeutig zuschreiben kann und damit vor allem ich mich selbst als stimmige und konsistente Einheit wahrnehme. Dies ist auch ein Grund, warum Patientenverfügungen regelmäßig erneuert werden sollten. Ist diese personale Kontinuität unterbrochen, haben es behandelnde und betreuende Personen schwer, den «eigentlichen Willen» auszumachen.

Was bedeutet das nun für den konkreten Fall? Es führte kein Weg daran vorbei, eine Priorisierung zwischen den kollidierenden Werten vorzunehmen. Diese sah wie folgt aus: Oberste Priorität wurde der körperlichen Unversehrtheit zugesprochen, zumal diese – die Heilung der Schulter und die Bewahrung vor neuen Verletzungen durch einen Sturz aus dem Bett – die Bedingung für eine wiederum bessere Verwirklichung freier Entscheidungen durch Beweglichkeit in der Zukunft ist. Eine etwas stärkere Sedierung als medizinisch unbedingt erforderlich gewesen wäre, geschah zur Dämpfung der Unruhe über die eingeschränkte Freiheit. Es handelt sich dabei um einen akzeptablen Kompromiss, weil die Begründung haltbar und die Entscheidung revidierbar war. Der körperlichen Unversehrtheit wurde für eine kurze Zeit Priorität vor einem spontanen Wunsch nach Autonomie eingeräumt, um die zukünftige Autonomie auch im Sinne von Bewegungsfreiheit zu sichern. Dies ist aber nur eine von möglichen vertretbaren Lösungen. Ebenso gut hätte das Team unverrückbar an dem Grundsatz des Verzichts auf jegliche Form der Beschränkung von Freiheit festhalten, ein Bodenbett aus Matratzen improvisieren und ein etwas höheres Verletzungsrisiko durch Aufstehen in Kauf nehmen können.

9.5.2 Wahrheit kollidiert mit Fürsorge

Zur Fürsorge gehört, sich darum zu kümmern, dass Menschen, für die man Verantwortung trägt, sich wohlfühlen. Bekannterweise decken sich die subjektiven Wahrnehmungen hilfebedürftiger Personen oft nicht mit den objektiven Tatsachen oder wahren Behauptungen. In Demenzdörfern wird dem Erleben der Bewohnerinnen und Bewohner viel Raum auf Kosten der Wahrheit gegeben: Sie bezahlen mit Geld, das keinen Wert hat, Dienstleistungen, die eigentlich Pflegeleistungen sind, und beschreiten frei Wege in einem begrenzten und geschützten Raum, aus dem sie zu ihrer eigenen Sicherheit nicht heraus dürfen – wie die Figur *Truman* in Peter Weirs Film *The Truman Show*. Das ist, streng genommen, eine Vorspiegelung falscher Tatsachen und widerspricht dem moralischen Wahrheitsprinzip. Aber während die Person im Film fähig wäre, eine reale Welt hinter der Illusion zu erkennen, gibt es für die Bewohner und Bewohnerinnen des künstlichen Dorfes keine andere Wirklichkeit mehr außerhalb ihrer Lebenswelt. Die gepflegte Dame, die täglich den Friseursalon besucht, um sich die Haare machen zu lassen, weiß nicht, dass sie jeden Tag kommt, aber sie fühlt sich jeden Tag so wohl wie früher beim wöchentlichen oder monatlichen Besuch. Ist das eine Entmündigung, eine unlautere Vorspiegelung falscher Tatsachen? Müsste man darauf bestehen, rationale Verhaltensweisen aufrechtzuerhalten? Alle, die mit Demenzkranken zu tun haben, wissen, dass das ab einem gewissen Stadium vergeblich ist. Warum sollte dann nicht das Wohlbefinden höchste Priorität genießen, zumal im Vergessen sogar die Chance liegt, das Glück der kleinen, alltäglichen Freuden oft hintereinander zu genießen und sich nicht durch die Wiederholung zu langweilen? Bleibt die Prüfung an den moralischen Prinzipien. Hier wäre zu fragen, für wen diese Lebensform gut ist. Dadurch, dass sie teurer ist als eine traditionelle Heimpflege, ist auszuschließen, dass es sich um eine Maßnahme zur Kostenersparnis handelt, die auf Nebeneffekte keine Rücksicht nimmt (wie z. B. eine Kürzung der Pflegezeit pro Patient). Für die Pflegenden ist sie teilweise aufwändiger, weil vielseitiger, da sie in mehrere Rollen vom Friseur über die Kneipenwirtin zum Ladenbesitzer schlüpfen müssen, aber auch abwechslungsreicher. Daher ist davon auszugehen, dass der zu pflegende Mensch und sein Wohlbefinden im Mittelpunkt stehen. Es ist kein Zufall, dass dieses Konzept in den Niederlanden entstanden ist, wo man dem utilitaristischen und pragmatischen, ergebnisorientierten Denken näher steht als in vielen anderen Ländern Kontinentaleuropas. Dies bedeutet nur, dass Demenzdörfer eine Alternative zu eher traditionellen Pflegeheimen darstellen, und nicht, dass es nicht ethisch vielleicht anspruchsvollere Konzepte zur Inklusion Demenzkranker in eine offene und tolerante Gesellschaft gäbe.

9.5.3 Subjektives Wohlbefinden kollidiert mit Fürsorge

Bei manchen Menschen mit psychiatrischen Erkrankungen manifestiert sich eine andere Wahrnehmung der eigenen Körperlichkeit. Sie empfinden z. B. eine erzwungene Reinigung als Gewaltakt und fühlen sich ungewaschen nicht unwohl. Diese Ablehnung von Körperhygiene kollidiert im Extremfall sowohl mit ihrer eigenen körperlichen Unversehrtheit als auch mit den Bedürfnissen der Mitmenschen. Dies stellt oft ein großes Problem dar, weil zum Waschen Hand an die Person gelegt werden muss. Manchmal helfen Strategien und Rituale, oder auch nur, Baden durch Duschen zu ersetzen und umgekehrt.

Im folgenden Fall treffen allerdings mehrere Umstände erschwerend aufeinander: Auf einem Hof leben ein alter Bauer mit seiner Frau und der geistig behinderte Bruder des Mannes, der zeitlebens als Knecht gearbeitet hat. Letzterer befindet sich aufgrund von Unterernährung und Verwahrlosung – er wäscht sich so gut wie nicht mehr und akzeptiert auch keine Hilfe vom Sozialdienst – in einer so prekären gesundheitlichen Situation, dass er eigentlich in stationäre Pflege überstellt werden müsste. Dies würde allerdings nicht nur einen empfindlichen Eingriff in seine Freiheit bedeuten, sondern auch in sein Wohlbefinden, weil er sein vertrautes Umfeld auf keinen Fall verlassen will. Ist diese Situation nun zu vergleichen mit einer Ehefrau, die von ihrem Mann geschlagen wird, ihn aber nicht verlassen möchte, und der es gut tut, wenn jemand sie aus dieser Situation der Abhängigkeit befreit? Die Umstände könnten das nahelegen, denn der Umgangston ist rau. Dennoch ist in diesem Fall nicht davon auszugehen, dass der Betroffene getrennt von seinem gewohnten Umfeld aufblühen würde. Es besteht aufgrund einer geringen Anpassungsfähigkeit die Gefahr, dass er vielmehr an Vitalität verlieren könnte. Der Kompromiss, der gefunden wurde, war, das gesamte Umfeld einzubeziehen und auch dem Bruder und seiner Frau Hilfe zukommen zu lassen. Indem das Paar z. B. bei der Vorbereitung des Holzvorrats für die Winterheizung oder beim Großeinkauf unterstützt wurde, war es wieder bereit, den Dritten angemessen mit zu versorgen. Dieser wiederum sah, dass sein Bruder Hilfe akzeptierte und konnte dann seinerseits ins tägliche Waschen, wöchentliche Baden und die regelmäßige Reinigung von Kleidern und Wohnung einwilligen. Es konnte vieleicht kein optimales, aber ein zufriedenstellendes Pflegeniveau erreicht werden. Hier wurde im Rahmen eines Kompromisses der Erkenntnis Rechnung getragen, dass das Maximum perfekter Pflege nicht immer das Optimum ist, weil die Parameter psychischen Wohlbefindens je nach Kontext sehr stark variieren.

Verwahrlosung, Mangel- bzw. Unterernährung, vor allem aber auch ein ganzes Leben lang gelebte Abhängigkeiten sind die Grenzbereiche, an denen sich diejenigen abarbeiten müssen, die Entscheidungen hinsichtlich einer bestmöglichen Versorgung zu treffen haben.

Ein anderes Fallbeispiel betrifft eine kalendarisch erst 50-jährige, symptomatisch aber eine Generation älter wirkende Frau, die unter einer Psychose leidet, sich selbst aus der Gesellschaft ausschließt und in einer verwahrlosten Wohnung lebt. Jedes Hilfsangebot, das über die Bereitstellung von finanziellen Ressourcen hinausgeht, lehnt sie kategorisch ab und duldet die Pflegerin von der öffentlichen Pflegestation nicht. Dieselbe Pflegerin ist jedoch auch Volontärin bei der Diakonie und als solche gelingt es ihr, auf unorthodoxem Weg Vertrauen zu erlangen. Sie kommt, nur mit dem Gedanken der Kommunikation, nicht mit dem der Pflicht zur Hilfe, zu Besuch und bekommt, nachdem ihr viele Male die Tür vor der Nase zugeschlagen wurde, doch allmählich Zugang zu der Person, die nach etwa 3 Monaten in eine ambulante psychiatrische Hilfe einwilligt. Die Therapie hat Erfolg und das Problem von Verwahrlosung und Unterernährung entdramatisiert sich im Folgenden. Derselben Person ist als Vertreterin der Zivilgesellschaft gelungen, woran sie von Amts wegen gescheitert war, da die Betreute offensichtlich auf jedes Zeichen von Autorität negativ reagiert.

Wer auf perfekte Lösungen und eine ideale Ordnung menschlicher Beziehungen zielt, wird im Chaos der alltäglichen «Imperfektionen» oft mit einem Gefühl der Unzufriedenheit zurückbleiben. Doch einfache, saubere, klare und definitive Lösungen, wie man sie sich wünscht, gibt es in diesem Bereich eher selten. Wie immer, wenn Entscheidungen schwer zu treffen sind und sich kein Königsweg auftut, ist nach Abwägung einer Positiv- und einer Negativliste von einzelnen Punkten und einem Diskussionsprozess im jeweiligen Team und nie im Alleingang diejenige Entscheidung zu treffen, für die die besseren Argumente sprechen und die die aussichtsreicheren Perspektiven verspricht, jedoch immer unter dem Vorbehalt einer Revision, falls sich die Konstellationen ändern oder neue Erkenntnisse hinzugewonnen werden sollten.

9.5.4 Wahrheit und Treue kollidieren mit Psychohygiene

> **Fallbeispiel**
>
> Eine Frau, Anfang 40, ist nach einem Verkehrsunfall, bei dem sie ein schweres Schädel-Hirn-Trauma erlitten hatte, an den Rollstuhl gefesselt, hat die Sprache verloren, die sie auch nicht durch andere Kommunikationsmöglichkeiten ersetzen kann, und ist rund um die Uhr auf Betreuung angewiesen. Diese übernimmt der Ehemann, ein Bauunternehmer, mit der Hilfe seiner Mutter und einer Pflegekraft zunächst selbst. Der Zustand bleibt über 10 Jahre stabil, es treten weder Verbesserungen noch Verschlechterungen auf. Der Ehemann achtet sehr darauf, seine Frau nicht nur zu versorgen, sondern jeden Tag schön zu machen und sie, wenn immer das möglich ist, auch weiterhin in das soziale Leben einzubeziehen, etwa, indem er sie ins Kino oder zu Besuchen bei Freunden mitnimmt. Im Lauf dieser Jahre gerät er jedoch in einen emotional belastenden Gewissenskonflikt, weil er sich immer wieder zu anderen Frauen hingezogen fühlt und erwägt, sich – ohne dass die Pflege seiner verunglückten Frau vernachlässigt werden soll – auf eine neue Bindung einzulassen. Er vermutet, dass seine Frau darunter nicht leiden würde, da sie seit dem Erwachen aus dem Koma auf ihn nicht anders reagiert als auf alle anderen Menschen, die freundlich und liebevoll mit ihr umgehen. Die Familie der Frau wie die Betreuerin machen ihm jedoch Vorhaltungen und erinnern ihn an sein bis zum Tod gültiges Eheversprechen.

Nach dem Grundsatz «Ein Versprechen bricht man nicht» ist ihre Irritation durchaus verständlich. Nimmt man das Phänomen historisch wie analytisch jedoch näher in den Blick, verkompliziert sich allerdings das scheinbar einfache moralische Urteil. Bei dem Text, der vielen vertraut ist, handelt es sich um keine biblische Quelle, sondern um einen Part der Trauungsliturgie. Er interpretiert zwei Stellen aus dem Neuen Testament auf eine besondere Weise (Markus 10.9, Matthäus 19.6). In dem historischen Text ging es im Wesentlichen um das damals hoch moderne Thema einer *horizontalen* Treue, d.h. um ein Scheidungsverbot in einer

Zeit, in der Frauen keine Rechte besaßen und Männer sich von ihnen trennen konnten, wenn sie ihrer überdrüssig waren. Durch die durchschnittlich niedrige Lebenserwartung wurde die *vertikale* Treue, nämlich eine viele Jahrzehnte andauernde Partnerschaft, wie wir sie heute kennen, kaum auf die Probe gestellt.

Heute machen wir gleich zwei neue Erfahrungen: Zu der erhöhten Lebenserwartung, die zu einer enormen Verlängerung aller Lebensphasen sowie der Ehedauer geführt hat, kommen vor allem im höheren Alter immer häufiger geistige und emotionale Erkrankungen, die die Persönlichkeit erheblich verändern. Schon Ersteres überfordert viele Paare, was sich deutlich in der Statistik der Scheidungen gerade nach langer Ehedauer niederschlägt.

In einem solchen Fall kann zwischen den Ansprüchen der Partner abgewogen und nach einem Kompromiss gesucht werden, bei dem die kranke Person gut versorgt und liebevoll begleitet wird, ohne dass der Partner alle individuellen Bedürfnisse aufgibt, sich zwischen Beruf und Pflege bis zur Selbstaufgabe verausgabt und moralisch verurteilt wird. Zur offenen Thematisierung der Komponente verzweifelter Aggression gegenüber zu Pflegenden seitens verzweifelter Angehöriger vergleiche Rosenberg (2012).

9.5.5 Die Einhaltung eines Versprechens kollidiert mit dem Gewissen

Der emeritierte Tübinger Professor für Rhetorik, Walter Jens, Mitautor der zitierten Streitschrift *Menschenwürdig sterben – ein Plädoyer für Selbstverantwortung*, ist für das Recht auf Sterbehilfe auch im Falle einer Demenzerkrankung eingetreten. Seine Frau und er hatten sich das Versprechen gegeben, sich bei einer freiwilligen Beendigung eines nicht mehr als würdig empfundenen Lebens zu helfen. Er ist an Demenz erkrankt und das Versprechen wurde ebenso wenig eingelöst, wie in anderen Fällen der assistierte Suizid praktiziert wird, sofern eine Einschreibung bei einer Sterbehilfeorganisation z. B. in der Schweiz vorliegt. Das Versprechen wird nicht eingehalten, weil in der konkreten Praxis einer langsam fortschreitenden Erkrankung nicht mehr gilt, was in der Theorie so klar und sauber zu beschreiben war. Für einen Menschen im Vollbesitz seiner geistigen Kräfte, der Lebensqualität hauptsächlich in Begriffen von Leistung, Ruhm, Intelligenz und Erfolg denkt, scheint evident zu sein, dass nur ein bewusstes, eigenverantwortliches, reflexives und autonomes Leben ein würdiges ist. Wie für den griechischen Dichter Mimnermos (vgl. Marg, 1989) die Vorstellung unerträglich war, an Jugend und Schönheit zu verlieren und nicht mehr begehrenswert zu sein, wünschen sich heute viele, zu sterben, ehe sie alle Eigenschaften verlieren, auf die sie einmal stolz waren und die ihre Identität ausmachten – gutes Aussehen, klarer Verstand, soziale Kompetenz, wissenschaftliche oder künstlerische Brillanz, sportliche Leistungen, Macht, Einfluss etc. Da es sich allerdings um einen lange andauernden und schleichenden Prozess handelt, lässt sich kein Zeitpunkt bestimmen, an dem genau das Leben als nicht mehr lebenswert empfunden wird – ganz abgesehen von der Frage nach einer Sinndimension jenseits der Leistungsgesellschaft, wie sie Viktor Frankl (1999) anspricht. Für Demenzkranke etwa verschieben sich die Maßstäbe für Lebensqualität in Richtung angenehmer sinnlicher Erfahrungen von Nähe und Geborgenheit. Berührungen, Musik oder der unmittelbare Kontakt mit Tieren gewinnen eine große Bedeutung. Wiederholungen immer gleicher Vorgänge, wie das Füttern eines Haustiers, die früher vielleicht als langweilig empfunden wurden, können Quelle stets neuer Freude sein. Durch das Vergessen des Früheren und die verlorene Fähigkeit, aber auch den abwesenden Zwang, an Zukünftiges zu denken, ergibt sich eine besondere Situation des *Carpe diem* (Achte auf den Augenblick). Im Erkennen dieses Wertewandels und in der Hilfe bei der Realisierung von Glücksmomenten liegt eine große ethische Verantwortung.

9.6 Debatten und Kontroversen

Seit den Anfängen dokumentierten philosophischen Denkens sind Grundfragen der Ethik strittig. Worauf kommt es im Leben an? Ist es das Glück, das Gute, die Gerechtigkeit, die Suche nach dem Sinn? Inwieweit bin ich selbst dafür verantwortlich, gut zu handeln, bin ich überhaupt frei dazu, überlegt zu handeln? Oder ist mein Schicksal vorbestimmt und mein unbewusster Wille stärker als mein Denken? Nichts scheint festgelegt zu sein wie ein Naturgesetz, sondern es muss unablässig um Antworten gerungen werden, erst recht in einer offenen und pluralistischen Gesellschaft, die viele Lebensoptionen ermöglicht. Werte sind einem ständigen Wandel unterworfen, sowohl was ihre gesellschaftliche als auch ihre jeweils individuelle Bedeutung betrifft, so dass nichts unumstößlich zu sein scheint.

Was die Wertschätzung des Alters und der alten Menschen betrifft, kann man in der Geschichte Hochs und Tiefs ausmachen. Allgemein lässt sich sagen, dass in wohlhabenden Gesellschaften und Zeiten, z. B. im antiken Rom, die nicht von Karenz gezeichnet waren, das Ansehen und die Macht alter Menschen höher waren als in Epochen von Krieg und Not, in denen die Menschen, wie im Dreißigjährigen Krieg, vielfach ihre Wohnstätten verlassen mussten. Von Beginn der Philosophiegeschichte an lassen sich positive und negative Einschätzungen des Alters unterscheiden, deren Erbe noch heute sichtbar ist. Die einen sehen in der Hochaltrigkeit eine Chance (Gross, 2008), die anderen hauptsächlich den Verlust (Bobbio, 1996). Für die tägliche Praxis in der Pflege spielen diese Überlegungen scheinbar kaum eine Rolle. Dennoch steht das heutige Pflegesystem auf dem Boden einer historisch gewachsenen und ethisch untermauerten Überzeugung, die Versorgung verletzlicher alter Menschen gehöre zu den Pflichten jeder zivilen Gesellschaft. Darüber hinaus ist die persönliche Sicht auf den eigenen Alterungsprozess ebenso unterschiedlich wie die Theorien darüber. In der Wertehierarchie der einen steht ihre Autonomie ganz oben (vgl. Jens/Küng 2011), in der der anderen die Annahme des Unverfügbaren oder die Dankbarkeit für ein langes Leben, auch wenn dieses am Ende Mühsal und Verluste mit sich bringt und eine Herausforderung an die Sinnsuche bedeutet (Gross, 2013).

Für manche stellt auch noch das höchste Alter eine lebenswerte Phase einer auf sinnvolle Weise endlichen Biographie dar (Birkenstock, 2011). Andere hingegen – Transhumanisten genannt, weil sie den Menschen biotechnisch optimieren wollen – forschen an einer Revision von Alterungsprozessen und an einem Überleben der individuellen Intelligenz ohne sterbliche leibliche Basis (de Grey, 2004).

Es gibt ethische Überlegungen, die eine Priorisierung oder Rationierung der medizinischen Leistungen am Lebensende als Altersdiskriminierung verwerfen (vgl. Remmers, 2012) und andere, die dieses Thema im Sinne einer gerechten intergenerationellen Ressourcenverteilung diskutieren (Callahan, 2007). Auf diesem Feld findet eine heftige Kontroverse statt, die regelmäßig ihren Weg von den Fachexperten in die Politik findet.

Was die Demenz betrifft, die von der Weltgesundheitsorganisation als eine der Epidemien des Jahrhunderts eingestuft wurde, ist sie für die meisten angstbesetzt. Andere fragen sich, ob es überhaupt richtig ist, sie als Krankheit einzustufen oder nicht als normale Alterungserscheinung aus der Liste der Pathologien zu streichen (Stolze, 2013).

Schließlich ist auch der Vormarsch technischer Hilfen im Pflegealltag Anlass für Kontroversen. Das Verhältnis zur Technik kann von Kultur zu Kultur und von Mensch zu Mensch unterschiedlich sein. Für die einen ist ein Roboter, der Handreichungen machen kann, ein kalter und unpersönlicher Ersatz für menschliche Zuwendung. Für andere, wie vor allem aus Japan bekannt, bedeutet er womöglich eher den Erhalt ihrer Autonomie, indem er ihnen Unabhängigkeit verschafft, insofern sie ihn selbst bedienen können (Meyer, 2011).

Nun könnte der Gedanke naheliegen, dass aufgrund der Pluralität ethischer Standpunkte das ganze Unternehmen Ethik oder Moralphilosophie etwas Beliebiges hätte: Jede Gesellschaft, jede Gruppe oder im Extremfall jedes Individuum konstruiert sich seine persönliche moralische Welt. Einige Kritiker der Ethik als normativer Wissenschaft vertreten diesen Standpunkt, womit sie allerdings den Anspruch auf Allgemeingültigkeit moralischer Prinzipien aufgeben. Dafür, dass dies nicht geschieht, ist es nötig, sich regelmäßig auf den verschiedenen Ebenen, von der persönlichen über die professionelle bis zur politischen und theoretischen, über Grundsätze, über unumstößliche Werte und unveräußerliche Rechte zu verständigen. Dass Werte und Rechte Wandlungen unterliegen, muss nicht heißen, dass sie beliebig sind. Hegel hatte der Philosophie die Aufgabe zugewiesen, ihre Zeit in Gedanken zu fassen: Sie sollte uns verstehen helfen, in welcher Zeit, in welcher Gesellschaft und unter welchen Gesetzen wir leben, sowie darüber hinaus fragen, wie man in Zukunft leben möchte. Diese Aufgabe lässt sich auch auf den Alltag übertragen: In jedem Moment, in dem man über Grundsätze guten und richtigen Handelns nachdenkt, moralische Gründe und Argumente sucht und sich mit anderen darüber austauscht, ist man Teil einer Kommunikation über Werte, die das ethische Gerüst einer Gesellschaft bilden und am Leben erhalten.

9.7 Schlussfolgerung

Der beste Weg, ethisch reflektiertes Handeln zu lernen, besteht darin, die eigene Persönlichkeit und das eigene Bewusstsein durch die Beschäftigung mit ethischen Grundfragen und die Erweiterung von Wissen weiterzuentwickeln. In der Ethik gibt es, im Unterschied zur Mathematik, keine deduktiv richtige Lösung, d. h. ein richtiges Ergebnis, das am Ende eine Kette von korrekten Operationen ergibt. Die vertretbare Lösung lässt sich immer nur in Folge einer diskursiven Auseinandersetzung über mögliche Alternativen herausarbeiten. Man tut gut daran, die Freiheit, aber auch die Verantwortung, die im Prozess der Entscheidungsfindung liegen, als eine positive Herausforderung zu sehen, das eigene Gewissen zu befragen und den ständigen Austausch mit Kolleginnen und Kollegen zu suchen. Die Punkte der folgenden Reflexion können dabei als Orientierung dienen.

Reflexion: Hilfreiche Fragen

- *Eine fragende, selbstkritische Haltung:* Ist das, was ich tue, richtig? Warum ist es richtig? Kann es besser gemacht oder sollte es vielleicht lieber unterlassen werden? Welche Wertannahmen stehen hinter meinem Handeln? Sind sie zu begründen? Wie sind sie im Einzelnen zu begründen? Wo haben Sie sich selbst bereits solche Fragen gestellt und wie haben Sie sie beantwortet?

- *Reflektierte Empathie:* Wie würde ich mich fühlen, wäre ich an der Stelle der oder des anderen? Was kann ich dafür tun, dass es ihr/ihm so gut wie möglich geht? Es ist wichtig, diese Frage in ihrer existenziellen Tiefe zu stellen, da es jede und jeden konkret betreffen kann, und nicht nur als ein unverbindliches Gedankenspiel: Welche Gefühle/Gedanken stellen sich ein, wenn Sie sich diese Fragen stellen? Wo bereitet es möglicherweise Schwierigkeiten, sich auf dieses Fragen möglichst tiefgehend einzulassen?

- *Entscheidungen treffen:* Wichtige Entscheidungen nicht allein fällen und tragen, sondern Resonanzräume öffnen, unterschiedliche Kompetenzen (MedizinerInnen, PflegerInnen, Angehörige, SeelsorgerInnen, PsychologInnen, SozialarbeiterInnen, Rechtsbeistände, soziales Umfeld) in einen Prozess der Kommunikation einbinden: In welchen Situationen haben Sie dies schon in Ihrem Arbeitsbereich erlebt oder sich gewünscht? Warum?

- *Gelassene Entscheidungskompetenz:* Im Horizont allen verfügbaren Wissens das Mögliche tun, um die Lage der betreuten Personen so angenehm wie möglich zu gestalten; vom Unmöglichen ablassen können; nahe sein und doch loslassen können: Welche Unterstützungsmöglichkeiten könnten Sie sich für solche Entscheidungen holen? Welche Voraussetzungen sind notwendig, damit auch die Angehörigen der Betroffenen die Entscheidungen nachvollziehen und mittragen können?

- *Bereitschaft, Entscheidungen, die sich als falsch herausgestellt haben, zu überdenken und zu korrigieren:* Wie erleben Sie den Umgang mit Fehlentscheidungen in Ihrem Arbeitsumfeld? Welche Gefahren bestehen, wenn ein offener Umgang damit nicht möglich ist?

Ein Raum für Mitmenschlichkeit kann sich dort auftun, wo sich Wissen, Erfahrung und Prinzipientreue mit einer Flexibilität, Gelassenheit und Toleranz ausbalancieren, die weiß, dass manchmal Nebenwege am ehesten zum Ziel eines höchsten Wertes führen, den man verwirklichen will.

9.8 Literatur

Aristoteles (1986). Nikomachische Ethik. Stuttgart: Reclam.
Becker S., Kaspar R., Kruse A. (2010). Heidelberger Instrument zur Erfassung von Lebensqualität bei Demenz (H.I.L.DE.). Bern: Verlag Hans Huber.
Becker S., Kruse A., Schröder J., Seidl U. (2005). Das Heidelberger Instrument zur Erfassung von Lebensqualität bei Demenz (H.I.L.DE.) – Dimensionen von Lebensqualität und deren Operationalisierung. In: Zeitschrift für Gerontologie und Geriatrie, 38, 1–14.
Bentham J. (1996). An Introduction to the Principles of Morals and Legislation. Oxford: Clarendon.
Birkenstock E. (2008). Angst vor dem Altern? Freiburg i. Br.: Alber.
Birkenstock E. (2011). Altern jenseits von Selbstüberhöhung und Selbsthass. In: Maio G. (Hrsg.). Altwerden ohne alt zu sein? Ethische Grenzen der Anti-Aging-Medizin. Freiburg i. Br.: Alber, 273–298.
Bobbio N. (2004). Vom Alter – De Senectute. Berlin: Wagenbach.
Buber M. (2006). Das dialogische Prinzip. Gütersloh: Gütersloher Verlagshaus.
Callahan D. (2007). Setting Limits, Medical Goals in an Aging Society with «A Response to my Critics». Washington: Georgetown University Press.

Frankl V. (1999). Der unbewusste Gott. München: dtv.
Fuchs M. (2005). Nationale Ethikräte, Online-Dokument einer Studie des Nationalen Ethikrates Deutschland, www.ethikrat.org/dateien/pdf/Fuchs_Nationale-Ethikraete.pdf, [Juli 2013].
De Grey A. (2004). Strategies for Engineered Negligible Senescence. New York: New York Academy of Sciences.
Gross P. (2008). Glücksfall Alter. Freiburg i. Br.: Herder.
Gross P. (2013). Wir werden älter. Vielen Dank. Aber wozu? Freiburg i. Br.: Herder.
Habermas J. (2010). Moralbewusstsein und kommunikatives Handeln. Frankfurt a. M.: Suhrkamp.
Habermas J. (2009). Diskursethik. Frankfurt a. M.: Suhrkamp.
Höffe O. (2013). Ethik – Eine Einführung. München: Beck.
Höffe D. (2012). Gerontologische Ethik. Zwölf Bausteine für eine neue Disziplin. In: Rentsch T. (Hrsg.). Gutes Leben im Alter – die philosophischen Grundlagen. Stuttgart: Reclam, 212–232.
Kruse A. (2012). Menschenbild und Menschenwürde als grundlegende Kategorien der Lebensqualität demenzkranker Menschen. In: Rentsch T. (Hrsg.). Gutes Leben im Alter – die philosophischen Grundlagen. Stuttgart: Reclam, 233–251.
Jens W., Küng H. (2011). Menschwürdig sterben: ein Plädoyer für Selbstverantwortung – mit einem Text von Inge Jens. München: Piper.
Kant I. (2012). Kritik der Praktischen Vernunft, Grundlegung zur Metaphysik der Sitten. Frankfurt a. M.: Suhrkamp.
Kierkegaard S. (1987). Entweder – Oder. Gütersloh: Mohn.
Kohlberg L. (1996). Die Psychologie der Moralentwicklung. Frankfurt a. M.: Suhrkamp.
Lay R. (2012). Ethik in der Pflege: Ein Lehrbuch für die Aus-, Fort- und Weiterbildung. Hannover: Schlütersche.
Lévinas E. (2005). Humanismus des anderen Menschen. Hamburg: Felix Meiner.
Maio G. (2012). Mittelpunkt Mensch – Ethik in der Medizin. Stuttgart: Schattauer.
Marg W. (1989). Griechische Lyrik. Stuttgart: Reclam. (Hierin findet sich neben den erwähnten Fragmenten des Dichters Mimnermos die Antwort seines Zeitgenossen Solon.)
Meyer S. (2011). Mein Freund der Roboter. Servicerobotik für ältere Menschen – eine Antwort auf den demografischen Wandel? Berlin, Offenbach: VDE.
Nietzsche F. (2011). Zur Genealogie der Moral. Frankfurt a. M.: Insel.
Platon (1982). Der Staat. Stuttgart: Reclam.
Remmers H. (2012). Rationierung und Altersdiskriminierung. In: Berner F., Rossow J., Schwitzer K. P. (Hrsg.). Altersbilder in der Wirtschaft, im Gesundheitswesen und in der pflegerischen Versorgung. Wiesbaden: Springer, 339–368.
Rentsch T., Vollmann M. (2012). Gutes Leben im Alter – die philosophischen Grundlagen. Stuttgart: Reclam.
Riedel A., Lehmeyer S., Elsbernd A. (2011). Einführung von ethischen Fallbesprechungen. Lage: Jacobs.
Rosenberg M. (2012). Mutter, wann stirbst du endlich? München: Blanvalet.
Schopenhauer A. (2006). Über die Grundlage der Moral. Hamburg: Felix Meiner.
Singer P. (2010). Praktische Ethik. Stuttgart: Reclam.
Ständiger Rat der Deutschen Bischofskonferenz (2012). www.dbk.de/presse/details/?suchbegriff=sterbehilfe%20w%FCrde&presseid=2158&cHash=933148b963aea0a9bb1d7936ae79cf4c, [Juli 2013].
Stolze C. (2013). Vergiss Alzheimer! Die Wahrheit über eine Krankheit, die keine ist. Freiburg i. Br.: Herder.

Theunissen M. (1982). Der Begriff Ernst bei Søren Kierkegaard. Freiburg i. Br.: Alber.
Tugendhat E. (1984). Probleme der Ethik. Stuttgart: Reclam.
Von Senger H. (2006). Die VR China und die Menschenrechte. In: Rehbei B. (Hrsg.). Identitätspolitik und Interkulturalität in Asien: ein multidisziplinäres Mosaik. Münster: LIT.
Weber M. (1992). Politik als Beruf. Stuttgart: Reclam.

10 Autonomie

Helen Güther

Zusammenfassung

Das folgende Kapitel zur Autonomie bezieht sich insbesondere auf die Situation alter, pflegebedürftiger und demenzerkrankter Menschen. Seinen Ausgangspunkt nimmt es in einer interdisziplinären Bestimmung und Zusammenfassung fachlicher Debatten zur Autonomie, die prägenden Einfluss auf die Gerontologische Pflege haben. Ausgehend vom Würdeanspruch des Menschen wird die Autonomie des Hilfebedürftigen in der pflegenden, medizinischen und pädagogischen Praxis als Lösung aus einer paternalistischen Beziehungen diskutiert. Damit wird Autonomie zu einem Ideal des «Unabhängigseins» entwickelt, das sich an rational kognitiven Fähigkeiten der Selbstbestimmung orientiert. Bezogen auf Menschen mit Demenz und anderen geistigen Einschränkungen und Behinderungen stellt sich dann jedoch die Frage, inwieweit ihnen Autonomie (noch) zukommt.

Ausgehend von der anthropologisch-phänomenologischen These, dass Menschen als soziale Wesen notwendigerweise immer auch in Abhängigkeiten zu Anderen stehen, ist Autonomie nicht eindimensional auf das Ziel des «Unabhängig-Seins» hin auszurichten. Denn Autonomie stellt weniger ein Konzept der kognitiven Selbstbestimmungsfähigkeiten von Menschen dar, als vielmehr ein Konzept der verantwortungsvollen Fürsorgeverhältnisse. An erster Stelle steht dabei die Bestimmung eines kritischen Selbstverhältnisses (Selbstverpflichtung). Damit ist die Debatte um Autonomie wieder auf die Gewissensethik bei Kant zurückzuführen und im Konzept der Anerkennung um die Thematisierung von interpersonalen, rechtlichen und gesellschaftlichen Verhältnisse zu erweitern.

Lernziele:

- Die Ursprünge des Begriffs Autonomie wiedergeben können, aus dem sich die interdisziplinäre Debatte ableitet.

- Dilemmata in der Pflege von Menschen mit Demenz vor dem Hintergrund eines rationalen Selbstbestimmungskonzepts identifizieren und diskutieren können.

- Kernaspekte eines relationalen Autonomieverständnisses benennen können.

- Beispiele aus der Handlungspraxis hinsichtlich des Aspekts der eigenen Verantwortlichkeit reflektieren können.

10.1 Einführung

«Pflegebedürftig zu werden und im Prozess der Pflegebedürftigkeit möglicherweise die Fähigkeit einzubüßen, das eigene Leben selbstständig und selbstverantwortlich zu gestalten, ist das am meisten gefürchtete Risiko des Alters.» (Deutsche Bischofskonferenz, 2011: 12)

Zugleich verknüpft sich mit dieser Sorge der Wunsch, bei pflegebedingter Abhängigkeit nicht sich selbst überlassen zu bleiben. Daher formuliert die Deutsche Bischofskonferenz (2011) auch die Forderung: «Niemand in der Bevölkerung soll Angst haben, in der Situation der Pflegebedürftigkeit alleingelassen zu werden» (ebd.: 10). Die beiden Zitate weisen auf zwei scheinbar gegensätzliche Ansprüche hin: den auf Autonomie und den auf Fürsorge. Es ist dieses Spannungsfeld, innerhalb dessen sich die Pflege von (älteren) Menschen bewegt. Ziel des Kapitels ist es, dieses Spannungsfeld in den Blick zu nehmen, auf Dilemmata hinzuweisen und Implikationen für eine autonomieorientierte Gerontologische Pflege mit älteren Menschen herauszuarbeiten. Das Fach der Gerontologischen Pflege setzt sich mit der Pflegebedürftigkeit im Alter auseinander und verbindet Einflüsse aus der Pflegewissenschaft mit denen aus der Gerontologie (Brandenburg/Güther, 2014; s. a. Kap. 12). Denn «Autonomie […] gehört zu den großen philosophischen, juristischen, ethischen und soziologischen Begriffen, es ist ein wertebasiertes Konzept. Autonomiediskurse sind stets historisch und kulturell eingebettet» (Kuhlmey/Tesch-Römer, 2012: 16).

In diesem Sinne werden im Folgenden zunächst eine Begriffsbestimmung und ein Blick auf die ethische und juristische Dimension des Autonomiebegriffs vorangestellt. Daran anschließend wird zweitens die Diskussion um Autonomie im Kontext von Krankheit, Behinderung und Alter in Medizin, Heilpädagogik und

Gerontologie dargelegt. Drittens richtet sich dann der Fokus der Autonomiedebatte auf die Frage nach der Autonomie von Menschen mit Demenz. Hierzu werden drei als zentral diskutierte Autonomiekonzepte vorgestellt. Der vierte Punkt gilt der Würdigung und kritischen Einschätzung dieser Konzepte und der ihnen zugrunde liegenden Wertebasis in Medizin, Heilpädagogik und Gerontologie. Deutlich wird fünftens unter Berücksichtigung sozialer und leiblicher Wesensmerkmale des Menschen die Unauflöslichkeit des Dilemmas um Abhängigkeit versus Unabhängigkeit und die Notwendigkeit eines relationalen Autonomiekonzepts. Diese «Paradoxie menschlichen Seins» (Rappaport, 1985) erfordert sechstens eine dialogische, verantwortungsvolle Handlungspraxis.

10.2 Begriffsbestimmung und Tradition des heutigen Autonomieverständnisses

Der aus dem Griechischen stammende Begriff «autonomía» («autó» = «selbst», «nómos» = «Gesetz») bezieht sich in seiner ursprünglichen Bedeutung auf ein Gemeinwesen («pólis») und beschreibt dessen politische Unabhängigkeit (Von Ungern-Sternberg, 1990: 9). In der Antike bezeichnete Autonomie die «Eigenständigkeit innerhalb eines größeren Machtbereichs» (ebd.: 13) eines Gemeinwesens, die aus Konflikten heraus erstritten und von den Machthabern gewährt wurde (ebd.). Autonomie kann in diesem Zusammenhang als ein politischer Begriff verstanden werden, der sich auf soziale Gemeinschaften bezieht. Die Auslegung des Begriffs der Autonomie als ein Merkmal der Freiheit einer einzelnen Person entwickelte sich erst viel später in der Zeit der Aufklärung als Kernelement eines neuen Menschenbilds. Grundlegende Bedeutung kommt hier der Philosophie und Pflichtenethik Immanuel Kants zu (Maio, 2012). Sein Verdienst ist es, die Freiheit des Menschen von seiner Natur im transzendentalen, jenseits der empirischen Erfahrung liegenden Sinne ins Zentrum eines sittlichen Handelns gestellt zu haben. Der «gute Wille» des Menschen erlaubt diesem, in seinem Handeln innezuhalten, es kritisch, d.h. frei von Neigungen, Begierden oder sonstigen äußeren Beweggründen, zu reflektieren und mittels Vernunft als «gut» oder «schlecht» zu beurteilen. Autonomie ist in diesem Sinne als Moralität zu verstehen (Höffe, 1983: 200). Damit streicht Kant die Besonderheit des Menschen (bzw. der Menschheit als Abstraktum) heraus, sich unabhängig zu seiner (ihrer) Natur entsprechend allgemeingültigen Überlegungen zu verhalten. Zugleich erwächst daraus ein Anspruch (die Pflicht) an den Menschen zu einem mündigen, d.h. sittlichen, auf den guten Willen ausgerichteten Handeln. In der Möglichkeit des Menschen, mittels Vernunft (dem guten Willen) frei über das eigene Tun zu urteilen, sieht Kant die Würde des Menschen begründet (Höffe, 1983). Diese Würde gilt es zu wahren und zu schützen, indem die Autonomie des Menschen anerkannt und respektiert wird. Das bedeutet bei Kant, dass kein Mensch einen anderen Menschen nur als Mittel (Zweck) zum Erreichen von Zielen benutzen darf. Der Mensch ist immer auch Zweck an sich selbst («Instrumentalisierungsverbot», vgl. Baranzke, 2013: 639). In der jüngeren Geschichte drückt sich dieser Schutz z. B. in folgenden Rechtsverständnissen aus:

- 1945 bis 1948 werden die UN-Menschenrechte verfasst: Universal Declaration of Human Rights. Sie betonen die Freiheit und Gleichheit aller Menschen «an Würde und Recht» (Artikel 1, Allgemeine Erklärung der Menschenrechte).

- 1949 tritt das Grundgesetz für die Bundesrepublik Deutschland in Kraft. Artikel 1 der Grundrechte lautet: «Die Würde des Menschen ist unantastbar. Sie zu achten und zu schützen ist Verpflichtung aller staatlichen Gewalt.» (Artikel 1 Abs. 1, Grundgesetz für die Bundesrepublik Deutschland).

- 2003 bis 2005 wurde die Charta der Rechte hilfe- und pflegebedürftiger Menschen entwickelt (Bundesministerium für Familie, Senioren, Frauen und Jugend [BMFSFJ] und Bundesministerium für Gesundheit [BMG], 2010:

 Jeder Mensch hat uneingeschränkten Anspruch auf Respektierung seiner Würde und Einzigartigkeit. Menschen, die Hilfe und Pflege benötigen, haben die gleichen Rechte wie alle anderen Menschen und dürfen in ihrer besonderen Lebenssituation in keiner Weise benachteiligt werden. (Artikel 1, Selbstbestimmung und Hilfe zur Selbsthilfe)

10.3 Autonomie im Kontext von Krankheit, Behinderung und Alter

Im Kontext von Krankheit, Behinderung und Alter stellt sich die Frage nach der Wahrung und Respektierung der Autonomie des Menschen zum Schutz seiner Würde in besonderer Weise. Denn das Verhältnis von Helfern (Pflegenden, Medizinern, Heilpädagogen, Sozialarbeitern, etc.) gegenüber hilfebedürftigen Menschen ist asymmetrisch geprägt. Es sind die Helfer, die über ein Expertenwissen und Ressourcen verfügen, dessen der Hilfesuchende bedarf. Zur Aufwertung der Position von Patienten, Menschen mit Behinderung und alten Menschen entwickelten sich in der interdisziplinären Diskussion um die Autonomie hilfebedürftiger Menschen Konzepte wie die des Kunden, der Selbstständigkeit und der Kompetenz, orientiert am kognitiv-rationalen Konzept der Selbstbestimmung.

10.3.1 Medizin

In der Medizin begann die Diskussion um die Autonomie in den 60er-Jahren des 20. Jahrhunderts, die bis heute prägend ist (vgl. die Debatte im Überblick bei Maio, 2012). Anlass bot ein als paternalistisch charakterisiertes Arzt-Patienten-

Verhältnis. Mit dem Begriff des «Paternalismus» verbindet sich eine bestimmte Form der Herrschaftsordnung. Dem «wohlwollenden Vater» (ebd.: 156) oder, im hier besprochenen Kontext, dem fachlichen Experten, kommt die Entscheidungsgewalt über den Nicht-Experten wie etwa dem Hilfebedürftigen zu. Um die Autonomie des Patienten zu stärken und zu schützen, wurde dem Patienten Wahlfreiheit («autonomous choice») gewährt (vgl. Beauchamp/Childress, 2009: 111 ff.). Dem Patienten wurde damit eine neue Rolle zugedacht und die informierte Einwilligung («informed consent») als das wesentliche Instrument zur Wahrung der Autonomie diskutiert (vgl. Beauchamp/Childress, 2009: 117 ff.). Der Patient selbst soll nun entscheiden, welche der ihm angebotenen Maßnahmen er in Anspruch nehmen möchte und welche er ablehnt. Damit ist er der Autorität der Ärzte nicht länger passiv ausgesetzt, sondern kann Behandlungsprozesse entscheidend mitbeeinflussen. Unterstützt wird dieser Ansatz in dem neuen, der Wirtschaft entlehnten Paradigma der «Kundenorientierung» im Rahmen eines Qualitätsmanagements. Der Patient reguliert über sein Nachfrageverhalten aktiv das Angebot auf Seiten der Ärzte (Donabedian, 1992; Schaeffer, 2004). Der Rollenwechsel vom Patienten zum Kunden soll reformierend auf die Gestaltung des Gesundheitswesens und sein Angebot wirken. Denn dieses orientiert sich fortan an den Erwartungen, der Zufriedenheit und dem Wohlbefinden des Erkrankten (Donabedian, 1992; Schaeffer, 2004). Der Sachverständigenrat zur Begutachtung der Entwicklung im Gesundheitswesen (SVR) betont die Bedeutung des Nutzerverhaltens als eine regulierende Größe «bei der Steuerung des Systems» (SVR, 2002, Bd. I: 12) und bewegt sich mit dieser Forderung nach mehr Selbstbestimmung zur Gesundheitsförderung im Rahmen der Ottawa Charta der WHO von 1986:

> «Gesundheitsförderung zielt auf einen Prozess, allen Menschen ein höheres Maß an Selbstbestimmung über ihre Gesundheit zu ermöglichen und sie damit zur Stärkung ihrer Gesundheit zu befähigen.» (WHO, 1986: 1)

Autonomie wird damit als Patientenwunsch und Selbstbestimmung innerhalb eines marktwirtschaftlichen Kontextes definiert. Der Autonomiegedanke eines freien und guten Willens bei Kant, der zu einem mündigen, sittlichen Handeln befähigt und zu einem moralischen Sollen verpflichtet, wird im medizinischen Kontext umgedeutet zu einem freien Wollen und «Abwehrrecht» der Person (Maio, 2012: 122).

10.3.2 Heilpädagogik

Ähnlich wie in der Medizin gewann der Autonomiegedanke in der Heilpädagogik stark an Einfluss. In den 90er-Jahren des 20. Jahrhunderts etablierte sich das Leitprogramm der Selbstbestimmung in der Pädagogik für Menschen mit geistiger

Behinderung in Deutschland (vgl. die Debatte im Überblick bei Klauß, 2003). Kritisch wurden und werden bisherige Betreuungsformen für Menschen mit (geistiger) Behinderung als bevormundend diskutiert, von denen es sich zu emanzipieren galt bzw. gilt. Im Jahre 1994 wurde auf dem Duisburger Kongress der Bundesvereinigung Lebenshilfe die Formel «Ich weiß doch selber, was ich will» geprägt. Eng verbunden mit diesem Programm waren und sind Forderungen nach Normalisierung, Integration und sozialer Teilhabe von Menschen mit (geistiger) Behinderung (Klauß, 2003). Behinderungen werden als ein «Mehr an sozialer Abhängigkeit» (Hahn, 1994: 87) gegenüber nichtbehinderten Menschen problematisiert. Diese Einschätzung orientiert sich an der Norm des unabhängigen Erwachsenen und der Annahme eines linearen Entwicklungsverlaufs des Menschen hin zu «größtmögliche[r] Unabhängigkeit» (ebd.: 81). Speck (1985) weist auf weitreichend fremdbestimmte, institutionalisierte und am medizinischen Versorgungsverständnis orientierte Lebensverläufe von Menschen mit (geistigen) Behinderungen hin. Die Forderung nach mehr Selbstbestimmung deutet solche Entwicklungen als Missstände in der Behindertenhilfe und mündet in Empfehlungen der Bundesvereinigung Lebenshilfe zur Durchführung von «Selbstständigkeitstrainings» (Ebd.: 1969) als «Hilfe zur Autonomie» (Ebd.: 164) und Strategie gegen Bevormundung. Die Leitidee der Selbstbestimmung orientiert sich damit am Ideal der Selbstständigkeit und Unabhängigkeit von Menschen, die auch für Menschen mit geistigen Behinderungen möglich werden soll.

10.3.3 Gerontologie

In der Gerontologie stehen der ältere Mensch sowie das Verständnis vom Alter und Altern im Fokus des Interesses (vgl. Kap. 2 u. 3). Nationale und internationale Studien untersuchten gelingende Alterungsprozesse und entwickelten Theorien des im deutschsprachigen Raum diskutierten Konzepts des «Erfolgreichen Alterns» (Lehr, 2007; Baltes/Baltes, 1989) bzw. im US-amerikanischen Raum des «Successful Aging» (Rowe/Kahn, 1997). Anders als lange angenommen ist das Altern hiernach nicht als ein unabwendbarer Abbau zu verstehen, der in Hilflosigkeit und Abhängigkeit führt. Ausgehend von der These der Plastizität wird Altern als ein beeinflussbarer Prozess verstanden und das Alter zu einer gestaltbaren Lebensphase umgedeutet (Wahl/Heyl, 2004). Altsein erfährt darüber nicht zuletzt eine Aufwertung und kann das lange bestehende Stigma des «Abbaus» erstmals ablegen. Das Successful Aging oder Erfolgreiche Altern definiert sich über die drei Komponenten «low probability of disease and disease-related disability, high cognitive and physical functional capacity, and active engagement» (Rowe/Kahn, 1997: 433) und unterscheidet zwischen einem normalen, optimalen und einem kranken Altern (Baltes/Baltes, 1989: 7). Die Auseinandersetzung mit Autonomie in der Gerontologie ist vorwiegend an der psychosozialen, kognitiven Kompetenz der einzelnen Person ausgerichtet. Diehl (2012) weist auf einflussreiche, empirische Konzepte wie «Self-Determination» (Ryan/Deci), «psychologisches Wohlbefinden» (Ryff/Singer), «Selbstwirksamkeitstheorie» (Bandura) oder «Kontrolltheorie» (Lachmann) und «Handlungstheorie» (Brandstädter) als wichtige Impulsgeber hin. Mit diesem psychologisch orientierten Ansatz wird Autonomie in der Gerontologie als empirische Variable definiert, die entweder (1) abhängig die Wirkung eines aktiven Lebensstils (Diehl, 2012: 85) oder (2) unabhängig den Einfluss auf den Grad von Lebensqualität, z. B. bei Heimeinzug (ebd.: 86), oder (3) intervenierend Kontrollüberzeugungen innerhalb von Anpassungsprozessen (ebd.: 87) bestimmt.

10.3.4 Gerontologische Pflege

In der Gerontologischen Pflege steht vor allem die Langzeit-Pflegesituation älterer Menschen im Fokus (s. Kap. 12). Besondere Relevanz kommt der Pflege von Menschen mit Demenz zu. Dies ist eine wachsende Personengruppe in der stationären Versorgung. Die Demenz ist charakterisiert durch in der Regel progredient verlaufende, kognitive Einbußen, d. h. einen Verlust an rationaler Kompetenz (Brandenburg/Güther, 2013). Damit soll an dieser Stelle die vorangestellte Debatte problematisiert werden. Welche Konsequenzen ergeben sich für Menschen mit Demenz, Autonomie am Konzept der Selbstbestimmung auszurichten?

Im Folgenden werden zunächst drei klassische Autonomiekonzepte erlautert, die der vorangestellten Diskussion aus Gerontologie und Medizin entspringen und in der Gerontologischen Pflege einflussreich sind, um sie im Anschluss auf ihre Konsequenzen für Menschen mit Demenz zu diskutieren. Der Gerontologe und Ethiker Bart Collopy (1988) beschreibt Autonomie in der Langzeitpflege als verschiedene Polaritäten. Die Gerontologen Paul und Margret Baltes

> **Definition – Demenzen**
>
> Demenzerkrankungen sind definiert durch den Abbau und Verlust kognitiver Funktionen und Alltagskompetenzen. Bei den meist progressiven Verläufen kommt es unter anderem zu Beeinträchtigungen der zeitlich-örtlichen Orientierung, der Kommunikationsfähigkeit, der autobiographischen Identität und von Persönlichkeitsmerkmalen. Häufig ist das schwere Stadium der Demenz durch vollständige Hilflosigkeit und Abhängigkeit von der Umwelt charakterisiert. (DGPPN/DGN, 2009:4)

(1989) betonen den Erhalt von Alltagskompetenz im Alter und der Psychologe Michael Wunder (2008) thematisiert die Selbstbestimmungsfähigkeit bei Menschen mit Demenz.

10.4 Autonomie als Polaritäten

Eine differenzierte Analyse einer auf den alltäglichen Handlungsbereich in der Langzeitpflege bezogenen Autonomie bringt Collopy (1988) in die Debatte ein. Er identifiziert sechs Polaritäten der Autonomie in der Langzeitpflege:

1. «decisional» vs. «executional»

2. «direct» vs. «delegated»

3. «competent» vs. «incapacitated»

4. «authentic» vs. «inauthentic»

5. «immediate» vs. «long range»

6. «negative» vs. «positive» (Ebd.: 11).

Zur Erläuterung:

1. «Decisional autonomy» meint die Entscheidungsautonomie einer Person. So sind ältere Menschen in der Lage, rationale Entscheidungen zu treffen, auch wenn sie körperlich eingeschränkt und bei der Umsetzung ihrer Entscheidung auf Hilfen und Unterstützung angewiesen sind («executional autonomy»).

2. In ähnlicher Weise ist die Differenzierung in direkte vs. delegierte Autonomie zu verstehen. So kann eine Person, die gehbehindert und auf einen Rollstuhl angewiesen ist, nicht alle Bewegungen selbst ausführen. Sie kann ihre Entscheidungen aber selbstständig treffen und die Umsetzung an einen Helfer delegieren («delegated autonomy»). Die Kontrolle über Hilfen bleibt letztlich bei dem Menschen mit Hilfebedarf.

3. Ethisch herausfordernd ist die Unterscheidung von kompetenter Autonomie («competent autonomy»), die als rationale Entscheidungsfähigkeit und damit kognitive Kompetenz verstanden wird, und kognitiver Unfähigkeit («incapacitated autonomy»), die bei geistig eingeschränkten Menschen, wie z. B. Menschen mit Demenz, besteht.

4. Jenseits der kognitiven Kompetenz sind aber auch Formen der Authentizität zu unterscheiden. Authentizität meint die Stimmigkeit einer Entscheidung mit der Person selbst, ihrer Biographie und ihrem Selbstverständnis. Authentizität kann

beispielsweise mit der Akzeptanz von einem Mehr an Inanspruchnahme von Hilfen einhergehen. Umgekehrt kann die Forderung nach einem aktiven, selbstständigen Altern als Zwang erlebt werden.

5. Die Unterscheidung in «immediate vs. long range autonomy» wird deutlich, wenn etwa bei erhöhter Sturzgefahr bei Menschen mit Demenz eine kurzfristige Fixierung erwirkt wird, um das Risiko einer langfristigen Ruhigstellung, d. h. eine Einschränkung der «long range autonomy» in Folge z. B. komplizierter Brüche zu minimieren.

6. Schließlich unterscheidet Collopy zwischen negativer Autonomie als «Freiheit von Einschränkungen» und positiver Autonomie im Sinne von «Rechte haben».

10.4.1 Autonomie als Alltagskompetenz

Einflussreich für die Orientierung der Pflege älterer Menschen wurde das Modell der «Selektiven Optimierung mit Kompensation» (SOK) als Strategie für erfolgreiches Altern (Baltes/Baltes, 1989). Im Zentrum stehen der Erhalt und die Förderung der Alltagskompetenz. Diese resultiert aus einer Vielzahl unterschiedlichster Ressourcen wie sozialem Status, Gesundheit, Persönlichkeit und Biographie. Zielsetzung bilden Autonomie, Selbstständigkeit und Lebenszufriedenheit im Alltag (vgl. ausführlicher hierzu Kapitel 3).

10.4.2 Autonomie als graduelle Selbstbestimmung

Michael Wunder (2008) erarbeitet ein Konzept der graduellen Selbstbestimmungsfähigkeit, speziell bezogen auf Menschen mit Demenz. Grundlage bilden die vier Prinzipien nach Beauchamp/Childress (2009), wonach Autonomie (Selbstbestimmung) nur ein Prinzip neben drei weiteren Prinzipien (Nicht-Schaden, Wohlergehen, Gerechtigkeit) darstellt, gegenüber denen der Grad der zu gewährenden Selbstbestimmung abgewogen werden muss. Bezugspunkt für die Bestimmung von Autonomie bildet die Fähigkeit zu rationalem Denken. Ausgerichtet an der Progredienz von Demenzerkrankungen (Stadien der Demenz), d. h. abhängig vom abnehmenden kognitiven Vermögen im Verlauf einer demenziellen Erkrankung leitet er eine Einschätzung des Selbstbestimmungsgrads ab. So ist eine Willensbildung bei beginnenden Formen mit Gedächtnisverlust, Angst und depressivem Rückzugsverhalten zwar grundsätzlich noch möglich, bedarf aber ausreichender Zeit, einer vertrauten, «wohlwollenden Atmosphäre» (ebd.: 20) und einer fördernden Umgebung. Bei Desorientiertheit, ruhelosem Verhalten und sprachlicher Einschränkung muss die Entscheidungsfindung zunehmend durch «anschauungsgebundene Handlungen» – also durch das Herbeiführen sehr konkreter, wenig komplexer Entscheidungssituationen (z. B. Fragen mit Ja/Nein-Antwortmöglichkeiten) unterstützt werden. Im letzten Stadium der Demenz müssen Entscheidungen von den Pflegenden anhand von Abwehrverhalten oder von Beobachtungen der Zufriedenheit und des Wohlbefindens des Menschen mit Demenz antizipiert werden (vgl. Becker et al., 2010).

10.5 Würdigung und kritische Einschätzung der Autonomiedebatte und -konzepte

Die Diskussion um Autonomie im Kontext von Menschen mit Hilfebedarf, Pflegebedürftigkeit, Behinderung und im Alter ist zunächst positiv zu würdigen. Denn sie weist diese Personen als «Inhaber von Rechten» (Klie, 2005: 269) aus, stärkt ihren Einfluss auf das Behandlungswesen und richtet die Behandlung stärker an den Erfahrungen und Bedürfnissen der Betroffenen aus (Donabedian, 1992; Schaeffer, 2004) und sensibilisiert für Kompetenz und Potenziale von älteren und pflegebedürftigen Menschen (Garms-Homolová/Theiss, 2009). Den Kern der Debatte in Medizin, Heilpädagogik und Gerontologie bildet die Vorstellung von Autonomie als Konzept der Selbstbestimmung, welches am Ideal des kognitiv-rational kompetenten Menschen orientiert ist, verbunden mit dem Ziel des Unabhängig-Seins. Im Kontext von geistigen Behinderungen und der Pflege von Menschen mit Demenz sind das Ideal und die Zielsetzung allerdings zu problematisieren. Die vorgestellten Autonomiekonzepte sind nämlich nur in soweit anwendbar, als der Mensch entscheidungsfähig und (geistig) «kompetent» (Rehbock, 2002: 132) ist. Vor dem Hintergrund eines an der Rationalität des Menschen orientierten Autonomieverständnisses sind Menschen mit kognitiven Erkrankungen oder Behinderungen wie Menschen mit Demenz als *unfähig* einzuschätzen, ihren Willen zu kommunizieren oder überhaupt (noch) über Selbstbestimmungsfähigkeiten zu verfügen. Damit wächst das Risiko, dass sie nicht (mehr) als Würde habende Menschen anerkannt werden und ihnen das damit verbundene besondere Schutzrecht abgesprochen wird (vgl. auch die Diskussion zur Stellungnahme des Deutschen Ethikrats (2012), *Demenz und Selbstbestimmung*. Hierzu äußerte sich Gerhardt (2012) kritisch in einem Sondervotum, dass Ansätze wie die von Wunder (2008) nicht ausreichend begründen, warum auch Menschen mit schwerster Demenz (noch) Autonomie habende Wesen sind. Friesacher (2010) kritisiert Autonomie im Sinne eines Konzepts des Unhabhängig-Seins als ein «Minderheitenkonzept» (ebd.: 55). Es droht genau die Menschen auszuschließen, deren Autonomie gestärkt werden sollte. Dies zeigt die vertiefte Auseinandersetzung mit den hier als zentral diskutierten Autonomiekonzepten in der Pflege von Menschen mit Demenz.

Das Konzept einer graduellen Selbstbestimmungsfähigkeit bei Menschen mit Demenz von Wunder (2008) spricht zwar Menschen mit schwerster Demenz grundsätzlich Autonomie im Sinne von Selbstbestimmung zu. Die Fokussierung auf intellektuelle Fähigkeiten führt jedoch zu der Annahme einer im Verlauf der Erkrankung abnehmenden Selbstbestimmung bzw. Autonomie. Die Grenzen der Selbstbestimmung schließen sich immer enger um den Pflegebedürftigen, je weiter seine Demenz fortschreitet.

Das SOK-Modell von Baltes und Baltes (1989) ist am Ideal der Leistungsfähigkeit und des Unabhängigseins orientiert. Theorien des erfolgreichen Alterns wie das SOK-Modell weisen zwar auf Potenziale im Alter hin, bergen aber zugleich die Gefahr, ein normativ aufgeladenes und den alternden Menschen überforderndes Ideal zu bilden, welches zum absoluten Bewertungsmaßstab «guter» Umgangspraxis mit älteren Menschen wird. In ihren Wurzeln ist die Bemessung des Alters am Wert «Erfolg» utilitaristisch, also nutzenorientiert angelegt (Brandenburg, 2012). Zudem verstellt die Fokussierung auf das Individuum und seine Leistung den Blick für strukturelle Gegebenheiten und Rahmenbedingungen. Ungleiche Voraussetzungen auf dem Weg zum «erfolgreichen Altern» bleiben unberücksichtigt (Estes et al., 2010). Autonomie wird im SOK-Modell auf der Ebene der konkreten Alltagsbewältigung angelegt als ein dynamisches Konzept des funktionalen Kompetenzerhalts (Defizite-Ressourcen-Balance) eines älteren Menschen (s. a. Kap. 3). Pflegebedürftigkeit und Gebrechlichkeit bleiben dabei weiterhin nicht akzeptierte Lebensformen, vgl. Denninger, van Dyk, Lessenich et al. (2010).

Das analytische Raster bei Collopy (1988) schließlich bildet weniger ein normatives Modell denn eine Deskription verschiedener Facetten von Autonomie. Seine Differenzierungen in Selbstständigkeit («executional» oder auch «delegated autonomy») erlauben, Selbstbestimmung («decisional» oder «direct autonomy») auch bei Menschen mit körperlichen Behinderungen wahrzunehmen. Der Hinweis auf die Authentizität als Autonomieform berücksichtigt zudem eine neue Dimension in der Autonomiedebatte, die der Kontextualität. In der Polarisierung von «competent vs. incapacitated autonomy» zeigt sich aber das grundlegende ethisch relevante Problem, Autonomie als kognitive Fähigkeit zu verstehen, weiterhin ungelöst.

Vor dem Hintergrund der aufgeführten Kritik stellt der Philosoph und Bioethiker George Agich (2003) grundlegend die Frage: «[I]s autonomy really the central value and concept for thinking about the ethics of long-term care?» (ebd.: 11; vgl. auch in der heilpädagogischen Literatur Klauß, 2003 und Stinkes, 2000).

10.6 Autonomiekonzept als Verhältniskonzept

Agich versteht «autonomy» ausgehend von Kant zunächst als ein ethisches Argument. Nach Kant (Höffe, 1983) lässt sich Ethik als philosophische Auseinandersetzung mit der Frage: «Was sollen wir tun?» verstehen. Diese deontologische, am Sollen orientierte Ethik folgt bei Kant dem «kategorischen Imperativ». Demnach ist eine Handlung nur dann «gut», wenn sie als allgemeingültiges Gesetz formuliert werden kann. Im Kontext einer transzendental ausgerichteten Argumentation dient die *Idee* der Autonomie des Menschen als Begründung der menschlichen Würde. «Deutlich wird […], dass Autonomie bei Kant kein sinnlich fassbares oder messbares Phänomen beschreibt, sondern ein dezidiert normativer Begriff ist» (Salloch, 2011: 101). Dennoch hat sich hieraus eine kulturelle Prägung entwickelt, die Autonomie anhand von (be)greifbaren Komponenten (d. h. rationalen Fähigkeiten der Selbstbestimmung) festlegt. Es entsteht die Vorstellung vom Individuum als einer unabhängigen Einheit, die ein neues Ideal vom unabhängigen Menschen entstehen lässt. Abhängigkeit gerät demgegenüber zum Unwert, zu einem Problem (Agich, 2003). Die Vorstellung, alt und pflegebedürftig zu sein, ist infolgedessen von Ängsten begleitet, die Hoffnungslosigkeit, Verlorensein, Verzweiflung und Sinnlosigkeit erwachsen lassen (ebd.). Hierin liegt die Grundproblematik. Das Ausgangskonzept einer transzendental gedachten Autonomie bei Kant wurde im Kontext der Krankenbehandlung, Behindertenfürsorge und Alterstheorie als empirisch deskriptive und kognitive «Selbstbestimmungskompetenz» (Baranzke, 2013: 641) begrifflich und inhaltlich neu interpretiert und modifiziert. Damit gelingt eine zunächst konkretere und messbare Bestimmung von Autonomie. Zugleich wird sie einseitig an Kriterien der Unabhängigkeit festgemacht und übersieht die grundlegend gegebenen existenziellen Abhängigkeiten und Fürsorgebedürftigkeit des Menschen.

Anthropologische und phänomenologische Perspektiven zeigen, dass das Menschsein sich nie nur in einem isolierten, unabhängigen Lebensvollzug erfüllt. Als soziales und körperliches Wesen steht der Mensch immer auch in Abhängigkeiten zu anderen. Die Frage nach der Autonomie …

> «[…] erschließt sich nur im Gesamtkontext menschlicher Lebenspraxis, die durch Bedingungen der Leiblichkeit (Verletzlichkeit, Sterblichkeit usw.), der Interpersonalität (Angewiesenheit auf andere Menschen), der Geschichtlichkeit, Sprachlichkeit und Situationsgebundenheit (Gebundenheit an Zeit, Sprache und konkrete Situation) geprägt ist.» (Rehbock, 2011: 17)

Diese Beobachtung definiert Rentsch (2012) als «menschliche Grundsituation» (Ebd.: 63). In Grenzsituationen und Lebensphasen, wie der des hohen Alters, «radikalisiert» sich diese Grundsituation als spannungsvoll (Ebd.; vgl. auch den von Thomae 1968 begründeten Ansatz der «Daseinsthematik und Daseinstechnik»). Der Fokus richtet sich nun nicht mehr allein auf das Individuum, sondern auf seine Verbindungen zu anderen:

> «Attention to the social character of human development forces the realization that dependence is an essential feature of human existence and that autonomy must be reinterpreted to accommodate social arrangements such as family, friendship, and community associations that make possible autonomous human existence in the first place.» (Agich, 2003: 96)

Damit sind Abhängigkeit und Unabhängigkeit als gemeinsame Wesenszüge und gleichrangige Werte menschlichen Seins zu diskutieren. An dieser Stelle ist mit Reed und McCormack (2012) auf Entwicklung einer «Care-Ethik» hinzuweisen, wie sie aus dem US-amerikanischen Raum durch die Feministinnen wie Carol Gilligan (1993) als «negotiated autonomy» und im deutschsprachigen Raum durch Elisabeth Conradi (2012) als «Ethik der Achtsamkeit» einflussreich diskutiert werden.

Autonomie und Fürsorge bilden aus dieser Perspektive eine «*formale* Grundbedingung menschlicher Existenz» (Rehbock, 2002: 139 [kursiv im Original]). Beide bedingen sich wechselseitig. Mit der Autonomie des Menschen geht zugleich eine Verletzlichkeit einher – die seiner Freiheit. Daher bedarf sie des Schutzes und der «Verpflichtung zur Fürsorge» (Rehbock, 2002: 141). In diesem Sinne ist Autonomie als relational, d. h. erst als in einer Fürsorgepraxis verwirklicht einzuschätzen. Autonomie ist damit weniger ein Fähigkeiten-Konzept als vielmehr ein *Verhältnis-Konzept*.

Damit wird das Dilemma um Abhängigkeit und Unabhängigkeit nicht einseitig aufgelöst, sondern im Sinne Rappaports zur Voraussetzung aller weiteren Überlegungen gemacht. Bezogen auf die Problematik bei Demenz oder anderen geistigen Einschränkungen und Behinderungen kann es nicht darum gehen, Selbstbestimmungsfähigkeiten zu definieren. Vielmehr ist das Verhältnis von hier Pflegepersonen als Handelnden gegenüber Demenzerkranken als *Menschen* (daher der Ausdruck: Menschen mit Demenz) zu bewerten. Damit ist abschließend auf Kant zurückzukommen (s. a. Kap. 9).

Reflexion

Rappaport (1985) schreibt auch von der Paradoxie menschlichen Seins und der Notwendigkeit des *divergenten Denkens* (ebd.: 264; vgl. auch Rössler, 2009). Der Ausdruck des divergenten Denkens meint ein Denken, welches Komplexität nicht reduziert und einseitig darstellt, sondern die widerstreitenden Aspekte gleichermaßen berücksichtigt. Entscheidungsfragen führen so zu einem Ausloten von verschiedenen, auch widerstrebenden Aspekten eines Sachverhalts. Es geht um die Sensibilisierung für ethische Dilemmata überhaupt (Illhardt, 2008). Eine gute Hilfe zur Beschreibung solcher Divergenzen bietet das Konzept Collopy's (1988). Die Bewertung der verschiedenen Aspekte, ist eine andere Frage. Wo sehen Sie Situationen in Ihrem Berufsalltag, die ein divergentes Denken erfordern?

10.7 Autonomie und verantwortungsvolle Handlungspraxis

Ausgehend von Kant ist Autonomie an erster Stelle als *Verhältnis zu sich selbst* zu verstehen (Baranzke, 2006). Gemeint ist das eingangs mit Kant formulierte ideale Verständnis, sich zu sich selbst ins Verhältnis setzen zu können. Autonomie ist damit als ein Anspruch an sich selbst, nicht als Beurteilung der Fähigkeiten eines anderen formuliert. Der Handelnde als Mensch ist verpflichtet, zu seinem Tun Stellung zu nehmen, d.h. das eigene Tun zu reflektieren und als moralisch «gut» oder «schlecht» zu beurteilen (Selbstverpflichtung). In der Ausübung der Selbstverpflichtung liegt die eigene Würde begründet. Im Umgang mit hilfe- und pflegebedürftigen Menschen kann ich meine eigene Würdigkeit als Mensch zeigen, indem ich mir selbst gegenüber Rechenschaft über mein Tun ablege (Gewissensethik). Eine Beurteilung der Selbstbestimmungsfähigkeit des anderen ist nicht gemeint. Kant (1907) fasst diesen Gedanken zusammen in dem zweifachen dialektischen Anspruch: «Eigene Vollkommenheit – fremde Glückseligkeit» (zit. n. Baranzke, 2006: 104).

Der Gedanke der Selbstverpflichtung als Autonomie ist zugleich immer auch zu verstehen als ein Sich-ins-Verhältnis-Setzen zum anderen (kategorischer Imperativ):

> «... *handle nur nach derjenigen Maxime, durch die du zugleich wollen kannst, dass sie ein allgemeines Gesetz werde* (Immanuel Kant, 1785: Grundlegung zur Metaphysik der Sitten.» In: Kraft/Schönecker, 1999: 45 [kursiv im Original]).

Nicht die eigenen Interessen sind für die Bewertung des Handelns maßgeblich, sondern die Gültigkeit, gemessen an der Verallgemeinerbarkeit des eigenen Tuns, bezogen auf das Tun aller Menschen (der Menschheit). Kant bringt das Beispiel von der Lüge: Kann Lügen moralisch gut und damit verallgemeinerbares Gesetz sein? Nein, denn dann könnte man niemandem mehr trauen, selbst wenn jemand beteuerte, die Wahrheit zu sagen (ebd.: 22 f.). In diesem Sinne stellt Autonomie kein Konzept isolierter Selbstbezüglichkeit dar, sondern bildet immer den Anspruch an den Handelnden zur «Ver-Antwortung» seines Tuns gegenüber dem anderen (der Menschheit) (ebd.). Bezogen auf die Frage nach der Autonomie bei Menschen mit Demenz geht es um die «ethische Thematisierung» (Baranzke, 2013: 645) von (Pflege-)Handeln mit dem Ziel des *würdevollen Umgangs* bezogen auf den anderen.

Dies meint, sich selbst auf Fragen nach dem richtigen Tun antworten zu müssen: Habe ich alle Alternativen meines Tuns in meiner Entscheidung berücksichtigt und gegeneinander abgewogen? Habe ich nach bestem Wissen und Gewissen gehandelt? Oder brauche und benutze ich den Hilfebedürftigen, um mich nützlich (aber nicht würdig) zu fühlen? In diesem Sinne gehe ich als pflegende Person einen *inneren Dialog* ein.

In ähnlicher, wenn auch leibphänomenologischer Weise hat Martin Buber den Dialog zum Ausgangspunkt für ethisches Handeln als unvoreingenommene, unmittelbare (man könnte mit Kant ergänzen als zweckfreie) Begegnung mit dem «DU» gesetzt, am Gegenüber das eigene «ICH» werden zu können und damit Autonomie zu erfahren (Linsa, 2010). Bei Buber (1995) wird darüber hinaus noch ein zweites deutlich: Autonomie stellt einen Prozess dar, ein *Werden* am anderen. Auch Kant spricht von einem Prozess der moralischen Vervollkommnung der eigenen Person (Baranzke, 2006).

Damit lassen sich soziale Beziehungen nicht in vereinfachte lineare Abläufe rationalisieren. Autonomie stellt keine graduelle Bemessung der Selbstbestimmungsfähigkeit des Pflegebedürftigen dar und ist nicht in Techniken, Standards und Messinstrumente zu operationalisieren (Baranzke, 2013). Vielmehr ist Autonomie in einer dialogischen, d. h. sich entwickelnden und selbstverpflichtenden Haltung des jeweils Handelnden zu suchen. Es geht um die Bereitschaft zur Selbstkritik. Kant sieht diese Selbstkritik vor allem bezogen darauf, die eigene Wirkungsmacht zu begrenzen, den anderen als gleichgestellt anzuerkennen. Oder mit Spaemann (2006) formuliert, den anderen als Person anzuerkennen, um selbst als Person zu handeln. Die Herausforderung im Kontext von Pflegebedürftigkeit und (geistiger) Behinderung besteht darin, asymmetrische Beziehungsverhältnisse als symmetrische Verhältnisse anzunähern. Dazu bedarf es einer verantworteten, d. h. *selbstverpflichteten, kritischen* Fürsorge.

Der *Dialog* bildet das Konzept für diesen selbstkritischen Fürsorgeprozess, der ausgewogene Machtverhältnisse aushandelt oder austariert. In einem sozialphilosophischen Sinne wird diese Dialogizität aufgegriffen in dem Konzept der wechselseitigen Anerkennung bei Honneth (1994). Darin verbindet sich die normative Orientierung auf Würde mit der empirischen Dimension ausgeglichener Machtverhältnisse auf der Ebene der direkten Interaktionsbeziehung als Formen der Liebe (Vertrauensverhältnis), auf der Ebene des Rechts (Gleichberechtigung von Menschen) und auf der Ebene der gesellschaftlichen Wertschätzung (gerechte Lebensbedingungen).

Fallbeispiel und Reflexion

Es ist Sonntagnachmittag. Auf einem Wohnbereich für zehn Menschen mit schwerer Demenz in einer stationären Langzeitpflegeeinrichtung werden üblicherweise zu dieser Zeit in einem gemeinsamen Speiseraum Kaffee und Kuchen angeboten. Sie sind allein im Dienst. Sechs der zehn Bewohner können nicht eigenständig essen oder trinken und müssen das Essen gereicht bekommen und brauchen Zeit. Sie setzen sich für wenige Minuten an die Seite eines hilfebedürftigen Bewohners, reichen ein Stück

> Kuchen und wenden sich dann dem nächsten Bewohner zu. Zwischendurch melden Bewohner Bedürfnisse an, zur Toilette gehen zu müssen, wobei sie Unterstützung benötigen. Sie unterbrechen das Kaffeetrinken mehrmals und kommen zu der Einschätzung, dass Sie alleine keine würdevolle Situation für die Bewohner schaffen und Sie damit Ihrem Pflegeethos nicht nachkommen können. Wo sehen Sie Autonomie und Würde in diesem Beispiel gefährdet? Was kann die Pflegeperson tun? Wo liegt ihre Verantwortung? Welche gerontologischen Konzepte können Sie für Ihre Argumentation heranziehen?

10.8 Schlussfolgerung und Ausblick

«Autonomie ist eine abhängige Freiheit» zitierte der *tagesspiegel* am 26.10.2011 die Philosophin Beate Rössler. Die in diesem Beitrag dargelegte Kontroverse um Autonomie vs. Fürsorge; Unabhängigkeit vs. Abhängigkeit ist in einem «Sowohl-als-Auch» zu beschließen. Darüber erlauben diese Überlegungen eine größere Sensibilität für Bedürfnisse nach Fürsorge als gleichrangig bedeutsam. Zugleich eröffnet der Blick auf die interdependente Eingebundenheit und die Konzeption einer relationalen Autonomie eine Perspektive über das Individuum hinaus. Autonomie ist kein Konzept, dass an den kognitiv rationalen Fähigkeiten eines Individuums festzumachen ist, an dem z. B. Menschen mit Demenz gemessen werden müssen. Autonomie ist nicht auf Unabhängigsein und Selbstbestimmung als Ziel ausgerichtet. Mit dem Zitat von Maio (2012) lassen sich die Überlegungen auf den Punkt bringen: «Autonomie lässt sich nicht einfach abrufen – Autonomie ist oft ein Prozess des Sich-ins-Verhältnis-Bringens» (ebd.: 154). Damit bildet Autonomie ein dialogisches Verantwortungskonzept, welches Fürsorge und Selbstbestimmung zusammendenkt und in letzter Konsequenz den Akt des Helfens und Pflegens überhaupt erst begründet.

10.9 Literatur

Agic G. J. (2003). Dependence and autonomy in old age. An ethical framework for long-term care. Cambridge: Cambridge University Press.
Allgemeine Erklärung der Menschenrechte (1948). [04.03.13].
Baltes P. B., Baltes M. M. (1989). Erfolgreiches Altern: mehr Jahre und mehr Leben. Zeitschrift für Gerontopsychologie und -psychiatrie, 2, 5–10.
Baranzke H. (2013). Menschenwürde und Pflege: Sozial-, handlungs- und haltungsethische Dimensionen. In: Joerden J., Hilgendorf E., Thiele F. (Hrsg.). Menschenwürde und Medizin. Ein interdisziplinäres Handbuch. Berlin: Duncker & Humblot, 635–650.

Baranzke H. (2006). Selbstverpflichtung, Pflichten der Achtung und Pflichten der Fürsorge im Horizont der Moralphilosophie I. Kants. In: Graf G., Höver G. [Bundesarbeitsgemeinschaft Hospiz e. V.] (Hrsg.). Hospiz als Versprechen. Zur ethischen Grundlegung der Hospizidee. Kap. 3, Schriftenreihe Band IX. Wuppertal: der hospizverlag, 89–110.

Beauchamp T. L., Childress J. F. (2009). Principles of Biomedical Ethics. 6th Ed. New York, Oxford: Oxford University Press.

Brandenburg H. (2012). Erfolgreiches Altern. Tandemveranstaltung 20. Januar 2012 an der Philosophisch-Theologischen Hochschule Vallendar.

Brandenburg H., Güther H. (2013). Was ist ein gutes Leben für Menschen mir Demenz? Zeitschrift für medizinische Ethik, 59, 2, 85 –95.

Brandenburg H., Güther H. (2014). Gerontologische Pflege. Grundlegung und Perspektiven für die Langzeitpflege. Bern: Verlag Hans Huber.

Buber M. (erstmals veröffentlicht 1923, bei Reclam erschienen 1995). Ich und Du. Stuttgart: Reclam.

Bundesministerium für Familie, Senioren, Frauen und Jugend [BMFSFJ] und Bundesministerium für Gesundheit [BMG] (2010). Charta der Rechte hilfe- und pflegebedürftiger Menschen. 10. Auflage, www.pflege-charta.de/fileadmin/charta/pdf/Pflege-Charta.pdf, [29.02.13].

Collopy B. (1988). Autonomy in Long Term Care: Some Crucial Distinctions. The Gerontologist, 28, Suppl., 10–17.

Conradi E. (2012). Selbstbestimmung durch Achtsamkeit. In: Moser V., Horster D. (Hrsg.). Ethik der Behindertenpädagogik. Stuttgart: Kohlhammer, 167–183.

Deutsche Bischofskonferenz (2011). Die Zukunft der Pflege im Alter – ein Beitrag der katholischen Kirche. Sekretariat der Deutschen Bischofskonferenz (Hrsg.). Die deutschen Bischöfe, 92, Bonn. www.dbk-shop.de/media/files/DBK_1192.pdf, [25.09.2013].

Deutscher Ethikrat (2012) Demenz und Selbstbestimmung. Stellungnahme. www.ethikrat.org/dateien/pdf/stellungnahme-demenz-und-selbstbestimmung.pdf, [04.02.2013].

Deutsche Gesellschaft für Psychiatrie, Psychotherapie und Nervenheilkunde (DGPPN), Deutsche Gesellschaft für Neurologie (DGN) (2009). S 3-Leitlinie «Demenzen», www.dgn.org/images/stories/dgn/pdf/s3_leitlinie_demenzen.pdf, [19.09.2013].

Diehl M. (2012). Autonomie. In: Wahl H-W., Tesch-Römer C., Ziegelmann J. P. (Hrsg.). Angewandte Gerontologie. Interventionen für ein gutes Altern in 100 Schlüsselbegriffen. 2., vollst. überarb. u. erw. Auflage. Stuttgart: Kohlhammer, 84–89.

Donabedian A. (1992). Quality assurance in health care: consumer's role. Quality in Health Care, 1, 247–251.

Estes C., Biggs S., Phillipson C. (2010). Social Theory, Social Policy and Ageing. A Critical Introduction. Glasgow: Open University Press.

Friesacher H. (2010). Nutzerorientierung – Zur normativen Umcodierung des Patienten. In: Paul B., Schmidt-Semisch H. (Hrsg.) Risiko Gesundheit. Über Risiken und Nebenwirkungen der Gesundheitsgesellschaft. Wiesbaden: VS-Verlag, 55–72.

Garms-Homolová V., Theiss K. (2009). Selbstbestimmung und Teilhabe von Menschen mit Pflegebedarf – Theoretische Konzepte und Voraussetzungen der Realisierung. In: Garms-Homolová V., von Kardorff E., Theiss K., Meschnig A., Fuchs H. (Hrsg.). Teilhabe und Selbstbestimmung von Menschen mit Pflegebedarf. Konzepte und Methoden. Frankfurt a. M.: Mabuse, 105–188.

Gerhardt V. (2012). Pressekonferenz zur Vorstellung der Stellungnahme des Ethikrates «Demenz und Selbstbestimmung» 24. April 2012, Berlin, Prof. Dr. Volker Gerhardt. Persönliche Erklärung zum Sondervotum, www.ethikrat.org/dateien/pdf/pressekonferenz-2012-04-24-statement-gerhardt.pdf, [04.02.2013].

Gilligan C. (1993). In a different voice. Psychological theory and women's development. Cambridge, Mass. [u. a.]: Havard University Press.

Grundgesetz für die Bundesrepublik Deutschland. Deutscher Bundestag, Stand 2012, www.bundestag.de/bundestag/aufgaben/rechtsgrundlagen/grundgesetz/index.html, [16.02.2013].

Hahn M. T. (1994). Selbstbestimmung im Leben auch für Menschen mit geistiger Behinderung. Geistige Behinderung, 2, 81–94.

Honneth A. (1994). Kampf um Anerkennung. Zur moralischen Grammatik sozialer Konflikte. Frankfurt a. M.: Suhrkamp.

Höffe O. (1983). Immanuel Kant. München: Beck.

Illhardt F. J. (2008). Ungelöste Probleme der Autonomie: Unterwegs zu einem neuen Konzept. In: Illhardt F. J. (Hrsg.). Die ausgeblendete Seite der Autonomie. Kritik eines bioethischen Prinzips. Berlin: LIT, 189–203.

Kant I. (1999). Grundlegung zur Metaphysik der Sitten. In: Kraft B., Schönecker D. (Hrsg.). Philosophische Bibliothek. Hamburg: Mainer.

Klauß T. (2003). Selbstbestimmung als Orientierungsprinzip der Erziehung und Bildung von Menschen mit geistiger Behinderung. In: Fischer E. (Hrsg.). Pädagogik für Menschen mit geistiger Behinderung. Sichtweisen, Theorien, aktuelle Herausforderungen. Oberhausen: Athena, 83–127.

Klie T. (2005). Würdekonzept für Menschen mit Behinderung und Pflegebedarf. Balancen zwischen Autonomie und Sorgekultur. Zeitschrift für Gerontologie und Geriatrie, 38, 268–272.

Kuhlmey A., Tesch-Römer C. (2013). Autonomie trotz Multimorbidität im Alter: Eine Einführung. In: Kuhlmey A., Tesch-Römer C. (Hrsg.). Autonomie trotz Multimorbidität. Ressourcen für Selbstständigkeit und Selbstbestimmung im Alter. Göttingen: Hogrefe, 9–21.

Lehr U. (2007). Psychologie des Alterns. 11., korrigierte Auflage. Wiebelsheim: Quelle & Meyer.

Linsa A. (2010). Autonomie und Demenz. Schriftenreihe Medizin-Ethik-Recht, Band 20, Martin-Luther-Universität Halle-Wittenberg, www.digital.bibliothek.uni-halle.de/pe/content/titleinfo/676377, [18.02.2013].

Maio G. (2012). Mittelpunkt Mensch: Ethik in der Medizin. Ein Lehrbuch. Stuttgart: Schattauer.

Rappaport J. (1985). Ein Plädoyer für die Widersprüchlichkeit. Ein sozialpolitisches Konzept des «empowerment» anstelle präventiver Ansätze. Verhaltenstherapie und psychosoziale Praxis, 17, 257–278.

Reed J., McCormack B. (2012). Independence and autonomy – the foundation of care. In: Reed J., Clarke C., Macfarlane A. (Eds.) Nursing older Adults. New York: Open University Press, 9–22.

Rehbock T. (2011). Personsein in Grenzsituationen. Anthropologische Kritik und Medizinethik. Ethik Med, 23, 15–24.

Rehbock T. (2002). Autonomie – Fürsorge – Paternalismus. Zur Kritik (medizin-)ethischer Grundbegriffe. Ethik Med, 14, 131–150.

Rentsch T. (2012). Ethik des Alterns: Perspektiven eines gelingenden Lebens. In: Kruse A. (Hrsg.). Gutes Leben im hohen Alter. Heidelberg: AKA, 63–72.

Rowe J. W., Kahn R. L. (1997). Successful Aging. The Gerontologist 37, 4, 433–440.

Rössler B. (2009). Autonomie und Ambivalenz. In: Forst R., Hartmann M., Jaeggi R., Saar M. (Hrsg.). Sozialphilosophie und Kritik. Frankfurt a. M.: Suhrkamp, 359–383.

Sachverständigenrat zur Begutachtung der Entwicklung im Gesundheitswesen (SVR) Gutachten 2000/2001 des Sachverständigenrates für die Konzertierte Aktion im Gesundheitswesen Bedarfsgerechtigkeit und Wirtschaftlichkeit, Band I: Zielbildung, Prävention, Nutzerorientierung und Partizipation, www.dip21.bundestag.de/dip21/btd/14/056/1405661.pdf, [11.03.2013].

Salloch S. (2011). Patientenautonomie und Indikationen – über den normativen Gehalt zweier medizinethischer Grundbegriffe. In: Breitsameter C. (Hrsg.). Autonomie und Stellvertretung in der Medizin. Entscheidungsfindung bei nichteinwilligungsfähigen Patienten. Stuttgart: Kohlhammer, 97–111.

Schaeffer D. (2004). Der Patient als Nutzer. Krankheitsbewältigung und Versorgungsnutzung im Verlauf chronischer Krankheit. Bern: Verlag Hans Huber.

Spaemann R. (2006). Personen. Versuch über den Unterschied zwischen «etwas» und «jemand». Stuttgart: Klett-Cotta.

Speck O. (1985). Mehr Autonomie für Erwachsene mit schwerer geistiger Behinderung. Geistige Behinderung, 3, 162–170.

Stinkes U. (2000). Selbstbestimmung – Vorüberlegungen zur Kritik einer modernen Idee. In: Bundschuh K. (Hrsg.). Wahrnehmen, Verstehen, Handeln. Perspektiven für die Sonder- und Heilpädagogik im 21. Jahrhundert. Bad Heilbrunn: Klinkhardt.

Thomae H. (1968). Das Individuum und seine Welt. Eine Persönlichkeitstheorie. Göttingen: Verlag für Psychologie.

Tagesspiegel (26.10.2011). www.tagesspiegel.de/wissen/philosophin-beate-roessler-autonomie-ist-eine-abhaengige-freiheit/5733014.html, [25.09.2013].

Wahl H.-W., Heyl V. (2004). Gerontologie – Einführung und Geschichte. Grundriss Gerontologie Band 1. Stuttgart: Kohlhammer.

World Health Organisation [WHO] (1986). Ottawa Charta zur Gesundheitsförderung. www.euro.who.int/__data/assets/pdf_file/0006/129534/Ottawa_Charter_G.pdf, [25.09.2013].

Wunder M. (2008). Demenz und Selbstbestimmung. Ethik der Medizin, 20, 17–25.

Von Ungern-Sternberg J. (1990). Entstehung und Inhalt des Begriffs «Autonomie» in der griechischen Antike. In: Battegay R., Rauchfleisch U. (Hrsg.). Menschliche Autonomie. Göttingen: Vandenhoeck u. Ruprecht, 9–24.

11 Empowerment

Daniel Tucman, Matthias Brünett

Zusammenfassung

Empowerment als Bemächtigungsstrategie hat in professionellen Konzeptionen der Pflege und Sozialen Arbeit einen zentralen Stellenwert. In diesem Beitrag wird Empowerment als Phänomen von verschiedenen Standpunkten aus betrachtet und diskutiert. Die Ursprünge des Empowerment-Konzepts liegen vor allem in den Bürgerrechts- und Emanzipationsbewegungen der 60er- und 70er-Jahre des 20. Jahrhunderts in den USA. Empowerment wird auf unterschiedliche Weise (politisch, lebensweltlich, reflexiv, transitiv) verstanden. Grundsätzlich hat Empowerment die Aneignung von mehr Selbstbestimmung zum Ziel und lässt sich so als professionelles Konzept zur Unterstützung von Selbstbestimmung begreifen. Empowerment lebt von einer Grundhaltung, die nicht defizit-, sondern ressourcenorientiert ist. Werte wie Selbstbestimmung, Verteilungsgerechtigkeit und demokratische Partizipation stehen im Vordergrund. Ein grundsätzliches Problem ist hier die Expertendominanz, die dem Ziel von Empowerment, Menschen in ihrem individuellen Lebensvollzug zu unterstützen, entgegenstehen kann. Durch ein paternalistisches Verständnis von Hilfe wird somit der eigentliche Impetus von Empowerment ausgehöhlt. In der kritischen Debatte wird dieser Punkt ebenso wie die Instrumentalisierung des Empowerment-Begriffs kontrovers diskutiert.

Lernziele:

- Die Wortbedeutung und die historische Entwicklung des Empowerments in ihren Grundzügen kennen.
- Das Konzept des Empowerments und welche Haltung ihm zugrunde liegt, verstehen.
- Die Grundproblematiken, insbesondere Machtimplikationen, die mit Empowerment in Zusammenhang stehen, kennen.
- Die eigene Rolle als Expertin/Experte reflektieren.
- Die kritischen Debatten zum Empowerment kennen.
- Einen eigenen Standpunkt zum Empowerment entwickeln.

11.1 Einführung

Nicht allein der demografische Wandel stellt Pflege und Soziale Arbeit vor große Herausforderungen. Es ist das komplexe und heterogene Feld dieser Tätigkeitsbereiche an sich. Kein Mensch ist wie der andere, und diese Erkenntnis zählt natürlich auch oder sogar insbesondere für die Menschen höheren Lebensalters. Betrachtet man diese Personengruppe, stellt auch sie einen Querschnitt durch die Gesellschaft dar. Dies bezieht sich auf die Verteilung von Ressourcen wie Bildung, finanzielle Mittel, gesunde Wohnräume, soziale Kontakte und Weiteres mehr. Aber auch die eigenen Lebensentwürfe, Vorstellungen, Wünsche, Verpflichtungen usw. differieren von Person zu Person erheblich. Pflege und Soziale Arbeit begegnen Menschen in einem speziellen Kontext, der durch eine gewisse Hilfs- bzw. Unterstützungsbedürftigkeit gekennzeichnet ist. Dieser Zustand ist in der Regel multikausal und bedarf eingehender Betrachtung. Dem professionell Handelnden muss bewusst sein, welche Ressourcen der Klient hat, welchen Anforderungen sie oder er ausgesetzt ist und wie sie oder er im sozialen Umfeld verankert ist. Erst dann ist es dem Professionellen möglich, sein berufliches Handeln «nach Maß» auf die individuelle Situation zuzuschneiden. Beide Tätigkeitsbereiche zeigen in der Praxis, dass ein standardisiertes Handeln nur selten auf verschiedene Klienten übertragbar ist.

In diesem Kapitel soll ein besonders wichtiger Aspekt für den Bereich der Pflege und der Sozialen Arbeit erörtert werden: das Empowerment. Ein wesentlicher Punkt des Empowerment-Konzepts ist das Phänomen der Macht. Die Klienten stehen (wie alle Menschen) in Machtbeziehungen zueinander und zu gesellschaftlichen Konstrukten wie Institutionen und Behörden. Somit ist auch jegliche professionelle Beziehung durch den Aspekt der Macht geprägt. Dies gilt es sich in der Beziehungsgestaltung und der Handlungsplanung bewusst zu machen. Betrachtet man die Zielgruppen Sozialer Arbeit und der Pflege, findet man vulnerable Personengruppen, deren Macht durch diverse Aspekte eingeschränkt sein mag. Beispiele hierfür können unter anderem Kinder, Menschen mit Lernbehinderungen, Menschen mit anderen psychischen oder körperlichen Behinderungen, unterdrückte Minderheiten, Menschen mit Demenz und hochaltrige Menschen sein. Jedes Individuum einer solchen Gruppe hat trotz seiner möglichen Einschränkungen eigene spezifische Ressourcen und Fähigkeiten, die zur Bewältigung ebenfalls individueller Anforderungen eingesetzt werden. Allerdings verfügen diese Personen über geringe Ressourcen. Empowerment ist ein Konzept, das versucht, die Betroffenen zu ermächtigen, das ihnen helfen will, ihre Anforderungen erfolgreich und möglichst aus eigener Kraft zu bewältigen.

11.2 Etymologische Bedeutung des Begriffs «Empowerment»

Der Begriff «Empowerment» stammt aus dem Englischen und ist mit dem deutschen Wort «Ermächtigung» treffend übersetzt (leo.org, 2013a). Eine Annäherung an den Begriff über seinen Wortstamm erscheint sinnvoll und unterliegt im Englischen wie auch im Deutschen den gleichen grammatikalischen Regeln. Empowerment beruht auf dem Wort «power», das eine Art der Wirkkraft beschreibt und auch mit den Worten «Macht», «Bemächtigung», «Recht», «Befugnis», «Berechtigung» oder «Antriebskraft» und «Energie» übersetzt werden kann (leo.org, 2013b). Mit diesen Begriffen gehen Assoziationen einher, dass jemand oder etwas befähigt ist, bestimmte Optionen wahrzunehmen und durchzusetzen. Das Präfix *em-* weitet die Bedeutung des Wortes aus, indem es zu einem Verb umgebildet wird. Das Verb «to *em*power» meint demnach, dass jemand oder etwas in eine Situation gebracht wird, in der Fähigkeiten und andere Ressourcen für die betreffende Person verfügbar und nutzbar sind. Damit ist aber die Person das Ziel der Tätigkeit «to empower» durch Andere, was zu einer passiven Ausdrucksform führen muss und zwar «to be empowered» (Pankofer, 2000). Laut Pankofer und zuvor schon Stark (1996) kann dies einerseits als eine Verleihung von Verantwortung, Befugnissen und Macht, aber auch als das Ergebnis eines Prozesses, also als ein Seinszustand verstanden werden. Letztlich wird das Verb «to empower» mit dem Suffix *-ment* (im Deutschen mit der Ableitungssilbe *-ung*) (www.duden.de, 2013) substantiviert und führt zu dem eigentlichen Begriff «empowerment» bzw. «Ermächtigung» (Pankofer, 2000; Stark, 1996). Theunissen (2007) fügt der Übersetzung noch das Präfix *Selbst-* hinzu, so dass er von *Selbst-Ermächtigung* bzw. *Selbst-Befähigung* spricht. Diese Betonung des Aspekts des Selbst erscheint nach der Betrachtung der klassischen Begriffskonstruktion als eigentlich sinnlos, denn diese Übersetzung wäre streng genommen inkorrekt. Für das *Konzept* Empowerment ist es, wie sich noch zeigen wird, jedoch von entscheidender Bedeutung.

Mag der Begriff im Hinblick auf seine Wortgenerierung noch recht klar sein, ist dies in seiner Deutung gewiss nicht der Fall. Herriger drückt diesen Zwiespalt wie folgt aus:

> «Ein allgemein akzeptierter Begriff von Empowerment, der sowohl den wissenschaftlichen Diskurs als auch die psychosoziale Praxis verbindlich anleiten könnte, existiert nicht.» (Herriger, 2010: 13)

Somit muss der Versuch einer klaren operationalisierbaren Definition scheitern. Empowerment wird, auf dieser Erkenntnis aufbauend, im weiteren Beitrag als Phänomen verstanden, das aus diversen Blickwinkeln betrachtet werden muss.

11.3 Historische Betrachtung des Empowerment-Konzepts

Wie schon der Begriff an sich vermuten lässt, stammt das Empowerment-Konzept aus dem angelsächsischen Raum. Seine Wurzeln lassen sich in die USA zurückverfolgen. Der Gedanke des Empowerment ist schon in der amerikanischen Demokratie grundgelegt. Bürger sollten sich durch Teilhabe an politischen Institutionen an Entscheidungen beteiligen können und erhielten die notwendige Macht, um Aspekte des sozialen und ökonomischen Lebens mitgestalten zu können (Pankofer, 2000). Eine tatsächliche Bewegung und das uns heute bekannte Konzept entstanden aber erst in den 60er-Jahren des 20. Jahrhunderts. Die *Black-civil-rights*-Bewegung der unterdrückten afroamerikanischen Bevölkerung in den USA forderte zu dieser Zeit massiv ihre Rechte ein. Im Jahre 1976 wurde Barbara Solomons Werk *Black Empowerment: social work in opressed communities* (Bröckling, 2007) über das Empowerment der Afroamerikaner und der Sozialen Arbeit mit diesem Personenkreis veröffentlicht. Ihr Buch sollte viele Bewegungen des Empowerments und weiterer Interessensvertretungen in den 80er-Jahren des 20. Jahrhunderts befeuern. Solomon war die Erste, die für diese Form des ermächtigenden Handelns von Sozialer Arbeit den Begriff Empowerment nutzte und darf damit als Urheberin betrachtet werden. Dennoch sind die konzeptionellen Vorstellungen und die damit einhergehenden Werte älter (Adams, 2008; Herriger, 2010; Pankofer, 2000; Theunissen, 2007). Laut Adams (2008) gab es in Deutschland bereits im Jahre 1850 eine erste Form der Empowerment-Bewegung, die sich nur wenig später im British Commonwealth fortsetzte und gegen 1900 nach Kanada und dann in die USA gelangte. Sie trat dort in der Form von «*credit unions*» in Erscheinung, einer Vereinigung von Banken, die bedürftigen Menschen Kredite gewährte (Adams, 2008). Im 20. Jahrhundert gab es diverse unterschiedliche Entwicklungen, die auf der Idee des Empowerments gründen, ohne es als explizites Konzept oder als Strategie benannt zu haben. Die in Deutschland, den USA, Frankreich und Italien aufkommende 1968er-Bewegung (Gilcher-Holtey, 2005) ist ein treffendes Beispiel für Empowerment. Ziel war es, für jedes Individuum ein höheres Maß an Demokratie, Transparenz und Teilhabe an der Gesellschaft zu erlangen. Die Bewegung lässt sich als …

> «[…] emanzipatorische, antiautoritäre, antikonservative, antikapitalistische, neomarxistische und gegenkulturelle Protestbewegung klassifizieren, in deren Mittelpunkt die Liberalisierung des Individuums stand.» (Schneider, 2012: 23 f.)

Als ein weiteres historisches Beispiel für Empowerment soll auch die in Frankreich und Deutschland ausgelöste Frauenrechtsbewegung durch Simone de Beauvoir und Alice Schwarzer genannt werden. Herriger bezeichnet die feministische Bewegung als «zweiten Motor des Empowerment-Diskurses» (Herriger, 2010: 25). Als weitere Säule für die Entwicklung im Bereich des Empowerments wird der Sektor der Selbsthilfe genannt. Im British Commowealth war der Gedanke der Selbsthilfe schon Mitte des 19. Jahrhunderts etabliert, gerade aufgrund der sozial unverantwortbaren Zustände in der Arbeiterklasse. In den 70er-Jahren des 20. Jahrhunderts wurde dieser Gedanke in den meisten westlichen Industrienationen zu einer eigenständigen Bewegung in diversen Bereichen und erfuhr aufgrund der bürgerlichen Vernetzung und Selbstorganisation einen Aufschwung (Adams, 2008; Herriger, 2010).

Dieser kurze historische Überblick kann die Entwicklung des Empowerment-Konzepts nur unzureichend wiedergeben. Dennoch ist ihre, wenn auch knappe, Betrachtung notwendig, um sich mit der Konstruktion des Empowerment-Konzepts, seinen Zielen, Möglichkeiten und Risiken eingehender beschäftigen zu können.

11.4 Das Konstrukt Empowerment

Eine einheitliche Definition von Empowerment existiert nicht. Zur Verdeutlichung und Abgrenzung sei hier ein Zitat von Stark (1996) wiedergegeben:

> «Empowerment kann als ein andauernder, zielgerichteter Prozeß im Rahmen kleiner, meist lokaler Gemeinschaften verstanden werden. Er beinhaltet wechselseitige Achtung und Fürsorge, kritische Reflexion und Bewußtwerdung der Akteure, durch die eine Form der Teilhabe für die Personen oder Gruppen ermöglicht wird, die einen unzureichenden Zugang zu wichtigen sozialen Ressourcen haben. Durch diesen Prozeß können sie diesen Zugang verbessern und die für sie wesentlichen sozialen Ressourcen stärker kontrollieren.» (Stark, 1996: 16 f.)

Folglich ist Empowerment kein «*summum bonum*» (lateinischer Begriff für «höchstes Gut») (Bartig, 2003) für die Soziale Arbeit, die Gesundheits- und Krankenpflege oder andere klientenzentrierte Arbeits- und Wissenschaftsbereiche. Es ist ein sich stetig neu konstituierender Zustand, der nie ein letztes stabiles Stadium erreicht (Stark, 1996), ein «*status fluctum*» (gemeint ist ein ständig wandelbarer, fließender Zustand als Kontrast zum Begriff «*status quo*»).

Empowerment verstehen

Herriger (2010) erarbeitet aus den unterschiedlichen Bedeutungen des englischen Begriffs «power» und einem Überblick über die Empowerment-Literatur vier definitorische Zugänge zum Empowerment-Konzept, anhand derer sich unterschiedliche Verständnisweisen fassen lassen:

1. *Politische Definition von Empowerment:* «Power» wird hier als «politische Macht» verstanden, Handlungsebene ist die Politik. Nach Herriger handelt es sich beim politisch verstandenen Empowerment um einen «konflikthaften Prozess der Umverteilung von politischer Macht» (ebd.: 14). Individuen oder Gruppen eignen sich also mehr demokratische Partizipation oder politische Entscheidungsmacht an. Beispiele hierfür sind die oben erwähnten Bürgerrechts- oder sozialen Emanzipationsbewegungen. Die Umverteilung politischer Macht ist in dem Sinne gerechter, als sie von einem Recht auf Kontrolle über das eigene Leben und einem Recht auf Selbstbestimmung ausgeht.

2. *Lebensweltliche Definition von Empowerment:* «Power» wird als «Kompetenz», «Stärke» oder «Alltagsvermögen» verstanden, die Handlungsebene ist der Alltag. Diese Definition zielt auf die selbstständige Lebensbewältigung ab, die Fähigkeit von Menschen, ihr Leben selbstbestimmt zu führen, zu organisieren und zu lernen, mit problematischen Situationen und Einschränkungen umzugehen. Insbesondere in der Sozialen Arbeit und der Gemeindepsychologie ist dieses Verständnis von Empowerment vorherrschend (Herriger, 2010; Pankofer, 2000; Theunissen, 2007).

3. *Reflexive Definition von Empowerment:* Betont wird der sich auf das Subjekt beziehende Aspekt von Empowerment, das *Sich*-Bemächtigen. Die von Machtlosigkeit Betroffenen eignen sich selbst mehr Macht, Gestaltungs- oder Entscheidungsvermögen an. Es handelt sich um einen «selbstinitiierten und eigengesteuerten Prozess der (Wieder-)Herstellung von Lebensqualität» (Herriger, 2010: 16) sowohl auf Alltags- als auch auf politischer Ebene.

4. *Transitive Definition von Empowerment:* Gemeint ist hier die Ermöglichung von Empowerment durch andere, der Fokus richtet sich weg von den Betroffenen hin zu professionellen Helfern und auf deren «Leistungskataloge» (ebd.: 17). Die professionellen Helfer stellen Betroffenen Ressourcen für ein «gelingendes Lebensmanagement» (ebd.: 17), für eine selbstständige Gestaltung ihrer Lebenswelt zur Verfügung. Es lässt sich also hier auch eine struktu-

11.4 Das Konstrukt Empowerment

Tabelle 11-1: Definitionen von Empowerment
(Quelle: eigene Darstellung, mod. n. Herriger, 2010)

Empowerment als kollektiver Prozess der Selbstaneignung von politischer Macht				
Dimension Politisch-privat	Politische Definition gerechtere Umverteilung politischer Macht	Reflexive Definition Empowerment als Selbst-Bemächtigung, selbstinitiiert, eigengesteuert		Dimension Subjektiv-objektiv
	Lebensweltliche Definition selbstständige Lebensbewältigung autonome Lebensführung	Transitive Definition Ermöglichung von Empowerment durch Andere		
Professionelles Konzept der Unterstützung und Ermöglichung von Selbstbestimmung				

relle bzw. institutionelle Ebene identifizieren. Dies ist insofern selbstverständlich, als die Professionellen ebenfalls stets in eigene Verhältnisse oder, mit den Worten Luhmanns (2012), in Systeme eingebunden sind, die durch eigene Machtstrukturen bzw. Regeln gekennzeichnet sind.

Diese vier Zugänge verortet Herriger (2010) in zwei Traditionslinien, für ihn ein «ordnender Schritt» in dem Sinne, als damit die vier definitorischen Aspekte in zwei wesentliche, für das Verständnis unter professionellen Gesichtspunkten relevante Herangehensweisen fallen. Diese Traditionslinien sind einerseits «Empowerment als kollektiver Prozeß der Selbst-Aneignung von politischer Macht» (Herriger, 2010: 18 f.), andererseits «Empowerment als professionelles Konzept der Unterstützung von Selbstbestimmung» (ebd.: 19). In dieser Traditionslinie verbinden sich lebensweltliche und transitive Bedeutungen von Empowerment und bilden einen Bestandteil des beruflichen Ethos sowohl der Pflege als auch der Sozialen Arbeit (Tab. 11-1). Die Relevanz für professionell Helfende wird deutlich: Während die erste Traditionslinie auf politisch-subjektiver Ebene liegt, ist die zweite auf einer privat-objektiven zu suchen. Insbesondere die in der zweiten Herangehensweise enthaltene Verbindung von lebensweltlicher (privater) und transitiver (objektiver oder auch expertenorientierter) Sichtweise birgt Brisanz, wie im Verlauf des Beitrags noch thematisiert werden wird.

Wie sich in den in Tabelle 11-1 dargestellten vier Zugangswegen zeigt, werden für jede Betrachtungsart von Empowerment Aspekte genannt, die zugleich Elemente des Konzepts sind. Macht umverteilen zu wollen, Individuen oder Gruppen autonome Lebensführungen zu ermöglichen usw. setzt eine gewisse Grundhaltung voraus. Diese konstituiert sich durch:

- die eigentliche Wertebasis und das Menschenbild
- die Sichtweise auf die Beziehung zwischen Klienten und Professionellen

- das eigene Verständnis vom Helfen
- die Sichtweise auf den Klienten an sich.

Das Menschenbild des Empowerment-Konzepts ist durch eine positive Sichtweise gekennzeichnet. Dem Klient wird grundsätzlich das Vertrauen entgegengebracht, dass er seine jeweils aktuelle Situation eigenmächig zu bewältigen weiß. Daher konzentriert sich die Perspektive des Empowerments auf die Stärken einer Person. Sie können als Elemente einer Widerstandskraft verstanden werden, die in Zeiten von Krankheit, Überforderung usw. Schutz bieten. Dabei sind jedoch andere individuelle und soziale Schutzfaktoren nicht zu vergessen, denn erst das Zusammenspiel konstruiert die persönliche Widerstandskraft (Theunissen, 2007). Die daraus entstandenen Leitlinien umfassen:

«[…] (1) die unbedingte Annahme des Anderen, (2) der Verzicht auf etikettierende, entmündigende und denunzierende Expertenurteile [in diesem Zusammenhang steht auch die Arbeit von Kitwood (2013). Anm. D. T.], (3) der Respekt vor der Sicht des Anderen und seinen Entscheidungen, (4) das Respektieren des So-Seins des Anderen, seiner «eigenen» Wege und «eigenen» Zeit, (5) die Orientierung an der Rechte-Perspektive, (6) der Bedürfnis- und Interessenlage (7) sowie der Lebenszukunft des Betroffenen […].» (Theunissen, 2007: 36)

Die Autonomie bzw. *Selbstbestimmung* ist eine der drei Wertemaximen des Empowerments (Bröckling, 2007; Theunissen, 2009). Die Selbstbestimmung darf aber nicht lediglich aus der kantschen Sichtweise betrachtet werden, würde man sie doch unter Umständen als nicht vorhandene Fähigkeit verstehen, wie es beispielsweise in der Demenzversorgung noch weit verbreitet ist (vgl. Kitwood, 2013). Theunissen (2007) lehnt sich dahin gehend an Speck (2001) an, der fordert, dass Selbstbestimmung als nicht klar abgrenzbares Konzept verstanden werden soll, das jedem Menschen in gewisser Weise gegeben ist. Da jede Person in der Lage ist, selbst zu spüren und eigenmächtig zu handeln (und seien es nur kleinste Bewegungen, Gesten, Laute usw.), kann von dieser Warte aus niemandem die Fähigkeit zur Selbstbestimmung abgesprochen werden. Es gilt, Handlungsautonomie von Bewusstseinsautonomie zu unterscheiden (Theunissen, 2007).

Ein weiterer Wert ist die Vorstellung der gerechten Verteilung von Ressourcen. Diese *Verteilungsgerechtigkeit* (Theunissen, 2009) lehnt sich an der Theorie (für viele auch eine Utopie) von Rawls (zit. in Höffe, 2006) an (Bröckling, 2007). Dieser ging in seinem Werk von natürlichen und gesellschaftlichen Grundgütern aus. Die Natürlichen sind durch die Biologie, Genetik und Herkunft usw. bestimmt, aber dennoch wandelbar. Die gesellschaftlichen Güter hingegen werden zugewiesen oder können erreicht werden. Wenn sich jemand nun in einer Position wiederfindet, in der er Ressourcen zu verteilen hätte, so soll er sich gedanklich hinter den «Schleier des Nichtwissens» (original: «veil of ignorance») (Maus, 2006) begeben. Dieser impliziert, dass sich der Entscheidende frei von Eigeninteressen macht. Dadurch würde die Person niemanden aufgrund von Beziehungen usw. bevorzugen und wahrlich gerechte Entscheidungen treffen, die für alle gelten (Heylmann, 2011).

Der letzte herausragende Wert ist die Erfüllung der *demokratischen Partizipation* (Bröckling, 2007; Theunissen, 2007, 2009). Dieser Gedanke ist dem Faktum geschuldet, dass auch im Leben stets Entscheidungen getroffen werden müssen. In manchen Fällen mag die Fähigkeit der Selbstbestimmung so schwach ausgeprägt sein, dass andere Menschen für das Wohl des Klienten Entscheidungen treffen müssen (Stichwort: Geschäftsfähigkeit und Betreuungsrecht, § 104 u. § 1896 BGB, insbesondere § 1901 u. § 1902 BGB in Deutschland, das neue Kindes- und Erwachsenenschutzrecht in der Schweiz). Aber an allen den Klienten betreffenden Entscheidungen muss dieser auch teilhaben und mitbestimmen können. Dies gilt selbstredend auch für Personen mit intakter Autonomie, die an politischen Entscheidungen teilhaben wollen, aber möglicherweise bestimmten Randgruppen zugeordnet werden (Theunissen, 2007).

11.5 Experten und Lebenswelt: ein Paradoxon

In den kurz dargestellten Werten zeigt sich bereits, dass eine neue Sichtweise der Beziehungen zwischen Professionellen und Klienten von Nöten ist, um dem Empowerment gerecht zu werden. Stark (1996) beschreibt das Problem des dominierenden Status der Experten den Klienten gegenüber. Der Wohlfahrtsstaat ist dem hilfebedürftigen Individuum verpflichtet (im Rahmen der Gesetzgebung) und gewährt notwendige Hilfe. Dabei übt er aber gleichzeitig «soziale Kontrolle» (ebd.: 25) über die Betroffenen aus und überprüft, wie er mit diesen Personenkreisen sozial und politisch umgehen kann. Darüber hinaus entsteht durch das Erbringen der sozialen Dienstleistungen (z. B. Pflegehandlungen, Organisation von amtlichen Ressourcen usw.) oft eine Abhängigkeit des Klienten von der helfenden Person und die Bedürftigkeit an Hilfen prägt sich aus (ebd.: 25). Diese kritische Betrachtung wird von Pankofer (2000) auf den Punkt gebracht. Sie schreibt, dass die soziale Dienstleistung «katalytisch» (ebd.: 13) erbracht werden soll. Anders ausgedrückt, die professionelle Unterstützung soll zum Ziel haben, dass sie aufgrund ihres Wirkens möglichst schnell nicht mehr von dem Klienten benötigt wird.

Es besteht ein Machtgefälle (Macht soll hier als Ressource verstanden werden) zwischen den professionell Helfenden und den Klienten, welches durch Empowerment ausgeglichen werden soll. Die Betroffenen sollen die Möglichkeit erhalten, ihre eigenen Kompetenzen und Fähigkeiten auszuschöpfen oder zu erweitern, um sich selbst zu helfen. Bröckling (2007) bemerkt allerdings, dass es die Experten sind, die Machtlosigkeit attestieren, indem sie bestimmen, wem Empowerment zukommen soll. Der Betroffene hat dabei (aufgrund fehlenden Expertenwissens) weder ein Mitspracherecht noch wird berücksichtigt, ob er selbst denn einen Bedarf sieht, neue Ressourcen zu erwerben. Dieser Widerspruch lässt den Versuch, zu «empowern», nachdem man Hilfebedarf formuliert hat, paradox erscheinen (Bröckling, 2007).

Trotz der berechtigten Kritik gilt es aber auch die subjektive Lebensrealität nicht zu vergessen. Wo Menschen sich durch die Gesellschaft oder andere Individuen verdinglicht fühlen, sich dadurch als Objekt begreifen, sehen sie auch keine Möglichkeiten, etwas an ihrer Situation zu ändern. Sie erfahren, dass ihr Handeln im Allgemeinen wirkungslos bleibt. Dieses Gefühl wird als Machtlosigkeit bezeichnet, und es existiert in der subjektiven Lebenswelt der Menschen (Herriger, 2010). Das Paradoxon wird dadurch aber nicht aufgelöst, wie Pankofer (2000) auch im Hinblick auf die Zuschreibung «Klient» bemerkt.

Die Sichtweise auf den Klienten muss, das impliziert schon allein der Wertekatalog, sich von einem paternalistischen Verständnis abwenden. Der Klient soll als gleichberechtigter Partner verstanden werden, der sein eigenes Expertenwissen in sich trägt. Nicht die Machtlosigkeit ist Zentrum der Betrachtung, sondern die Ressourcen, die er für eine erfolgreiche Lebensbewältigung mit sich bringt, sind es (Adams, 2008; Herriger, 2007; Pankofer, 2000). Hier wird der Bezug zur Gesundheitsförderung deutlich. Theunissen (2007), Bröckling (2007) unter anderem verweisen dahingehend auf das salutogenetische Modell von Antonovsky (1997). Aber auch die Idee der «produktiven Realitätsverarbeitung» von Hurrelmann (2010) baut auf dem Gedanken auf, die eigenen Ressourcen zu nutzen, um den Anforderungen, die das Leben stellt, gerecht zu werden und somit auch gesund zu bleiben. In diesem Zusammenhang lässt sich auch das Anforderungs- und Ressourcenmodell von Becker nennen. Dieser geht davon aus, dass der Einsatz von inneren und äußeren Ressourcen in ihrer Gesamtheit den inneren und äußeren Anforderungen entsprechen muss, um einen positiven Gesundheitszustand erhalten zu können (Becker, 2003). Der Klient wird als Träger von Erfahrungswissen und Ressourcen betrachtet. Diese sollen genutzt, gefördert und gegebenenfalls erweitert werden, um den Klienten zur Selbsthilfe zu ermächtigen.

Die genannten Aspekte sollten zu der Frage führen, welches Verständnis von Helfen man (der professionell Handelnde, aber natürlich auch der Laie selbst) hat. Wie sich zeigt, kann Hilfe schnell entmündigend wirken, und man setzt die eigenen Vorstellungen, was in einer Situation gut und richtig zu sein hat, gegenüber den Klienten durch (Stark, 1996). Wie verhält es sich also mit der eigenen Vorstellung vom Helfen? Theunissen (2007) erwähnt eine «Kultur des Helfens» in Anlehnung an Stark. Er schlägt vor, Hilfe als eine Form der Dienstleistung zu verstehen, die der Klient auch ablehnen kann. Der Professionelle soll Dienst leisten und sich nicht in einer idealisierten Vorstellung vom Helfen verlieren. Noch soll er im Auftrag des Helfens die sittsamen Grenzen dem Klienten gegenüber verletzen (Theunissen, 2007). Zwei altbekannte Redewendungen machen diese

Umstände deutlich: «Das Gegenteil von Gut ist leider oft gut gemeint» und: «Der Zweck heiligt die Mittel».

Beides ist aus der Sicht des Empowerments grundlegend falsch. Theunissen (2007) beschreibt sieben Modelle des Helfens, die es zu vermeiden gilt. Sie verstoßen in der einen oder anderen Weise gegen die oben beschriebenen Werte und der daraus resultierenden Haltung dem Klienten gegenüber. Für die unterstützenden Professionen, wie die Soziale Arbeit, die Pflege und die Medizin, sollen hier die drei wichtigsten Modelle kurz vorgestellt werden:

1. *das medizinische Modell:* In dieser Sichtweise wird der Betroffene als behandlungsbedürftiges Wesen verstanden, welches durch einen Komplex von Beeinträchtigungen und Schwächen gekennzeichnet ist. Der Betroffene ist dabei das Werkstück, welches sich der Fachexpertise zu unterwerfen hat (Theunissen, 2007).

2. *das rehabilitative Modell:* Dieses Modell ist stark an dem medizinischen angelehnt. Der Betroffene ist Träger von Schwächen und Defiziten. Darüber hinaus ist er nicht von sich aus in der Lage, diese zu meistern, um sich den gesellschaftlichen Anforderungen wieder zu stellen. Daher braucht es das professionelle Personal, das den Betroffenen wieder für die Gesellschaft aufbereitet (Theunissen, 2007).

3. *das Modell der Wohltätigen:* Auch in diesem Modell wird der Betroffene als Träger negativer Aspekte verstanden. Allerdings wird er als Opfer seiner Umstände betrachtet und ihm wird Mitleid entgegengebracht. Strukturell unterscheidet es sich nicht von den vorherigen Modellen, allerdings differiert das Selbstbild. Der Professionelle versteht sich als Wohltäter und Segen für den Betroffenen, der aufgrund seines Expertenwissens Gutes tun möchte (Theunissen, 2007).

11.6 Ressourcenorientierung: Versuch der Operationalisierung einer Haltung

Empowerment als stärken- und ressourcenorientierter Ansatz versteht sich als Abkehr von der Defizitorientierung. In seinem programmatischen Artikel skizziert Rappaport (1985) Empowerment als fähigkeits- und kompetenzorientierten Gegenentwurf zu der auf Defizite gerichteten Prävention, die Menschen als Angehörige von Risikogruppen sieht:

> «Empowerment geht davon aus, dass viele Fähigkeiten beim Menschen bereits vorhanden oder zumindest möglich sind, vorausgesetzt, man schafft Handlungsmöglichkeiten. Das Konzept des Empowerment unterstellt, dass das, was als Defizit wahrgenommen wird, das Ergebnis sozialer Strukturen und mangelnder Ressourcen darstellt, in denen sich vorhandene Fähigkeiten nicht entfalten können.» (Rappaport, 1985: 270 f.)

Defizite sind also nicht *per se* problematisch; vielmehr richtet sich bei einer «*intention to empower*» der Blick auf problematische Verhältnisse hinsichtlich sozialer Strukturen und Ressourcen. Das Defizitäre wird somit relativiert. Verdeutlicht werden sollen diese Zusammenhänge anhand eines Projektbeispiels aus dem Bereich der Heilpädagogik (s. Beispiel 1).

Die Begriffe «Fähigkeiten», «Kompetenzen» und «Ressourcen» sind allerdings ebenso unscharf wie der Empowerment-Begriff selbst. Miller (2000) unternimmt den Versuch einer Differenzierung der Begriffe. Kognitive, personale, soziale, psychomotorische und instrumentelle *Fähigkeiten* sieht sie als zur Lebensbewältigung einerseits notwendige, andererseits individuell und in unterschiedlichem Maße ausgeprägte Eigenschaften von Menschen. *Kompetenzen* sind Fähigkeiten, die zur Bewältigung bestimmter Aufgaben oder Rollen notwendig sind. Kompetenzorientierung heißt in diesem Sinne, die Entwicklung bestimmter Fähigkeiten zu unterstützen. *Ressourcen* schließlich …

> «[…] umfassen mehr als Fähigkeiten, umgekehrt sind Fähigkeiten zugleich Ressourcen. Ressourcen sind innerhalb *und* außerhalb des Individuums lokalisiert. Ebenso verfügen Paare, Familien, Gruppen, Gemeinschaften und Gesellschaften über Ressourcen.» (Miller, 2000: 29 [kursiv im Original])

Beispiel 1: Defizit- vs. Ressourcenorientierung

Aßmann et al. (2000) berichten von einem Empowerment-Projekt bei Menschen mit schwerer geistiger Behinderung. Mit einer Gruppe wurde ein Theaterstück erarbeitet, wobei kein vorgefertigtes Stück gespielt wurde, sondern eines, das im Laufe der Arbeit mit der Gruppe entstand. Entscheidend war hierbei, jedem Teilnehmer eine Rolle entsprechend seinem oder ihrem Wesen zu geben. Aßmann et al. (2000) führen das Beispiel eines Mannes (Herr R.) an, der im Alltag einen starken Bewegungsdrang zeigte und Frustrationen durch unberechenbare körperliche Angriffe ausdrückte. Im Theaterspiel wurde dieser Bewegungsdrang in Form einer körper- und bewegungsbetonten Rolle integriert. Der Bewegungsdrang wurde also nicht mehr als Problem betrachtet, der Unterschied liegt in der Kategorisierung des Verhaltens. Im Theaterspiel wurde das *Problem* des Bewegungs*drangs* vielmehr als Bewegungs*fähigkeit* gedeutet. Herrn R. die Möglichkeit zu geben, in einer Theatergruppe mitwirken zu können, kann als Bereitstellung einer Ressource verstanden werden. Wie Aßmann et al. (2000) berichten, fühlte Herr R. sich im Theaterspiel positiv bewertet, was sich günstig auf sein Verhalten außerhalb des Projektes auswirkte.

Tatsächlich handlungsleitend dürfte am ehesten eine Unterscheidung sein, die in Bezug auf Fähigkeiten das je konkrete Individuum als solches in den Blick nimmt, in Bezug auf Ressourcen das Individuum *und* entsprechende soziale Kontexte.

Ebenso wie die Fähigkeiten stehen äußere Ressourcen (z. B. Geld, Zugang zu Dienstleistungen, Zugang zu Bildung, Wissen oder politische Macht) nicht allen Individuen, Gruppen etc. gleichermaßen zur Verfügung. Eine Untersuchung von Shearer (2007) zeigt dies anschaulich. In einer qualitativen Studie identifizierte sie verschiedene Kategorien, innerhalb derer sich gesundheitsbezogenes Empowerment älterer Frauen ereignete (s. Beispiel 2).

Beispiel 2: Ressourcen und Fähigkeiten

Die US-amerikanische Pflegewissenschaftlerin Nelma Shearer (2007) führte qualitative Interviews mit älteren Frauen, die alleine in ihrer Häuslichkeit lebten und ihre Wohnung nicht mehr selbst verlassen konnten. Forschungsgegenstand war gesundheitsbezogenes Empowerment. Hierzu bat Shearer die Frauen, Situationen zu schildern, in denen sie selbst Einfluss auf ihre Gesundheit genommen hatten. Ergebnis ihrer Untersuchung waren vier Kategorien, innerhalb derer Empowerment stattfand:

1. *Veränderungspotenzial erkennen*, unter anderem sich innerer Stärke bewusst werden, positives Reframing des bisherigen Lebens

2. *Grenzen überwinden*, unter anderem die Entscheidung, nach Hilfe zu suchen, bereits bestehende Unterstützung bewusst machen

3. *Beschäftigung mit dem Leben*, unter anderem im Sinne der Pflege sozialer Kontakte, der Inanspruchnahme sozialer/professioneller Dienste, des selbstständigen Beschaffens von Hilfsmitteln und Informationen

4. *Zukunft vergegenwärtigen*, verstanden als Entwerfen eines Lebensplans und Setzen von Zielen für das weitere Leben.

Bemerkenswert ist, dass dieses Gesundheits-Empowerment nicht von Experten oder Professionellen, sondern durch die älteren Frauen selbst induziert wurde. Relevanz gewinnt die Studie auch insofern, als davon ausgegangen werden kann, dass die Frauen wohl nicht Empowerment im Sinne professionell verfasster Kategorien betreiben. Vielmehr berichteten sie retrospektiv über vermutlich länger dauernde innere Prozesse, die letztendlich (und ebenso retrospektiv) als Empowerment gedeutet werden. Darüber hinaus zeigen diese in aller Kürze geschilderten Ergebnisse,

> dass Fähigkeiten, Kompetenzen und Ressourcen in Wechselwirkung zueinander stehen. Ohne entsprechende psychische Fähigkeiten, wie etwa positives Reframing oder Entscheidungsfähigkeit, ist der Blick auf Ressourcen in der Umwelt, wie etwa soziale Dienste, verstellt. Im unmittelbar praktischen Kontext eröffnet sich hier für professionell Helfende das Problem, Bedarf und Potenzial der Entwicklung entsprechender Fähigkeiten zu erkennen und einen Entwicklungsprozess anzustoßen. Besondere Wichtigkeit kommt hier der Reflexion der eigenen Rolle als Expertin oder Experte zu. Insofern weist Glasenapp (2010) völlig zu Recht auf die Schwierigkeit hin, einen inneren Prozess von außen zu induzieren.

Die Folie, vor der die Arbeit an und mit Fähigkeiten, Kompetenzen und Ressourcen – und somit Empowerment – stattfindet, ist aber grundsätzlich die Entwicklung einer Haltung auf Seiten professionell Helfender, die sich, ganz im Sinne Rappaports (1985), nicht an Defiziten orientiert. Unabdingbarer Bestandteil dieser Haltung ist, wie Theunissen (2009: 94) es nennt, eine «Selbstbeschränkung des professionellen Handelns». Gemeint ist eine Abkehr von einem paternalistischen (Theunissen) oder expertendefinierten (Rappaport) Verständnis von Hilfe. Ebenso die Einsicht, dass standardisierte (und in diesem Sinne «valide») Praktiken kaum etabliert werden können, wie in den vorherigen Abschnitten ebenfalls schon erläutert wurde. Als valide Praktik ist in diesem Zusammenhang eine in einem bestimmten Ursache-Wirkungs-Zusammenhang *nachgewiesenermaßen wirksame* Handlung zu verstehen. Durch die Standardisierung solcher Handlungen soll ihre wirksame Umsetzung sichergestellt werden. Rappaport formuliert eine Forderung, der ähnliche Überlegungen zugrunde liegen:

> «Der verbreitete Glaube daran, dass Experten alle unsere Lebensprobleme lösen sollen […], hat eine soziale und kulturelle Iatrogenese [«iatros» (griech.) = Arzt; «genesis» (griech.) = Geburt, Entstehung. Iatrogenese ist «das durch den Arzt Entstandene», Anm. der Autoren] […] geschaffen, die die Entfremdung und den Verlust der Fähigkeit, sein eigenes Leben zu bestimmen, auch auf den eigenen Körper erweitert hat. Diesen Weg, den Experten im Gesundheits- und Sozialbereich gegangen sind, müssen wir zurückgehen. Wir müssen anfangen, eine Sozialpolitik zu entwickeln, die es aufgibt, Probleme auf die «einzig mögliche» und expertendefinierte Art zu lösen. Qualitätskontrolle durch zentrale Administrationen wird unter diesem Blickwinkel ein lächerliches Konzept.» (Rappaport, 1985: 271)

Eine Selbstbeschränkung der Professionellen kann also die Fähigkeit zur Selbstbestimmung stärken. Und Lösungen von Problemen sind nicht unbedingt als immer gültige Praktiken zu verfassen, die immer gleich angewendet werden können und immer gleiche Resultate zeigen. Vielmehr ist auch hier die selbstbeschränkende Haltung der Professionellen entscheidend. Diese Selbstbeschränkung kann, insbesondere unter machtanalytischen Aspekten, als Disempowerment der Professionellen gedeutet werden. Theunissen (2009) nimmt Bezug auf einen Diskurs, der die erwähnten Handlungsunsicherheiten als Grund für eine Deprofessionalisierung der helfenden Berufe heranzieht, entkräftet diese Sichtweise aber richtigerweise durch das Argument des hohen Reflexionsvermögens, das den Professionellen abverlangt werde – und weist somit auf ein anderes Verständnis von Professionalität hin.

11.7 Schlussfolgerungen

Sowohl die Pflege als auch die Soziale Arbeit haben ihre jeweils eigene Sichtweise auf «ihre» Klienten, die sich nicht zuletzt in unterschiedlichen Sprachcodes ausdrückt. Wird Empowerment disziplinär gedacht, ergeben sich ebenso disziplinspezifische Ansatzpunkte. So dürften Pflegepersonen und Sozialarbeiter bezüglich der Fähigkeiten und Ressourcen einer Klientin sowie hinsichtlich der Handlungsmöglichkeiten und Methoden zum Anstoßen eines Empowerment-Prozesses zu unterschiedlichen Priorisierungen kommen. Darüber hinaus kann der disziplinäre Blick durch die jeweiligen Eigenlogiken der Professionen festgelegt, mithin «verzerrt» sein. Hier liegen auch die Ursachen dafür, dass interdisziplinäre Zusammenarbeit nicht einfach ist (vgl. Sukopp, 2010, der einen Überblick über Definitionen und Konzepte zu Inter- und Transdisziplinarität gibt). Wird Empowerment interdisziplinär gedacht, wird die Relevanz eines Perspektivenwechsels deutlich. Ein interdisziplinärer Ansatz muss (nicht nur) Empowerment konsequent von der Seite der Klienten her denken. Die gerontologische Sichtweise bietet hier im Kontext der Pflege und Betreuung älterer Menschen eine Lösung, um unabhängig vom professionellen Hintergrund zu einer individuenzentrierten und adäquaten Einschätzung einer Situation zu kommen. Wie in den obigen Abschnitten deutlich wurde, steht eine unreflektierte professions- und expertenspezifische Kategorisierung dem Empowerment entgegen, denn die Lebenswelt der hilfsbedürftigen Menschen vollzieht sich nicht in solchen Kategorien. Weil sich eine solche Kategorisierung anhand «eigener» disziplinspezifischer Konzepte nicht vermeiden lässt, ist eine Reflexion hinsichtlich der Grundwerte von Empowerment unerlässlich, die ja eine ausdrücklich klientenzentrierte Sichtweise beinhalten. Die Individuenzentriertheit einer gerontologischen Perspektive bietet eine Hintergrundfolie, auf deren Grundlage nicht nur die disziplinspezifische Sicht gelockert werden, sondern auch die betroffene Person selbst in den Mittelpunkt rücken kann.

Ein weiteres Kriterium einer solchen Reflexion muss die Prioritätensetzung der Klienten selbst sein. Darüber hinaus müssen auch die jeweiligen Selbstbilder und damit die Eigenlogiken der Professionen Pflege und Soziale Arbeit in die Reflexion einbezogen werden. Aus dieser Haltung kann sich ein interdisziplinärer Blick ergeben, der die Bedürfnisse der Klienten stärker berücksichtigt – ein Blick, der insbesondere für die heterogenen und hochindividuellen Lebenssituationen älterer Menschen relevant ist.

Eine ressourcen- und stärkenorientierte Haltung einzunehmen ist indes für die Pflege und Betreuung älterer Menschen besonders wichtig. Die persönlichen Altersbilder der Pflegenden können ihr professionelles Handeln beeinflussen (Clark/Bowling, 1990). Feinberg et al. (1981) stellten fest, dass mit institutionalisierten älteren Menschen häufig negative Altersbilder assoziiert werden, ihnen allein aufgrund der Tatsache, dass sie in einer Institution leben, präjudizierend Kompetenzen aberkannt werden, was nach Sicht der Autoren im Sinne einer einer *self-fulfilling-prophecy* zu negativen Effekten führen kann. Aber auch ältere Menschen selbst können durch negativ geprägte Altersbilder ihre eigenen Potenziale unterschätzen und sich «eine an persönlichen Zielen und Wertvorstellungen orientierte Lebensführung nicht zutrauen» (BMFSFJ, 2005: 50). (Negative) Altersbilder können also auch Empowerment negativ beeinflussen, ebenso wie das oben schon thematisierte paternalistische Verständnis von Helfen.

Im hier angeführten Fallbeispiel wird die Situation einer älteren Dame geschildert. Es versteht sich als Angebot zur Reflexion.

Fallbeispiel

Frau W., die vor wenigen Monaten ihren 86. Geburtstag feierte, lebt in der Großstadt K. in einer Eigentumswohnung. Mit ihrem vor etlichen Jahren verstorbenen Mann hatte sie die 4-Zimmer-Wohnung Mitte der 70er-Jahre 20. Jahrhunderts gekauft, um Platz für ihre kleine Familie zu haben. Ihre einzige Tochter ist längst erwachsen. Nach dem Studium ist sie nach Australien ausgewandert. Zwar besucht sie ihre Mutter, wegen der Entfernung ist das aber nur zweimal im Jahr der Fall. Kontakt hat sie zu ihrer Nachbarin, die ebenfalls Witwe ist und in der Wohnung gegenüber wohnt. Ab und zu klingelt sie bei Frau W., um sich ein bisschen zu unterhalten. Allerdings ist Frau W. nicht übermäßig begeistert von der Gesellschaft ihrer Nachbarin, ihr missfalle deren Neugier und Tendenz, sich in die Angelegenheiten anderer Leute einzumischen, wie sie sagt. So meinte ihre Nachbarin einmal, Frau W. solle «vernünftigerweise» in ein Pflegeheim gehen, weil sie dort «versorgt» sei; eine Aussicht, die Frau W. verunsichert hatte, weil sie unbedingt zu Hause leben möchte und sich auch nicht als «altes Eisen» sieht.

Die Wohnung sauber zu halten fällt ihr zunehmend schwer, obwohl sie nach wie vor jede Anstrengung unternimmt, ihren Haushalt im Rahmen ihrer Möglichkeiten selbst zu führen. Nach einer Schenkelhalsfraktur aufgrund eines Sturzes in ihrer Wohnung hat sie häufig Schmerzen, trotz Rehabilitationsmaßnahmen hat sie Probleme beim Gehen. Von ihrem Hausarzt hat sie daher ein Analgetikum verordnet bekommen, das die Schmerzen zumindest lindert. Ohnehin nimmt sie nicht gerne Medikamente ein und ist froh, wenn sie ohne auskommt. Vor 3 Jahren manifestierte sich bei ihr ein insulinpflichtiger Typ-2-Diabetes. Ihr Hausarzt, der alle 2 Wochen zum Hausbesuch kommt, hatte vor einem knappen Jahr eine Verordnung für häusliche Pflegeleistungen ausgestellt. Seither kommt zweimal täglich ein ambulanter Pflegedienst zur Medikamentengabe.

Frau W. geht nur noch ungern aus dem Haus. Zum einen wegen ihrer Gangunsicherheit. Einmal sei sie schon gestürzt, das reiche, sagt sie. Zum anderen machen sich seit etwa einem Jahr leichte kognitive Einschränkungen bemerkbar. Besonders das Kurzzeitgedächtnis hat nachgelassen, weshalb sie schon zweimal während des Einkaufens durch den Supermarkt geirrt war, weil sie nicht mehr wusste, wo sie ihren Einkaufswagen abgestellt hatte. Das war ihr unendlich peinlich gewesen, zumal sie ihr ganzes Leben Wert darauf gelegt hatte, ein «anständiges» Bild nach außen zu vermitteln. Ihr Mann war schließlich Abteilungsleiter im Finanzamt gewesen. Darüber hinaus stellt sich für sie die Frage, wo sie hingehen solle: An ihrer kleinen Geburtstagsfeier, die sie in ihrer Wohnung gegeben hatte, wurde ihr schmerzlich bewusst, wie wenige ihrer Freundinnen noch leben. Mit diesen hatte sie bis vor einigen Jahren noch regelmäßig Bridge gespielt. Zurzeit überlegt sie, an einem Seniorennachmittag teilzunehmen, von dem sie gehört hat. Außerdem gibt es seit kurzem eine bürgerschaftliche Initiative, die ihren Stadtteil in ein «lebenswertes Quartier für Jung und Alt» umgestalten möchte.

11.8 Debatten und Kontroversen

11.8.1 Schlagwort Empowerment?

Die oben beschriebene Offenheit des Empowerment-Begriffs und -Konzepts birgt die Tendenz, Empowerment zu einem seines eigentlichen Sinns beraubten Schlagwort werden zu lassen. Herriger (2009) kritisiert in diesem Zusammenhang die Vereinnahmung des Empowerment-Konzepts durch die neoliberale Sozialpolitik. Durch deren alleiniges Ziel der Wiederherstellung marktfähiger Arbeitskraft sieht er die ursprüngliche emanzipatorische Kraft des Empowerment gefährdet, mithin instrumentalisiert im Sinne einer marktökonomischen Rationalität. Bröckling (2007) zeichnet eine ähnliche Entwicklung der Empowerment-Debatte in der

Unternehmensführung nach. Als Instrument der Menschenführung gehe es hier darum, alles aus den Mitarbeitern «herauszuholen», ihnen mit Blick auf den Erfolg des Unternehmens zwar mehr organisatorische Freiheit zu gewähren, ihnen gleichzeitig aber auch die Pflicht zur ständigen Selbstoptimierung aufzuerlegen. Darüber hinaus würden – während Arbeitsbedingungen und finanzielle Anreize sich verschlechtern – immaterielle Faktoren wie Motivation und Eigenverantwortung als Bestandteile eines «unternehmerischen Selbst» (Bröckling, 2007) starkgemacht. Wenngleich Bröcklings Kritik zunächst fern der Pflege und Sozialen Arbeit liegen mag, pointiert sie doch einen Aspekt: die schlagwortartige Verwendung des Empowerment-Begriffs und seine Dienstbarmachung für Ziele, die mit dem ursprünglichen Impetus von Empowerment wenig gemein haben. Diskursiv «angesagte» Konzepte werden nur zu gerne adaptiert, gerade weil sie als «gut» anerkannt sind und Zustimmung fast schon garantieren.

11.8.2 Empowerment und Macht

Die Vernachlässigung der Frage der Macht (s.o.) wird in einem weiteren kritischen Diskursstrang diskutiert. Es wird argumentiert, dass eine gewissermaßen idealisierte, machtfreie Debatte wesentliche Risiken ausklammere. Quindel und Pankofer (2000) weisen auf die der Dialektik von Hilfe und Kontrolle inhärenten Machtaspekte hin. Sie sehen die Gefahr, dass diese Problematik durch die Empowerment-Debatte verschleiert wird, indem einseitig eine gleichberechtigte Beziehung zwischen Professionellen und Klienten angerufen und die Rolle von Sozialarbeitern und Pflegenden als «AgentInnen der sozialen Kontrolle» (Quindel/Pankofer, 2000: 34) außer Acht gelassen werde. Auch Bröckling (2007) greift diesen Aspekt auf, indem er bemerkt, dass es die Professionellen sind, die Andere als empowerment-bedürftig einstufen, dort ein Problem definieren, wo vorher unter Umständen gar keines gesehen wurde. In beiden Fällen wird klar, dass die Beziehung zwischen Klienten und Professionellen asymmetrisch ist. In beiden Fällen nimmt die oder der Professionelle eine (definitionsmächtige) Position ein, von der aus ein Klient anhand professioneller Kriterien bewertet und kategorisiert wird. Die gleichberechtigte Beziehung zwischen Professionellen und Klienten bekommt aus einer machtanalytischen Perspektive betrachtet also Risse.

Bröckling (2007) nimmt das Empowerment-Konzept unter der Perspektive Foucaults (2006a, 2006b; Überblick bei Ruoff, 2009) in den Blick. Foucaults Konzept der *Gouvernementalität* beschreibt den Machttypus der modernen Regierung, die im Gegensatz zu historisch älteren Herrschaftsformen die Führung und Steuerung der Bevölkerung zum Ziel hat. Hier nehmen unter anderem Strategien zur Kontrolle der Bevölkerung durch Selbsttechnologien eine zentrale Stellung ein. Selbsttechnologien sind Regierungsstrategien, die Menschen dazu anhalten, sich selbst «zuzurichten», und zwar im Hinblick auf eine vorgegebene Subjektivierungsform. Diese Subjektivierungsform ist Ergebnis eines Prozesses, in dem einem Individuum «ein Gesetz der Wahrheit auferlegt [wird], das es anerkennen muß und das andere in ihm anerkennen müssen» (Foucault, 1994: 246). Selbsttechnologien als Strategien der Regierung der Bevölkerung basieren auf diesen Subjektivierungsformen in Gestalt eines «gültigen» Bildes bzw. Wissens um sich selbst. Auf der Grundlage dieses Wissens um sich selbst nehmen Menschen Veränderungen ihres Handelns, Denkens und ihrer Existenzweise vor (vgl. Ruoff, 2009: 205 ff.). Das oben schon erwähnte unternehmerische Selbst ist ein Beispiel für eine solche Subjektivierungsform. Hier kann Empowerment als Selbsttechnologie verstanden werden, mittels derer Widerstände, die als politisch verstandenes Empowerment gedeutet werden können, behördlicher Kontrolle unterworfen werden. Widerstand als Gegenmacht zu bestehenden gesellschaftlichen Machtverhältnissen und -asymmetrien wird innerhalb vorgegebener Richtungen kanalisiert. Darüber hinaus kann Empowerment-Rhetorik als Instrumentalisierung von Empowerment begriffen werden, um Krankheits- und soziale Risiken zu individualisieren und zu privatisieren. Der Staat «entledigt» sich dadurch also seiner Wohlfahrtspflichten. Auch in der «Ideologie des autonomen Subjekts» (Quindel/Pankofer, 2000: 36; vgl. Bröckling, 2007), die durch das Empowerment-Konzept transportiert wird, liegt dieselbe Gefahr: Die Menschen müssen als unternehmerisch denkende und handelnde Subjekte selbst mit ihren Problemen fertigwerden.

Kritisiert wird das Empowerment-Konzept weiterhin wegen der ihm zugrunde liegenden psychologisierenden, kognitivistischen, individualisierenden Sichtweise – Kognitivismus bezeichnet eine Theorieströmung, die die These vertritt, dass bestimmte Fragen rein rational, mit «wissenschaftlichen oder wissenschaftsähnlichen Mitteln» (Lumer, 2010: 1246 f.) entscheidbar sind. Indem eher auf Kriterien wie die Kontrollüberzeugung oder den Eindruck von Selbstbestimmung, also eher auf den Glauben oder die Überzeugung, mehr Selbstbestimmung zu haben («sense of empowerment») fokussiert wird, gerät die Frage nach einer tatsächlich «gerechteren» Machtverteilung und mithin nach der Veränderung bestehender gesellschaftlicher Verhältnisse ins Abseits (vgl. Bröckling, 2007).

Reflexion

- Welches Verständnis haben Sie von (professionellem) Helfen, von Gesundheit und dem Altern?
- An welchen Handlungsansätzen manifestiert sich dieses Verständnis?
- Wie konstituiert sich Ihre disziplinspezifische Sicht auf Fähigkeiten und Ressourcen?

- Wie kann die gerontologische Perspektive dabei behilflich sein?
- Gibt es Aspekte Ihrer Sichtweise, die mit den Grundwerten von Empowerment kollidieren?
- Wo ergeben sich aus der Sicht der Bewohner, Patienten und Klienten Anschlussstellen für die andere Disziplin? Gibt es Überschneidungen?
- Lassen sich Modelle oder theoretische Ansätze aus der Gerontologie im Sinne des Empowerment interpretieren?

11.9 Literatur

Adams R. (2008). Empowerment, participation and social work. Fourth edition. Houndmills/Basingstoke/Hampshire: Palgrave Macmillan.

Antonovsky A. (1997). Salutogenese. Zur Entmystifizierung der Gesundheit. Tübingen: dgvt-Verlag.

Aßmann T., Hoffmann C., Theunissen G. (2000). Von den Stärken zum Empowerment – Theaterarbeit mit ehemals hospitalisierten geistig schwer behinderten Menschen. In: Miller T., Pankofer S. (Hrsg.). Empowerment konkret. Handlungsentwürfe und Reflexionen aus der psychosozialen Praxis. Stuttgart: Lucius & Lucius, 111–118.

Bartig H.-F. (2003). Aristoteles. In: Rehfus W. D. (Hrsg). Onlinedienst. Handwörterbuch Philosophie. Göttingen: Vandenhoeck & Ruprecht, www.philosophie-woerterbuch.de/online-woerterbuch/?tx_gbwbphilosophie_main%5Bentry%5D=3&tx_gbwbphilosophie_main%5Baction%5D=show&tx_gbwbphilosophie_main%5Bcontroller%5D=Lexicon&cHash=019d05b6465fff21bd9098163b8d22f7, [30.09.2013].

Becker S., Kaspar R., Kruse A. (2010). Heidelberger Instrument zur Erfassung der Lebensqualität Demenzkranker (H.I.L.DE.). Bern: Hans Huber.

Becker P. (2003). Anforderungs-Ressourcen-Modell in der Gesundheitsförderung. Bundeszentrale für gesundheitliche Aufklärung (BZgA): Leitbegriffe der Gesundheitsförderung. Glossar zu Konzepten, Strategien und Methoden in der Gesundheitsförderung. 4. Auflage. Schwabenheim a. d. Selz: Peter Sabo.

Bröckling U. (2007). Das unternehmerische Selbst. Soziologie einer Subjektivierungsform. Frankfurt a. M.: Suhrkamp.

Bundesministerium für Familie, Senioren, Frauen und Jugend (BMFSFJ) (2005). Fünfter Bericht zur Lage der älteren Generation in der Bundesrepublik Deutschland. Potenziale des Alters in Wirtschaft und Gesellschaft. Berlin: BMFSFJ.

Clark P., Bowling A. (1990). Quality of everyday life in long stay institutions for the elderly. An observational study of long stay hospital and nursing home care. Social Science & Medicine, 30, 1201–1210.

Denninger T., van Dyk S., Lessenich S. et al. (2010). Die «Aufwertung» des Alters. Eine gesellschaftliche Farce. Mittelweg 36/19, 5, 15–33.

Feinberg R. A., Denig G., Miller F. G. (1981). Attitudes towards the elderly as a function of institutionalization and environment control. Family and Consumer Sciences Research Journal, 10, 114–119.

Foucault M. (2006a). Sicherheit, Territorium, Bevölkerung. Geschichte der Gouvernementalität I. Frankfurt a. M.: Suhrkamp.

Foucault M. (2006b). Die Geburt der Biopolitik. Geschichte der Gouvernementalität II. Frankfurt a. M.: Suhrkamp.

Foucault M. (1994). Das Subjekt und die Macht. In: Dreyfus H. L., Rabinow P. (Hrsg.). Michel Foucault. Jenseits von Strukturalismus und Hermeneutik. 2. Auflage. Weinheim: Beltz Athenäum, 241–261.

Gilcher-Holtey I. (2005). Die 68er Bewegung. Deutschland, Westeuropa, USA. 3. Auflage. München: Beck.

Glasenapp J. (2010). Im Spannungsfeld von Sicherheit und Freiheit. Über Deinstitutionalisierung in der Behindertenhilfe. Berlin: LIT.

Herriger N. (2010). Empowerment in der Sozialen Arbeit. Eine Einführung. 4., erw. u. aktual. Auflage. Stuttgart: Kohlhammer.

Herriger N. (2009). Empowerment in der Arbeit mit Menschen mit Behinderung – Eine kritische Reflexion. Vortragsskript, Fachtagung «Inklusion», 4. November 2009. Rendsburg: Der Paritätische, www.alle-inklusive.de/wp-content/uploads/2009/11/vortragsskript-herriger-empowerment.pdf, [19.07.2013].

Heylmann L. (2011). Ungerecht? Allokationsentscheidungen im Gesundheitswesen. Analyse zu den Partizipationsmöglichkeiten der Pflege unter Bezugnahme auf John Rawls Gerechtigkeitstheorie. Saarbrücken: VDM-Verlag.

Höffe O. (2006). Einführung in Rawls Theorie der Gerechtigkeit. In: Höffe O. (Hrsg.). John Rawls. Eine Theorie der Gerechtigkeit. Berlin: Akademie Verlag.

Hurrelmann K. (2010). Gesundheitssoziologie. Eine Einführung in sozialwissenschaftliche Theorien von Krankheitsprävention und Gesundheitsförderung. Weinheim: Juventa.

Kitwood T. (2013). Demenz. Der person-zentrierte Ansatz im Umgang mit verwirrten Menschen. 6., erw. Auflage. Bern: Verlag Hans Huber.

leo.org (2013a). Onlineservice der Rechnerbetriebsgruppe der Fakultät Informatik an der Technischen Universität München, www.dict.leo.org/ende/index_de.html#/search=empowerment&searchLoc=0&resultOrder=basic&multiwordShowSingle=on, [19.07.2013].

leo.org (2013b). Onlineservice der Rechnerbetriebsgruppe der Fakultät Informatik an der Technischen Universität München: www.dict.leo.org/ende/index_de.html#/search=power&searchLoc=0&resultOrder=basic&multiwordShowSingle=on, [19.07.2013].

Luhmann N. (2012). Soziale Systeme. Grundriss einer allgemeinen Theorie. Frankfurt a. M.: Suhrkamp.

Lumer Chr. (2010). Kognitivismus/Nonkognitivismus. In: Sandkühler H. J. (Hrsg.). Enzyklopädie Philosophie. Band 2. Hamburg: Felix Meiner, 1246–1251.

Maus I. (2006). Der Urzustand. In: Höffe O. (Hrsg.). John Rawls. Eine Theorie der Gerechtigkeit. Berlin: Akademie Verlag.

Miller T. (2000). Kompetenzen – Fähigkeiten – Ressourcen: Eine Begriffsbestimmung. In: Miller T., Pankofer S. (Hrsg.). Empowerment konkret. Handlungsentwürfe und Reflexionen aus der psychosozialen Praxis. Stuttgart: Lucius & Lucius, 23–32.

Pankofer S. (2000). Empowerment – eine Einführung. In: Miller T., Pankofer S. (Hrsg.). Empowerment konkret. Handlungsentwürfe und Reflexionen aus der psychosozialen Praxis. Stuttgart: Lucius & Lucius, 7–22.

pons.eu (2013). Onlinedienst. Online Wörterbuch, www.de.pons.eu/dict/search/results/?q=fluere&l=dela&in=&lf=de, [30.09.2013].

Quindel R., Pankofer S. (2000). Chancen, Risiken und Nebenwirkungen von Empowerment – Die Frage nach der Macht. In: Miller T., Pankofer S. (Hrsg.). Empowerment konkret. Handlungsentwürfe und Reflexionen aus der psychosozialen Praxis. Stuttgart: Lucius & Lucius, 33–44.

Rappaport J. (1985). Ein Plädoyer für die Widersprüchlichkeit. Ein sozialpolitisches Konzept von «empowerment» anstelle präventiver Ansätze. Verhaltenstherapie & psychosoziale Praxis, 17, 257–278.

Ruoff M. (2009). Foucault-Lexikon. 2., durchges. Auflage. Paderborn: W. Fink.

Schneider M. (2012). Baptismus-Dokumentation 2. Die Diskussion im deutschen Baptismus um die 68er Bewegung. Elstal: Oncken-Archiv des BEFG.

Shearer N. B. C. (2007). Toward a nursing theory of health empowerment in homebound older women. Journal of Gerontological Nursing, 33, 12, 38–45.

Speck O. (2001). Autonomie und Kommunität – Zur Fehldeutung von Selbstbestimmung in der Arbeit mit geistig behinderten Menschen. In: Theunissen G. (Hrsg.). Verhaltensauffälligkeiten – Ausdruck von Selbstbestimmung? Heilbrunn: Klinkhardt, 11–32.

Stark W. (1996). Empowerment. Neue Handlungskompetenzen in der psychosozialen Praxis. Freiburg i. Br.: Lambertus.

Sukopp Th. (2010). Interdisziplinarität und Transdisziplinarität. Definitionen und Konzepte. In: Jungert M., Romfeld E., Sukopp Th., Voigt U. (Hrsg.). Interdisziplinarität. Theorie, Praxis, Probleme. Darmstadt: Wissenschaftliche Buchgesellschaft, 13–29.

Theunissen G. (2009). Empowerment und Inklusion behinderter Menschen. Eine Einführung in Heilpädagogik und Soziale Arbeit. 2., aktual. Auflage. Freiburg i. Br.: Lambertus.

Theunissen G. (2007). Empowerment behinderter Menschen. Inklusion – Bildung – Heilpädagogik – Soziale Arbeit. Freiburg i. Br.: Lambertus.

www.duden.de (2013). Onlinedienst. Bibliografisches Institut GmbH, Berlin, www.duden.de/rechtschreibung/Suffix, [19.07.2013].

Teil 4
Gerontologie in Pflege und Sozialer Arbeit – eine interdisziplinäre Aufgabe

In den bisherigen Teilen des Buches wurde gezeigt, welche theoretischen Ansätze und Modelle aus der Gerontologie für die Arbeit mit alten Menschen in den Disziplinen der Sozialen Arbeit und der Pflege Grundlagen für ein Verständnis der jeweils individuellen Lebenssituation bieten können. Darüber hinaus zeigten die verschiedenen Beiträge aus den beiden Disziplinen auf, dass nur durch wachsende interdisziplinäre Kooperation eine angemessene, den jeweils individuellen Möglichkeiten und Grenzen der älteren Menschen adäquate Pflege und Betreuung gewährleistet werden kann, die der Komplexität gerecht wird und angesichts der wachsenden Heterogenität der Lebenslagen im Alter zukunftsfähig ist.

In Teil 4 liegt nun der Schwerpunkt auf den Schnittmengen bzw. Nahtstellen der beiden Disziplinen zur Gerontologie anhand konkreter Beispiele und Hinweise aus der Professionalisierungsdebatte der beiden Disziplinen.

12 Auf dem Weg zur Gerontologischen Pflege

Hermann Brandenburg

Zusammenfassung

Dieses Kapitel soll Ihnen einen Einblick in das Feld der Gerontologischen Pflege geben. Damit ist die Schnittstelle zwischen «Altern» und «Pflege» bezeichnet. Die beiden hierfür zuständigen Disziplinen – Gerontologie und Pflegewissenschaft – haben diese Schnittmenge auf je eigene Art und Weise vernachlässigt. Der Gerontologie ging und geht es im Kern um das *normale Altern*, d. h. um Gesundheit, Aktivität und Kompetenz. Das pflegebedürftige Altern ist zwar nicht ausgeblendet worden, aber der Fokus lag bei körperlichen, psychischen und sozialen Aspekten, weniger bei der Pflege – erst Recht nicht bei Pflegeinterventionen. Die Pflegewissenschaft selbst hatte auch nicht unbedingt das Altern im Blick, der Akzent lag und liegt hier auf der *Krankenpflege*, häufig auf die stationäre Akutversorgung im Krankenhaus bezogen. Diese Begrenzung ist in der alten Bezeichnung der Pflegeforschung als «Krankenpflegeforschung» noch deutlich akzentuiert. Tatsächlich wurde die Schnittstelle, d. h. eine «gerontologische Pflegeforschung», von beiden Hauptdisziplinen eher randständig thematisiert. Dies ist ein Grund dafür, warum dieser Bereich als neues wissenschaftliches und praktisches Feld in Erscheinung treten konnte. Dieses Kapitel soll Ihnen einen Einblick geben, dabei werden drei Aspekte vertieft angesprochen:

- Erstens geht es um die historische Entwicklung. Hier wird deutlich, dass das Feld der Gerontologischen Pflege lange vernachlässigt wurde und keinen hohen Stellenwert besitzt – bis heute!

> - Zweitens geht es um die Ambivalenzen in der Professionalisierung des Felds. Der demografische Wandel, die Erfolge der Medizin, die «Emanzipation» der Altenpflege von der Krankenpflege – diese Entwicklungen haben einen (vorsichtigen) Akademisierungs- und Professionalisierungsschub ausgelöst, der aber durchaus kritisch zu bewerten ist. Denn von einer wie auch immer gearteten Autonomie des Felds kann (noch) keine Rede sein, es ist nach wie vor weitgehend fremdbestimmt, vor allem durch die Medizin.
>
> - Drittens sollen – auf der Grundlage der Historie und von Ambivalenzen – Gegenstand, Zielsetzung, Notwendigkeit und Themenfelder der Gerontologischen Pflege skizziert werden. Insbesondere an dieser Stelle wird erkennbar, dass die Schnittstelle von Altern und Pflege nur multi- und interdisziplinär bearbeitet werden kann.

Lernziele:

- Einen ersten Überblick über die Geschichte der Gerontologischen Pflege erlangen.
- Die Herausforderungen in der Professionalisierung dieses Felds kennen.
- Sich zu Gegenstand, Zielsetzung und Themenfeldern dieses neuen Forschungsgebiets eine Meinung bilden und äußern können.

12.1 Zur Geschichte der Gerontologischen Pflege

Bereits zu Beginn der 60er-Jahre des 20. Jahrhunderts war davon die Rede, dass die Arbeit mit alten Menschen in der Langzeitversorgung *echte* Pflege darstellt und sich die Pflege in diesem Bereich durch hohe Qualität auszeichnen sollte (Norton et al., 1962). Aber dieses Potenzial ist bis heute nicht ausgeschöpft worden. High-tech-Medizin und Akutversorgung sind gesellschaftlich in hohem Maße anerkannt. Hingegen sind die Pflege und Versorgung von alten, chronisch kranken und sterbenden Menschen mit wenig Prestige verbunden, finanziell schlecht entlohnt und auch für Pflegende nur «the least prefered career option» (Nolan et al., 2012: 25; s. a. Kap. 8). Wie ist es dazu gekommen? Werfen wir zunächst einen kurzen Blick auf die stationäre Gesundheits- und Krankenversorgung alter Menschen in den vergangenen zwei Jahrhunderten, wie sie von Angehörigen verschiedener Disziplinen beschrieben wurde (Wilkin/Hughes, 1986;

Foucault, 2005; Stollberg, 2010; Sachße, 2010; Hämel, 2012). Die folgenden «Stationen» lassen sich nachzeichnen.

Die «Geburt der Klinik». Erwähnt wird, dass die Hospitäler, die sich in kirchlicher oder kommunaler Trägerschaft befanden, zunächst multifunktional ausgerichtet waren: Pfründer, Schwache, Hilfsbedürftige, Waisen, Findlinge, Alleinstehende, alte Menschen, arme Durchreisende fanden Aufnahme nicht nur zur Krankenbehandlung (Stollberg, 2010: 74). Schon immer gab es funktionsspezifische Häuser (z. B. Leprosorien), aber die «Geburt der Klinik» (Foucault, 2005) in unserem heutigen Verständnis ist erst ein Phänomen an der Wende vom 18. zum 19. Jahrhundert gewesen. Gemeint ist die Neuorganisation des Krankenhauswesens, die Entstehung der modernen spezialisierten Kliniken, damit verbunden die systematische Untersuchung des menschlichen Körpers, die Entwicklung medizinischer Fachsprachen. Hintergrund dafür war ein grundlegender Wandel des menschlichen Selbstbilds, der rationale Umgang mit Krankheit und Tod, die Entwicklung der Wissenschaften in einem neuzeitlichen Sinne. Konsequenz dieser Entwicklung war die Beseitigung aller Metaphysik im Blick auf den menschlichen Körper und dessen naturwissenschaftliche Profanisierung. Damit verbunden war eine Fokussierung auf heilbare Kranke, die zunächst nur auf die unteren sozialen Schichten bezogen war. Ziel war es, deren Arbeitsfähigkeit wiederherzustellen. In der Folge wurden nach und nach alle Personen, die aufgrund ihres Alters und ihrer Behinderungen nicht mehr «geheilt» werden konnten, auf andere Optionen verwiesen: Armen-, Arbeits-, Waisen- und Irrenhäuser, die mit den allgemeinen Krankenhäusern locker vernetzt waren. In diesen Institutionen fand – wenn überhaupt – nur eine geringe medizinische Versorgung statt, waren rehabilitativ-aktivierende Angebote unbekannt, dominierte eine «reine» Versorgung. Eine Förderung, Aufrechterhaltung und Weiterentwicklung der Lebensqualität der Betroffenen, auch und jenseits kustodialer Bemühungen, fand nicht statt. Im Unterschied hierzu richtete sich die öffentliche Aufmerksamkeit auf die Entwicklung der modernen Medizin.

Moderne Medizin als Triebkraft. Die naturwissenschaftlichen Entdeckungen (u. a. im Bereich der Hygiene, Bakteriologie etc.), die Verwissenschaftlichung der Medizin insgesamt sowie die zunehmende Ausdifferenzierung medizinischer Spezialgebiete sind hier zu nennen. Seit den 50er-Jahren des 20. Jahrhunderts entstanden Zentren für «scientific medicine», die eine fachlich fortgeschrittene medizinische Versorgung anbieten konnten. Am Ende dieser Entwicklungen stehen Krankenhäuser als multireferenzielle Organisationen, die – um es in der Terminologie der Systemtheorie zu formulieren – vier verschiedenen Systemen dienen. Das Medizinsystem muss natürlich genannt werden, aber auch das Wissenschaftssystem mit Universitätskrankenhäusern als ärztlicher und pflegerischer Ausbildungsstätte. Insofern dienen sie auch dem Erziehungs- und Ausbildungssystem. Mit der zunehmenden Bezahlung von ärztlichen und pflegerischen Leistungen, die sich zunächst nur die Wohlhabenden leisten konnten, dient die Klinik letztlich auch dem ökonomischen System.

Leitbilder der stationären Versorgung. Auch jenseits des Krankenhauses zeigte sich wenig Sensibilität für die Belange des alten Menschen. Neben anderen «Randexistenzen» der Gesellschaft wurden sie unter der Kategorie der Siechen zusammengefasst, die weniger der Arbeit und Disziplinierung, sondern viel stärker der Pflege und Wartung zugeführt werden mussten. Konsequent wurden Siechenhäuser als Anhängsel der modernen Krankenanstalten verstanden, worauf bereits hingewiesen wurde. Auch in der Weimarer Republik sowie in der Zeit des Nationalsozialismus blieben die «Entwicklungschancen würdiger Lebensangebote für alte Menschen im Heim begrenzt» (Hämel, 2012: 92). Erst in der Altenhilfe der Nachkriegszeit, vor allem aber seit den 80er-Jahren des 20. Jahrhunderts, änderte sich das Bild. Heime verstanden sich nicht mehr als reine «Verwahranstalten», sondern als Lebens- und Wohnorte. Aspekte der Selbstständigkeit und Individualität wurden stärker betont. Eine neue Aufmerksamkeit für die Pflege entstand auch dadurch, dass zunehmend eine ambulante Alternative gegeben und – spätestens nach Einführung der Pflegeversicherung in Deutschland – auch niederschwellige Hilfen immer stärker ausgebaut wurden. Insgesamt lässt sich an der Analyse der Leitbilder der stationären Altenpflege – vom «kleinen Krankenhaus» der 60er-Jahre des 20. Jahrhunderts über die Betonung des Wohnens vor allem in den 90er-Jahren des 20. Jahrhunderts bis hin zu aktuellen Debatten um die Öffnung der Heime, Quartiersbezug und stärkeren Einbezug des bürgerschaftlichen Engagements – zeigen, dass Heime als Spiegel der gesellschaftlichen Entwicklung wahrgenommen werden müssen (Kontratowitz, 2005). Hinter dem Normalisierungsprinzip, welches aktuell von vielen Trägern vertreten wird, verbergen sich letztlich gesellschaftliche Vorstellungen über das Altersbild. Heime stehen – trotz aller Reformen und eines hohen Engagements der Beteiligten – in einer Tradition der Ausgrenzung. Konstatiert wurde bereits früh, «dass die geschlossene Altenfürsorge primär als ein Reaktionsmuster des sozialen Systems auf Störfaktoren im Wirtschaftsprozess […] aufzufassen ist» (Majce, 1978: 264). Die Versorgung im Heim sei – so die Soziologen – nicht primär auf die Bedürfnisse der Bewohner selbst ausgerichtet, vielmehr hätten «die Wünsche des Personals, der Heimleitung, auch außerinstitutionelle Instanzen wie z. B. der Familie, des Sozialamtes – häufig in der ideologischen Gestalt des ‹Sachzwangs› die höheren Verwirklichungschancen» (Majce, 1978: 262). Trotz aller Veränderungen – vor allem im architektonischen Erscheinungsbild der Heime – hat sich diese «Binnenstruktur» nicht substanziell verändert. Aktuell kommt eine Regulierung der Pflegequalität durch externe Prüfinstanzen hinzu (Brandenburg, 2010), verschärft die prekäre Personalsituation die ohnehin angespannte Gesamtlage (Bettig et al., 2012) und ist durch die «Ökonomisierung» zunehmend die Handlungsautonomie der Akteure vor Ort begrenzt worden (Slotala, 2010). Insgesamt bleibt die De-Institutionalisierung und Öffnung der Heime eine Herausforderung – nicht zuletzt auch für die Gesellschaft selbst.

12.2 Ambivalenzen in der Professionalisierung des Felds

Die Professionalisierung der Medizin wurde – nicht zuletzt durch Medizin und Staat befördert – von einer Paraprofessionalisierung der Pflege begleitet (Schweikart, 2008). Sie war von Anfang an fremdbestimmt und ist bis heute der ärztlichen Entscheidungsbefugnis untergeordnet. Im Jahre 1781 wurde in Mannheim eine Krankenwärterschule gegründet, an der Ärzte lehrten. Die 1836 in Kaiserswerth gegründete Diakonissenanstalt etablierte die medizinisch-fachliche Bildung durch Ärzte, die konzeptionell noch deutlicher in der von Florence Nightingale in London gegründeten Pflegeschule ausgeprägt war (Stollberg, 2010). Im Jahre 1906 wurde in Preußen eine fakultative Prüfung nach einjähriger, 1921 nach zweijähriger Ausbildung eingeführt. Dies war ein Fortschritt, denn in der Charité blieb die Ausbildung bis 1907 auf 3 Monate begrenzt. Die Verlängerung der Ausbildung korrespondierte mit gestiegenen Anforderungen, welche durch den medizinisch-technischen Fortschritt ausgelöst wurden. Die Krankenpflege blieb jedoch ein Stiefkind des preußischen (und später deutschen) Medizinalwesens, der Übergang zum Krankenpflegeberuf als eigenständigem bürgerlichen Frauenberuf fand real nie statt, die marginalen berufspolitischen Mitwirkungsmöglichkeiten des Pflegeberufs lassen sich bis in die jüngste Zeit nachweisen (Schweikart, 2008: 267 ff.). Die Altenpflegeausbildung, zunächst ebenfalls nur auf wenige Monate konzipiert, konnte sukzessive an Qualitätsstandards herangeführt und 2003 als bundesweite Ausbildung etabliert werden. Allerdings ist sie nach wie vor in hohem Ausmaß fremdbestimmt, vor allem durch die Medizin (Twenhöfel, 2011).

Trotzdem – die Anzeichen einer eigenständigen Entwicklung im Bereich der Gerontologischen Pflege dürfen nicht übersehen werden:

- *Akademisierungsprozesse:* Der Akademisierungsprozess in der Pflegewissenschaft ist in diesem Zusammenhang zu nennen. Im Jahre 1907 wurde an der New Yorker Columbia Universität ein Lehrstuhl für Krankenpflege eingerichtet. Vor allem seit den 50er- und 60er-Jahren des 20. Jahrhunderts hatte sich in den USA eine breitenwirksame Durchsetzung pflegewissenschaftlicher Studiengänge etabliert, die erst in den 90er-Jahren des 20. Jahrhunderts in Deutschland «nachgeholt» wurde, vorwiegend an Fachhochschulen. Allerdings blieben gerontologische Fragen randständig, denn die meisten Pflegestudiengänge waren «krankenhauslastig» ausgerichtet. Die Situation hat sich in den vergangenen Jahren nur wenig, etwa durch Schwerpunktsetzungen und Neuberufungen an den Fachhochschulen, geändert.

- *Forschung:* Die universitäre Forschung in der Pflege blieb in Deutschland auf wenige Zentren begrenzt (Witten, Berlin, Bielefeld, Bremen, Osnabrück, Vallendar). Auch in der Schweiz gibt es nur wenige Orte, an denen pflegewissenschaftliche Forschung betrieben wird (z. B. Basel, Bern). In Deutschland ist ein vom Bundesforschungsministerium im Jahre 2004 initiiertes Programm von vier Pflegeforschungsverbünden, an dem 24 Hochschulen mit 25 Teilprojekten beteiligt waren, (in Teilen) bis 2010 gefördert worden (Schaeffer et al., 2008a). Dieses Programm behandelte auch wichtige Fragen der Gerontologischen Pflege, unter anderem Bewältigung chronischer Krankheit, Umgang bei Menschen mit Demenz oder Optimierung des Pflegeprozesses. Insgesamt hat es eine Vielzahl von Anregungen für die Pflegepraxis gegeben – auch bei alten Menschen. Hierzu hat entscheidend auch das Deutsche Netzwerk für Qualitätsentwicklung in der Pflege beigetragen, welches Expertenstandards veröffentlicht hat, die sich überwiegend mit klinischen Herausforderungen in der Langzeitpflege beschäftigt haben. Zu erwähnen ist auch das interdisziplinäre Graduiertenkolleg «Demenz» an der Universität Heidelberg. International ist Deutschland jedoch «Schlusslicht in der Pflegewissenschaft» (Behrens et al., 2012: 7) – so jedenfalls die «Agenda Pflegeforschung für Deutschland».

- *Theoriediskussion:* Neben Ausbildung und Forschung wurden Fragen der Gerontologischen Pflege auch in der Theoriediskussion der Pflege thematisiert. Ein Beispiel hierfür ist die Diskussion um die Pflegemodelle/Pflegetheorien, die seit den 80er-Jahren des 20. Jahrhunderts (vor allem aus den USA kommend) international wahrgenommen wurden (Meleis, 2012). Auch in Deutschland wurde die Debatte positiv aufgegriffen, häufig enthusiastisch adoptiert, in der Regel unkritisch rezipiert (Brandenburg/Dorschner, 2014). Die Kritik ließ jedoch nicht lange auf sich warten. Wadenstein und Carlsson haben 2003 insgesamt 17 Pflegemodelle dahingehend untersucht, ob sie als Orientierung für die Pflege alter Menschen und ihrer Familien nützlich sind. Im Ergebnis wurde festgestellt, dass kein Modell den Anforderungen entsprochen hatte: Sie waren zu abstrakt, wurden häufig nicht verstanden, bezogen sich nur indirekt auf die Situation alter Menschen. Es handelte sich um normative Sollkonzepte (Schaeffer et al., 2008b). Vor allem gelang es nicht, für Betroffene, Angehörige und Pflegende einen *gemeinsamen* theoretischen Rahmen zu erarbeiten, der in der Praxis zur Anwendung kommen könnte.

- *Pionierarbeit in Großbritannien:* Ein entsprechendes «Framework» konnte erst in 90er-Jahren des 20. Jahrhunderts vorgestellt werden und umfasste ein therapeutisches Viereck: Betroffene, Professionelle, Angehörige und Krankheit/Behinderung. Vor allem Mike Nolan, der die erste Professur für Gerontologische Pflege in Großbritannien besetzen konnte, leistete Pionierarbeit. Ein von ihm entwickeltes Modell wurde als «Senses Framework» bekannt und konnte die spezifischen Bedingungen der Pflege bei multimorbiden und chronisch kranken alten Menschen besser berücksichtigen (Nolan et al., 2006). Konkret ging es um sechs Bereiche: A sense of security, a sense of belonging, a sense of continuity, a sense of purpose, a sense of achievement, a sense of significance. Diese Aspekte wurden als Zielvorgaben für die Gerontologische Pflege bestimmt. Sie trugen zu einer angemessenen Pflegeumwelt bei, konnten in die Praxis umgesetzt werden und haben letztlich zu einer «relationship-centred care» beigetragen (Nolan et al., 2012; vgl. auch Parker, 2008).

- *Aktuelle Handbücher:* Mittlerweile liegen ausgezeichnete Lehr- und Handbücher für die Gerontologische Pflege vor, die sich an der Tradition und Weiterentwicklung der personenzentrierten Pflege orientieren, die ursprünglich von dem Sozialpsychologen Tom Kitwood entwickelt wurde (Kitwood, 1997). In Deutschland liegt bis heute kein adäquates Lehr- und Handbuch für die Gerontologische Pflege vor, das substanziell über die üblichen «How to do»-Anweisungen der klassischen Pflegelehrbücher hinausgehen würde. Hervorzuheben sind Versuche, die US-amerikanische Debatte bzw. internationale Debatte auf dem deutschen Pflegemarkt zu positionieren. Genannt werden sollen exemplarisch die Arbeiten von Corr und Corr (1992), Abraham et al. (2001) sowie Milisen et al. (2004). Erwähnenswert sind auch Monographien zu einzelnen klinischen Themen (Stürze, Dekubitus, Inkontinenz, Schmerzen etc.) sowie eine gerontologische Einführung für Schülerinnen und Schüler in der Altenpflege (Brandenburg/Huneke 2006), eine theoretische Grundlegung der Gerontologischen Pflege insgesamt steht jedoch nach wie vor aus. In Großbritannien ist das Buch von Reed et al. (2012) erschienen, welches ein großes Kapitel über «Fundamentals of working with older people» enthält. In dieser Tradition steht auch das Werk von Dening und Milne (2011), welches sich um eine Innen- wie auch eine Außensicht der stationären Langzeitpflege bemüht. Hervorzuheben ist das in einer amerikanisch-britischen Koproduktion konzipierte Buch «Excellence in Dementia Care» (2011) von Bowers (Wisconsin, USA) und Downs (Bradford, GB). Dieses Buch fasst den internationalen Forschungsstand zur Demenzpflege zusammen. Die genannten Bücher haben – wie oben bereits erwähnt – einen theoretischen Leitfaden, orientieren sich an der Diskussion um Kitwood und seiner Weiterentwicklung durch Dawn Brooker, Mike Nolan, Brendam McCormack und Christine Brown Wilson. Hauptzentren der Debatte sind die Universitäten Stirling, Bradford und Sheffield. Aus Australien, vor allem aus Melbourne, kommen ebenfalls innovative Diskussionsbeiträge. Zu nennen ist vor allem der von Nay und Garrett (2009) herausgegebene Band «Older people – issues and innovations in care» mit insgesamt 28 Beiträgen. Dieses Handbuch ist interdisziplinär konzipiert, ähnlich wie die genannten britischen Bücher, enthält eine Vielzahl von Texten international führender Forscher auf dem Feld der Gerontologischen Pflege. Alle genannten Bücher enthalten einen umfassenden Ein- und Überblick über klinisch relevante Fragen, aber sie ordnen diese in einen versorgungs- und gesellschaftlich relevanten Kontext ein. Das ist der wichtigste Unterschied zu vielen US-amerikanischen Büchern, die in exzellenter Weise klinische Fragen thematisieren, in der Regel aber Fragen der Lebensqualität, der gesellschaftlichen Inklusion alter Menschen sowie Aspekte der politischen Mitwirkung und Teilhabe ausblenden, etwa Maas et al. (2001). Insgesamt liegen viele wichtige Erkenntnisse zur Gerontologischen Pflege vor, die in Deutschland sowie im deutschsprachigen Ausland bislang nur ansatzweise zur Kenntnis genommen wurden. Das wichtigste Desiderat ist die fehlende Rezeption einer theoretischen Grundlage, vor allem im Hinblick auf die Grundlagen und die Weiterentwicklungen der personenzentrierten und rehabilitativen Pflege.

12.3 Gegenstand, Zielsetzung, Notwendigkeit und Themenfelder der Gerontologischen Pflege

Die Gerontologische Pflege versteht sich als eigenständiges und empirisch orientiertes wissenschaftliches Fach an der Schnittstelle von Pflegewissenschaft und Gerontologie, die als Leitdisziplinen angesehen werden können und in **Abbildung 12-1** im Überblick dargestellt werden:

- *Gegenstand:* Inhaltlich geht es um die Beschreibung, Analyse und Kritik von Pflegesituationen alter Menschen im familiären, institutionellen und gesellschaftlichen Kontext. Interdisziplinarität ist konstitutiv für die Gerontologische Pflege. Prägend ist der Einfluss der Leitdisziplinen, die wiederum abhängig sind vom Forschungsstand ihrer so genannten «Mutterdisziplinen», z. B. der Soziologie, der Philosophie und der Psychologie. Vor allem im Hinblick auf klinische Fragen werden die Befunde aus der Geriatrie und der Gerontopsychiatrie, der Gerontopharmakologie und der Versorgungsforschung aufgegriffen. Zur Vertiefung der medizinisch-naturwissenschaftlichen Perspektive in der Gerontologischen Pflege sei an dieser Stelle auf das ausgezeichnete Handbuch von Capezuti et al. (2008) verwiesen. Ebenfalls ergeben sich Anregungen aus der Heilpädagogik sowie den Rehabilitationswissenschaften. Die Gerontologische Pflege berührt unter anderem fachliche, kulturelle und ethische Dimensionen.

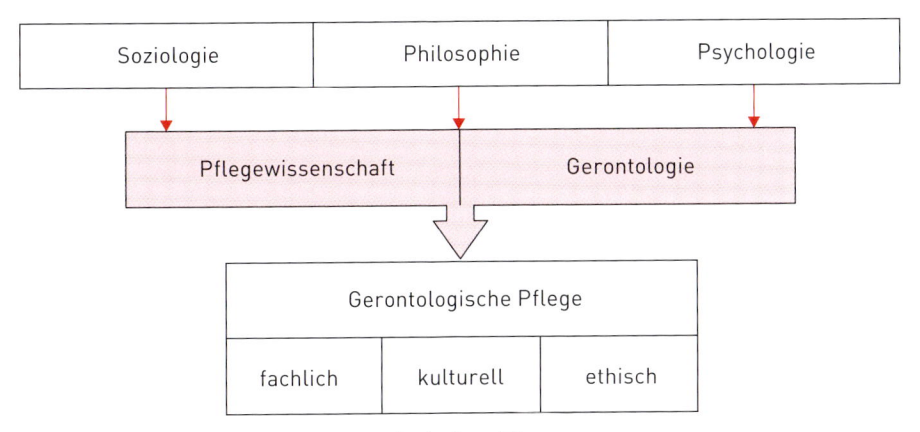

Abbildung 12-1: Verortung der gerontologischen Pflege

- *Zielsetzung:* Die Kategorien des Guten und Besseren sind Bestandteil des wissenschaftlichen Programms der Gerontologischen Pflege. Die Kritik an menschlich und fachlich inakzeptablen Problemsituationen der Pflege alter Menschen ist der Gerontologischen Pflege inhärent. Insofern versteht sie sich nicht als ein «wertneutrales» Forschungsfeld, im Gegenteil: Die Verbesserung der körperlichen, sozialen und psychischen Situation hilfe- und pflegebedürftiger alter Menschen und ihrer Angehörigen sowie ihrer professionellen Betreuer ist ihr ein wichtiges Anliegen. Daher kritisiert sie das hohe Ausmaß der Fremdbestimmtheit und der gesellschaftlichen Regulierung der Pflege alter Menschen und ihrer pflegenden Familien. Damit verbunden ist auch die weitgehende Sprach- und Machtlosigkeit professionell (und bürgerschaftlich) engagierter Personen in der Pflege alter Menschen. Die Förderung und Entwicklung einer beruflichen Identität der professionell Pflegenden sind ein wichtiges Anliegen der Gerontologischen Pflege. Zur wissenschaftlichen Bearbeitung der genannten Herausforderungen sind kritische Theorien besonders geeignet. Daher ist die Gerontologische Pflege an einer kritischen Wissenschaftstradition, insbesondere der Frankfurter Schule und ihren Weiterentwicklungen, orientiert. Anknüpfungspunkt sind Diskussionen im Rahmen der «Kritischen Gerontologie» (Cole et al., 1993; Aner, 2010; Köster, 2011) sowie der «Kritischen Pflegewissenschaft» (Friesacher, 2008; Kersting, 2008; Hülsken-Giesler, 2008).

- *Notwendigkeit der Gerontologischen Pflege:* Während sich die Gerontologie klassischerweise vorwiegend mit dem «normalen Altern» beschäftigt und die Pflegewissenschaft in Deutschland vorwiegend auf den Krankenhausbereich konzentriert ist, wendet sich die Gerontologische Pflege explizit der Versorgungssituation im Alter, insbesondere Fragen einer guten Pflege alter Menschen zu. Dabei profitiert sie von Beiträgen der oben genannten «Mutterdisziplinen» (s. Abb. 12.1) die bereits wichtige Vorarbeiten geleistet haben. Beispielsweise sind die Arbeiten zur «totalen Institution» (Goffman, 1973), Studien zur Belastung von Pflegenden (Zimber/Weyerer 1999), Programme zur Förderung von Selbstständigkeit in Institutionen (Neumann/Baltes 1986) oder Interventionen für ein «gutes Altern» im Kontext einer angewandten Gerontologie (Wahl et al., 2012) für die Gerontologische Pflege bedeutsam. Allerdings werden die pflegerische Situation und die pflegerische Praxis in diesen Studien nur als *ein* Forschungsfeld – neben vielen anderen – betrachtet. Weitere Impulse, Orientierung und Forschungsbefunde erhält die Gerontologische Pflege aus dem angloamerikanischen Ausland, vor allem aus den USA, Großbritannien, Skandinavien und Australien. Die entsprechenden Ergebnisse werden bislang nur ansatzweise rezipiert. Insgesamt ist die Gerontologische Pflege in Deutschland ein wissenschaftlich völlig unzureichend bearbeitetes Feld.

- *Themenfelder:* Ein erster Überblicksband, publiziert von Hasseler et al. (2013), vertieft vor allem klinisch relevante Fragen der Gerontologischen Pflege. Themenfelder sind z. B.:
  - Gesundheitsförderung und Prävention (Mobilitätsförderung, Wohnformen, Polypharmazie und Sturz)
  - Assessments (Demenz, Schmerzen, Ernährung, Inkontinenz und Wundversorgung) sowie
  - Herausforderungen in unterschiedlichen Settings (Demenz im Krankenhaus, Beratung in der häuslichen Pflege, Palliative Care in Heimen).

Darüber hinaus werden wissenschaftstheoretische Grundsatzfragen diskutiert (Verhältnis von Pflegewissenschaft und Gerontologie). Dieses Themenspektrum ist zu ergänzen um grundlegende Debatten, etwa im Hinblick auf die Professionalisierung, die Qualitätsentwicklung und Innovationen in der Langzeitpflege (vgl. Brandenburg/Güther, 2015).

12.4 Fazit

Wir haben gesehen, dass die Gerontologische Pflege ein wichtiges, aber noch weitgehend «unbeackertes» Feld ist. Es ist klar, dass Forschungsergebnisse aus diesem Bereich für beide – Pflege- und Sozialberufe – von Bedeutung sind. Werfen Sie bei Gelegenheit einmal einen Blick in die entsprechenden Fachveröffentlichungen! Und nutzen Sie das Buch, welches vor Ihnen liegt, um einen ersten Einstieg in die damit verbundenen Inhalte, Diskussionen und Kontroversen zu erhalten. Versuchen Sie auch zwischen den Zeilen zu lesen. Dann merken Sie, dass im Hinblick auf die Zusammenarbeit der Disziplinen – von der Medizin über die Pflege bis hin zur Sozialen Arbeit – vieles erreicht ist, aber noch viel zu tun bleibt.

12.5 Literatur

Aner K. (2010). Kritische Gerontologie und Soziale Altenarbeit im aktivierenden Staat. In: Abraham I. et al. (2001). Pflegestandards für die Versorgung alter Menschen. Bern: Verlag Hans Huber.

Behrens J., Görres S., Schaeffer D., Bartholomeyczik S. Stemmer, R. (2012). Agenda Pflegeforschung für Deutschland. Halle: Martin-Luther-Universität Halle-Wittenberg.

Bettig H., Frommelt M., Schmidt R. (2012). Fachkräftemangel in der Pflege. Konzepte, Strategien, Lösungen. Heidelberg: medhochzwei.

Brandenburg H. (2010). Qualitätsentwicklung und Pflegereform 2008 – einige Stichworte zur kritischen Einschätzung. Sozialer Fortschritt, 59, 2, 46–53.

Brandenburg H., Güther H. (2015). Gerontologische Pflege. Grundlegung und Perspektiven für die Langzeitpflege. Bern: Verlag Hans Huber.

Brandenburg H., Dorschner S. (2014). Pflegewissenschaft I. Ein Lehr- und Arbeitsbuch zur Einführung. 3. Auflage. Bern: Verlag Hans Huber.

Brandenburg H., Huneke M. (2006). Professionelle Pflege alter Menschen. Eine Einführung. Stuttgart: Kohlhammer.

Cole T. R., Achenbaum W. A., Jakobi P. L., Kastenbaum R. (1993). Voices and Visions of Aging. Towards a Critical Gerontology. Springer: New York.

Corr D. M., Corr C. A. (1992). Gerontologische Pflege. Herausforderung in einer alternden Gesellschaft. Bern: Verlag Hans Huber.

Dening T., Milne A. (2011). Mental Health & Care Homes. Oxford: Oxford University Press.

Foucault M. (2005, zuerst 1963). Die Geburt der Klinik. Eine Archäologie des ärztlichen Blicks. Frankfurt a. M.: Fischer.

Friesacher (2008). Theorie und Praxis des pflegerischen Handelns. Begründung und Entwurf einer kritischen Theorie der Pflegewissenschaft. Osnabrück: V&R unipress.

Goesmann C., Nölle K. (2009). Berufe im Schatten. Die Wertschätzung für die Pflegeberufe im Spiegel der Statistik. Technische Universität Dortmund, www.berufe-im-schatten.de/data/statistik_pflege_1.pdf, [20.07.2013].

Hasseler M. et al. (2013). Gerontologische Pflegeforschung. Ansätze, Ergebnisse und Perspektiven für die Praxis. Stuttgart: Kohlhammer.

Höhmann U., Müller-Mundt G., Schulz G. (1998). Qualität durch Kooperation. Frankfurt a. M.: Mabuse.

Hoffmann (1973). Asyle. Über die soziale Situation psychiatrischer Patienten und anderer Insassen. Frankfurt a. M.: Suhrkamp.

Hülsken-Giesler M. (2008). Der Zugang zum Anderen. Zur theoretischen Rekonstruktion von Professionalisierungsstrategien pflegerischen Handelns im Spannungsfeld von Mimesis und Maschinenlogik. Osnabrück: V&R unipress.

Hämel K. (2012). Öffnung und Engagement. Altenpflegeheime zwischen staatlicher Regulierung, Wettbewerb und zivilgesellschaftlicher Einbettung. Wiesbaden: VS-Verlag.

Jungert M. (2010). Was zwischen wem und warum eigentlich? Grundsätzliche Fragen der Interdisziplinarität. In: Jungert M., Romfeld E., Sukopp T., Voigt W. (Hrsg.). Interdisziplinarität. Theorie, Praxis, Probleme. Darmstadt: Wissenschaftliche Buchgesellschaft, 1–12.

Kersting K. (2008). «Kluge Konzepte» zur Verbesserung der Situation in der Pflege oder zur Perspektive einer kritischen Pflegewissenschaft. Editorial der Zeitschrift «Pflege», 21: 3–5.

Kitwood T (1997 [dt. 2000/2013]) Dementia reconsidered. The person comes first. Buckingham: Open University Press.

Koester D. (2011). Thesen zur Kritischen Gerontologie aus sozialwissenschaftlicher Sicht. Vortrag am 23.09.2011 im Rahmen der Tagung der Deutschen Gesellschaft für Gerontologie und Geriatrie in Frankfurt a. M.

Kontratowitz H. J. (2005). Langfristiger Wandel der Leitbilder in der Pflege. In: Schroeter K., Rosenthal T. (Hrsg.). Soziologie der Pflege. Weinheim: Juventa, 125–140.

Lehr U. (1998). Soziale Gerontologie – ein interdisziplinäres Fach. Entwicklung, Situation und Perspektiven (Ergebnisse und Probleme interdisziplinärer Forschung). In: Behrend C., Zeman. P. (Hrsg.). Soziale Gerontologie. Ein interdisziplinäres Fach-Grundlagen, Entwicklungen und aktuelle Fragestellungen. Berlin: Duncker & Humblot, 51–60.

Maas M. L. et al. (2001). Nursing Care of Older Adults. Diagnoses, Outcomes & Interventions. St. Louis: Mosby.

Majce G. (1978). «Geschlossene» Altenhilfe. Probleme der Heimunterbringung. In: Rosenmayr L., Rosenmayr H. (Hrsg.). Der alte Mensch in der Gesellschaft. Reinbeck b. Hamburg: Rowohlt, 261–297.

Meileis A. I. (2012). Theoretical Nursing. Development and Progress. 5th ed. Philadelphia: Lippincott.

Milisen K., DeMaesschalck L., Abraham I. (2004). Die Pflege alter Menschen in speziellen Lebenssituationen. Heidelberg: Springer.

Mezey M. D., Fulmer T., Abraham I., Zwicker D. (2003). Geriatric Nursing Protocols for Best Practice. 2nd ed. New York: Springer.

Nay R., Garratt S. (2009). Older people. Issues and Innovations in Care. 3rd ed. London: Churchill Livingstone.

Neumann E. M., Zank S., Tzschätsch K., Baltes M. M. (1993). Selbständigkeit im Alter (2 Bände). Bern: Verlag Hans Huber.

Norton D., McLaren R., Exton-Smith A. N. (1962). An Investigation of Geriatric Nursing Problems in Hospital. London: Churchill Livingstone.

Nolan M. R. (2012). The aims and goals of care: a framework promoting partnerships between older people, family carers and nurses. In: Reed J., Clarke C., Macfalane A. (Ed.): Nursing Older Adults. McGraw-Hill: Maidenhead, 23–42.

Nolan M. R., Davies S., Brown J., Keady J., Nolan J. (2006). The Senses Framework: Improving care for older people through a relationship-centred approach. Getting Reserach into Practice (GRIP), Series No. 2. University of Sheffield.

Parker V. A. (2008). Connecting relational work and workgroup context in caregiving organizations. The Journal of Applied Behavioural Science, 38, 3, 276–297.

Popper K. R. (2000, zuerst 1963): Vermutungen und Widerlegungen. Das Wachstum der wissenschaftlichen Erkenntnis. Tübingen: Mohr Siebeck.

Sachße C. (2010). Zur Geschichte Sozialer Dienste in Deutschland. In: Evers A., Heinze R. G., Olk T. (Hrsg.). Handbuch Soziale Dienste. Wiesbaden: VS-Verlag, 94–116.

Schaeffer D., Behrens J., Görres S. (2008a). Optimierung und Evidenzbasierung pflegerischen Handelns. Ergebnisse und Herausforderungen der Pflegeforschung. Weinheim: Juventa.

Schaeffer D., Moers M., Steppe H. (2008b). Pflegetheorien. Beispiele aus den USA. Bern: Verlag Hans Huber.

Schweikart C. (2008). Die Entwicklung der Krankenpflege zur staatlich anerkannten Tätigkeit im 19. und frühen 20. Jahrhundert. Das Zusammenwirken von Modernisierungsbestrebungen, ärztlicher Dominanz, konfessioneller Selbstbehauptung und Vorgaben preußischer Regierungspolitik. München: Martin Meidenbauer.

Stollberg G. (2010). Sozialer Wandel in der Krankenversorgung seit dem 19. Jahrhundert. In: Kreutzner S. (Hrsg.). Transformationen pflegerischen Handelns. Institutionelle Kontexte und soziale Praxis vom 19. bis 21. Jahrhundert. Osnabrück: V&R unipres, 67–86.

Slotala L. (2010). Gute Pflege trotz Ökonomisierung? Ambulante Pflegedienste im Spannungsfeld zwischen wirtschaftlichen Zielvorgaben und Versorgungsbedarf. In: Kreutzer S. (Hrsg.). Tranformationen pflegerischen Handelns. Osnabrück: V&R unipress, 195–214.

Swanson E., Tripp-Reimer T. (1996). Advances in Gerontological Nursing. New York: Springer.

Thomae H., Kruse A., Olbrich E. (1994). Gerontologie-Positionen einer «neuen» Disziplin. In: Olbrich K., Sames A., Schramm A. (Hrsg.). Kompendium der Gerontologie. Band 1, Teil II. Landsberg: ecomed, 1–6.

Twenhöfel R. (2011). Die Altenpflege in Deutschland am Scheideweg. Medizinalisierung oder Neuordnung der Pflegeberufe? Baden-Baden: Nomos Verlagsgesellschaft.

Wahl H. W., Tesch-Römer C., Ziegelmann J. P. (2012). Angewandte Gerontologie. Interventionen für ein gutes Altern in 100 Schlüsselbegriffen. Stuttgart: Kohlhammer.

Wilkin D., Hughes B. (1996). The elderly and the health services. In: Philipson C., Walker A. (Ed.). Ageing and Policy. A Critical Assessment. Aldershot: Gower, 163–183.

Zimber A., Weyerer S. (1999). Arbeitsbelastung in der Altenpflege. Göttingen: Verlag für Angewandte Psychologie.

13 Interventionen und Methoden aus der Sicht der Pflege und Sozialen Arbeit

Ruth Remmel-Faßbender und Renate Stemmer

Zusammenfassung

In der Sozialen Arbeit mit alten Menschen kommen vielfältige wissenschaftlich gesicherte Handlungskonzepte und Methoden, wie Einzelfallhilfe, Gruppenarbeit, sozialraum- und lebensweltlich orientierte Gemeinwesenarbeit, Netzwerkarbeit, die Akquise und Schulung von Ehrenamtlichen, Öffentlichkeitsarbeit, teils eigenständig und teils integriert in die Handlungsmodelle Case Management und Klinische Sozialarbeit zum Einsatz. Sozialarbeiterisches Handeln weist in Theorie und Praxis über die direkte Intervention hinaus auf gesamtgesellschaftliche Zusammenhänge (Ursachen und Überwindung sozialer Benachteiligung). Das drückt sich in der Spannweite der Konzepte, Methoden und Interventionen in das soziale Umfeld hinein aus.

Die zentrale Rahmenmethode für die direkte Pflege von Menschen höherer Lebensalter ist der Pflegeprozess. Auf der Grundlage einer sorgfältigen Informationssammlung werden die Pflegediagnosen gestellt, die die Grundlage für die Auswahl der pflegerischen Interventionen bilden. Mittels spezifischer Verfahren wird der Pflegeerfolg evaluiert. Dabei ist das Pflegehandeln situationsbezogen gesundheitsfördernd, präventiv, kurativ und/oder palliativ ausgerichtet.

> Schnittmengen von Pflege und Sozialer Arbeit ergeben sich insbesondere in den Bereichen der Versorgungssteuerung. Dieser Beitrag zeigt, ausgehend von der Verankerung in der eigenen Disziplin, interdisziplinäre Modelle (z. B. im Case Management) auf, um für alte und pflegebedürftige Menschen durch kooperative Versorgungsstrukturen befriedigendere Lebensperspektiven zu erreichen.

Lernziele:

- Das unterschiedliche Methodenverständnis von Sozialer Arbeit und Pflege einordnen können.
- Das Methodenspektrum der eigenen und der anderen Disziplin kennen.
- Zentrale Schnittstellen identifizieren und gemeinsame Handlungskonzepte und Versorgungsleistungen entwickeln können.

13.1 Einführung

In der Praxis, aber auch in zahlreichen Veröffentlichungen wird ab Mitte der 90er-Jahre des 20. Jahrhunderts zunehmend die Notwendigkeit der interdisziplinären Zusammenarbeit diskutiert, um den demografischen Wandel in der Arbeit mit alten Menschen zu bewältigen. Ausgangssituation dieser fachlichen Forderung sind zum einen starke Veränderungen im Hinblick auf die ambulante Versorgung, die Familienstrukturen, veränderte Arbeits- und Lebensbedingungen und verschiedene andere Faktoren, die dazu beigetragen haben, dass die Betreuung von älteren und pflegebedürftigen Menschen in Deutschland immer fragiler wird. Die Kosten im Bereich der Betreuung und Pflege alter Menschen und die Belastung für die Sozialversicherungen werden aufgrund aktueller Prognosen weiter steigen. Das erfordert auch neue Ideen für bezahlbare qualitativ gute Leistungen besonders im Bereich der (ambulanten) Betreuung und Pflege im Alter. Sozial- und gesundheitspolitische und ökonomische Aspekte kennzeichnen daher seit etwa 15 Jahren verstärkt die Diskussion hinsichtlich Vernetzung und grundlegender Umstrukturierung der Organisations- und Finanzierungsformen in der Unterstützung alter Menschen. In gesundheitspolitischen Reformen und Gesetzesvorlagen (z. B. im Sozialgesetzbuch [SGB] V, Gesetzliche Krankenversicherung, § 140a) ist daher die Orientierung an einer effektiven und effizient zu erbringenden integrierten Versorgungsleistung der beteiligten Dienste leitend. Zudem haben sich die Anforderungen an die Versorgung und Unterstützung älterer Menschen vor Ort verändert. Es geht nicht mehr nur um die Betreuung kranker und pflegebedürftiger Menschen. Die Zunahme chronischer Erkrankungen und damit die oft über Jahre begleitende Unterstützung, auch der Angehörigen, bringen andere Bedarfe und Bedürfnisse mit sich und somit verschiedene Akteure aus unterschiedlichen Professionen «ins Spiel», sozusagen ins Haus. Das bringt eine erfreuliche Erweiterung des Angebots mit sich, die im Interesse der zu Unterstützenden einer gezielten Koordinierung der bisher noch weitgehend sektoral und angebotsorientierten statt personenbezogenen und ganzheitlich agierenden Dienste bedarf. Die Komplexität der Altenarbeit bedingt aber nicht nur die Koordination unterschiedlichster Dienste, sondern muss diese im Einzelfall zur Optimierung der bestmöglichen fachlichen, aber auch wirtschaftlich sinnvollen Unterstützung mit den privat und ehrenamtlich geleisteten Hilfen sowie den Wünschen der betroffenen Menschen und möglicherweise auch ihren Angehörigen abstimmen. Immer mehr Dienste sehen sich folglich mit diesen neuen Herausforderungen konfrontiert. Das deutsche Pflegeweiterentwicklungsgesetz (PfWG) räumt zudem allen Pflegeversicherten einen Rechtsanspruch auf so genannte Pflegeberatung ein (§ 7a SGB XI). Die Beratung zielt darauf ab, die Eigenaktivität zu fördern und zu stärken und die nötigen Versorgungsleistungen auf die Fallsituation bedarfsrecht abzustimmen.

Gerade durch die oft komplexe Situation in der Versorgung alter Menschen treffen im Alltag verschiedene Berufsgruppen aufeinander. Mit den zentralen Fragestellungen und Aufgaben der Altenarbeit befassen sich verschiedene Disziplinen aus je eigener Perspektive, z. B. Pflege, Soziale Arbeit, Medizin, Psychologie, Theologie, Ergotherapie (s. a. Kap. 2). Es bedarf daher mehr denn je interdisziplinärer, innovativer und nachhaltig ausgerichteter Konzepte, um bis ins hohe Alter eine hohe Lebensqualität sicherzustellen. Gesundheitsveränderungen können sich bei alten Menschen von einem auf den anderen Tag ergeben und erfordern die ständige Revision von Konzepten, Zielen und Maßnahmen sozialer und pflegerischer Unterstützung.

Das professionelle interdisziplinäre Handlungsfeld ist somit in vielfältiger Weise mit dem Alter befasst. In der ambulanten, aber auch in der stationären Praxis ist das Helfersystem weitgehend unkoordiniert und segmentiert. Es arbeitet teils konkurrierend. Gefordert wird aber ein kooperatives Miteinander im Sinne eines ganzheitlichen Betreuungsangebots. Appellhaft ertönt die Forderung, dass die Zeiten des abgeschlossenen «Eigenlebens» der Berufsgruppen vorbei sein müssen und interdisziplinäre Kooperationen aufzubauen seien.

Geht es um Bereiche der körperlich orientierten Pflege, ist die Zuordnung unstrittig. Geht es um Fragen der Sozialberatung, der Teilhabe am gesellschaftlichen (Gemeinde-)Leben, der finanziellen Sicherung zur Vermeidung altersbedingter Notlagen, der sozialpädagogisch orientierten Altenbildung (ressourcenorientierte Bildungsangebote), um freizeitorientierte Angebote oder um die

Unterstützung zur Selbsthilfe am Leitbild des aktiven Alterns, wird dies der Fachkompetenz Sozialer Arbeit zugestanden.

Auf «vermintes Terrain» stoßen wir aber beispielsweise in der Pflegeberatung, der Wohnberatung, der gerontopsychiatrischen Beratung, der Arbeit mit Menschen mit Demenz und in der Hospizarbeit sowie in der professionellen Verortung des Case Management in ambulanten und stationären Einrichtungen. Beide Professionen postulieren in diesen Handlungsfeldern ganzheitliche Hilfen für den Einzelfall. Die einen sprechen von Sozialer Arbeit in der Pflege, die anderen von psychosozial ausgerichteter Pflege bei Krankheit, Behinderung und Pflegebedürftigkeit.

Der Pflege geht es um wissenschaftlich gestützte Maßnahmen und Interventionen zur Verbesserung der körperlichen, sozialen und psychischen Situation von hilfe- und pflegebedürftigen alten Menschen und ihren Angehörigen. Die Pflege gründet dabei auf einem umfassenden Pflegeverständnis. Pflege ist nicht nur handwerklich-technisch ausgerichtet, sondern wird wesentlich auch als kommunikative und interaktive Begegnung zwischen Menschen aufgefasst. Edukative, präventive, rehabilitative und palliative Aspekte sind integraler Bestandteil der Pflege.

Soziale Arbeit beschäftigt sich auf breiter Basis mit der theoretischen und methodischen Verortung der Arbeit mit alten Menschen. Sie sieht zwar einerseits wachsende Anforderungen durch ausdifferenzierte Unterstützungsangebote bei Beeinträchtigungen im Alter. Der Handlungsrahmen ist aber nicht auf (psycho-)soziale Hilfen beschränkt. Sozialpädagogisch kompetenzorientierte und generationsübergreifende Angebote für eine Pluralität von Lebensentwürfen ergänzen das breite Spektrum.

Grundsätzlich lassen sich drei unterschiedliche Handlungsebenen identifizieren, in denen Soziale Arbeit und Pflege tätig werden:

- die Betreuung im Sinne der individuellen Unterstützung (Mikroebene)

- das institutionelle Versorgungssystem, sowohl stationär als auch ambulant (Mesoebene)

- der Bereich der Sozial- und Gesundheitsstrukturen, der politischen Rahmenbedingungen (Makroebene).

Interdisziplinäre Zusammenarbeit setzt die Kenntnis der Perspektiven und Methoden der anderen Disziplin voraus. In diesem Kapitel werden die jeweils spezifischen Methoden ebenso dargestellt wie die interdisziplinären Aspekte von Sozialer Arbeit und Pflege. Im Sinne des Diskurses wird der Fokus zwangsläufig stärker auf die unterstützenden Tätigkeiten im Alter gerichtet sein, auf Bereiche, in denen der alte Mensch auf Dienstleistungen und die systematische Zusammenarbeit verschiedener Professionen bzw. die Mobilisierung informeller Unterstützungssysteme angewiesen ist. In Bezug auf «selbstständiges» sowie «abhängiges» (eingeschränktes) Alter bzw. deren Übergänge zu Beratung und Begleitung in schwierigen Lebenssituationen steht in diesem Kapitel die Handlungsorientierung im Vordergrund.

Im erweiterten Feld der Unterstützung alter Menschen sind die Aufgaben und der Handlungsrahmen weder theoretisch noch konzeptionell klar umrissen. Bei der Recherche und Verfassung dieses Kapitels wurden die unterschiedlichen Denkmuster, Argumentationslinien und begrifflichen Verständnisse (u. a. zum Begriff «Methode») deutlich. Diese gilt es intra- und interprofessionell zu klären. Das Kapitel ist so aufgebaut, dass zuerst die getrennte Darstellung der Aufgaben und Methoden im Bereich Altenarbeit erfolgt. Die Schnittstellen und der berufliche Auftrag sowie die Mitwirkung beider Professionen auf unterschiedlichen Handlungsebenen werden betrachtet, um im Rahmen der Weiterentwicklung die vielfältigen Ansätze und Anforderungen fachspezifisch zuzuordnen.

An einer Fallskizze wird exemplarisch am Beispiel des Case Managements, das als institutionsübergreifendes Handlungskonzept sowohl in der Sozialen Arbeit als auch in der Pflege für den Bereich der Altenarbeit an Bedeutung gewinnt, aufgezeigt, dass die Systeme der Sozial- und Gesundheitsversorgung ineinandergreifen, aufeinander bezogen sind und zusammenwirken müssen, wenn sie nach Wendt (2011) ihre Wirkkraft im Optimalfall auf den folgenden drei Ebenen entfalten sollen:

- einzelfallbezogenes Handeln
- Steuerung der einzelfallübergreifenden Ebene der Infrastruktur, z. B. Netzwerke installieren und für eine funktionierende Kooperation sorgen, bis hin zur Steuerung der Versorgungsplanung und
- der Verantwortung der Politik für eine öffentliche und sozial verantwortbare Daseinsvorsorge, z. B. durch kommunale Pflegekonferenzen und kommunale Altenberatungsstellen.

Es sind insbesondere diese gemeinsamen Handlungsfelder im Bereich der Versorgungssteuerung, in denen sich Aufgaben und Methoden von Pflege und Sozialer Arbeit annähern und teilweise überschneiden.

13.2 Soziale Altersarbeit – Versuch einer Standortbestimmung

Die Handlungsfelder der Sozialen Arbeit mit alten Menschen und die damit verbundene Themenbreite sind heute vielfältig.

Nach Schmidt (1999) hat Soziale Arbeit mit alten Menschen erst gegen Ende der 80er-Jahre des 20. Jahrhunderts klarere konzeptionelle und institutionelle

> **Hinweis**
>
> Soziale Arbeit wird hier als Begriff verwendet, der in der BRD die traditionellen Stränge Sozialarbeit und Sozialpädagogik an (Fach-)Hochschulen und in der Praxis umfasst.

Konturen angenommen. Bis dahin wurde ihr eher ein Nischendasein zugesprochen. Aufgrund der dargestellten demografischen und gesellschaftspolitischen Entwicklung setzt sich Soziale Arbeit heute unter anderem mit Themenbereichen auseinander:

- soziale Ungleichheit
- Milieu- und Lebensstiltheorien
- Lebenslagenforschung
- Generationenfragen
- Altersarmut
- kultursensible Konzepte zu Alter und Migration
- Feminisierung und Singualisierung
- geschlechtsspezifische Konzepte
- Wohnformen
- Verluste im Alter.

Es existiert aktuell eine Vielzahl von Begrifflichkeiten:

- Soziale Altenhilfe
- Soziale Altenarbeit
- Seniorenarbeit
- Gerontosozialarbeit
- Soziale Gerontologie
- Soziale Arbeit in der Pflege
- Alterssozialarbeit und
- als Oberbegriff vielfach «Soziale Arbeit mit alten Menschen».

Während Seniorenarbeit eher als Oberbegriff für offene Angebote im Bildungsbereich, in der Erwachsenenbildung und der Freizeitgestaltung sowie für Angebote des Bürgerschaftlichen Engagements verwendet wird, bezieht sich «Altenhilfe» tendenziell auf Unterstützungsformen im abhängigen Alter. Der Begriff der Altenhilfe war traditionell eher an die Unterstützungsleistungen des Bundessozialhilfegesetzes (BSHG) gebunden, der rein fürsorgerische Blick wurde aber nach und nach abgelöst, weil sich die Aufgaben durch den sozialen Strukturwandel des Alters zwangsläufig ausdifferenzierten (vgl. Schmidt/Klie, 1998).

Um die Eigenständigkeit alter Menschen zu betonen und keine defizitäre Sichtweise zu implizieren, wird im Folgenden der Begriff «Soziale Altenarbeit» verwendet. Dies geschieht in dem Bewusstsein, dass der Begriff bis heute in der Sozialen Arbeit nicht klar umrissen ist. In Anlehnung an Otto/Schweppe (1996) wird er aber …

> «[…] trotz seiner problematischen Konnotationen – z.B. bezüglich der Zielgruppeneingrenzung – als Arbeitsbegriff vorgeschlagen […]. Für ihn spricht, daß er weder die Verengungen nach der einen Seite (Altenhilfe, -fürsorge) noch nach der anderen (Altenbildung) mit sich schleppt. Obwohl er damit in wünschenswerter Weise konzeptionsoffen ist, läßt er andererseits die Anknüpfung an eine breiter werdende Diskussion unter seiner Begrifflichkeit zu.» (Ebd.: 54)

Aner (2010) hält es auch heute für sinnvoll, von Sozialer Altenarbeit zu sprechen, «um zu verdeutlichen, dass es zwar Spezifika der Zielgruppe, zugleich aber zahlreiche Gemeinsamkeiten mit der Sozialen Arbeit für Zielgruppen in anderen Lebensphasen gibt» (ebd.: 33). Zudem werden unter Sozialer Altenarbeit auch die zahlreichen Angebote für gesundheitlich nicht eingeschränkte alte Menschen zusammengefasst.

Neben vielen positiven Aspekten, die eine steigende Lebenserwartung beispielsweise für gesunde, finanziell abgesicherte, gebildete, aktive, leistungsfähige und unternehmungslustige Menschen mit sich bringen kann, steigt durch die Zunahme der Hochaltrigkeit aber auch die Gefahr der Multimorbidität und damit das Risiko, auf fremde Hilfe angewiesen und pflegebedürftig zu sein. Im Jahre 2030 wird die Zahl der Personen, die das 80. Lebensjahr erreicht haben, bei rund 10 Millionen liegen (Zippel/Kraus, 2011).

Hinzu kommt die prognostische Erwartung, dass die heute durchschnittliche Zahl der in einem Haushalt lebenden Personen von 2,15 (2011) im Jahre 2030 unter die Zwei-Personen-Grenze sinken wird (a. a. O.). Der Diskurs über die Belastungen des Alters wird durch einen Diskurs über Ressourcen und Potenziale des Alters ergänzt.

Das bedeutet für die Soziale Arbeit aktuell eine große Bandbreite neuer Handlungsfelder. Diese reicht in der Praxis von vielfältigen Bildungsangeboten über die Beratung in kommunalen Seniorenberatungsstellen, in der Altersrehabilitation sowie in Beratungs- und Koordinierungsstellen/Pflegestützpunkten bis hin zur

> **Exkurs**
>
> *Das* Alter gibt es nicht. Der letzte Altenbericht der Bundesregierung weist darauf hin, dass die dominierenden Altersbilder in zentralen Bereichen der Gesellschaft der Vielfalt der vorhandenen Lebensstile und Lebensumstände im Alter häufig nicht gerecht werden. (BMFSFJ: Sechster Altenbericht, 2010)

Unterstützung und Betreuung in unterschiedlichsten Wohnformen und in teilstationären und stationären Einrichtungen.

Mittlerweile bieten viele Studiengänge der Sozialen Arbeit einen Studienschwerpunkt «Soziale Arbeit mit alten Menschen» an oder Hochschulen etablieren Kompetenzzentren und Institute unter Beteiligung verschiedener Disziplinen (z. B. die Fachhochschule Bern, Universität Zürich), die inter- oder transdisziplinäre Zusammenhänge gerontologischer Fragestellungen untersuchen und bearbeiten. Dies erfordert gerontologische Fragestellungen in Lehre und Forschung, erfordert aber auch auf der Grundlage dieses Wissens die Entwicklung bzw. Modifizierung spezifischer Handlungskonzepte und Methoden.

Nach Heiner (2004) umfasst der Handlungsauftrag Sozialer Arbeit ...

> «[…] alle beruflichen Tätigkeiten der Sozialarbeiterinnen und Sozialpädagoginnen, also ressourcenerschließende, erziehende, beratende, bildende, partizipationsfördernde, sozial vernetzende, ermächtigende, alltagsbegleitende, pflegerische, betreuende, verwaltende, planende, organisierende und auswertende Aktivitäten, und zwar solche, die gegenwärtig im Arbeitsalltag der Fachkräfte zu erledigen sind, als auch andere Aktivitäten, die sich aus theoretischen Entwürfen zur Sozialen Arbeit ergeben könnten.» (Heiner, 2004: 288)

Die ausgewiesene Fachlichkeit bezieht sich in vielen Handlungsfeldern auf komplexe soziale Problemlagen, multikausal und mehrdimensional und mit ganzheitlicher Sicht des Menschen, hier: des alten Menschen, in der Einheit und im

> **Hinweis**
>
> Die Gegenstandsbestimmung Sozialer Arbeit ist immer auch abhängig von der Theorie, die der jeweiligen Definition zugrunde liegt. Der Diskurs über die unterschiedliche Theorieentwicklung Sozialer Arbeit ist jedoch an dieser Stelle nicht Gegenstand dieser Erörterung (vgl. hierzu Mühlum et al., 1997).

Zusammenspiel seiner gesundheitlichen, körperlichen, biologischen, psychischen und sozialen Situation.

Neben dem Merkmal der personenbezogenen Dienstleistung ist aber auch das starke Eingebundensein in öffentliche Organisationen ein konstitutives Merkmal Sozialer Arbeit.

> «Der Fachdiskurs über die Aufgaben Sozialer Arbeit im Kontext der sozialen Altenhilfe wurde häufig von der Sozialpolitik angestoßen. Bisweilen lässt er sich im oben skizzierten Zeitraum [gemeint ist seit 1990, Anm. d. Verf.] auch selbst als Anstoß politischer Diskussionen identifizieren.» (Aner, 2010: 41)

Die Profilierung Sozialer Arbeit in der Altenarbeit wird von rechtlichen und finanziellen Rahmenbedingungen beeinflusst, und zahlreiche Angebote sind freiwillige Leistungen, die nicht nur von der Finanzkraft der Kommune abhängen, sondern deren Finanzierung oft auch an Modellprogramme von Bund und Land geknüpft ist (a.a.O.: 48), so z.B. im Rahmen des persönlichen Budgets. Ebenso werden in der Sozialen Altenarbeit praktizierte Handlungskonzepte, wie etwa das Case Management, auch infolge der verstärkten Ökonomisierungsanforderungen (seit den 80er-Jahren des 20. Jh.) und als Konsequenz neuer gesundheits- und sozialpolitischer Gesetze der vergangenen 15 Jahre diskutiert und implementiert. Es entstanden neue Arbeitsfelder für SozialarbeiterInnen im Gesundheitsbereich, in Programmen der Integrierten Versorgung (SGB V) und in der Pflegeberatung (§ 7 SGB XI). Auch diese Arbeitsfelder werden von Pflegefachpersonen übernommen. In der Folge entstanden Konflikte über die professionelle Zuordnung von Tätigkeitsbereichen zwischen Sozialer Arbeit und Pflege, besonders in Pflegestützpunkten oder in Krankenhäusern, z.B. durch Überschneidungen der Aufgaben des Sozialdienstes und des Entlassungsmanagements, da die Zuordnung manchmal beliebig und die Aufgabenprofile nicht eindeutig erschienen.

13.3 Handlungskonzepte und Methoden

Die Verknüpfung von Theorie und Praxis für das methodische Handeln mit und für alte Menschen ist zwar für die Soziale Arbeit nicht neu, aber dennoch gesetzlich nicht so eindeutig definiert und damit identitätsstiftend, wie dies beispielsweise unumstritten im Bereich der Jugendhilfe der Fall ist. Ziel ist es, im Folgenden aufzuzeigen, wie Soziale Arbeit zielgruppen- und situationsangemessen in der Altenarbeit methodisch handelt und ihre besondere Expertise für dieses Handeln im Rückgriff auf theoretische Konzepte ausweist.

Auch wenn Soziale Arbeit sich heute nicht mehr über das «Dreigestirn» Soziale Einzelhilfe, Soziale Gruppenarbeit und Gemeinwesenarbeit definiert, haben diese so genannten «klassischen Methoden» nach wie vor einen hohen Stellenwert für die Identitätsbildung von SozialarbeiterInnen und SozialpädagogInnen.

> **Exkurs**
>
> Soziale Einzelhilfe im Sinne des Case Work, Soziale Gruppenarbeit und Gemeinwesenarbeit haben hinsichtlich ungenügender wissenschaftlicher Fundierung und starker individualistischer, teils reduktionistischer Ausrichtung in den 60er- und 70er-Jahren des 20. Jahrhunderts heftige Kritik erfahren und sind heute im oben genannten Sinn ausdifferenziert und in den Angebotsformen vielfältig (vgl. Galuske, 2007).

Methodisches Können im Sinne der praktischen Handhabung einer Situation (Interventionsebene) ist folglich ein Bestandteil professionellen Handelns in Verknüpfung mit Fachwissen, ethischen Fragestellungen, institutionellen Gegebenheiten sowie sozial- und gesellschaftspolitischen Grundpositionen. Methoden werden als das Bindeglied von Wissenschaft (Disziplin) und Praxis (Profession) verstanden.

Methodisches Handeln ist situativ und kontextgebunden und nach Stimmer (2006) immer in die Trias Praxeologie (Methodenkonzepte entsprechend den jeweiligen Praxisfeldern entwickeln und den Referenzrahmen der Sozialen Arbeit berücksichtigen), Theorie (liefert Grundlagen für die Entwicklung von Handlungskonzepten, s.a. Kap. 3) und Axeologie (Werte und ethische Grundlagen, s.a. Kap. 9) eingebunden, auch um der Gefahr einer bloßen Arbeitstechnik entgegenzuwirken. Zudem dient die zunehmende (Wirkungs-)Forschung in der Sozialen Arbeit der kritischen Reflexion und der Weiterentwicklung des erbrachten Handelns.

Obwohl Methoden bis heute als Grundlagen sozialarbeiterischer Interventionen gelten, gelingt keine einheitliche Sprachregelung. Begriffe wie Handlungskonzepte, Methoden und Verfahren werden oft noch synonym genutzt. «Zudem zeigt ein Blick in die Fachdiskussion der vergangenen 30 Jahre, dass Versuche, den Methodenbegriff zu Grabe zu tragen, bislang von geringem Erfolg gekrönt waren» (Galuske, 2001: 7). Das hat sich bis heute nicht geändert. Über den konkreten Handlungsvollzug lassen sich Problemlagen teilweise erst konkret erschließen und durch Methodenkompetenz kann sowohl auf veränderte individuelle Bedarfe als auch auf Rahmenbedingungen reagiert und zu überzeugenden Lösungsansätzen gelangt werden.

Das dafür erforderliche spezifische fachliche «Wissen», «Können» und eine «spezifische berufliche Haltung» (von Spiegel, 2004) kann den Fachkräften der Sozialen Arbeit Sicherheit bieten, ihr Handeln einordnen und beschreiben zu können, so dass auch erkennbar ist, was sie warum machen und warum gerade sie es machen.

Methodenkompetenz als Bestandteil sozialarbeiterischer bzw. sozialpädagogischer Qualifikation ist also zentral und muss auch in der konkreten Gestaltung von Hilfsprozessen für und mit alten Menschen im oben ausgeführten Verständnis begründbar und überprüfbar sein.

Eine Orientierung mit breiter Akzeptanz zur Einordnung methodischen Handelns bietet Galuske (2007). An seiner Einteilung in direkte und indirekte interventionsbezogene Konzepte und Methoden orientieren sich die folgenden Darstellungen. Die direkt interventionsbezogenen Konzepte unterteilt er in einzelfall- und primärgruppenbezogene Methoden (z. B. Soziale Einzelfallhilfe, unterschiedliche Beratungskonzepte, Biographiearbeit, Case Management, multiperspektivische Fallarbeit, Familientherapie) sowie in gruppen- und sozialraumbezogene Methoden (u. a. Soziale Gruppenarbeit, Gemeinwesenarbeit, soziale Netzwerkarbeit). Sozialmanagement und Altenhilfeplanung sind nach Galuske bei den struktur- und organisationsbezogenen Methoden einzuordnen. «Konzepte» sind der übergeordnete Begriff von Handlungsmodellen. Methoden sind Bestandteile eines Konzepts und beziehen sich auf die Interventionsplanung. Verfahren/Techniken sind wiederum Teilaspekte/Einzelelemente von Methoden.

Die einzelfallbezogenen Unterstützungsprozesse nehmen dabei den größten Teil in der Praxis der Altenarbeit ein, was sich auch in den folgenden Darstellungen widerspiegelt. In der Praxis ergeben sich jedoch Überschneidungen auf den Handlungsebenen. So integriert etwa das Case Management Einzelfallhilfekonzepte, Netzwerkarbeit und gemeinwesenorientierte Arbeitsweisen (s. Kap. 3).

13.4 Direkte interventionsbezogene Konzepte auf der Mikroebene

13.4.1 Einzelfallbezogene Methoden

Die Soziale Einzelhilfe und andere primärgruppenbezogene Methoden stellen die konkrete Handlungsebene, die der direkten (kommunikativen) Intervention mit der unterstützungsbedürftigen Person und gegebenenfalls ihren Angehörigen, dar. Es handelt sich in Einzelhilfekonzepten in der Regel um einen Prozess, in dem die fachliche Einschätzung der Situation erfolgt, auf deren Basis dann möglichst passgenaue Ziele und Versorgungs- bzw. Hilfepläne erstellt, reflektiert und evaluiert werden. Einzelhilfekonzepte sind je nach Zielgruppe und theoretischen bzw. konzeptionellen Grundlagen unterschiedlich.

Es kann in der Sozialen Arbeit nicht die eine zentrale Methode geben, weil die Soziale Arbeit es mit einer Vielzahl von Lebenslagen, Arbeitsfeldern und Problemen zu tun hat. Dies erfordert immer eine breit angelegte Methodenkenntnis, die auf bestimmte Arbeitsfelder hin spezialisiert wird.

> **Exkurs**
>
> Der Hilfeplan (auch als Begriff) ist in § 36 des deutschen Kinder-und Jugendhilfegesetzes als verpflichtender Bestandteil verankert. Er stellt einen prozesshaften Aushandlungsprozess von zuständiger SozialarbeiterIn (Jugendamt), Hilfesuchenden und beteiligten Einrichtungen dar, in dem Ziele und Maßnahmen detailliert festgehalten und regelhaft überprüft werden und fortzuschreiben sind. Inzwischen hat in vielen anderen Bereichen der Sozialen Arbeit eine sehr hohe (teils verbindliche) Verbreitung von Hilfeplänen eingesetzt. Diese führen unterschiedliche Bezeichnungen wie Integrationsplan, Serviceplan, Rehabilitationsplan. Das Sozialgesetzbuch XI (SGB XI), § 7 Pflegeberatung, spricht vom individuellen Versorgungsplan.

Die Phasierung des Einzelhilfeprozesses bestand ursprünglich aus den Phasen Anamnese, soziale Diagnose, Behandlung. Heute sind die Handlungskonzepte sehr viel differenzierter, standardisierter und um mehrere Schritte, in der Regel auch um den Bereich der Evaluation erweitert. Der Begriff «soziale Diagnostik» wurde bereits 1926 von Alice Salomon eingeführt und ist bis heute je nach theoretischer Ausrichtung eines Einzelhilfekonzepts von zentraler Bedeutung. Fachliche Auseinandersetzungen über Gewicht und Wichtigkeit einer professionell erhobenen Diagnose sowie deren Methodik begleiten somit zugleich den Weg der Professionalisierung der Sozialen Arbeit. Soziale Diagnostik ist ein anspruchsvoller komplexer dialogischer Prozess, der sich nicht, wie in der Medizin, auf standardisierte Diagnosesysteme stützen kann. Auch die Pflegediagnosen sind in der Regel theoriegeleitete, standardisierte Benennungen eines definierten Pflegebedarfs (zur Abgrenzung s. Kap. 13.8 ff.).

Im Rahmen der sozialen Diagnostik müssen sowohl objektive Fakten (u. a. persönliche Daten, materielle Situation, infrastrukturelle Defizite, soziale Beziehungen) als auch subjektive Einschätzungen und Wünsche, innerpsychische Zusammenhänge und Wertvorstellungen sowie Selbsthilfepotenziale professionell durch gesichertes Gegenstands-, Erklärungs- und Wertewissen erfasst und interpretiert werden, um menschliche Problemsituationen ganzheitlich im lebensweltlichen Kontext und unter den gesellschaftlichen Rahmenbedingungen zu verstehen. Divergierende Interessen und manchmal nicht zu realisierende Lösungsvorstellungen von KlientInnen (z. B. wenn der Verbleib alter Menschen in der eigenen Wohnung nicht mehr möglich ist) stellen dabei besondere fachliche Anforderungen an die professionelle Handhabung der Situation. Auch wenn immer noch über Konzepte und Methoden zwischen standardisierter sozialer Diagnostik (teils

> **Hinweis**
>
> Zum breit und differenziert geführten Theoriediskurs der Diagnostik in der Sozialen Arbeit vgl. Schrapper (2004), Pantucek/Röh (2008), Müller (2009), Neuffer (2013) und Gahleitner et al. (2013).

EDV-gestützt) und verstehender Diagnostik (hermeneutische Verfahren) gerungen wird, herrscht weitgehend Konsens über die professionelle Notwendigkeit geregelter methodisierter, transparenter und überprüfbarer Verfahren im Vergleich zu Erfahrung und Intuition.

Da in der sozialdiagnostischen Arbeit mit alten Menschen, besonders bei abhängigen (einschränkenden) Erkrankungen, die Gefahr vorschneller Zuschreibungen (z. B.: Frau X. kann auf keinen Fall nach Hause) und der einseitigen Übernahme der Diagnosen anderer Fachdisziplinen besteht, muss hier die größtmögliche Beteiligung des Betroffenen angestrebt werden, um individuell und situativ angepasste Lösungen erreichen zu können. Die Arbeitsprinzipien der Ressourcen- und Lösungsorientierung, der Lebens- und Sozialraumweltorientierung und des Empowerment sollen nach Wissert (2001) in der Altenarbeit sicherstellen, dass eine «Ausrichtung auf die Stärkung und die stützende und befähigende Begleitung von Menschen, die situativ oder aufgrund andauernder äußerer oder innerer struktureller Gegebenheiten auf eine relativ intensive Unterstützung angewiesen sind» (ebd.: 86), erfolgt.

Im Bereich diagnostischer Verfahren hinsichtlich zunehmend komplexer Hilfebedarfe alter Menschen sehen Nauert et al. unter anderem einen Methodisierungsbedarf für falldiagnostische Prozesse im Schnittbereich von Sozialer Arbeit und Pflege. Sie zeigen, dass bisherige Instrumentarien der Sozialen Arbeit und Pflege die Ausgangssituation nicht ganzheitlich, multiperspektivisch, interprofessionell und lebensweltorientiert verstehen und erfassen, sondern in der eigenen Sichtweise der Profession diagnostisch verhaftet bleiben. Es fehlen weitgehend noch diagnostische Verfahren für ein übergreifendes handlungstheoretisches Verständnis, was ihrer Einschätzung nach eine professionelle Herausforderung und einen interdisziplinären Forschungs- und Entwicklungsbedarf darstellt (Nauert et al., 2013).

Eine übergreifende lebensweltbezogene diagnostische Erfassung gelingt z. B. im Heidelberger Instrument zur Erfassung von Lebensqualität bei Demenz H. I. L. DE. (vgl. Becker et al., 2005, 2010).

Die Selbsthilfepotenziale alter Menschen sind im Sinne einer zufriedenen Lebensführung – partizipativ zu erheben und zu aktivieren, um die Selbstständigkeit im Alter mit flankierenden Maßnahmen zu erhalten. Gerade bei gravierenden gesundheitlichen Einschnitten, die von Gefühlen der Unsicherheit, Machtlosig-

> **Exkurs**
>
> Das Österreichische Institut für Familienforschung hat im Rahmen des Forschungsprojekts «Pflegebegleitende Soziale Arbeit mit Älteren und deren Angehörigen» unter anderem das Ziel, sozialdiagnostische Instrumente zu entwickeln bzw. zu adaptieren, die die Gesamtsituation für den relevanten Hilfebedarf abbilden (www.oif.ac.at/service/zeitschrift_beziehungsweise/detail/?tx_ttnews%5Btt_news%5D=2392&cHash=c77f83d2bb6aaac04d8e6969b93667f3), [19.01.2013]).

keit, Angst und Verlusten vielfältigster Art geprägt sind, ist für alte Menschen die eigene Handlungskompetenz, das Gefühl von Unabhängigkeit und Eigenverantwortung bei Entscheidungen zentral. Das gilt auch und gerade in Krisensituationen (vgl. Remmel-Faßbender, 2011). Dazu werden neben spezifischen Assessmentverfahren unter anderem Techniken und Instrumente der Biographiearbeit, der Netzwerkarbeit und Kompetenzanalysen eingesetzt, um die subjektiven Sichtweisen und die Wirklichkeitskonstruktionen alter Menschen mit dem Ziel der sozialen Teilhabe bei entsprechenden Unterstützungsmaßnahmen würdigen und einbeziehen zu können. Pantucek und Röh (2008) begründen die Notwendigkeit der systematischen sozialen Diagnostik auch als Voraussetzung für eine höhere Akzeptanz im interprofessionellen Diskurs, einer Akzeptanz auf Augenhöhe zu anderen Professionen.

In der geriatrischen Rehabilitation und in Case-Management-Modellen der Altenarbeit wird zunehmend der Begriff des Assessments verwendet, wenn es darum geht, die Situation alter Menschen ganzheitlich zu erfassen. Das Assessment stellt sozusagen eine multiperspektivische Erweiterung der Sozialen Diagnose dar. Das Assessment ist in der Regel professionsübergreifend, denn zur Optimierung eines ganzheitlichen und gesteuerten Begleitungsprozesses werden fachspezifische (Soziale Arbeit, Pflege, Medizin) Einschätzungen als Voraussetzung der Ermittlung eines abgestimmten Handlungsbedarfs zusammengefasst. Im Assessment der Sozialen Altenarbeit geht es um die Einschätzung des aktuellen Bedarfs zur Entwicklung und Vermittlung einer für den Adressaten möglichst passgenauen Unterstützung und Hilfe, die im Verlauf des Prozesses erarbeitet wird. Zum ausführlichen Vergleich von sozialpädagogischer Diagnose und Assessment siehe Ader et al. (2009). Direkte klientenbezogene Interventionen können in der häuslichen und stationären Versorgung umfassen:

- Beratung bei einzelnen Problemlagen
- Klärung finanzieller Unterstützung (Klärung der Leistungspflicht von Kranken- oder Pflegekasse, Klärung der Zuzahlungspflicht bei Hilfsmitteln)

- Klärung rechtlicher Angelegenheiten (Vollmachten, Betreuungsverfahren)
- Vermittlung an entsprechende Dienste (Pflegedienste, Beratungsstellen)
- Wohnberatung
- Begleitung bei der Umsiedlung in eine altersgerechte Wohnform oder beim Heimplatzeinzug
- umfängliche Betreuung in einem Case-Management-Prozess.

Das Spektrum spezifischer Beratungsangebote, die sowohl ambulant als auch im stationären Kontext alten Menschen und ihren Angehörigen angeboten werden, wird sich aufgrund der dargestellten Entwicklungen weiter ausdifferenzieren (müssen).

In eher «traditionellen» Einsatzbereichen von SozialarbeiterInnen, wie beispielsweise den Sozialdiensten der Krankenhäuser, Altenheime und der geriatrischen und gerontopsychiatrischen Versorgung, zeichnet sich in den vergangenen 10 Jahren ein Perspektivwechsel ab. Die herkömmlich stärker soziale bzw. sozialrechtliche Beratung erfährt eine Ausweitung hin zu einer stärker psychosozial orientierten Beratung mit aktivierender ressourcenorientierter Ausrichtung. Allerdings kommt aufgrund von Zeitdruck (dringende Kostenklärung, die mögliche Einleitung einer rechtlichen Betreuung, die Überleitung in eine andere Einrichtung) die Klärung der ganzheitlichen Gesamtsituation oft noch zu kurz (vgl. Kraus, 2003: 65).

Ziel ist vor allem, alte Menschen selbstbestimmt in vielfältiger Form zu beteiligen. Dörr (2010: 161) weist besonders für den Bereich der Gerontopsychiatrie auf umfassende, differenzierte Handlungsansätze und vielseitige Regelaufgaben der Sozialen Arbeit im Rahmen des SGB IX (Rehabilitation und Teilhabe behinderter Menschen) im Sinne des Vorrangs von Rehabilitationsleistungen hin. Trotz eines erhöhten Bedarfs sei jedoch gleichzeitig der Sozialarbeiter-Patient-Schlüssel von 23 : 1 (Mitte der 90er-Jahre des 20. Jh.) auf 20 : 0,5 (2008) gesunken.

Innerhalb der Sozialen Arbeit gibt es hinsichtlich besonderer Spezialisierungserfordernisse im Gesundheitswesen und der aufgezeigten Veränderungen unterschiedliche Fachrichtungen (auch als Fachsozialarbeit bezeichnet). Als gesundheitsspezifische Fachsozialarbeit gilt die Klinische Sozialarbeit. Sie befasst sich mit sozialen Problemlagen, die im Zusammenhang einer Krankheit, Behinderung oder Pflegebedürftigkeit entstanden sind.

> «Ihr generelles Ziel ist die Einbeziehung der sozialen und psycho-sozialen Aspekte in die Beratung, (sozio-)therapeutische Behandlung und psycho-pädagogische Unterstützung von gesundheitlich gefährdeten, erkrankten und (vorübergehend oder dauerhaft) behinderten Menschen.» (www.klinische-sozialarbeit.de [14.01.2013])

Die politische Abkehr vom rein somatisch orientierten Gesundheitsbegriff, die Ausweitung der Beteiligungsrechte der Betroffenen und die angestrebte Teilhabe und Teilnahme am gesellschaftlichen Leben haben dazu geführt, dass Klinische Sozialarbeit sich in der therapeutisch-rehabilitativen und der geriatrischen Rehabilitation etabliert hat (vgl. Dörr, 2010; Ningel, 2011).

Für die Klinischen SozialarbeiterInnen ist der Zugang über die Erfassung und Beachtung sozialer Dimensionen zentral, wie oben im Zusammenhang mit psychosozialer Diagnostik bzw. psychosozialem Assessment beschrieben. Diese muss sich im Sinne der Ganzheitlichkeit mit pflegerischen und medizinischen Diagnosen ergänzen. Der ältere Mensch benötigt in der Regel für seine Unterstützung spezifische diagnostische, therapeutische und beraterische Handlungsansätze. Diese werden in allgemeinen Rehabilitationseinrichtungen nur bedingt und häufig unzureichend abgedeckt (vgl. hierzu auch Gödecker-Geenen/Hegeler, 2010).

Ningel sieht die erforderlichen Kernkompetenzen in diesem Bereich (über spezialisiertes Fachwissen und Beratungsqualifikation hinaus) bei der Sozialen Arbeit wie folgt als «[…] ganzheitlicher Blick auf kranke Menschen und ihre Bedürfnisse, Fähigkeiten der individuellen ganzheitlichen Beratung, Kompetenz der Netzwerkkoordination, Koordination interdisziplinärer Zusammenarbeit» (Ningel, 2011: 15). Die klinische Sozialarbeit sieht sich als dritte Dimension neben Medizin und Pflege im Krankenhaus ausdrücklich nicht als Konkurrenz, sondern als fachliche Ergänzung mit zentralen Kompetenzen, um «durch bedarfsstrukturell und konzeptionell geregelte Kooperation» (Gödecker-Geenen/Hegeler, 2010: 136) in multidisziplinären Teams die bestmögliche Effektivität und Effizienz der rehabilitativen Maßnahmen bei alten Menschen zu erreichen.

Aber nicht nur Krankenhäuser und Rehabilitationseinrichtungen verzeichnen im Umgang mit alten Menschen einen Perspektivwechsel, sondern auch in Alten- und Pflegeheimen hat eine neue Orientierung sozialarbeiterischen Handelns eingesetzt: weg vom Bewahren im eher geschlossenen Organisationssystem und hin zur aktiven Einbeziehung der BewohnerInnen mit Öffnung nach innen und außen. Zentral sind Forderungen, den Bewohner als Mitgestalter seiner Entwicklung zu sehen und die Strukturen so zu verändern, dass sie seinen Bedürfnissen entspricht, und die personale Identität zur Erhaltung von Lebensqualität bis zuletzt zu unterstützen. Vereinzelt sind SozialarbeiterInnen/SozialpädagogInnen im Rahmen von Modellprojekten mit der Entwicklung entsprechender Konzeptionen betraut. Insgesamt betrachtet ist allerdings auch hier noch eine Unterrepräsentanz in Alteneinrichtungen gegeben (Aner, 2010), obwohl Fachkräfte der Sozialen Arbeit sowohl hinsichtlich Beratung als auch Konzeptentwicklung hinreichend qualifiziert sind. Die Projektgruppe «Soziale Arbeit in Pflegeeinrichtungen» der Deutschen Gesellschaft für Sozialarbeit im Gesundheitswesen (DGSV) sieht aber Alten- und Pflegeheime zunehmend als ein wachsendes Arbeitsfeld, in dem sich professionelle Soziale Arbeit als ein Bestandteil der ganzheitlichen Pflege und Betreuung im Heim versteht. Sie benennt als zentrale Aufgaben: Belegungsmanagement/Heimaufnahme, Bewohnerberatung und Begleitung, Angehörigenarbeit, Freizeitaktivitäten, Umsetzung gesetzlicher Vorgaben, Milieugestaltung, Öffentlichkeitsarbeit, Gemeinwesenarbeit und Fortbildung (vgl. DVSG [28.03.2013]).

Mennemann (2009) weist daraufhin, dass der Alltag von Fachkräften in der Altersarbeit sowohl im ambulanten als auch im stationären Bereich tendenziell weniger durch routinierte Abläufe als eher durch Akutmaßnahmen sowie Krisen und Kriseninterventionen (z. B. nach einem Sturz) definiert ist, dass sie in den komplexen Hilfesituationen direkt handeln müssen, um weiteren Schaden kurzfristig abzuwenden. Krisenintervention ist in einigen Konzepten der stationären Altenarbeit als eigene Form der psychosozialen Beratung verankert. Als Krisensituationen gelten insbesondere emotional angespannte Heimeinzüge alter Menschen, begleitet vom Verlust der vertrauten Umgebung, manchmal in Verbindung mit dem Verarbeiten des Verlustes von gesundheitlichen Funktionen und/oder Personen und Angst vor dem Unbekannten. Hier reagieren stationäre Alteneinrichtungen mit ausgearbeiteten Konzepten, nach denen SozialarbeiterInnen und Pflegefachpersonen diesen Wechsel schon frühzeitig, also bereits vor dem Einzug mit begleiten.

Im direkten persönlichen Kontakt müssen sich die Anforderungen der Theorie in der Gestaltung der Kommunikation und professionellen Beziehung bewähren. Gerade das Kontraktmanagement, das Aushandeln der Ziele und Hilfen mit unterstützungsbedürftigen alten Menschen vor dem Hintergrund ihrer Lebensgeschichte, ihrer aktuellen Lebenslage und weiteren Lebensperspektive sowie ihrer Sinnkonstruktionen und die Herstellung ihrer aktiven Mitarbeit erfordern fachliches «Können» auf der Ebene der Beratung.

Aufgrund dieser Herausforderungen entwickeln sich aktuell mehrdimensionale interdisziplinäre Beratungsformate in der Altenarbeit, die neben sozialarbeiterischem Grundlagenwissen und allgemeiner Beratungskompetenz auch spezifisches gerontologisches Basiswissen erfordern.

13.4.2 Beratung als Kernkompetenz in der Altenarbeit

Beratung in der Sozialen Arbeit ist ein komplexes Konstrukt und hat eine wechselvolle Geschichte. Nicht wie …

> «[…] oft formuliert als vierte Säule neben Einzelfallhilfe, Gruppenarbeit und Gemeinwesenarbeit, sondern als prominenter Bestandteil aller drei grundlegenden Orientierungen der sozialen Arbeit wurde Beratung gerade in der Sozialarbeit/Sozialpädagogik auch als eine überindividuelle Handlungsorientierung entwickelt.» (Nestmann, 2008: 25)

Bereits seit Mitte der 70er-Jahre des 20. Jahrhunderts wird von der Beratung im sozialpädagogischen Kontext erwartet, dass sie sich konkret auf den Alltag und die Lebenswelt der KlientInnen bezieht. Vor allem systemische Konzepte versuchen dies konsequent umzusetzen und haben sich daher im Laufe der Jahre von der «Psychologielastigkeit», wie sie lang in sozialen und gesundheitlichen Handlungsfeldern vorherrschend war, verabschiedet. Beratung, hier verstanden als berufsethisch und wissenschaftlich fundierte, ressourcenorientierte Begleitung in multifaktoriell bestimmten Problem- und Lebenslagen, ist der strukturelle Ort, an dem die Anliegen und Interessen der KlientInnen überhaupt erst zur Sprache kommen und Berücksichtigung finden (vgl. Remmel-Faßbender/Tafel, 2012). Je nach Aufgabenstellung ist sie mit alten Menschen stärker im Bereich der Information und Sicherung sozialrechtlicher Ansprüche oder, wie in der Gerontopsychiatrie und geriatrischen Rehabilitation, stärker in der Sozialtherapie und/oder Soziotherapie (nach SGB V und IX) verankert.

Die Beratung alter Menschen trifft häufig auf vielschichtige Situationen, die es einerseits individuell zu begleiten gilt, die aber andererseits ein hohes Maß an Kenntnissen der Versorgungslandschaft mit sehr umfangreichen spezifischen Rechtskenntnissen zur Realisierung und Finanzierung der Versorgungsangebote erfordern.

Aber nicht nur die personenbezogene Beratung, sondern auch das Beratungshandeln im organisationalen Kontext muss sich im Selbstverständnis Sozialer Arbeit an den Bedürfnissen und Ressourcen der Ratsuchenden ausrichten.

Beratung und soziale Arbeit sind aufeinander verwiesen, so Nestmanns grundlegende These. Beratung braucht die Traditionen, Orientierungen und Diskurse der Sozialarbeit und Sozialpädagogik, und Sozialarbeit und Sozialpädagogik brauchen theoretische und praktische Beratungsmodelle (vgl. Nestmann, 2008).

Die Beratung in der Altenarbeit setzt an den lebensweltlichen Bezügen der Menschen an und arbeitet darauf hin, ihre Teilhabe am gesellschaftlichen Leben zu sichern bzw. wiederherzustellen. Für die Beratung im Rahmen des Case Management spricht Wendt (2011) von Care Councelling. Care Councelling ist auf den Alltag und das ganze Leben bezogen, mit dem Ziel, die Bewältigungs- und Entwicklungsaufgaben der Menschen zu erkennen und zu unterstützen. «Das Leben mit seinen Beschwernissen besorgen» (Wendt, 2010: 221) bezieht er bei Pflegebedarf ausdrücklich auch auf die Beratung, Begleitung und Schulung von Angehörigen, um das Selbstmanagement des Alltags mit sozialdienstlicher und pflegefachlicher Unterstützung leisten zu können (a. a. O.: 222).

Häusliche Pflegesituationen stellen für Betroffene und Angehörige eine große Herausforderung dar. Sie gehen häufig mit hohen gesamtfamiliären Belastungen einher, und die Fachkräfte finden sich mit unterschiedlichen Erwartungen, gegensätzlichen Aufträgen oder auch mit symbiotischen Pflegebeziehungen konfrontiert (vgl. Frommelt et al., 2008; Ehlers/Huchthausen, 2012). Es besteht ein gesetzlicher Anspruch auf individuelle (Pflege-)Beratung für Betroffene und Angehörige nach § 7a SGB XI und in Pflegestützpunkten nach § 92c SGB XI, der den grundsätzlichen Zielen «ambulant vor stationär» und «Rehabilitation vor Pflege» Rechnung tragen soll.

Beratung muss sich besonders in der Fähigkeit zur Gestaltung von Gesprächssituationen und dialogischem Verstehen bewähren. Gegebenenfalls mit besonderen methodischen Zugängen und Empathie ist ein alter Mensch, gerade wenn seine Kräfte schon eingeschränkt sind, ausdrücklich in die Planung einzubeziehen. Das ist ein vielschichtiger und sensibler Prozess. Die Herausforderung für Professionelle besteht darin, nicht in den starren Schemata ihres institutionellen Handlungsauftrags zu denken. Sie verfallen zu schnell in bekannte Lösungsvorschläge, statt die alten Menschen bei der Erkundung ihrer Situation und den subjektiv als sinnvoll erachteten Entwicklungsschritten angemessen zu unterstützen. Bei engen Zeitvorgaben und Zielkollisionen von Fachlichkeit, Wirtschaftlichkeit und Humanität ist das nicht selten ein schwieriger Balanceakt (vgl. Kraus, 2003; Wissert, 2005; Ehlers/Huchthausen, 2012).

Bei alten Menschen kann sich somit in der Phase der Auftragsklärung schon die hohe Herausforderung zeigen, echte Klientenpartizipation und die Klärung des Willens in jeder Phase des Handelns sicherzustellen. Klientenpartizipation oder -zentrierung erfordert eine offene, zutrauende, wertschätzende Beratungshaltung als Gegenpol zum alten Fürsorgeparadigma. Haltung und Handeln müssen sich gegenseitig durchdringen und sind nicht nur eine Frage der Anwendung der richtigen Beratungstechniken.

Ein zunehmend wichtiger Aspekt in der Beratung alter Menschen ist die interkulturelle Handlungskompetenz. Kulturzugehörigkeit, Glaube, Ethnizität, familiäre Netzwerke, ökonomische und Wohnsituation müssen sowohl bei der Gestaltung der professionellen Beziehung als auch bei der Konzeption von Angeboten berücksichtigt werden, um den immer zahlreicher in der Bundesrepublik bleibenden MigrantInnen Angebote unterbreiten zu können, die ihrer Lebensrealität und ihren Lebensentwürfen entsprechen. Hier sind zwar zahlreiche Projekte in großen Städten zum Thema «Alt werden in der Fremde» entstanden. Generell bescheinigen Demirci und Grieger (2011: 210) der Sozialen Arbeit innerhalb des Altensystems – im Vergleich zu anderen Sozialdiensten – aber nur eine zaghafte Öffnung zu kulturspezifischen Ansätzen.

Handlungsfeldspezifische Anforderungen an Beratung, die sowohl für Soziale Arbeit, aber auch für Pflege in der Altersarbeit gelten, sind nach Tafel (2009):

- ein stark vorstrukturiertes Handlungsfeld (stationär)
- Fachwissen und ein an Diagnosen orientiertes Milieu (Medizin, Pflege)
- die Instabilität der Bedarfslagen

- ein hoher Handlungsdruck mit Tendenz zu Sofortlösungen
- Alltagsnähe zur Klientel (ambulant) und
- die Arbeit mit Angehörigen.

In Weiterbildungen kristallisiert sich der Bedarf an einer spezifischen (beraterischen) Zusatzqualifikation in der Sozialen Altersarbeit/Altenhilfe heraus (vgl. hierzu auch Kricheldorff, 2010). Spezialisierte Masterstudiengänge mit einem Beratungsschwerpunkt (z. B. der Katholischen Hochschule Mainz) vermitteln differenzierte zielgruppenspezifische Beratungskonzepte, auch hinsichtlich der Arbeit mit alten Menschen. In Österreich gibt es beispielsweise in Graz und Wien interdisziplinäre Masterstudiengange Gerontologie, in denen Kommunikationsanforderungen und soziale Kompetenz mit alten Menschen modular integriert sind. In CAS-Weiterbildungen (CAS: «certificate of advanded studies») zur «Altersarbeit» an Schweizer Hochschulen nehmen Beratungsmodelle zu den speziellen Bedürfnissen alter Menschen einen zentralen Stellenwert ein. Es gibt neben den (Fach-)Hochschulen Zürich und Bern eine Reihe von Weiterbildungsinstituten, die hierfür qualifizieren (zur Übersicht siehe z. B.: www.altersarbeit.ch/Links/schulung.html, ein Beispiel: www.alter.bfh.ch).

13.5 Gruppen und sozialraumbezogene Methoden

13.5.1 Gruppenarbeit

Gruppenarbeit als methodische Arbeitsform findet sich in Handlungsfeldern der Altenarbeit vielfältig und in großer Ausdifferenzierung. Das reicht von zahlreichen kreativen Freizeit- und Bildungsangeboten in Gruppen, Angeboten zur Förderung des Freiwilligenengagements bis hin zu gesundheitsfördernden Bewegungsangeboten. Gegenwärtig reicht die Spannweite von (Sitz-)Tanz- und Rhythmusgruppen, Gedächtnistrainingsgruppen und lebensgeschichtlich orientierter Biographiearbeit (sowohl präventiv als auch in unterstützender Funktion bei demenziellen Erkrankungen) über Theatergruppen und Kompetenztrainings bis zu Trauergruppen nach Verlust der PartnerIn oder der eigenen Kinder (die vor den alten Eltern sterben).

Die Gruppenangebote für Angehörige nehmen einen wachsenden Stellenwert ein. Ehlers und Huchthausen (2012: 88) zeigen anhand von Evaluationsergebnissen eines Beratungsprojekts mit Angehörigen von Demenzerkrankten der Alzheimer Gesellschaft Brandenburg e. V. das Aufgabenspektrum von Information, Schulung, informellem Austausch, Entlastung und Unterstützung in schwierigen

Lebenssituationen im Umgang mit Stress, Ängsten, Aggression und Trauer auf. «Die Angehörigengruppen haben sich für den Umgang, die Verarbeitung negativer Emotionen sowie für die Gewinnung notwendiger Kenntnis für einen verständnisvollen Umgang mit den Erkrankten als ein besonders hilfreiches Angebot herausgestellt» (a. a. O.: 88).

Soziale Gruppenarbeit (galt in den 60er- und 70er-Jahren des 20. Jahrhunderts als die zweite klassischen Methode der Sozialarbeit bzw. Sozialpädagogik; ausführlich: Schmidt-Grunert, 2009; Galuske, 2007) bezeichnet einen längerfristigen kontinuierlichen Gruppenprozess mit dem Ziel, einzelne Personen auf der Grundlage gruppenpädagogischer und gruppendynamischer Forschungsergebnisse durch das Medium «Gruppe» darin zu unterstützen, ihre psychosozialen Probleme zu bewältigen (vgl. Schmidt-Grunert, 2009). Einige Gruppenangebote in der Altenarbeit setzen an einer Beeinträchtigung an, andere sind eher fördernd ausgerichtet. Soziale Gruppenarbeit in der Altenarbeit wird dementsprechend hier verstanden als ein von Professionellen geleitetes methodisches Angebot. Dabei sind bildungsorientierte, präventive und kompetenzorientierte Gruppenangebote stärker sozialpädagogisch ausgerichtet. In Praxisfeldern, die als Zielgruppe alte Menschen mit eingeschränkter Selbstständigkeit im Blick haben, steht dagegen die aktivierende Unterstützung im Sinne von Bewältigung und Stabilisierung ihrer Situation im Vordergrund. Soziale Gruppenarbeit bietet im Gegensatz zur Arbeit mit Einzelnen viele Vorteile für alte Menschen. Das gemeinsame Erleben, stabilisierende Gruppenerfahrungen, das Zugehörigkeitsgefühl (z. B. bei drohender sozialer Isolation), die gegenseitig unterstützende Funktion mit den jeweiligen Potenzialen der TeilnehmerInnen werden ressourcenorientiert sowohl ambulant als auch in Alten(wohn)heimen und Seniorenzentren genutzt, um im Alltag Lebensqualität und Lebensfreude zu erhöhen. Die Gruppenaktivitäten reichen von intergenerativen Projekten, Begegnungscafés mit moderierten Erzählrunden und Stadtteilbezug bis hin zu gemeinsamem ergotherapeutisch unterstütztem Gärtnern. Auch das Internet wird in Gruppenangeboten zunehmend genutzt, teils auch, um biographisch die eigene Lebensgeschichte medial einzubeziehen. Internetcafés für SeniorInnen erfreuen sich großer Beliebtheit, über die Kommunikation per E-Mail werden soziale Kontakte gehalten oder reaktiviert.

Eine weitere Aufgabe für SozialarbeiterInnen stellen der Aufbau und die Begleitung von Selbsthilfegruppen (zumindest in der Initialphase) dar. Als Ergänzung zum professionellen Hilfesystem gewinnt das Ehrenamt in den vergangenen Jahren für die gesundheitliche und pflegerische Versorgung der Bevölkerung zunehmend an Bedeutung. Nach dem am 01.08.2008 in Kraft getretenen Pflegeweiterentwicklungsgesetz (PfWG) ist die Förderung von Bürgerschaftlichem Engagement und Selbsthilfe eine zentrale Aufgabe, die z. B. in Rheinland-Pfalz (D) von den Pflegestützpunkten übernommen wird.

Gerade im Hinblick auf das Leiten sehr heterogener Gruppen, aber auch im Hinblick auf sehr spezifische Themen zeigt sich, dass dies einer professionellen qualifizierten Gruppenleitung mit spezifischem gerontologischem Spezialwissen bedarf.

13.5.2 Gemeinwesenarbeit

Die Begriffe Gemeinwesenarbeit, Sozialraumorientierung, stadtteilbezogene Soziale Arbeit oder Quartiersmanagement werden für Aktivitäten und «um das Alter» zunehmend verwendet. Gemeinwesenarbeit (GWA), bis in die 70er-Jahre des 20. Jahrhunderts eine der drei zentralen Sozialarbeitsmethoden, wird heute als Querschnittaufgabe, als Arbeitsprinzip verstanden, das der Ausrichtung professioneller Sozialer Arbeit als Matrix zugrunde liegt. Die oben genannten Begriffe werden daher teils synonym verwendet, wenn das Ziel ist, strukturverändernd in Gemeinden, Quartieren, also dem sozialen Nahraum zu wirken und sich dazu der vielfältigen personalen und strukturellen Ressourcen des Gemeinwesens zu bedienen (vgl. Galuske, 2007).

Gemeinwesenarbeit arbeitet nach dem Prinzip der Lebensweltorientierung (vgl. dazu Thiersch, 1992; Otto/Bauer, 2004). Auch hier wird der Grundauftrag Sozialer Arbeit deutlich, Menschen durch Einzelberatung, Gruppenarbeit und gemeinsame Aktionen darin zu unterstützen, ihre Bedürfnisse und Bedarfe innerhalb eines Stadtteils wahrzunehmen bzw. sich für deren Verbesserung einzusetzen. Otto fordert von Sozialer Altenarbeit besonders «Hilfe zur Selbsthilfe» und die «Entwicklung der Betroffenenkompetenz» (2001: 19), auch als Spezifikum in der Abgrenzung zu anderen Berufsgruppen: Menschen dabei zu unterstützen, sich selbst für bessere Bedingungen (z. B. bei der Schaffung bedarfsgerechter Wohnmöglichkeiten) einzusetzen.

Um älteren Menschen möglichst lange oder bis zum Lebensende ein selbstständiges Leben zu Hause zu erhalten und sie gesellschaftlich teilhaben zu lassen, bedarf es einer stadtteil- und gemeindenahen Beratung und Vermittlung aller gesundheitsorientierten und sozialpflegerischen sowie kulturellen Dienste und Einrichtungen. Dieses Ziel wird in der Sozialhilfepolitik offensiv postuliert, ist es doch nach SGB XII Aufgabe der Kommunen oder überörtlichen Träger, Angebote sicherzustellen, um «Schwierigkeiten, die durch das Alter entstehen, zu verhüten, zu überwinden oder zu mildern und den alten Menschen die Möglichkeit zu erhalten, am Leben in der Gemeinschaft teilzunehmen» (§ 71 Abs. 1 SGB XII). Das stellt Politik und Zivilgesellschaft, Kirchen und Wohlfahrtsverbände vor ganz neue (finanzielle) Herausforderungen, die kommunale Daseinsvorsorge zu gestalten.

Als Ergänzung zum professionellen Hilfesystem gewinnt in den vergangenen Jahren das Laiensystem für die gesundheitliche und pflegerische Versorgung der Bevölkerung an Bedeutung. In Anbetracht der zunehmenden Anzahl pflegebedürftiger Menschen und begrenzter Ressourcen des professionellen (öffentlichen) Dienstleistungssystems sollen vorrangig auch die Leistungen der Pflegeversicherung den Betroffenen ermöglichen, durch formelle Hilfen, aber auch informelle nachbarschaftliche oder gemeindlich organisierte Dienste und ehrenamtliche Initiativen, ein weitestgehend selbstständiges und selbstbestimmtes Leben im häuslichen Umfeld zu führen.

Unter dem Eindruck der dargestellten Entwicklung und den Gesetzesanforderungen pluralisieren sich in den Stadtteilen etliche Angebote. Soziale Teilhabe im Alter ist aktuell in vielen Kommunen, aber auch Kirchengemeinden und Wohlfahrtsverbänden der übergeordnete Begriff, um den vielfältigen Hilfemix an Angeboten zu bündeln. Das reicht von den oben aufgezeigten Gruppenangeboten über Initiativen zu bedarfsgerechtem Wohnen im Alter, die Schaffung von Mehrgenerationenhäusern, organisierte Einkaufshilfen und Begleitung zu Festen in der Gemeinde bis hin zu fachspezifischen Beratungsstellen kommunaler oder freier Träger. Aber nicht nur die komplexe Versorgungssituation abhängiger Menschen, sondern auch folgende Fragen sind zentrale Bausteine einer sozialräumlichen Altenplanung:

- Wie sollen und können unsere Quartiere generationenfreundlich und wertschätzend gestaltet werden?
- Wie können ältere Menschen in Planungs- und Entscheidungsprozesse eingebunden werden?
- Wie kann das Wohnangebot altengerecht gestaltet werden?
- Wie können bei Isolation alter Menschen tragfähige Sozialbeziehungen hergestellt werden?

Denn «belastete Lebenslagen werden in dem Maße zum Problem, in dem ihnen keine ausreichenden Netzwerk- und Unterstützungsressourcen gegenüberstehen» (Otto, 2001: 5). Die Notwendigkeit, mehr quartiersnahe soziale Netzwerke zu entwickeln, wird in einigen Städten aufgegriffen. Auch ganzheitlich orientierte Sozialzentren mit verschiedenen Disziplinen sind gefragt. Die Koordination erfordert aber dann auch professionelle Netzwerkakteure, die die Angebote nicht nur zielorientiert zusammenführen, sondern auch Einfluss auf Rahmenbedingungen der Angebotsgestaltung nehmen können.

Besonders das Fachgebiet Soziale Gerontologie an einigen (Fach-)Hochschulen vermittelt das erforderliche gerontologische Fachwissen für die Ansätze im Gemeinwesen:

- Stärken und Risiken des Alters
- Selbstbestimmung und soziale Teilhabe
- Stigmatisierungsprozesse
- veränderte Lebensbedingungen und soziale Ungleichheit im Alter
- kulturelle Zugehörigkeit
- Wissen über Altersbilder und vielfältige Alternsformen und ihre zahlreichen sozialen, medizinischen, psychischen, auch sozialpolitischen Einflussfaktoren
- Kenntnisse der Versorgungsleistungen, alltagsorientierten Versorgungskonzepte und regionalen Versorgungsstrukturen (vgl. auch Deutsche Gesellschaft für Gerontologie und Geriatrie [DGGG], 2011).

Besonders im Feld der geriatrischen Rehabilitation, aber auch der geriatrischen ambulanten Psychiatrie erfordert der hohe Abstimmungsaufwand (Medizin, Pflege, Soziale Arbeit, Physiotherapie, Home-Care-Unternehmen, Kranken- und Pflegekassen) eine systematische, transparente Vernetzung aller Unterstützungspotenziale im Gemeinwesen, die in Abstimmung mit dem Willen des Menschen und seinen individuellen Bedürfnissen immer wieder zeitnah angepasst werden muss. Dies gilt sowohl hinsichtlich der Zustandsverbesserung als auch der Zustandsverschlechterung. In diesem Zusammenhang weist Wissert (2009) auch auf die soziale Isolation und die Ängste alter Menschen bei schwerer Erkrankung und zunehmendem Verlust körperlicher und geistiger Funktionen hin. Er betont, dass im Gemeinwesen Menschen da sein müssen, die nicht nur pflegen und versorgen, sondern auch emotional stützen.

Gemeinwesenarbeit und methodische Netzwerkarbeit sind untrennbar. Galuske (2007: 279) bezeichnet die seit den 70er-Jahren des 20. Jahrhunderts erfolgte «Erweiterung der Perspektive vom weitgehend isolierten ‹Einzelfall› hin zum Klienten in seinen sozialen Beziehungsnetzen und in seinem sozialen Nahraum» als einen «Megatrend».

13.5.3 Netzwerkarbeit

Netzwerkarbeit hat nicht nur eine lange Tradition in der Sozialen Arbeit, sondern steht aufgrund des im SGB V und im SGB XI geforderten Aufbaus von Versorgungsnetzwerken auch in der Altenarbeit gegenwärtig sehr im Brennpunkt der Diskussion. Die Wurzeln liegen in der Netzwerkforschung, der Social-support-Forschung sowie ethnologischen und soziologischen Untersuchungen (vgl. Galuske, 2001).

Die Soziale Arbeit unterscheidet den Begriff des sozialen Netzwerks (soziale Beziehungen des Individuums) von dem des sozialen Netzes (die Gesamtheit der Angebote und Einrichtungen). Soziale Netzwerkarbeit wird also einmal verstanden als Handlungsansatz, das persönliche Beziehungsgefüge von Menschen (auch zu Gruppen und Organisationen) zu erfassen und zur Optimierung ihres Unterstützungssystems nutzbar zu machen (vgl. Bullinger/Nowak 1998). Unterschiedliche Methoden/Techniken (wie z. B. die Netzwerkkarte, Öko-Map) können dafür herangezogen werden.

Andererseits bezeichnet professionelle Netzwerkarbeit oder Vernetzungsmanagement die institutionalisierte Form von qualitativ gestalteter Kooperation und Koordination verschiedener an sich selbstständiger Dienste mit dem Ziel, die Versorgungsstruktur für Einzelne oder Personengruppen zu optimieren. «Zur Kernkompetenz der sozialen Arbeit gehört die Netzwerkarbeit im Umfeld des/der geriatrischen Patienten/Patientin» (Gödecker-Geenen/Hegeler, 2010: 137), um eine geeignete Perspektive unter Einbeziehung aller intern und extern am Behandlungsverlauf Beteiligten zu erreichen (a. a. O.). Als Grundsatz für geriatrische Netzwerke postuliert Neubart (2011):

> «Es gilt nur das als Erfolg, was die Betroffenen in ihrem Lebensumfeld erreicht! Fachkräfte müssen nicht nur die gesamte häusliche (Pflege-)Situation mit berücksichtigen, sondern auch das jeweilige soziale Umfeld aktiv in die Versorgung einbeziehen.» (Ebd.: 87)

Sozialraumfokussierte Altenarbeit erfordert die Kooperation vieler Unterstützer sowohl aus dem informellen (Angehörige, Nachbarn, Freunde, bürgerschaftlich Engagierte) als auch dem formellen Umfeld (Kostenträger und Leistungserbringer), um die Lebensqualität alter Menschen bedarfsgerecht zu erhalten.

Es zeigt sich zunehmend, dass professionelles Netzwerkmanagement bei komplexen Fallanforderungen und größeren Einrichtungen eine eigene Aufgabe mit fachlichen, zeitlichen und finanziellen Ressourcen darstellt, die nicht einfach en passant erledigt werden kann. Verfahren der professionellen sozialen Netzwerkarbeit sind beispielsweise:

- regionale Netzwerkanalysen
- Moderation
- Helferkonferenzen
- Netzwerkkonferenzen
- Unterstützung von Selbsthilfegruppen.

Durch Modellprogramme wurde auch auf der strukturellen Ebene des Versorgungssystems der Nutzen von Vernetzung dokumentiert (z. B. BMFSFJ, 2004).

Der Ressourceneinsatz – so die zentrale Botschaft der Netzwerkdebatte – bestehe gerade an den Schnittstellen und Übergängen zwischen einzelnen Leistungsbereichen und Akteuren. Demnach geht es weniger darum, neue Institutionen der Leistungserbringung aufzubauen, als eine Struktur zu schaffen, in der sich die Koordination der bestehenden Versorgungselemente und die Kooperation der im Feld bereits tätigen Akteure nachhaltig verankern lässt (Zeman, 2007). Unterstützungsleistungen für alte Menschen werden weitgehend immer noch «als additive disziplinäre Einzelbeiträge angeboten» (Wissert, 2010: 114) was zu den oft beklagten und belastenden Versorgungs(ab)brüchen führt. «Relativ selten erhalten die Klienten bislang ein abgestimmtes ganzheitliches Hilfe- und Versorgungssetting (package of care)» (a. a. O.: 114).

Die Folge ist ein unzugängliches Labyrinth im Sozial- und Gesundheitssystem, das Pflegebedürftige, Angehörige und manchmal selbst Professionelle überfordert. Hinzu kommen die nicht gesicherte Finanzierung und der Modellstatus vieler Initiativen, die eine Überführung in die Regelversorgung erschweren. So erfordert die Soziale Altenarbeit einerseits die Vernetzung im Sinne präventiver Unterstützungsstrategien durch die Stärkung von Nutzerkompetenzen und andererseits die sektorenübergreifende vernetzte Versorgung, sobald mehrere Akteure für eine komplexe fallbezogene und -übergreifende Unterstützung zu koordinieren sind.

13.6 Case Management als Verbindung von Mikro-, Meso- und Makroebene

Wie bereits in der Einleitung aufgezeigt, haben die Sozialgesetze (SGB V, IX und XI) die Leitorientierung, dass alle Hilfeleistungen aus der Perspektive der AdressatInnen möglichst effektiv und aus der Perspektive der Kostenträger möglichst effizient erfolgen sollen. Dazu müssen vor allem Brüche im Übergang zwischen Professionen und Sektoren überwunden werden: Die einzelnen Akteure im Hilfesystem müssen sich als integralen Baustein im Gesamtkomplex des Hilfesystems begreifen, der um die Leistungen der anderen weiß und diese in die Arbeit einbezieht. Das vernetzte Hilfesystem muss präzise auf den Einzelfall abgestimmt werden können.

Case Management beansprucht als interdisziplinär ausgerichtetes Handlungskonzept – speziell für Menschen mit Mehrfachproblemlagen – seit Beginn der 90er-Jahre des 20. Jahrhunderts, diesen Anforderungen in den drei Dimensionen der personenbezogenen Fallarbeit, der Organisations- und der professionellen Netzwerkebene gerecht zu werden. Besonders in der Altersarbeit hat dieses Konzept der «Fallführung aus einer Hand» für stationäre und ambulante Einrichtungen eine relativ frühe Einführung und wissenschaftliche Begleitung erfahren

(IAV-Modelle in Baden-Württemberg: Wendt 2000; Beratung und Koordinierungsstellen in Berlin: Wissert, 1996).

> «In der Altersarbeit wird mit dem Case Management in erster Linie angestrebt, durch einen individuellen Zuschnitt vorwiegend ambulanter Dienstleistungen die Selbstständigkeit und Selbstversorgung alter Menschen bei eingetretener oder vorauszusehender Pflegebedürftigkeit möglichst zu erhalten, […] speziell auch in der geriatrischen Versorgung.» (Döhner, 1999, zit. n. Wendt, 2000)

Case Management wird hier verstanden als strikt …

- adressatenorientiertes (Leistungen müssen vom KlientInnen/PatientInnenbedarf her definiert werden)
- ressourcenorientiertes (nicht nur die Probleme ausfindig zu machen, sondern gemeinsam zu ermitteln, was Wille und Wünsche sind)
- standardisiertes Handlungskonzept für Humandienste.

Case Management ist indiziert für komplexe Situationen, zu deren Bewältigung die eigenen Ressourcen oder die des Umfeldes zurzeit nicht ausreichen oder deren Nutzung sie aktuell überfordert. Case Management beansprucht eine individuelle, ziel- und bedarfsorientierte Bearbeitung durch Klientenpartizipation, kooperatives und interdisziplinäres Denken und Handeln. Nach Wendt (2011) kümmern sich Case ManagerInnen darum, dass Dienstleistungen und eigene Besorgungen von Leistungsnehmern in geordneter Weise übereinkommen. Case Management knüpft an die Lebensführung, die Alltagsorganisation und das Selbstmanagement von Menschen an.

Das methodische Vorgehen gliedert sich in Phasen, die das Verfahren bedarfsgerecht strukturieren und die Voraussetzung für Prozesssteuerung und Leistungstransparenz darstellen:

- Zugangseröffnung («intake»)
- Problem- und Ressourceneinschätzung («assessment»)
- Planung («service planning»)
- Verknüpfen der Hilfen («linking») und kontrollierte Durchführung («monitoring»)
- Evaluation
- Rechenschaftslegung und Entpflichtung.

Die Grundlagenwerke für die Systematik und inhaltliche Ausgestaltung der Phasen von Wendt (2008) sowie von Wendt und Löcherbach (2011) enthalten den Stand der Entwicklung in Praxis und Forschung in allen relevanten Einsatzgebieten. (Speziell zu Case Management in der Altenhilfe vgl. Remmel-Faßbender, 2011).

In der Schweiz und in Österreich (vgl. Saischek, 2000, 415 ff.) hat Case Management seit einigen Jahren ebenso eine hohe Relevanz in der Altenarbeit und damit auch Verbreitung erlangt: Die Deutsche Gesellschaft für Care und Case Management (DGCC), die Österreichische Gesellschaft für Care und Case Management (ÖGCC) und das Netzwerk Case Management Schweiz haben sich 2008 in einem Qualitätsverbund zur gemeinsamen Standardentwicklung zusammengeschlossen. Im Gegensatz zu Deutschland wird Case Management in der Altersarbeit der Schweiz von Beginn an stärker von den Krankenversicherern eingesetzt (vgl. Hofstetter-Rogger, 2004), aber auch im gerontopsychiatrischen Bereich und in den kommunalen Altenberatungsstellen wird die Versorgung alter Menschen nach Case-Management-Leitlinien umgesetzt (vgl. auch Empfehlungen zur Umsetzung und Finanzierung von CM-Leistungen in der Geriatrie in der Schweiz [Dettling, 2006]).

Seit etwa 15 Jahren wird in Deutschland die gerontopsychiatrische Versorgung verstärkt als ganzheitliches Konzept (multiprofessionell, mehrdimensional, gleichberechtigte Sichtweisen und Wechselwirkungen von körperlichen, psychischen und sozialem Befinden, systematische Überleitung von stationären in teilstationäre und ambulante Einrichtungen, Ausbau ehrenamtlicher Unterstützung) in Städten und Regionen ausgebaut, wie es bereits die Psychiatrieenquete von 1975 vorgeschlagen hat. Ziele sind:

- frühzeitige Intervention
- Förderung der Selbsthilfe
- Erschließung und Erhaltung von Ressourcen
- Förderung gesundheitlicher Stabilität
- dauerhaftes Verhindern von «Drehtüreffekten» in stationären Einrichtungen
- Sichern des Verbleibs oder der Wiedereingliederung im Lebensumfeld, in der eigenen Wohnung durch Ausbau niedrigschwelliger Angebote (auch mit «Gehstrukturen», d. h. aufsuchenden Angeboten).

Als Beispiel zur Verknüpfung von ambulanten Diensten, gerontopsychiatrischer Klink, Tagesklinik und gerontopsychiatrischen Beratungsstellen verweisen wir auf das gerontopsychiatrische Case Management in der Vitos-Klinik Philippshospital Riedstadt/Hessen, da die Konzeptentwicklung von uns begleitet wurde (vgl. Kohl, 2013).

Im Folgenden werden anhand eines Fallbeispiels die jeweils spezifischen Beiträge beider Professionen integrativ, d. h. im Sinne einer bestmöglichen ganzheitlichen, umfassenden und sich ergänzenden Unterstützung dargestellt.

Fallbeispiel

Frau M., 82 Jahre alt, verwitwet, zwei Töchter (beide verheiratet, insgesamt drei Enkelkinder), Besitzerin eines Eigenheims mit 180 m² Wohnfläche, 600 m² Garten, wohnhaft in einer Kleinstadt mit 20 000 Einwohnern, wird mit Herzproblemen, Hypertonie und Diabetes mellitus Typ 2 in ein Krankenhaus der Akutversorgung eingeliefert.

Sie ist sehr verängstigt, weil man eine ihrer Töchter, Frau B., 60 Jahre alt, die mit der Familie 15 Kilometer entfernt wohnt, telefonisch nicht erreicht hat. Die andere Tochter, die 200 Kilometer entfernt wohnt, kann erst am Wochenende kommen. Frau M. läuft sehr unruhig auf dem Flur hin und her. Als ihre Tochter endlich kommt, will sie ihr freudig entgegenlaufen und stürzt. Dabei zieht sie sich sowohl eine Fraktur des linken Schlüsselbeins als auch des linken Oberschenkelhalses zu. Nach 13 Tagen wird sie in die Rehabilitationsklinik entlassen. Frau M. ist geistig klar orientiert. Sie arbeitet aktiv in der Physiotherapie und bei sonstigen Aktivitäten mit. Ihr Antrieb und ihre Motivation sind der Wunsch, schnell wieder nach Hause zu kommen. Sie ist allerdings auch zum Ende des Reha-Aufenthalts noch nicht in der Lage, ihre Körperpflege völlig selbstständig durchzuführen, da die Beweglichkeit im linken Schulterbereich noch ebenso eingeschränkt ist wie die Sicherheit bei der Fortbewegung. Der Sturz hat bei Frau M. die Angst ausgelöst, erneut zu stürzen, was das Gefühl der Unsicherheit verstärkt. Da Frau M. alleine lebt, stellt sich auch die Frage der hauswirtschaftlichen Versorgung. Nicht zuletzt in Zusammenhang mit ihrer Diabeteserkrankung ist eine regelmäßige Nahrungszufuhr sicherzustellen. Ihre kognitiven Fähigkeiten sind unbeeinträchtigt, so dass davon auszugehen ist, dass sie auch weiterhin – wie vor dem Krankenhausaufenthalt – in der Lage sein wird, das tägliche Medikamentenmanagement selbst zu übernehmen.

Die Pflegefachpersonen der Station schalten die Case Managerin der Reha-Klinik ein. Da Frau M. alleine lebt, das große Haus und das Grundstück allein versorgt und die Mobilitätseinschränkung im Schulterbereich sowie die Unsicherheit beim Gehen wohl bleiben werden, wird eine dauerhafte Unterbringung in einer Altenpflegeeinrichtung erwogen. Es kommt daraufhin zu einer sehr konflikthaften Auseinandersetzung zwischen Frau M., der Case Managerin und den Töchtern, die die Unterbringung in einer

> Einrichtung befürworten. Aus der Reha-Einrichtung wird sie nach 24 Tagen auf eigenen Wunsch nach Hause entlassen. Mit Gehhilfe kann sie sich weiterhin nur unsicher fortbewegen. Es gibt eine Vereinbarung zwischen der Klinik und dem regional zuständigen Pflegestützpunkt, der die Betreuung im Rahmen eines Case Managements nun weiter ambulant übernimmt.

13.6.1 Voraussetzungen für Case Management auf der Organisationsebene

Bevor eine Patientin wie Frau M. mittels Case Management unterstützt werden kann, muss Case Management in die entsprechende Organisation implementiert werden. Es ergeben sich bereits zu Beginn mehrere grundsätzliche Fragen, die sowohl den Zugang zum Case Management («intake»), die Rollenklärung der Case Managerin im Krankenhaus, auch im Übergang von der stationären in die ambulante Versorgung, betreffen. Auch wenn Case Management mit der direkten fallbezogenen Arbeit im Vordergrund steht, kann der organisationale Kontext nicht ausgeblendet werden, weil er die Voraussetzungen für die Arbeit darstellt. Vielfach wird die komplexe Herausforderung bei der Implementierung von Case-Management-Strukturen in einer Organisation unterschätzt. Nach Ribbert-Elias (2011) ist die Einführung von Case Management mit dem gesamten Qualitätsmanagementzyklus und der Personalentwicklung einer Einrichtung zu verknüpfen. Eine Verständigung, was unter Case Management zu verstehen ist, muss vorab auf allen Leitungsebenen stattfinden, um die Versorgung durch Verzahnung aller Beteiligten auch tatsächlich effektiv und effizient zu verbessern. Case Management ist (leider) immer noch die Chiffre für ein Sammelbecken verschiedener, unreflektierter Konzepte.

Untersuchungen der vergangenen Jahre (Brinkmann, 2006; Löcherbach/Schu, 2009) zeigen, dass unkoordinierte Arbeitsabläufe sowie Konkurrenz um fachlichen Einfluss und Finanzen das systematische, regelgeleitete Arbeiten nach Case-Management-Prinzipen verhindern, wenn die systemsteuernden Grundlagen dafür fehlen.

In der Reha-Klinik wird die Abklärung weiterer Hilfen für Frau M. von der Case Managerin übernommen. Betrachtet man Krankenhäuser, in denen Case Management implementiert ist, scheint die Zuordnung, ob die Case Managerin eine Sozialarbeiterin oder Pflegefachkraft ist, eher zufällig. Zudem herrscht teils Verwirrung in Konzepten und Begriffen wie Brückenpflege, Übergangspflege, Pflegeüberleitung, Entlassungsplanung und Entlassungsmanagement, da sich die Aufgaben mit denen des Case Managements überschneiden. Es kommt daher nicht selten zu Konflikten, welche Berufsgruppe nun die anstehenden Aufgaben übernehmen soll, zumal diese auch große Schnittmengen mit den herkömmlichen Aufgaben des Sozialdienstes haben. Einige Kliniken setzen multiprofessionelle Teams für die Durchführung des Entlassungsmanagements ein, die «eine organisatorische Einheit» (DVGS, 2004: 3) bilden und unkomplizierte Kommunikationsstrukturen ermöglichen (vgl. Peer, 2012). In Krankenhäusern ist Case Management sowohl als einzelfallunabhängiges (Pflege-)Prozessmanagement («system driven model») als auch als patientenorientiertes Modell vorzufinden (vgl. Ewers/Schaeffer [2005] und das Positionspapier zu Case Management im Krankenhaus [DGCC, 2013]). In ambulanten Handlungsfeldern der Altenarbeit, wie zum Beispiel der Rehabilitation oder Palliative Care, wird es dagegen eher als einzelfallbezogene direkte Unterstützung («support model») realisiert. Die Klärung, welche Berufsgruppe das Case Management übernimmt, muss folglich bei der Implementierung mit begründet und ausgehandelt werden. Das hängt vom Konzept und von den Aufgaben der Case Managerin ab.

Frau M. ist aufgeklärt über Vorgehensweise und Umfang der Tätigkeit des Case Managers und hat ihn ermächtigt, mit der Case Managerin des Pflegestützpunkts Kontakt aufzunehmen. Aufgabe der Case Managerin ist es hier, bei allen Problemlagen, Anforderungen, Bedürfnissen, Sorgen, Ängsten und Nöten des Einzelnen eine systemische Sicht auf die beschriebene komplexe Problemlage zu erhalten und in die Ermittlung des Hilfebedarfs und die Vermittlung von Hilfen einzubeziehen. Auftragsklärung, Schweigepflichtentbindung, soweit keine geistige oder schwerwiegende psychische Einschränkung vorliegt, erfolgen miteinander. Die Fachkraft, die in der Arbeit mit alten Menschen als Case Managerin tätig ist, benötigt neben ihrem spezifischen Aufgaben- und Kompetenzprofil auch Kenntnisse der Gerontologie, der Geriatrie, der geriatrischen Rehabilitation und der palliativen Geriatrie sowie der damit verbundenen vielfältigen dynamischen Prozesse von Veränderungen im Alter.

Exkurs

Jede einzelne Phase das Case Managements wird in den Rahmenempfehlungen der DGCC (2009) sowie in der Reihe «Tools und Werkzeuge» der Zeitschrift Case Management (onlinebibliothek medhochzwei Verlag, Heidelberg, 2013) inhaltlich genau beschrieben. In der Schweiz sind Qualitätskriterien und Überprüfungsindikatoren zur Zertifizierung von Case-Management-Einrichtungen festgelegt (www.netzwerk-cm.ch). Es gibt in einzelnen Handlungsfeldern auch Anwendungsmanuale, in denen die Inhalte der Case-Management-Phasen standardisiert sind.

13.6.2 Assessment und Hilfeplanung im Case Management

Assessment (umfassende Falleinschätzung) und Hilfeplanung im Case Management gehören unabdingbar zusammen. Gemeinsame Assessmentinstrumente wurden von interdisziplinären Case-Management-Teams in vielen Krankenhäusern entwickelt (vgl. Ronde et al., 2011; Peer, 2012). Sowohl der medizinische, pflegerische als auch soziale Unterstützungsbedarf sowie Bewältigungsstrategien von Frau M. und Ressourcen in der Gesamtheit des sozialen Umfeldes werden gezielt ermittelt. Frau M. wird trotz ihrer in manchen Bereichen eingeschränkten Funktionen mit ihren Vorstellungen und Wünschen dabei ernst genommen. In dieser Phase kann es gerade bei alten Menschen mit multimorbidem Krankheitsbild zu recht gegenläufigen, konfliktbeladenen Einschätzungen zwischen der zu unterstützenden Person und anderen Beteiligten, wie Angehörigen (in diesem Fall der Tochter und dem Sozialdienst), Beratungsstellen, Ärzten oder Pflegediensten, kommen, die kompetent zu moderieren sind.

Bei Frau M. sind neben den pflegerisch-medizinischen Problemen die persönlichen, familiären Belastungen und finanzielle Ängste (Angst vor Verkauf des Eigenheims) für ihr Wohlbefinden zu klären. Dies erfordert von den beteiligten Professionen eine enge und kontinuierliche Zusammenarbeit. In einem standardisierten multidimensionalen geriatrischen Assessmentverfahren werden medizinische, pflegerische, psychische und soziale Probleme älterer Menschen ebenso erfasst wie Ressourcen im direkten Umfeld (Neubart, 2011; Zippel, 2011).

Der Versorgungsplan wird gemeinsam mit Frau M. erstellt. Die Ermittlung der Bedarfe und die Überleitung (Information des Hausarztes), Rehabilitationsbedarf (Physiotherapie), Hilfsmittelversorgung, Essen auf Rädern, Einschaltung der Sozialstation, verschiedenste Kostenzusicherungen werden von der Case Managerin der Reha-Klinik in die Wege geleitet. Es gibt eine Vereinbarung der Klinik mit dem regional zuständigen Pflegestützpunkt, welche die Beteiligung bereits bei der Erstellung des Versorgungsplans sichert. Die Case Managerin lernt Frau M. bereits in der Klinik kennen, um einen Abbruch der Versorgungskette zu vermeiden. Weitere Maßnahmen bestehen in der Einschaltung des Medizinischen Dienstes der Kassen (MDK) zur Ermittlung der Pflegestufe, in einem Hausbesuch zur Klärung von Unfallgefahren (Sturzrisiken) und Klärung möglicher behinderten- und altengerechter Wohnanpassung und der Organisation von Besuchs- und Fahrdiensten durch Bekannte der Kirchengemeinde. Neben der Organisation einer Fallkonferenz beteiligter Dienste gehört auch die Durchführung einer «Familienkonferenz» (Themen: Belastbarkeit der Töchter sowie ihre Ängste um die Mutter) zu den Aufgaben im Rahmen des Case Managements. Der Beziehungsaufbau spielt hier bei der völlig verunsicherten und bis vor einigen Wochen selbstständig lebenden alten Frau eine ganz zentrale Rolle. Daher muss das Vorgehen für sie transparent sein. Der Hilfeplan wird von der Case Managerin des Pflegestützpunktes ergänzt um hauswirtschaftliche Hilfen und die Festlegung der Aufgaben und Verantwortlichkeiten der Angehörigen (Töchter, Enkel etc.). Van der Ahe (2013) bezeichnet als eines der größten Hindernisse im Case-Management-Prozess mit alten Menschen und Angehörigen die Entscheidung, «fremde» Hilfen überhaupt erst einmal annehmen zu können (s. Kap. 3).

Interdisziplinäre Teams in den Pflegestützpunkten (Pflege, Soziale Arbeit, Sozialversicherungsangestellte der Kassen) bilden vielerorts Kompetenzteams, die die Übernahme ins Case Management nach dem Ergebnis des disziplinübergreifenden Assessments, d. h. danach entscheiden, ob der Schwerpunkt eher auf pflegerischen oder auf sozial-integrativen Aufgaben liegt.

13.6.3 Linking

In der Linking-Phase werden direkte, auch zugehende Hilfen für Betroffene sowohl im sozialen Umfeld (Angehörige, Nachbarn, Freunde; Kirchengemeinden) als auch im professionellen Umfeld ermittelt, vermittelt und koordiniert. Die Fallebene wird sozusagen auf die Systemebene (Versorgung) erweitert. Es gibt zwischenzeitlich eine große Zahl geriatrischer Rehabilitationsnetzwerke in Städten und Regionen, z. B. das Wiesbadener Netzwerk für geriatrische Rehabilitation (GeReNet.Wi, vgl. www.wiesbaden.de/loader.php?menue=/die_stadt/sozial_fam/menue.php&content=/die_stadt/sozial_fam/aeltere_menschen/gerenetwi. php) und das Geriatrische Versorgungsnetz GeriNET Brandenburg (vgl. www. geriatrie-brandenburg.de/files/konzept-gerinet.pdf), auf die eine Case Managerin zurückgreifen kann.

> «Neben einer Netzwerkanalyse (Bestands- und Bedarfsanalyse) und der Pflege der bereits bestehenden Netzwerke sowie der bilateralen Beziehungen zu diversen Anbietern und Einrichtungen der Versorgungsregion bedarf es gegebenenfalls der Initiierung und des Managements ergänzender Netzwerke. Wesentlich ist jedoch, dass das Case Management den Blick über den Einzelfall hinaus auf strukturelle Bedingungen im Versorgungsgebiet lenkt, eventuell Versorgungslücken aufzeigt und zu deren Beseitigung beiträgt. Dadurch wird es die Versorgungsstruktur der Region mitgestalten und deren Qualität verbessern.» (Kohl, 2013)

Die Kompetenz (und Qualifizierung) des professionellen Netzwerkmanagements hat im Case Management daher über die Fallarbeit hinaus eine zentrale Funktion (vgl. Mennemann, 2006).

13.6.4 Monitoring und Re-Assessment

Im Monitoring wird der Begleitungsprozess kontinuierlich überwacht. Sind die Hilfen gut installiert? Sind sie passend? Werden die Unterstützungsleistungen zeitnah und qualitativ gut erbracht? Und vor allem: Ist Frau M. zufrieden? Wo ist

Klärungs- und gegebenenfalls Veränderungsbedarf? Verbessert oder verschlechtert sich der Zustand von Frau M.? Können möglicherweise Hilfen wegfallen, kommen andere Bedarfe hinzu? Re-Assessment heißt, die Situation neu einzuschätzen und daraufhin die Hilfeplanung anzupassen. Bei alten Menschen reichen aber die Organisation optimaler Unterstützung und die Gestaltung einer bedarfsgerechten Wohnsituation nicht aus. Die Situation kann sich im Alter täglich verändern. Wenn Frau M. bis zum Lebensende zu Hause bleiben will, bedarf es kontinuierlicher Beobachtung des Prozesses (ggf. in enger Absprache mit den Töchtern) und womöglich weiterer ergänzender Hilfen und Betreuungsleistungen. Hier schließt sich der Kreis des Praxisbeispiels von der konkreten Hilfe (Mikroebene) hin zur Mesoebene, die die Organisation aller Dienste und Einrichtungen erfasst, und der Makroebene, dem Übergang in ein nachhaltig angelegtes Gesundheitsmanagement. Erfolgreiche Unterstützung von Menschen höherer Lebensalter mit multimorbiden Krankheitsbildern ist nur möglich, wenn die Politik die Verantwortung für eine integrierte gute Versorgungsstruktur, z. B. durch kommunale Pflegekonferenzen und kommunale Altenplanung übernimmt (vgl. Neubart, 2011: 91).

13.6.5 Fallabschluss und Evaluation

In dieser Phase des Case Management ist die Unterstützung entweder nicht mehr erforderlich, weil die Ziele erreicht wurden. Konnten die geplanten Leistungen im Versorgungsprozess erreicht werden? Warum wurden Ziele gegebenenfalls verfehlt? Dann werden beide Parteien entpflichtet oder es besteht weiterer Unterstützungsbedarf und andere Maßnahmen sind erforderlich. Es könnte aber auch sein, dass Frau M. selbst wieder stabil ist oder eine der Angehörigen Kompetenzen und Ressourcen hat, die die Case Managerin entbehrlich machen.

Die folgenden Fragen von Sauer und Wissert aus den Erfahrungen ihres Projekts im Jahre 1997, «Wer ist der richtige Case Manager?» (bezogen auf beide Berufsgruppen), sind aufgrund der größeren Verbreitung des Handlungsansatzes heute aktueller denn je:

- Welche beruflichen Kompetenzen muss eine Case Managerin erbringen?
- Wie und wo, bei welchem Träger ist sie organisatorisch anzubinden?

Die Frage, wer die Rolle des steuernden Case Managements übernimmt, ist aber unabhängig davon zu sehen, dass in der geriatrischen Versorgung sozusagen beide Berufsgruppen in der Regel fachlich vertreten sein müssen: «Es ist unmöglich, ein medizinisches Problem angesichts der Multimorbidität in den Griff zu bekommen, wenn nicht gleichzeitig die sozialen Kontextfaktoren beachtet und ggfs.

beeinflusst werden» (Neubart, 2011: 92). Neben pflegerischem, medizinischem und therapeutischem Handeln erfordert die Bedarfssituation eine ganzheitliche Sicht einschließlich der sozialen Situation der Menschen. Eine Einengung auf Pflege würde der Grundintention von Case Management nicht gerecht werden. Trotz der Vielfalt von Einsatzgebieten und unterschiedlichen zielgruppenspezifischen Anforderungen sowohl von Nutzern als auch Organisationen besteht die sinnvolle Forderung einer zentralistischen Grundausbildung zur Case Managerin, die berufsübergreifend weiterzubilden ist und deren Kompetenz nicht auf eine bestimmte Berufstätigkeit abgestellt ist. Das Rollenverständnis einer «eigenständigen Fachlichkeit» (DGCC-Position) widerspricht aber, je nach Modell der Implementierung, nicht einer fachlich bedingten handlungsfeldspezifischen Ausprägung des Case Managements in stärker pflegerischen oder sozialarbeiterisch geprägten Anforderungen. Die Rolle einer Case Managerin ist auf Grund der übergreifenden Organisation und Steuerung der Leistungserbringung eine generell andere, wie nur die der Fallbetreuenden im herkömmlichen Verständnis.

> «Von daher muss der inhaltliche Diskurs, der bei den engen Schnittmengen in der Altenarbeit besonders zwischen Pflege und Sozialer Arbeit ausgetragen wird, über die Verteilung der Aufgaben gezielt geführt werden, allerdings fachlich, sachlich und nicht mit dem Argument einer «angestammten» (Rollen-)Bestimmung. Case Management überschreitet im Interesse der Menschen die Grenzen von Organisation und Profession. Es erfordert, stärker vom Adressaten und nicht von den Angeboten her zu denken.» (Remmel-Faßbender, 2011)

Im Bereich Qualifizierung und Weiterbildung zur Case Managerin gelten seit Januar 2003 Richtlinien und Standards der Deutschen Gesellschaft für Care und Case Management (DGCC). Diese wurden von der Deutschen Gesellschaft für Soziale Arbeit (DGSA), dem Deutschen Berufsverband für Soziale Arbeit e. V. (DBSH) und dem Deutschen Berufsverband für Pflegeberufe (DBfK) gemeinsam verabschiedet, um die theoretische Verortung und die berufsethischen Anforderungen zu sichern und fachlich fundiert weiterzuentwickeln (DGCC, 2013).

Lehmann (2013: 174) weist nach Erfahrungen mit interdisziplinärer personeller Ausrichtung des Case Managements bei einem Berliner Träger (Betreuung und Pflege schwerst mehrfach behinderter Menschen) darauf hin, dass die Frage, welche Profession nun das Case Management übernimmt, aufgrund der fachlichen Zuordnung konzeptionell entschieden werden und damit transparent sein muss und diese Entscheidung als primäre Aufgabe der Führungsebene anzusehen ist.

Die Erkenntnis, dass komplexe Problemsituationen sinnvollerweise in der Verantwortung einer dafür qualifizierten Case Managerin oder eines interdisziplinären Teams koordiniert werden, um Versorgungsangebote mit dem unterstützungsbedürftigen Menschen und seinem Umfeld fachlich bestmöglich und damit auch ökonomisch zu gewährleisten, hat sich (trotz aller vorhandenen Stolpersteine) durchgesetzt. Aus den Ausführungen wird ersichtlich, dass Case Management nicht zufällig sehr früh in der Altenarbeit in Deutschland eingesetzt und wissenschaftlich begleitet wurde (Wissert, 1996), denn alte Menschen benötigen Unterstützung von verschiedenen Institutionen, Organisationen, Dienstleistern und einzelnen Personen, die miteinander bestmöglich und möglichst ohne Versorgungsbrüche koordiniert werden müssen, um wirkungsvolle Unterstützung zu leisten. Der zunehmende Anteil älterer, alter und vor allem hochaltriger Menschen lässt keine andere Wahl, als innovative und flexiblere Ansätze in den Versorgungsstrukturen und bei der Leistungserbringung zu entwickeln.

13.7 Interventionen und Methoden der Pflege

Pflege hat ein sehr breites Handlungsfeld. Der Internationale Pflegeverband (International Council of Nurses – ICN) definiert:

> «Pflege umfasst die eigenverantwortliche Versorgung und Betreuung, allein oder in Kooperation mit anderen Berufsangehörigen, von Menschen aller Altersgruppen […] in allen Lebenssituationen (Settings). Pflege schließt die Förderung der Gesundheit, Verhütung von Krankheiten und die Versorgung und Betreuung kranker, behinderter und sterbender Menschen ein. Weitere Schlüsselaufgaben der Pflege sind Wahrnehmung der Interessen und Bedürfnisse (Advocacy), Förderung einer sicheren Umgebung, Forschung, Mitwirkung in der Gestaltung der Gesundheitspolitik sowie im Management des Gesundheitswesens und in der Bildung.» (www.dbfk.de/download/download/ICN-Definition%20der%20Pflege%20-%20ICN%20deutsch%20DBfK.pdf, [05.05.2013])

In Deutschland gibt es derzeit drei Pflegeberufe, die sich an den Besonderheiten der Lebensalter (Kindheit, Erwachsenenalter, höheres Alter) orientieren. Die «Altenpflege» ist in Deutschland (und nur in Deutschland) ein eigenständiger Beruf, dessen Aufgaben- und Handlungsprofil in einem Berufsgesetz geregelt ist (s. Kap. 4 und 8). Es zeigt sich, dass es vielfältige Überschneidungen zwischen den Pflegeberufen gibt und dass sich die spezifischen Anforderungen eher aus pflegerischen (z. B. Unterstützung bei den Folgen von Erkrankung und gesundheitlichen Einschränkungen) oder medizinischen Aufgaben (z. B. Heimbeatmung) als aus dem Lebensalter ergeben.

Neben den Überschneidungen zwischen der Gesundheits- und Krankenpflege und der Altenpflege gibt es auch Unterschiede. Insbesondere nimmt der sozialpflegerische Anteil, wie z. B. die Unterstützung alter Menschen bei der Lebensgestaltung, in der Altenpflege einen größeren Umfang ein als bei der Gesundheits- und Krankenpflege. Gleichwohl ist die Zusammenführung der Altenpflege und Gesundheits- und Krankenpflege zu einem einzigen Beruf geplant (Stand: Juni 2013).

Mit «gerontologischer Pflege» ist ebenfalls die berufliche Pflege angesprochen, ohne dass mit diesem Begriff ein spezifisches Qualifikationsprofil oder -niveau ausgewiesen ist. Mit dem Begriff «gerontologische Pflege» ist der Blick auf die Zielgruppe, nämlich den alten Menschen gerichtet (s. Kap. 12). Rein quantitativ betrachtet, ist Pflege zum größten Teil Pflege von Menschen im höheren Lebensalter. Der Anteil der über 60-Jährigen im Krankenhaus beträgt etwa 50 %, und 82 % der Pflegebedürftigen sind 65 Jahre oder älter (Statistische Ämter des Bundes und der Länder, 2010). Gerontologische Pflege ist nicht an das Berufsbild der Altenpflege gebunden. Die Pflege von Menschen im höheren Lebensalter (Dibelius/Uzarewicz, 2006) folgt in methodischer Hinsicht denselben Prinzipien wie z. B. die Erwachsenenpflege. Diese methodischen Prinzipien werden als Grundlage für den interprofessionellen Dialog ausführlich erläutert.

Mit Einführung der Bachelor-und Masterstudiengänge an deutschen Hochschulen haben die Möglichkeiten, Pflege zu studieren, zugenommen. Neben den bis dahin verbreiteten Studienangeboten im Bereich von Pflegepädagogik und Pflegemanagement wurden grundständige oder ausbildungsintegrierte Studienangebote auf den Weg gebracht. Kaum einer dieser Studienangebote bildet ausschließlich mit Blick auf die Altenpflege aus. Stattdessen integrieren diese Studienangebote in der Regel Altenpflege, Gesundheits- und Krankenpflege sowie Gesundheits- und Kinderkrankenpflege und setzen damit die Annahme schon um, dass auf der Ebene der grundlegenden Konzepte und Methoden das Lebensalter der pflegebedürftigen Person nicht den zentralen Unterschied ausmacht.

13.7.1 Pflegetheoretische Grundlagen

Pflegeprofessionelles Handeln bedarf der theoretischen Verankerung. Zu Beginn der Etablierung der Pflegewissenschaft in Deutschland in den 90er-Jahren des 20. Jahrhunderts bediente sich die Diskussion US-amerikanischer Vorschläge. Allgemeine Pflegetheorien versuchten die Zuständigkeit der Pflege oder den spezifischen Gegenstand der Pflege zu klären. Ein Beispiel stellt Orems Selbstpflegedefizittheorie dar. Professionelle Pflege, so deren Grundannahme, wird dann erforderlich, wenn eine Person die erforderliche Selbstpflege nicht mehr selbst durchführen kann und darüber hinaus die Möglichkeiten der Angehörigen zur pflegerischen Unterstützung erschöpft sind. Eine kritische Auseinandersetzung mit diesen Theorieansätzen zeigte nicht zuletzt deren Normativität, verbunden mit einer mangelnden kritischen Reflexion der Grundannahmen. Deren mangelnde Fundierung in empirischen Daten erwies sich als weiterer Kritikpunkt. Das handlungsleitende Potenzial dieser Theorien war zudem gering. Dies alles führte zu einer Abschwächung der Theoriedebatte (Stemmer, 2003). In Deutschland wurde diese Debatte einige Jahre später von VertreterInnen einer phänomenologisch interpretativen Perspektive wieder aufgenommen (Friesacher, 2008; Uzarewicz, 2003). Gegenstand dieser Diskussion war nun eine Annäherung an eine Interpretation der Beteiligten der pflegerischen Situation. Die Frage lautet nun nicht mehr: Wann oder wofür ist Pflege als Profession zuständig?, sondern: Wie kann Mensch-Sein und damit auch, wie können die Beteiligten in der Pflegesituation – PatientIn/BewohnerIn bzw. Pflegefachperson – verstanden werden?

Das von VertreterInnen der phänomenologisch-interpretativen Perspektive eingebrachte Konzept der Leiblichkeit verlässt eine naturwissenschaftlich geprägte, dualistisch getrennte Sicht von Körper und Geist und führt stattdessen Körper, Geist und Umwelt zusammen. So betrachtet erscheint der Mensch als ein Wesen, in dem Denken und Fühlen, Erfahrung und Gebundenheit an Ort und Zeit zusammenfallen. Eine solche Sichtweise hat unmittelbar Handlungsrelevanz, sowohl bei der Interpretation des Pflegeprozesses als auch im Umgang mit den PatientInnen im Krankenhaus, den BewohnerInnen in Altenheimen oder den KundInnen in der ambulanten Pflege.

Die pflegetheoretischen Überlegungen diskutieren in der Regel die Mikroebene, das heißt, hier geht es um das Pflegehandeln, um die Beziehungen zwischen den Menschen mit Pflegebedarf und den Pflegenden. Die psychologische Altersforschung zielt darauf ab, Veränderungen des Verhaltens und Erlebens in der zweiten Lebenshälfte zu beschreiben und zu erklären. Das Wissen um psychologische Veränderungen in Abhängigkeit von der Lebensspanne unterstützt die Verständigung im pflegerischen Kontakt.

13.7.2 Der Pflegeprozess als Rahmenmethode auf der Mikroebene

Pflege ist zugleich Beziehungs- und Problemlösungsprozess. Eine vertrauensvolle Beziehung zwischen dem Menschen mit Pflegebedarf und der Pflegeperson ist die Grundlage für das pflegerische Handeln. Die Herstellung einer vertrauensvollen Beziehung ist eher eine Frage der Grundhaltung als der Dauer des Sich-Kennens. Eine sorgende Grundhaltung wirkt sich positiv auf die Qualität der Pflege aus (Duffy/Hoskins, 2002).

Ein Spezifikum des Pflegeberufs im Vergleich zur Sozialen Arbeit ist die große Nähe zum Körperleib des Menschen mit Pflegebedarf. In der überwiegenden Anzahl der Pflegesituationen spielt körperliche Berührung eine Rolle. In einer britischen Studie findet sich die Angabe, dass es in 61 % aller pflegerischen Interaktionen zu einer Berührung zwischen PatientInnen und Pflegepersonen kommt (Redfern, 1991, zit. n. Helmbold, 2007). Pflegepersonen berühren den nackten Leib des/der anderen, dringen in Körperöffnungen ein, sind auch mit ihrem eigenen Körperleib dem Körperleib des/der anderen bei verschiedenen Aktivitäten sehr nahe. Hier entsteht eine unmittelbare körperliche Nähe, die normalerweise nur allerengsten Angehörigen vorbehalten bleibt. Ein Beispiel soll diese große körperliche Nähe verdeutlichen: Bei einem Transfer eines Patienten nach kinästhetischen Methoden, z. B. vom Bettrand auf den Stuhl, sitzen der Patient und die Pflegekraft in der Ausgangslage so nah nebeneinander, dass sich Schultern, Hüfte und Knie berühren. Dann schlägt der Patient beide Beine über den Oberschenkel der Pflegeperson, so dass seine Unterschenkel zwischen den Beinen der Pflegeperson hängen. Bei dem anschließenden Transfer nutzt die Pflegeperson in der Drehbewegung ihren Oberschenkel als Führungsschiene. Der Körper der Pflegeperson ist bei diesem Beispiel der Unterstützung beim Transfer vom Bettrand zum Stuhl einerseits Kommunikationsmedium, andererseits Werkzeug zur Erbringung der Pflegeleistung.

Dabei ist die Berührung nicht nur ein motorischer Akt, sondern seine Form ist auch Ausdruck der Beziehungsqualität. Helmbold sieht in besonderen emotionalen Momenten der Berührung eine spirituelle Dimension (Helmbold, 2007). Im Bereich der Pflege alter Menschen spielt die Körpernähe eine besondere Rolle. Der alternde Körper gilt in einer Gesellschaft, die dem Bild der Jugendlichkeit huldigt, als unattraktiv. In der Pflegesituation müssen die alten Menschen ihren Körper präsentieren. Die Nacktheit in der Pflegesituation ist dabei oft schambesetzt. Diese Scham wiederum erzeugt Abwehr und Vermeidung (Gröning, 2005).

Pflegerisches Handeln ist auf Autonomie, Teilhabe und Stärkung des Menschen mit Pflegebedarf (Empowerment) ausgerichtet (s. a. Kap. 10 und 11). Das gilt auch und gerade in Situationen, in denen Menschen physisch oder psychisch Einschränkungen erleben (Huber et al., 2005; Indefrey/Hasseler, 2010). Das übergeordnete Ziel pflegerischen Handelns ist damit die weitestmögliche Befähigung zur selbstständigen Alltagsbewältigung. Dieses Ziel kann nur erreicht werden, wenn der alte Mensch mit seinen Potenzialen und Unterstützungsbedarfen in seiner jeweils spezifischen Situation wahrgenommen wird. Professionelles Pflegehandeln nutzt den Aushandlungsprozess. In Anlehnung an Oevermann ist dieser gekennzeichnet durch das Verstehen des Gegenübers «in der Sprache» des Falles (Oevermann, 1997), das heißt, Professionalität zeichnet sich dadurch aus, dass das Relevanzsystem der Menschen mit Pflegebedarf verstanden und Handeln daraufhin orientiert wird. Professionelles Handeln vermittelt zwischen den Sinngebungen des pflegebedürftigen Individuums und der Sachlogik bzw. den evidenzbasierten Wissensgehalten (Behrens/Langer, 2006; Hülsken-Giesler, 2008).

Die zentrale Rahmenmethode zur Realisierung einer umfassenden Pflege ist der Pflegeprozess. In einer sich spiralförmig wiederholenden Schrittfolge bauen Informationssammlung, Diagnosestellung, Planung, Durchführung und Bewertung des Pflegeerfolges aufeinander auf. Pflege wird so zu einem begründeten und prozesshaften Verfahren.

Die Verbindung zwischen den Schritten Informationssammlung, Stellen der Pflegediagnose, Auswahl der Intervention und Evaluation ist in der praktischen Umsetzung allerdings oft eher lose, das heißt, es werden zwar Informationen zusammengetragen, die ausgewählten Interventionen bauen aber nur bedingt auf diesen Daten auf (Bartholomeyczik/Morgenstern, 2004). Die Ursachen dafür sind vielschichtig:

1. Pflegehandeln orientiert sich in der Praxis vielfach an zugrundeliegenden Erkrankungen, nicht am spezifischen Pflegebedarf der erkrankten/pflegebedürftigen Person.
2. Der Zusammenhang zwischen einer spezifischen Ausgangslage und nachfolgenden Interventionen ist nur zu wenigen Themen evidenzbasiert, d.h. meist «nur» erfahrungsbasiert und damit offen für subjektive Entscheidungen.
3. Der Charakter einer Pflegesituation, z.B. bei Menschen mit Demenz kann sich kurzfristig ändern. Die Logik des Problemlösungsprozesses eignet sich nur bedingt für kurzfristige Änderungen.
4. Hoher Zeitdruck und große Arbeitsdichte behindern eine systematische Arbeitsweise.

Neben diesen pragmatischen Gründen mag die zögerliche Umsetzung des Pflegeprozesses auch in der Tatsache liegen, dass dem Pflegeprozess als Problemlösungsprozess ein eher mechanistisches Funktionsverständnis zugrunde liegt. Die zentrale Idee, ein Problem könnte durch eine gezielte und geplante Maßnahme gelöst werden, unterstellt ein lineares Bedingungsverhältnis und missachtet die Komplexität der Pflegesituation. In dem Moment, in dem nicht allein naturwissenschaftliche Gesetzmäßigkeiten Gültigkeit haben, sondern von Menschen getroffene Entscheidungen und menschliche Verhaltensweisen leitend sind, werden lineare Zusammenhänge aufgebrochen. Menschliches Handeln folgt individuellen Sinnzuschreibungen, nicht sachlogischen Zusammenhängen. Erst wenn diese Zusammenhänge vom Individuum als sinnhaft erlebt werden, werden sie handlungsleitend.

Gleichwohl steht die Sinnhaftigkeit eines strukturierten methodischen Vorgehens nicht in Frage. Die Abfolge des Pflegeprozesses wurde von verschiedenen AutorInnen unterschiedlich stark ausdifferenziert. Inhaltliche Unterschiede gibt es aber kaum. Die einzelnen Schritte beeinflussen sich jeweils wechselseitig. Zur Umsetzung des Pflegeprozesses stehen verschiedene Verfahrensweisen und Instrumente zur Verfügung.

13.7.2.1 Erster Schritt: Informationssammlung

Die Informationssammlung ist der erste Schritt im Rahmen des Pflegeprozesses. Auf ihm bauen alle weiteren Schritte für eine umfassende Pflege auf. Die Sammlung der Informationen soll gezielt, systematisch und zugleich mit einer gewissen Offenheit erfolgen, um auch Raum für individuelle Besonderheiten der alten Menschen mit Pflegebedarf zu lassen. Eine Quelle für die Erlangung von Information ist neben Beobachtung und Wahrnehmung das Gespräch mit den Betroffenen bzw. seinen Angehörigen. Die Angehörigen werden als Informationsquelle dann besonders wichtig, wenn die unterstützungsbedürftige Person selbst, z. B. in Zusammenhang mit einer Demenzerkrankung, keine zuverlässige Auskunft mehr geben kann. Die Bedeutung einer körperlichen Untersuchung der pflegebedürftigen Person gewinnt in der professionellen Pflege zunehmend an Bedeutung.

Welche Dimensionen das Pflegeassessment umfasst, ist das Ergebnis konzeptioneller Überlegungen sowie häufig auch impliziter oder expliziter Vorannahmen und Überzeugungen. Aus pflegewissenschaftlicher Sicht sind physiologische, psychosoziale, soziologische, biographische und kulturelle Dimensionen zu berücksichtigen. Darüber hinaus können auch spirituelle oder ökonomische Faktoren von Relevanz sein. Daten aus dem Pflegeassessment geben nicht nur Auskunft über die aktuelle Situation und Befindlichkeit, sondern weisen oft darüber hinaus. Insbesondere die Pflege und Versorgung von alten Menschen mit Pflegebedarf, die eine Vielzahl von Einschränkungen haben, erfordern eine auf zukünftige potenzielle Unterstützungserfordernisse hin orientierte Informationssammlung, die auch die soziale Situation mit einschließt. Bei der Krankenhausaufnahme von Menschen höherer Lebensalter sollte sich die Informationssammlung auf die poststationäre Versorgungssituation erstrecken. Hier können auch Daten erhoben werden, die für den Krankenhaussozialdienst relevant sind.

Die Informationssammlung sollte gezielt erfolgen. Dies kann durch die Kombination eines Basis- mit einem Fokusassessment erreicht werden. Das Basisassessment fungiert wie ein Scanner, der darauf hinweist, welche Potenziale bzw. in welchen Themenfeldern Problemlagen bestehen. Ressourcen, Potenziale und Problemstellungen werden dann in dem Fokusassessment vertieft eruiert.

Im Rahmen der Informationssammlung können unterstützend Assessmentinstrumente eingesetzt werden. Es liegen aus unterschiedlichen Perspektiven entwickelte Assessmentinstrumente vor, die zur Erhebung des Pflegebedarfs alter Menschen eingesetzt werden (können). Neben pflegewissenschaftlich ausgerichteten Instrumenten (Reuschenbach/Mahler, 2011; Bartholomeyczik/Halek, 2004) finden sich auch Instrumente für das explizit gerontologische Assessment (Gunzelmann/Oswald, 2005). Pflegewissenschaftliche Instrumente sind primär nicht am Alter der zu Pflegenden, sondern am Phänomen, z. B. dem Ernährungsstatus, der Mundgesundheit, Schmerz oder dem Hautzustand, orientiert. Manchmal wird auch die Kombination von Phänomenen überprüft, wie die Lebensqualität bei Urininkontinenz (Reuschenbach et al., 2011). Gerontologische Assessmentinstrumente sind demgegenüber spezifisch auf Erscheinungen fokussiert, die in enger Beziehung zum höheren Lebensalter stehen. Nicht zuletzt sind hier auch Instrumente einzuordnen, die zur Diagnostik von Demenz, depressiven Störungen oder Angststörungen im Alter eingesetzt werden (Gunzelmann et al., 2005) und damit eher medizinische als pflegerische Themenfelder ansprechen.

13.7.2.2 Zweiter Schritt: Diagnosestellung

Auf der Grundlage der Daten aus der Informationssammlung können Pflegediagnosen abgeleitet werden. Indem die vorliegenden Informationen zusammengeführt werden und eine Art Muster bilden, entsteht die Pflegediagnose. In diesem Sinne stellt eine Pflegediagnose eine Schlussfolgerung aus den Daten der Informationssammlung dar, die sich aus Einzelinformationen und strukturierten Assessmentdaten zusammensetzt.

Die Pflegediagnostik, also die Erstellung von Pflegediagnosen, ist ein Prozess, in dem Pflegefachpersonen und die Menschen mit Unterstützungsbedarf so weit wie möglich zusammenwirken (Schrems, 2003).

Pflegediagnosen stellen standardisierte Aussagen dar, die in Klassifikationssystemen zusammengefasst werden. Die Systematik der verschiedenen Klassifikationssysteme unterscheidet sich unter anderem hinsichtlich der Variabilität der Pflegediagnosen deutlich. So bietet die vom Internationalen Weltverband der Pflegenden (International Council of Nurses) angestoßene Internationale Klassifikation der Pflegepraxis (International Classification of Nursing Practice [ICNP]) die Möglichkeit, verschiedene Begriffe, wie ein Phänomen (z. B. Schmerz) mit einer Angabe der Intensität (z. B. stark) und einem Ort (z. B. Kopf), zu verbinden. Durch die innerhalb des Klassifikationssystems frei wählbaren Kombinationsmöglichkeiten ergibt sich eine erhebliche Menge potenzieller Pflegediagnosen (International Council of Nurses, 2013). Nicht zuletzt ist es jedoch diese Variabilität, die bei der Nutzung dieses Klassifikationssystems in der Pflegepraxis eine große Herausforderung darstellt.

In den deutschsprachigen Ländern finden die von der Nordamerikanischen Gesellschaft für Pflegediagnosen (North American Nursing Diagnosis Association [NANDA]) entwickelten NANDA-Pflegediagnosen (oder Pflegediagnosesystematiken, die an NANDA-Pflegediagnosen angelehnt sind) deutlich mehr positive Resonanz als die Pflegediagnosen des ICNP. Das österreichische Krankenpflegegesetz schreibt die Nutzung von Pflegediagnosen vor (Stefan et al., 2009), in Deutschland und der Schweiz ist dem nicht so. Gleichwohl ist eine zunehmende Verbreitung des Einsatzes von Pflegediagnosen auch in den beiden letztgenannten Ländern zu beobachten.

Die weltweite Aufmerksamkeit, die die NANDA-Pflegediagnosen haben, hat an verschiedenen Stellen ihren Niederschlag gefunden. So änderte sich die Bezeichnung in NANDA-International. NANDA wurde zum Markenzeichen und ist nicht mehr als Akronym zu interpretieren. Die Pflegediagnosen tragen nun die Bezeichnung NANDA-I-Pflegediagnosen.

NANDA definiert eine Pflegediagnose folgendermaßen: Eine ...

> «[...] Pflegediagnose ist eine klinische Beurteilung der Reaktionen eines Individuums, einer Familie oder einer Gemeinde auf aktuelle oder potenzielle Gesundheitsprobleme/Lebensprozesse. Pflegediagnosen bilden die Grundlage für die Auswahl pflegerischer Interventionen, um Ziele zu erreichen, für welche die Pflegekraft verantwortlich ist.» (NANDA, 1992, zit. n. Gordon/Bartholomeyczik, 2001)

Der Fokus auf den «Reaktionen» unterscheidet Pflegediagnosen grundlegend von medizinischen Diagnosen, die schwerpunktmäßig an Ursachen ausgerichtet sind. Beispielsweise wird eine Instabilität im Oberschenkelhalsbereich nach einem Sturz zu der medizinischen Diagnose Oberschenkelhalsfraktur führen. Der Blick auf die damit verbundenen Reaktionen des Individuums in Bezug auf die Alltagsbewältigung könnte zu der NANDA-I-Pflegediagnose «Selbstpflegedefizit Körperpflege» führen. Dabei sind die für einen Menschen mit Pflegebedarf relevanten Pflegediagnosen selten allein in der medizinischen Diagnose begründet, sondern ergeben sich aus der Komplexität der Situation, in der sich die betroffene Person befindet. Die Informationssammlung (Schritt 1 des Pflegeprozesses) sollte diese Komplexität abbilden. Diese Komplexität wird beeinflusst durch vielfältige Faktoren, wie die Vorerfahrungen, den biographischen Hintergrund, die sozialen Situation und den spezifischen Wissensfundus der Person. Nicht selten wird in obigem Beispiel zu der Pflegediagnose ‹Selbstversorgungsdefizit› die Pflegediagnose «Wissensdefizit» hinzukommen.

Die Entwicklung der NANDA-I-Pflegediagnosen ist weiterhin im Fluss. Gegenwärtig gibt es etwa 200 ausgearbeitete und validierte NANDA-I-Pflegediagnosen. In regelmäßigen Abständen kommen neue Pflegediagnosen hinzu, hin und wieder wird auch eine Pflegediagnose zurückgenommen, die einer vertieften Validierung nicht standgehalten hat. NANDA-I-Pflegediagnosen sind in sich geschlossene Konzepte. Zu unterscheiden sind aktuelle Pflegediagnosen, Risiko-Pflegediagnosen und Gesundheits-Pflegediagnosen. Aktuelle Pflegediagnosen beschreiben einen aktuell bestehenden Zustand über die Identifikation von beobachtbaren oder wahrnehmbaren Symptomen in Verbindung mit begründenden Ursachen. Sie folgen damit der so genannten PÄS-Systematik. Ein im Titel benanntes Problem (P) (z. B. Wissensdefizit) wird identifiziert durch die Überprüfung zugehöriger Ursachen (Ätiologie = Ä) (z. B. mangelnder Vertrautheit bei der Informationsbeschaffung) und Symptome (S) (z. B. unangemessene Verhaltensweisen). Die Risikopflegediagnosen benennen ein potenzielles Problem wie die «Gefahr einer Hautschädigung». Um die Gefahr erkennen zu können, sind den potenziellen Problemen Risikofaktoren zugeordnet. Die wenigen Gesundheits-pflegediagnosen (z. B. «Bereitschaft für vermehrtes Wissen») weisen auf Verbesserungspotenziale hin (Nanda International, 2010).

Insgesamt sind NANDA-I-Pflegediagnosen aber schwerpunktmäßig auf vorhandene Defizite ausgerichtet. Die in Österreich entwickelte «Praxisorientierte Pflegediagnostik» enthält demgegenüber auch Textbausteine für die Benennung von Ressourcen (Stefan et al., 2009).

Die Pflegediagnosen der NANDA-I zielen ebenso wie die des ICNP auf die intersubjektiv nachvollziehbare Benennung von Zuständen ab, die in Rückkopplung zwischen der professionellen Pflegefachperson und dem Menschen mit Pflegebedarf identifiziert werden.

In Abgrenzung dazu zielt die «Verstehende Pflegediagnostik» darauf ab, subjektive Gründe für Verhaltensweisen von Menschen zu erkennen. Insbesondere bei Menschen, die sich der Außenwelt nicht unmittelbar selbst (z. B. durch eine verbale Äußerung) verständlich machen können, wie dies in Zusammenhang mit einer Demenzerkrankung häufig der Fall ist, gilt es, diese Gründe zu verstehen, um auf der Grundlage des Verstehens im nächsten Schritt pflegerische Interventionen ableiten zu können. So können beispielsweise im Rahmen von Fallbesprechungen Hinweise auf zugrundeliegende Zusammenhänge zusammengetragen und eruiert werden (Hardenacke et al., 2011; Halek/Bartholomeyczik, 2009).

Das Stellen einer Pflegediagnose ist eine anspruchsvolle Aufgabe. Es erfordert interpersonelle, fachspezifische und intellektuelle Kompetenzen, um ausgehend von der pflegerischen Beziehung relevante Symptome und Ursachen erkennen, analysieren und zu einer Pflegediagnose synthetisieren zu können (Lunney, 2007; Mueller-Staub et al., 2010). Die Mühe lohnt sich. Es gibt gute Hinweise darauf, dass die Durchführung der Pflegediagnostik und das Arbeiten mit Pflegediagnosen die Qualität der pflegerischen Versorgung verbessern. (Müller-Staub et al., 2007) Verschiedentlich wurden Pflegediagnosen im Hinblick auf spezifische Themenfelder, unter anderem bezogen auf die Pflege alter Menschen, auf der Grundlage der NANDA-I-Pflegediagnosen zusammengestellt (Ehmann/Völkel, 2012).

13.7.2.3 Dritter Schritt: Planung der angestrebten Ergebnisse

Der dritte Schritt wird in der deutschsprachigen Literatur oft als «Festlegung von Pflegezielen» bezeichnet. Zwar besteht der Auftrag, Ziele konkret zu formulieren, gleichwohl bleiben sie oft eher allgemein. Ergebnisse hingegen entsprechen spezifischen und beobachtbaren Kriterien (Wilkinson, 2012). Daher wird hier von der «Planung der angestrebten Ergebnisse» gesprochen.

Soweit dieser Schritt realisiert wird, ist in der deutschsprachigen Pflegelandschaft eine freie Formulierung der Ziele/gewünschten Ergebnisse bzw. die Übernahme von Pflegezielen aus Standardpflegeplänen üblich.

Demgegenüber findet sich in der Literatur eine intensive Diskussion um die Nutzung einer Pflegeergebnisklassifikation zur Benennung von angestrebten Ergebnissen. Von den vorliegenden Ergebnisklassifikationen nimmt die Nursing Outcomes Classification (NOC) eine herausragende Rolle ein. Konzeptionell stellen die einzelnen Pflegeergebnisse in der NOC Beschreibungen des Zustands, der Verhaltensweisen oder Wahrnehmungen der Menschen mit Pflegebedarf dar. Die Beschreibung erfolgt durch eine Vielzahl von Items, die jedem Titel zugeordnet sind und über eine Likert-Skala eine differenzierte Aussage ermöglichen. Die Autorinnen der NOC empfehlen, diese innerhalb des Pflegeprozesses dreimal einzusetzen:

1. im dritten Schritt zur Bestimmung der Ausgangswerte
2. zur Benennung der geplanten Ergebnisse – soweit möglich, gemeinsam mit dem Menschen mit Pflegebedarf
3. im sechsten Schritt zur Evaluation der Wirksamkeit der Pflege (Johnson et al., 2005).

Ein solches Vorgehen hat in methodischer Hinsicht den großen Vorteil, dass durch die Nutzung eines relativ exakten Instrumentes zu zwei Zeitpunkten eine Bestimmung des Effektes einer Maßnahme überhaupt erst möglich wird. Methodisch betrachtet ist die vielfach geübte Praxis, dass frei formulierte Ergebnisse auf der Grundlage frei formulierter Ziele bestimmt werden sollen, schlechterdings unmöglich. In der deutschsprachigen Pflegepraxis wird die NOC noch selten genutzt, es gibt nur wenige Ausnahmen, überwiegend in der Schweiz.

Ähnlich wie bei den Pflegediagnosen gibt es Zusammenführungen von pflegesensitiven Ergebnissen mit dem besonderen Fokus auf der Pflege alter Menschen. Diese können verschiedenen Themenfeldern zugeordnet werden:

- Wahrnehmung von Gesundheit/Gesundheitsverhalten
- Ausscheidungsmuster
- Aktivitätsverhalten
- Schlafmuster
- kognitive Wahrnehmung
- Selbstwahrnehmung
- Rolle und Beziehung
- Sexualität
- Coping
- Werte und Überzeugungen (Maas et al., 2001).

13.7.2.4 Vierter Schritt: Planung der Intervention

Den vierten Schritt im Pflegeprozess stellt die Planung von Pflegeinterventionen dar. Im pflegerischen Kontext werden zahlreiche Begriffe mit einer ähnlichen Intention verwendet, ohne dass diese scharf voneinander abgegrenzt wären. Dazu gehören: Pflegemaßnahmen, Pflegehandlungen und Pflegeinterventionen. In Zusammenhang mit der Erarbeitung einer Klassifikation für Pflegeinterventionen (Nursing Interventions Classification [NIC]) wurde Pflegeintervention definiert als «jede Behandlung, die auf klinischem Urteil und Wissen beruht, und die eine Pflegeperson durchführt, um Patienten- bzw. Klientenergebnisse zu verbessern» (Dochtermann/Bulechek, 2004, zit. n. Wilkinson, 2012). Die Auswahl der Pflegeinterventionen erfolgt unter dem Gesichtspunkt der Evidenzbasierung einschließlich des Einbezugs der Präferenzen der Menschen mit Pflegebedarf. Allerdings ist weiterhin zu konstatieren, dass der Stand der Kranken- und Altenpflegeforschung große Lücken im Bereich der Überprüfung der Wirksamkeit komplexer pflegerischer Interventionen aufweist (Meyer/Köpke, 2011). Hier greift das Handeln nach dem Prinzip der bestmöglichen Evidenz. In zahlreichen Situationen wird dies bedeuten, dass die Erfahrung die zentrale Grundlage für pflegerische Entscheidungen darstellt.

Zu unterscheiden sind Pflegeinterventionen, die von den Pflegefachpersonen selbstständig entschieden werden können, und Interventionen, die auf der Grundlage einer ärztlichen Verordnung durchgeführt werden. In Deutschland weisen die ausführenden Regelungen des Pflegeversicherungsgesetzes (SGB XI) den Pflegefachpersonen die Verantwortung für die Planung, Durchführung und Evaluation der Pflege in der ambulanten und stationären Pflege zu.

In Bezug auf Risikopflegediagnosen sind Pflegeinterventionen gesundheitsfördernd und/oder präventiv ausgerichtet. Jede aktuelle Pflegediagnose umfasst Ursachen und Symptome. Die Planung der Intervention setzt hier bei den Ursachen der Pflegediagnose an und ist darauf gerichtet, diese Ursachen mit therapeutischer Intention zu beeinflussen. Eine grobe Einteilung pflegerischer Interventionen kann erfolgen in die Bereiche:

a) Information, Schulung, Beratung

b) emotionale Unterstützung und

c) pflegetechnische Unterstützung.

Auf der Umsetzungsebene greifen diese drei Bereiche inhaltlich und zeitlich ineinander.

Ausgehend von pflegetheoretischen Überlegungen, die darauf abzielen, die Autonomie der Menschen mit Pflegebedarf zu stärken, sollen Pflegeinterventionen aktivierend ausgerichtet sein. Von politischer Seite wurde das Postulat der aktivierenden Pflege im SGB XI verankert. Das Primat der aktivierenden Pflege zur Erhaltung und Wiederherstellung individueller Fähigkeiten konkretisiert sich in einer abgestuften Umsetzung von Pflegeinterventionen. Beispielsweise ist bei einer Pflegediagnose «Selbstversorgungsdefizit Körperpflege» aufgrund einer Mobilitätseinschränkung zu prüfen:

1. Kann die pflegebedürftige Person die Körperpflege selbstständig durchführen, wenn sie Informationen, Schulung oder Beratung zu mobilitätssteigernden Möglichkeiten erhält?
2. Ist es alternativ erforderlich ist, dass die Körperpflege teilweise von Pflegepersonen übernommen wird?
3. Oder ist eine vollständige Übernahme durch die Pflegeperson unumgänglich?

In dieser vom Grundsatz her bei jeder Pflegeintervention zu beachtenden Abstufung ist der Gedanke der Gesundheitsförderung, Prävention und Rehabilitation unmittelbar verankert. Der Gedanke der Autonomieförderung gilt auch in Situationen kognitiver oder körperlicher Einschränkung (Huber et al., 2005) und tritt erst – bei entsprechendem Wunsch – bei der Begleitung im Sterbeprozess in den Hintergrund.

Die Pflegeplanung fixiert Pflegeinterventionen, die aufgrund einer Pflegediagnose angezeigt sind. Davon unbenommen kann und muss in Akutsituation, z. B. bei Erbrechen, schnell gehandelt werden, ohne dass ein Pflegeplan vorliegt. Gleichwohl sind im Nachhinein mögliche Ursachen für den Zustand der pflegebedürftigen Person zu reflektieren und gegebenenfalls in die Pflegediagnostik zu integrieren.

Grundsätzlich kann in der Pflege alter Menschen das gesamte Spektrum pflegerischer Interventionen zur Anwendung kommen. Die Besonderheit liegt vor allen Dingen in der Art und Weise der Durchführung. Bedingt durch die häufig vorliegenden unterschiedlichen Einschränkungen ist die Wahrnehmung reduziert oder die Reaktionsmöglichkeiten der Menschen mit Pflegebedarf sind verlangsamt. Spezifische Handlungskonzepte unterstützen den Zugang zu den Menschen mit Wahrnehmungsveränderungen. Dazu gehört die Integrative Validation (Richard, 2010a), die darauf abzielt, die individuelle Erlebenswelt von Menschen mit einer Demenzerkrankung zu erkennen bzw. zu erspüren und auf dieser Grundlage den Wahrnehmungen und Reaktionen der an Demenz erkrankten Person wertschätzend zu begegnen. Zur Anregung der Körper- und Bewegungswahrnehmung kann die Basale Stimulation® eingesetzt werden. Unterschiedliche, z. B. olfaktorische, taktile oder haptische Reize dienen dem Ziel der Kontaktaufnahme, z. B. zu Menschen mit weit fortgeschrittener Demenz.

13.7.2.5 Fünfter Schritt: Durchführung/Implementierung des Pflegeplans

Auf die Planung folgt die Durchführung der Pflege. In einem System zunehmender Ausdifferenzierung hinsichtlich des Qualifizierungsgrades der Pflegepersonen ist zu entscheiden, ob die geplanten Interventionen von der Pflegefachperson selbst durchgeführt oder inwieweit sie an PflegeassistentInnen delegiert werden sollen und können. Nicht zuletzt ist sicherzustellen, dass die durchgeführten Interventionen mit den geplanten Interventionen übereinstimmen.

13.7.2.6 Sechster Schritt: Evaluation

Im sechsten Schritt wird verglichen, ob und inwieweit die geplanten Ergebnisse erreicht wurden. Die Bewertung des Pflegeerfolges nimmt dabei Bezug auf den dritten Schritt des Pflegeprozesses, die Planung der Ergebnisse. In methodischer Hinsicht ist es unerlässlich, dass die Beurteilungskriterien vorab definiert werden und messbar sind. Die Messbarkeit setzt voraus, dass das Kriterium bzw. das zur Messung des Kriteriums eingesetzte Instrument zuverlässig und gültig ist. Das Ergebnis wird aus dem Vergleich der zu zwei Zeitpunkten erhobenen Daten abgeleitet (Stemmer, 2008). Wie alle Schritte des Pflegeprozesses findet auch die Evaluation nicht einmalig, sondern fortlaufend statt.

Pflege hat neben körper- bzw. leibbezogenen auch psychosoziale Dimensionen. Beide Dimensionen müssen auf der Ergebnisebene abgebildet werden. Die körper-, leibbezogenen Kriterien (z. B. Anzahl und Ausmaß von Dekubiti, Stürze mit Folgen, Ausscheidungsmuster) sind häufig differenziert und breit gefächert. Die psychosozialen Kriterien (z. B. Lebensqualität) erscheinen demgegenüber weitaus weniger differenziert. Die Qualität der Pflege alter und gebrechlicher Menschen ist jedoch nicht zuletzt an personenzentrierten Ergebnissen zu bemessen. Hier ist es wichtig, die psychosoziale Dimension nicht als «Zugabe», sondern als gleichberechtigte Dimension neben der Körper-, Leibdimension einzuordnen und dies auch auf der Ergebnisebene abzubilden (Meyer/Sturdy, 2004).

Die Evaluationsergebnisse bilden die Grundlage für die Revision der Pflegediagnosen, der zu planenden Ergebnisse und des Interventionsplans.

Alle Schritte des Pflegeprozesses sind zu dokumentieren.

13.7.3 Der organisationale Fokus – die Mesoebene

Der organisationale Fokus richtet den Blick auf die Gestaltung von Strukturen und Prozessen sowie auf Regelungen, die geeignet sind, die Qualität pflegerischer Versorgung über die jeweils individuelle Einzelsituation hinaus sicherzustellen.

Das pflegerische Handeln in institutionellen Strukturen steht immer vor der Herausforderung, die Menschen mit Pflegebedarf, die Pflegepersonen und die anfallenden pflegerischen Aufgaben einander zuzuordnen. Je nachdem, welches Verfahren der Zuordnung, d. h. welches Pflegesystem gewählt wird, stehen entweder die beteiligten Personen oder die organisationalen Abläufe stärker im Vordergrund. Die *Primäre Pflege* hat unter anderem das Ziel, durch Zuweisung einer überschaubaren Gruppe pflegebedürftiger Menschen zu einer Pflegeperson eine hohe Kontinuität in der pflegerischen Betreuung zu erreichen. Diese Kontinuität bildet nicht nur den Rahmen für die Ermöglichung einer guten pflegerischen Beziehung, sondern auch dafür, die pflegebedürftige Person mit ihren Besonderheiten und Wünschen genau kennenzulernen, um Pflegehandeln daran orientieren zu können. Das fachliche Anspruchsniveau ergibt sich aus der situationsadäquaten Einschätzungs-, Entscheidungs- und Bewertungskompetenz (Manthey, 2005).

Ein anderes Pflegesystem ist die *Funktionspflege*. Hier wird eher von den organisationalen Strukturen und Prozessabläufen her gedacht. Es geht darum, das pflegerische Arbeitsaufkommen innerhalb einer Zeiteinheit, z. B. einer Schicht, auf die Mitglieder des Pflegeteams aufzuteilen. Das Anspruchsniveau wird hier durch die Kompetenz definiert, die für die Durchführung einer Pflegetechnik erforderlich ist. Das SGB XI nimmt diesen Fokus ein, indem körpernahe Pflege als Grundpflege benannt und als weniger anspruchsvoll eingestuft wird, die auch von weniger qualifizierten Personen übernommen werden kann. Demgegenüber steht die medizinnahe Behandlungspflege, wie die Medikamentengabe, die Pflegefachpersonen vorbehalten bleibt. Diese Art der Einteilung, die pflegewissenschaftlich nicht gerechtfertigt ist, führt gleichwohl zu erheblichen Konsequenzen in der Arbeitsorganisation, da sie unmittelbar in die Finanzierungsmodelle der Pflege- und Krankenkassen einfließt. So leisten im Bereich der ambulanten und stationären Altenpflege Personen mit sehr unterschiedlichen Qualifikationen pflegerische Arbeit. Die Vorgaben des SGB XI führen dabei zu einer Zuteilung von Pflegeaufgaben zu Pflegepersonen entsprechend den Qualifikationsgraden. Der umfassende Blick auf die Bewohnerinnen und Bewohner in der stationären Altenpflege bzw. die Kundinnen und Kunden in der ambulanten Pflege tritt dabei deutlich in den Hintergrund, verbunden mit der Gefahr, dass z. B. schleichende, aber komplexe Veränderungen des Zustands der älteren pflegebedürftigen Person nicht erkannt werden.

Ein in der deutschen Pflege etabliertes Instrumentarium ist der Expertenstandard. Dieser definiert themenbezogen das anzustrebende Qualitätsniveau im Hinblick auf Strukturen, Prozesse und Ergebnisse. Die Entwicklung der Expertenstandards unterliegt einem ausgewiesenen und transparenten Verfahren (Deutsches Netzwerk für Qualitätsentwicklung in der Pflege [DNQP], 2012). Mittlerweile liegen Expertenstandards zu sieben Themen vor, darunter Dekubitusprophylaxe in der Pflege, Sturzprophylaxe in der Pflege, Förderung der Harnkontinenz in der

Pflege und Pflege von Menschen mit chronischen Wunden. Die Expertenstandards haben einen hohen Verbindlichkeitsgrad. Im Gültigkeitsbereich des SGB XI, d. h. im Bereich der ambulanten und stationären Pflege, ist ihre Umsetzung verpflichtend (§ 113a SGB XI). Das SGB XI regelt weiterhin verbindliche Qualitätsprüfungen im Bereich der ambulanten und stationären Pflege. Darüber hinaus gibt es eine Vielzahl von Qualitätssiegeln, die auf der Grundlage von Zertifizierungsverfahren vergeben werden. Der Schweizer Berufsverband für Krankenpflege (SBK) entwickelte grundlegende Qualitätsnormen (Schweizer Berufsverband für Pflegefachfrauen und Pflegefachmänner, 2006), die orientierenden Charakter haben. Zur Unterstützung der konkreten Qualitätsentwicklung in der Pflege arbeitet der SBK mit der Concret AG zusammen, die auf den Ebenen Struktur, Prozess und Ergebnis Qualitätskriterien formuliert hat, die als Grundlage für eine freiwillige Zertifizierung der Pflegeabteilungen im Akut- und Langzeitbereich dienen (Lüthi, 2013). In Österreich wurde im Auftrag des Bundesministeriums für Arbeit, Soziales und Konsumentenschutz (bmask) ein Nationales Qualitätszertifikat für Alten- und Pflegeheime entwickelt, das auf freiwilliger Basis erworben werden kann und Struktur-, Prozess und Ergebniskriterien enthält (Bundesministerium für Arbeit, Soziales und Konsumentenschutz, 2013a, (www.bmask.gv.at/site/Soziales/Seniorinnen_und_Senioren/Lebensqualitaet_und_Wuerde/Nationales_Qualitaetszertifikat_fuer_Alten_und_Pflegeheime_in_Oesterreich, [10.10.2013]). Die österreichische «Qualitätssicherung in der häuslichen Pflege» fokussiert die Angehörigenpflege. Stichprobenartig erhalten Haushalte, die Pflegegeld beziehen, einen Hausbesuch, welcher der Beratung und einer Qualitätsprüfung dient, die insbesondere die Lebensqualität im Blick hat (Bundesministerium für Arbeit, Soziales und Konsumentenschutz, 2013b). Bereits seit geraumer Zeit sind die Problematiken mangelnder Passungen und Absprachen zwischen den unterschiedlichen Beteiligten in der Versorgung evident (Höhmann, 2009; Höhmann et al., 1998) und verschiedene politische Entscheidungen, z. B. zur integrierten Versorgung, oder Konzepte wie das Case Management zielen darauf ab, die Gefahr von Versorgungsbrüchen zu reduzieren. Eine spezifische Schnittstelle bildet der Übergang von einer Krankenhausentlassung zu weiterführenden Versorgungsstrukturen. Der Krankenhausaufenthalt stellt für alte Menschen oft eine Situation dar, die jenseits der medizinischen Diagnose, welche zur Krankenhauseinweisung geführt hat, dazu beiträgt, dass zuvor bestehende fragile Konstrukte, die z. B. die Bewältigung des Alltags aufrechterhalten haben, zusammenbrechen. So entsteht die Notwendigkeit von Unterstützungsleistungen, die ihrerseits vorbereitet sein müssen. Vor diesem Hintergrund legt § 11 SGB V einen Anspruch auf ein Versorgungsmanagement insbesondere zur Lösung von Problemen beim Übergang in die verschiedenen Versorgungsbereiche fest.

Der Expertenstandard «Entlassungsmanagement» verweist auch zu diesem Thema auf die benötigten Strukturen, Prozesse und die anzustrebenden (Teil-)

Ergebnisse. Es wird deutlich, dass Vorbereitungen für die Entlassung bereits mit dem Tag der Krankenhausaufnahme beginnen müssen. Der Expertenstandard «Entlassungsmanagement» konzentriert sich auf eine spezifische Schnittstelle. Aus der Sicht der alten Menschen mit Pflegebedarf ergibt sich aber eine Vielzahl von Schnittstellen auf ihrem Weg innerhalb des Gesundheits- und Pflegewesens. Der Ansatz des Case Managements als Steuerungsmodell ist explizit professions- und institutionsübergreifend konzipiert und macht deutlich, dass die neuen Aufgabenzuschnitte je nach Themenstellung beide Professionen bedingen (s. o.).

Nicht zuletzt vor dem Hintergrund der politischen Zielsetzung, die Selbstständigkeit der Menschen mit Unterstützungs- und Pflegebedarf zu stärken bzw. nichtprofessionelles Sorgepotenzial zu nutzen, kommt der Beratung zunehmend Bedeutung zu. In § 7a SGB XI ist das Recht auf Pflegeberatung fixiert. Diese muss durch spezifisch qualifizierte Personen vorzugsweise mit einem beruflichen Abschluss in der Alten- oder Krankenpflege oder einem Studium der Sozialen Arbeit durchgeführt werden. Aus der Sicht der Menschen mit Pflegebedarf und ihrer Angehörigen ist das Versorgungsangebot häufig unübersichtlich und es fällt schwer, die richtige Wahl zu treffen bzw. den richtigen Mix aus professionellen und ehrenamtlichen Unterstützungsleistungen zusammenzustellen. Für die Beratung der Menschen mit Pflegebedarf und ihrer Angehörigen, zur Koordination des Unterstützungsangebotes und zu deren Vernetzung sind in Umsetzung von § 92c SGB XI vielerorts Pflegestützpunkte eingerichtet worden. Weitere Beratungsstellen, z. B. mit dem speziellen Blick auf alters- oder demenzgerechte Wohnangebote (z. B. ambulante Wohngemeinschaften) sind entstanden.

Im Bereich der Wohn- und Pflegeberatung, in der Arbeit in den Pflegestützpunkten sowie bei den Themen Entlassungsmanagement und Case Management übernehmen auch Angehörige der Pflegeberufe Beratung und Netzwerkarbeit. So sind pflegefachliche Fragen von Angehörigen der Pflegeberufe aufzugreifen, während eine umfassende soziale bzw. sozialrechtliche Beratung zur Alltagsbewältigung im Bereich der Sozialen Arbeit anzusiedeln ist. Netzwerkarbeit fällt je nach Konzept in den Aufgabenbereich beider Berufsgruppen.

13.7.4 Flächendeckende Versorgung, politische Strukturen – die Makroebene

Die Makroebene schaut auf flächendeckende pflegebezogene Versorgungsstrukturen, aber auch auf Anstrengungen, die darauf abzielen, diese Strukturen weiterzuentwickeln.

Eine zentrale Rolle spielt die Pflegeversicherung, welche die Pflegebedürftigen im Sinne einer Teilkaskoversicherung finanziell unterstützt. Alter ist nicht zwingend mit Pflegebedürftigkeit verbunden, gleichwohl steigt mit dem Alter das Risiko der Pflegebedürftigkeit. Die Einschätzung der Pflegebedürftigkeit ist nicht zuletzt leistungsrechtlich relevant. In Deutschland erfolgt die Feststellung der Pflegebedürftigkeit durch den Medizinischen Dienst der Krankenkassen (MDK). Wenn Pflegebedürftigkeit festgestellt und die Zuweisung zu einer Pflegestufe erfolgt ist, eröffnet dies die Option zur Inanspruchnahme professioneller Pflege bzw. der Finanzierung von selbst organisierter Pflege. Der aktuell gültige Pflegebedürftigkeitsbegriff des SGB XI ist überwiegend am Grad der Beeinträchtigung körperbezogener Leistungsfähigkeit orientiert. Gerade die Notwendigkeit von Unterstützung und Betreuung in Zusammenhang mit kognitiven Einschränkungen (z. B. Schwierigkeiten bei der Orientierung), ein erhöhtes Aktivitätsniveau oder herausfordernde Verhaltensweisen (z. B. langdauerndes Rufen oder abwehrende Handlungen) werden völlig unzureichend erfasst. Vor diesem Hintergrund wurde von den Spitzenverbänden der Pflegekassen die Entwicklung eines neuen Pflegebedürftigkeitsbegriffs in Auftrag gegeben. Dieser neue Begriff, der nicht zuletzt den besonderen Herausforderungen, die durch kognitive Einschränkungen z. B. aufgrund einer Demenzerkrankung entstehen können, Rechnung trägt, liegt nun schon seit 2008 vor (Wingenfeld et al., 2008; Windeler et al., 2011). Eine pflegewissenschaftliche Diskussion dazu hat begonnen (Bensch, 2011). Von politischer Seite gibt es allerdings bislang kaum Reaktionen, so dass eine Umsetzung des neuen Pflegebedürftigkeitsbegriffs nicht absehbar ist. In der Schweiz sind für die Alten- und Pflegeheime das Instrument RAI-NH und für die ambulante Pflege das Instrument RAI-HC Schweiz eingeführt. Das Resident Assessment Instrument (RAI) integriert verschiedene Bestandteile wie ein Assessmentinstrument, eine Interpretationshilfe für die erhobenen Daten und eine Berechnungsgrundlage für die Ableitung des Pflegeaufwandes (Q-Sys AG, 2013). Zur Ressourcenklärung und Zielvereinbarung sowie zur Erfassung und Verrechnung von Pflegeleistungen in der stationären Pflege werden in der Schweiz und teilweise in Österreich (Vorarlberg) auch das BewohnerInnen Einstufungs- und Abrechnungssystem (BESA) eingesetzt (BESA-Care, 2013). Allen Systemen gemeinsam ist die Zielsetzung, den Pflegebedarf bzw. den Pflegeaufwand und die verfügbaren Ressourcen in Beziehung zueinander zu setzen.

Auf regionaler und kommunaler Ebene sind in Deutschland vielerorts kommunale Pflegestrukturpläne entstanden und Maßnahmen zur Sozialraumentwicklung angestoßen worden. Gleichwohl reichen die bisherigen Anstrengungen noch nicht aus. Zur Weiterentwicklung der Versorgungsstrukturen bedient sich die Politik unter anderem der Pflege- und Sozialarbeitswissenschaft. Zu den Methoden der Politikberatung gehört die Erstellung von Gutachten oder die Durchführung und Evaluation von Modellprojekten. Gleichwohl konstatieren unterschiedliche Analysen eine unzureichende Präsenz und mangelnde Einflussmöglichkeiten pflegerischer Positionen auf der politischen Ebene (Stemmer, 2011).

13.8 Diskussion und Fazit

Die Notwendigkeit der interdisziplinären Kooperation zwischen Sozialer Arbeit und Pflege für eine optimale Versorgung von Menschen höherer Lebensalter wird nicht in Frage gestellt, sondern sogar eingefordert, aber der jeweilige professionsspezifische Beitrag wird immer noch zu wenig theoretisch fundiert und spezifiziert herausgearbeitet. Der Bezug auf gerontologisches Fachwissen als wesentliche Grundlage wird ebenfalls noch kaum hergestellt. Untersuchungen in diesem Bereich zeigen, dass es mehr oder weniger dem Zufall überlassen ist, ob die Aufgaben (z. B. Pflegeberatung oder das Case Management im Krankenhaus) der SozialarbeiterIn oder der Pflegefachkraft zufällt (Ewers, 2005; Wissert, 2005; Löcherbach/Mennemann, 2012).

Die übergeordnete Zielsetzung, die Förderung von Teilhabe, Autonomie und Selbstständigkeit, Prävention, Interkulturalität sowie die Stärkung der Klienten bzw. Menschen mit Pflege- und/oder Unterstützungsbedarf im Sinne von Empowerment findet sich als grundsätzliche Orientierung gleichermaßen in der Sozialen Arbeit und in der Pflege.

Eine angemessene effektive, effiziente, qualitative und nachhaltige Versorgung alter Menschen erfasst die Bedarfe multidimensional unter Einbezug des Betroffenen und seines sozialen Umfeldes sowie unter Berücksichtigung seiner individuellen Lebenswelt. Es genügt nicht, das monodisziplinäre Wissen jeweils additiv hinzuzufügen, sondern die pflegerischen Ziele – beispielsweise im Gesamtkonzept eines Alten- und Pflegeheims – müssen konzeptionell mit sozialen Beratungs- und Betreuungsangeboten im Sinne eines kompetenzorientierten Leitbilds komplettiert werden. Gerontologisches Wissen kann hier einen wichtigen Bezugspunkt für den Dialog bieten. Die Arbeitsvollzüge von Pflege und Sozialer Arbeit müssen aus der Sicht der älteren Menschen und ihrer Angehörigen integriert, aber berufsspezifisch begründet und identifizierbar sein. Nach Reis (2010) müssen Sinnformeln, wie Partizipation, Ganzheitlichkeit, Empowerment und Patienten- bzw. Klientenorientierung, zwischen den Kooperationspartnern konkretisiert und in ihrer Bedeutung bei den beteiligten Professionen Konsens finden, damit aus Sinnformeln keine Leerformeln werden.

Deutlich zeigt sich auch hier die Notwendigkeit, dass diese Kooperation nur dann angemessen gelingt, wenn sie auf der Personal- und Organisationsstruktur verankert ist. In der geriatrischen Rehabilitation und in der Gerontopsychiatrie, auch in der geriatrischen Palliativ Care (als jungem Zweig) sind multidisziplinäre Kompetenzteams zum Standard geworden, gerade auch im Ausbau gemeindeorientierter geriatrischer Versorgungsstrukturen. Gemeinsame Assessments, bei denen pflegerische und soziale Aspekte zusammenführend erhoben werden, und die gemeinsame Erstellung eines Hilfeplans von Pflege und Sozialer Arbeit sind hier teils Selbstverständlichkeit.

Soziale Arbeit und Pflege – so zeigen die Ausführungen – orientieren sich an einer ähnlichen Handlungslogik, die der Schrittfolge Assessment, Diagnostik, Intervention, Evaluation folgt. Zentrale Unterschiede bestehen aber in der Sozialen Arbeit, in der jeweils auf die Handlungsfelder spezifizierten Ausarbeitung der Konzepte und Methoden. In der Umsetzung gibt es aber nicht nur Unterschiede im Themenspektrum, sondern auch im Grad der Strukturiertheit. Im Bereich der Pflege bestehen ausgearbeitete Klassifikations- und Erhebungsinstrumente, die im Pflegeprozess genutzt werden können. In der Sozialen Arbeit dagegen kommen vielfältige Methoden, Instrumente der Sozialanamnese oder des Assessments zum Einsatz, je nach Tätigkeit in einem gerontopsychiatrischen Zentrum, im Sozialdienst eines Krankenhauses oder in einer kommunalen Seniorenberatungsstelle. Es geht neben der individuellen (psycho-)sozialen Unterstützung immer auch um Leistungen der Integration in den Alltag. Zum vertieften Verständnis dieses Alltags alter und hochaltiger Menschen wird damit zur Entscheidung für adäquate Interventionsmassnahmen, ist gerontologisches Fachwissen für ein professionelles Handeln zentral.

Der klinischen Sozialarbeit ist es gelungen, ein Tätigkeitsprofil im Vergleich zur Pflege zu entwickeln, was in anderen Bereichen aufgrund der «diffusen Allzuständigkeit» der Sozialen Arbeit noch differenzierter zu leisten ist. Die unterschiedlichen, nicht immer eindeutigen «Handlungsprofile» der Sozialen Arbeit zeigen sich auch auf der rechtlichen Ebene. Während im Bereich der Altenpflege über das SGB XI beispielsweise die Durchführung des Pflegeprozesses verpflichtend vorgeschrieben ist, ist das sozialarbeiterische Handeln im Bereich der Altenhilfe zwar konzeptionell ausformuliert, bleibt auf der normativen Ebene aber eher diffus. Verstreut sind in der Sozialen Arbeit die jeweiligen Rechtsbestimmungen, die ihre Legitimation fachlich in der Altenarbeit begründen (u.a. im Heimgesetz, § 75 SGB XII). Die Arbeit der Krankenhaussozialdienste ist in den Landeskrankenhausgesetzen sowie in § 112 SGB V verankert. Entsprechend den Bestimmungen des SGB IX wurde im März 2006 eine gemeinsame Empfehlung der Rehabilitationsträger über die Zusammenarbeit mit Sozialdiensten verabschiedet.

Im Sozialrecht hat das Vernetzungskonzept – im Sinne einer besseren Koordination und Kooperation von Leistungsangeboten im Gesundheits- und Pflegebereich – zunehmend an Bedeutung gewonnen (§ 140 a–h, Integrierte Versorgung). Der § 7a des SGB XI zur Pflegeberatung ist offen für beide Berufsgruppen bzw. erfordert für beide die Qualifizierung als PflegeberaterIn. Die Profilierung von Pflege und Sozialer Arbeit divergiert auch nach Einsatzbereichen. Pflegekräfte und Ärzte bilden im Krankenhaus die größte, SozialarbeiterInnen die kleinste Berufsgruppe, GerontologInnen sind die absolute Ausnahme. In Pflegestützpunkten (Umfrage Rheinland-Pfalz) und Seniorenberatungsstellen stellen SozialarbeiterInnen die größte Gruppe dar.

In ganzheitlichen Versorgungskonzepten der Kommunen arbeiten in Gesundheitskonferenzen in der Regel beide Professionen mit ihrem spezifischen Wissen zusammen, um ihre fachliche pflegerische oder soziale Expertise für eine bedarfsgerechte Erschließung und Erhaltung einer befriedigenden Lebensgestaltung beizutragen.

Eine kommunale Gesamtstrategie muss alle zentralen Professionen berücksichtigen, um Versorgungsbrüche zu vermeiden (Asam, 2010). Ob ambulante Betreuung, poststationäre Versorgung aus dem Akutkrankenhaus oder der geriatrischen Rehabilitation oder eine Umsiedlung in eine stationäre Einrichtung ansteht, in der Regel zeigt sich, dass neben dem medizinischen und pflegerischen Bedarf immer auch persönliche, soziale und wirtschaftliche Fragen zu klären sind und die ganzheitliche Begleitung erforderlich ist, um mit der veränderten Lebenssituation zurechtzukommen. Die beteiligten Professionen können hier auch als Anwalt fungieren, um nicht nur in Fragen des Alters, sondern auch des Alterns rechtzeitig auf politische Entscheidungen Einfluss zu nehmen.

Für die Positionierung eigenständiger Beiträge der Professionen sowie gemeinsamer Handlungsorientierung in einem Arbeitsfeld erweist sich der institutionalisierte Austausch zur Entwicklung von Standards und Aufgabenprofilen durch Fachverbände als notwendig und wegweisend. Dies gelingt durch gemeinsame Projekte des Deutschen Berufsverbandes für Pflegeberufe (DBfK) und der Deutschen Gesellschaft für Sozialarbeit im Gesundheitswesen (DVSG) zunehmend. Professionelle Beiträge in interdisziplinären Projekten, gestützt durch Evaluationsverfahren in einzelnen Einsatzbereichen, könnten hier einen weiteren wert-

> **Reflexion**
>
> - Wie gelingt es, Disziplinentwicklung und Interdisziplinarität zeitgleich voranzutreiben?
> - Wie können Wirkungs- und Versorgungsforschung zur Entwicklung innovativer gemeinsamer Konzepte zur Unterstützung von Menschen im höheren Lebensalter beitragen?
> - Wie gelingen gute fachliche Aushandlungsprozesse zwischen den Beteiligten?
> - Inter- oder transdisziplinäre Zusammenarbeit benötigt Fach- und Methodenwissen der jeweils anderen Disziplinen. Welche Angebote oder Verfahrensweisen sind geeignet, Zugang zum Wissen der anderen Disziplinen zu erhalten? Eignen sich gemeinsame Studiengänge oder gemeinsame Weiterbildungen?

vollen Beitrag leisten. Die bereits vorliegenden gemeinsam erarbeiteten Positionspapiere des Verbandes der Pflegedirektorinnen und Pflegedirektoren der Universitätskliniken (VPU) und der Deutschen Vereinigung für Sozialarbeit im Gesundheitswesen (DVSG, 2010) sind hier ebenfalls förderlich. Hier zeigen sich Beispiele für gute Perspektiven, die weg vom Konkurrenzgedanken hin zu einer sich ergänzenden konstruktiven Zusammenarbeit führen.

13.9 Literatur

Ader S., Löcherbach P., Mennemann H., Schrapper C. (2009). Asessment im Case Management und sozialpädagogische Diagnostik. In: Löcherbach P., Mennemann H., Hermsen T. (Hrsg.). Case Management in der Jugendhilfe. München: Reinhardt, 56–83.

Ahe v. E. (2013). Versorgungsmanagement Demenz des Paritätischen Wohlfahrtsverbands Minden-Lübbecke. Vortrag an der Kath. Hochschule Mainz, 10.03.2013 (unveröffentlicht).

Aner K. (2010). Soziale Altenhilfe als Aufgabe Sozialer Arbeit. In: Aner K., Karl U. (Hrsg.). Handbuch Soziale Arbeit und Alter. Wiesbaden: VS-Verlag, 33–50.

Asam W. (2010). Kommunale Alten(hilfe-)planung und SGB XI. In: Aner K., Karl U. (Hrsg.). Handbuch Soziale Arbeit und Alter. Wiesbaden: VS-Verlag, 59–66.

Bartholomeyczik S., Halek M. (2004). Assessmentinstrumente in der Pflege. Hannover: Schlütersche.

Bartholomeyczik S., Morgenstern M. (2004). Qualitätsdimensionen in der Pflegedokumentation – eine standardisierte Analyse von Dokumenten in Altenpflegeheimen. Pflege, 17, 187–195.

Behrens J., Langer G. (2006). Evidence-based Nursing and Caring. 2. Auflage. Bern: Verlag Hans Huber.

Bensch S. (2011). Konstruktvalidität der Module «Mobilität» und «Kognitive und kommunikative Fähigkeiten» des Neuen Begutachtungsassessments zur Feststellung von Pflegebedürftigkeit. www.pthv.de/fileadmin/user_upload/PDF_Pflege/Abschlussarbeiten/PTHV-PW_Dissertation_Bensch.pdf, [10.06.2012].

Brinkmann V. (2006). Case Management: Organisationsentwicklung und Change Management in Gesundheits- und Sozialunternehmen. Wiesbaden: Gabler.

Bullinger H., Nowak J. (1998). Soziale Netzwerkarbeit. Eine Einführung für soziale Berufe. Freiburg i. Br.: Lambertus.

Bundesministerium für Familie, Senioren, Frauen und Jugend (BMFSFJ) (2010). Sechster Bericht zur Lage der älteren Generation in der Bundesrepublik Deutschland. Altersbilder in der Gesellschaft. Berlin: BMFSFJ.

Demirci S., Grieger D. (2011). Interkulturelle Arbeit mit älteren Migrantinnen und Migranten. In: Zippel C., Kraus S. (Hrsg.). Soziale Arbeit für alte Menschen. Ein Handbuch für die berufliche Praxis. Frankfurt a. M.: Mabuse, 203–217.

Deutsche Gesellschaft für Care und Case Management, Fachgruppe CM in Gesundheit und Pflege Nord (Hrsg.) (2013). Positionspapier zu Case Management im Krankenhaus. www.dgcc.de/wp-content/uploads/2013/06/2013_06_10_Positionspapier_CM_Krankenhaus_FG_Gesundheit-und-Pflege.pdf, [27.06.2013].

Deutsche Gesellschaft für Care und Case Management (Hrsg.). Standards und Richtlinien. www.dgcc.de, [12.05.2013].

Deutsche Gesellschaft für Care und Case Management (2009). Rahmenempfehlungen. Heidelberg: Economica.

Deutsches Netzwerk für Qualitätsentwicklung in der Pflege (DNQP) (2012). Aktuelle Veröffentlichungen des DNQP. www.dnqp.de, [2.12.2012].

Deutsche Vereinigung für Sozialarbeit im Gesundheitswesen e. V. (2004). Positionspapier der DVSG zur Kooperation zwischen Sozialdienst und Überleitungspflege. www.dvsg.org/download/PflegeNeu.pdf, [24.05.2013].

Soziale Gerontologie und Altenarbeit (2010). Positionspapier: Teilhabe und Pflege alter Menschen – Professionalität im Wandel. www.dggg-online.de/wir/sektionen.php, [24.05.2013].

Dibelius O., Uzarewicz C. (2006). Pflege von Menschen höherer Lebensalter. Stuttgart: Kohlhammer.

Dörr M. (2010). Soziale (Alten)Arbeit in der Gerontopsychiatrie. In: Aner K., Karl U. (Hrsg.): Handbuch Soziale Arbeit und Alter. Wiesbaden: VS-Verlag, 157–164.

Ehlers C., Huchthausen M. (2012). Beratung im Alter: Formate, Formen und Kompetenzen. In: Wendt W. R. (Hrsg.). Beratung und Case Management: Konzepte und Kompetenzen. Heidelberg: Economica, 77–94.

Ehmann M., Völkel I. (2012). Pflegediagnosen in der Altenpflege. Für Ausbildung und Praxis. 4. Auflage. München: Urban & Fischer/Elsevier.

Ewers M. (2004). Case Management und Multidisziplinarität. In: Managed Care, 1/2004, 28–30.

Ewers M., Schaeffer D. (2005). Case Management in Theorie und Praxis. 2., erg. Auflage. Bern: Verlag Hans Huber.

Ewers M. (2004). Case Management und Multidisziplinarität. Managed Care, 1/2004, 28–30.

Friesacher H. (2008). Theorie und Praxis pflegerischen Handelns. Osnabrück: V&R unipress.

Frommelt M., Klie T., Löcherbach P., Mennemann H., Monzer M., Wendt W. R. (2008). Pflegeberatung, Pflegestützpunkte und das Case Management. Die Aufgabe personen- und familienbezogener Unterstützung bei Pflegebedürftigkeit und ihre Realisierung in der Reform der Pflegeversicherung. Freiburg i. Br.: Evang. Fachhochschule.

Gahleitner S., Hahn G., Glemser R. (2013). Psychosoziale Diagnostik. Reihe: Klinische Sozialarbeit – Beiträge zur psychosozialen Praxis und Forschung. Band 5. Bonn: Psychiatrie-Verlag.

Galuske M. (2007). Methoden der sozialen Arbeit. Eine Einführung. 7., erg. Auflage. Weinheim: Juventa.

Galuske M. (2001). Methoden der sozialen Arbeit. Eine Einführung. 3., erg. Auflage. Weinheim: Juventa.

Gödecker-Geenen N., Hegeler H. (2010). Soziale (Alten-)Arbeit in der Rehabilitation. In: Aner K., Karl U. (Hrsg.). Handbuch Soziale Arbeit und Alter. Wiesbaden: VS-Verlag, 129–138.

Gordon M., Bartholomeyczik S. (2001). Pflegediagnosen. Theoretische Grundlagen. München: Urban & Fischer.

Gröning K. (2005). Entweihung und Scham. Grenzsituationen bei der Pflege alter Menschen, 4. Auflage. Frankfurt a. M.: Mabuse.

Gunzelmann T., Oswald W. D. (2005). Gerontologische Diagnostik und Assessment. Stuttgart: Kohlhammer.

Halek M., Bartholomeyczik S. (2009). Assessmentinstrumente für die verstehende Diagnostik bei Demenz: Innovatives demenzorientiertes Assessmentsystem (IdA). In: Bartholomeyczik S., Halek M. (Hrsg.) (2009). Assessmentinstrumente in der Pflege. Hannover: Schlütersche, 94–104.

Hardenacke D., Bartholomeyczik S., Halek M. (2011). Einführung und Evaluation der «Verstehenden Diagnostik» am Beispiel des Leuchtturmprojektes InDemA. Pflege und Gesellschaft, 16, 101–115.

Heiner M. (2004). Professionalität in der Sozialen Arbeit: Theoretische Konzepte, Modelle und empirische Perspektiven. Stuttgart: Kohlhammer.

Helmbold A. (2007). Berühren in der Pflegesituation. Bern: Verlag Hans Huber.

Höhmann U. (2009). Voraussetzungen und Möglichkeiten berufs- und einrichtungsübergreifender Kooperation zur Verbesserung der Versorgungsqualität pflegebedürftiger Menschen. In: Stemmer R. (Hrsg.) (2009). Qualität in der Pflege – trotz knapper Ressourcen. Hannover: Schlütersche, 11–28.

Höhmann U., Müller-Mundt G., Schulz B. (1998). Qualität durch Kooperation. Frankfurt a. M.: Mabuse.

Hofstetter Rogger Y. (2004). Was tut sich in der Schweiz in Sachen Case Management im Altersbereich? Managed Care, 7, 31–33.

Huber M., Siegel S. A., Wächter C., Brandenburg A. (2005). Autonomie im Alter. Leben und Altwerden im Pflegeheim – Wie Pflegende die Autonomie von alten und pflegebedürftigen Menschen fördern. Hannover: Schlütersche.

Hülsken-Giesler M. (2008). Der Zugang zum Anderen. Osnabrück: V&P unipress.

Indefrey S., Hasseler M. (2010). Empowerment als theoretische Grundlage für ein berufsgruppenübergreifendes und wohnortnahes Diabetesmanagement. Pflege und Gesellschaft, 15, 255–265.

International Council of Nurses (2013). International Classification of Nursing Practice. www.icn.ch/pillarsprograms/international-classification-for-nursing-practice-icnpr/, [29.05.2013].

Johnson M., Maas, M., Moorhead S. (2005). Pflegeergebnisklassifikation NOC. Bern: Verlag Hans Huber.

Kohl C. (2013). Konzeptionelle Überlegungen zur Einführung eines gerontopsychiatrischen Case Managements in der Vitos Klinik Philippshospital Riedstadt. Unveröffentl. Abschlussarbeit: Kath. Hochschule Mainz.

Kraus S. (2013). Im Sinne der Patienten. Wer effektive, effiziente, qualitative und nachhaltige Versorgung leisten will, braucht die Kompetenzen aller Berufsgruppen. Forum sozialarbeit + gesundheit 1, 6–9.

Kraus S. (2003). Neue gesundheitliche Programme – Chance für die Soziale Arbeit? Disease Management Programme, Integrierte Versorgung und die Einführung der DRG's zur Krankenhausfinanzierung. Berlin: Weißensee.

Kricheldorff C. (2012). Ausbildung und Weiterbildung von Fachkräften Sozialer (Alten-)Arbeit. In: Aner K., Karl U. (Hrsg.). Handbuch Soziale Arbeit und Alter. Wiesbaden: VS-Verlag, 67–76.

Lehmann D. (2013). Case Management bei einem Träger der ambulanten Pflege und Eingliederungshilfe – vom Spannungsfeld zum Brückenschlag zwischen zwei Professionen. In: Ehlers C., Broer W. (Hrsg.). Case Management in der Sozialen Arbeit. Opladen: Budrich, 157–177.

Löcherbach P., Mennemann H. (2012). «Baustelle» Pflegestützpunkte – NRW und LRP im Vergleich. Case Management, 1, 13–18.

Löcherbach P., Schu M. (2009). Personal- und Organisationsentwicklung. In: Wendt W. R., Löcherbach P. (Hrsg.). Standards und Fachlichkeit im Case Management. München: Economica, 205–236.

Lunney M. (2007). Arbeitsbuch Pflegediagnostik. Bern: Verlag Hans Huber.

Lüthi U. (2013). Qualität ist eine Frage der Haltung. Krankenpflege/Soins infirmiers/Cure infermieristiche, 6, 16–19.

Maas M., Buckwalter K. C., Hardy M. D., Tripp-Reimer T., Titler M. G., Specht J. P. (2001). Nursing Care of Older Adults. Diagnoses, Outcomes, and Interventions. St. Louis: Mosby.

Manthey M. (2005). Primary Nursing. Ein personenbezogenes Pflegesystem. Bern: Verlag Hans Huber.
Mennemann H. (2011). Case Management in der Altenarbeit – Einblicke in Bewährtes und Ausblicke auf Neues. In: Wendt W. R., Löcherbach P. (Hrsg.). Case Management in der Entwicklung. Stand und Perspektive, 225–239.
Mennemann H. (2009). Die Umsetzung von Case Management – Standards am Beispiel von Pflege- und Wohnberatung (Pflegestützpunkte). In: Wendt W. R., Löcherbach P. (Hrsg.). Standards und Fachlichkeit im Case Management. München: Economica-Verlag, 97–125.
Mennemann H. (2006). Case Management auf der Systemebene – Aufbau von Netzwerken. Case Management, 1/2006, 4–8.
Meyer G., Köpke S. (2011). Kranken- und Altenpflegeforschung. In: Pfaff H., Neugebauer E., Glaeske G., Schrappe M. (Hrsg.). Lehrbuch Versorgungsforschung. Stuttgart: Schattauer, 84–91.
Meyer J., Sturdy D. (2004). Exploring the future of gerontological nursing outcomes. Journal of Clinical Nursing, 13, 128–134.
Mühlum A., Bartholomeyczik S., Göpel E. (1997). Sozialarbeitswissenschaft, Pflegewissenschaft, Gesundheitswissenschaft. Freiburg i. Br.: Lambertus.
Müller B. (2009). Sozialpädagogisches Können. Ein Lehrbuch zur multiperspektivischen Fallarbeit. 7. Auflage. Freiburg i. Br.: Lambertus.
Mueller-Staub M., Needham I., Odenbreit M., Lavin M. A., van Achtenberg T. (2010). Geführte klinische Entscheidungsfindung zur Einführung von Pflegediagnosen – eine clusterrandomisierte Studie. Pflegewissenschaft, 12, 233–240.
Mueller-Staub M., Lavin M. A., Needham I., van Achtenberg T. (2007). Pflegediagnosen, -interventionen und -ergebnisse – Anwendung und Auswirkungen auf die Pflegepraxis: eine systematische Literaturübersicht. Pflege, 20, 352–371.
Nagel Dettling M. (2006). Case Management in der Geriatrie. Die Suche nach dem Königsweg. In: Case Management 2, 77–80.
NANDA International (2010). Pflegediagnosen. Definitionen und Klassifikationen 2009–2011. Kassel: Recom.
Nauert M., Marzinzik K., Nauerth A. (2013). Soziale Diagnostik in der Altenhilfe. Überlegungen zum Methodisierungsbedarf im Schnittbereich der Arbeitsfelder Soziale Arbeit und Pflege. www.ev-hochschule-hh.de/fileadmin/user_upload/downloads/Personen/Soziale_Diagnostik_in_der_Altenhilfe.pdf, [10.08.2013].
Nestmann F. (2008). Die Zukunft der Beratung in der sozialen Arbeit. Beratung Aktuell, Fachzeitschrift für Theorie und Praxis der Beratung. Paderborn: Junfermann. 2–25.
Netzwerk Case Management Schweiz (2006). Definition und Standards. www.netzwerk-cm.ch/sites/default/files/uploads/definition_und_standards_30_03_2006.pdf, [11.05.2013].
Neuffer M. (2012): Soziale Diagnose – ein langer Weg von Ungereimtheiten in der Sozialen Arbeit. Forum sozial, 4/2012, 24–27.
Neubart R. (2011). Das Gesundheitsmanagement der Geriatrie in der vernetzten Versorgung Brandenburgs. In: Wendt W. R., Loecherbach P. (Hrsg.): Case Management in der Entwicklung. Stand und Perspektive in der Praxis. Heidelberg: Economica, 85–101.
Ningel R. (2011). Methoden der Klinischen Sozialarbeit. Bern: Haupt.
Österreichische Gesellschaft für Care und Case Management (Hrsg.). Grundlagenpapier. www.oegcc.at, [07.05.2013].
Oevermann, U. (1997). Theoretische Skizze einer revidierten Theorie professionalisierten Handelns. In: Combe A., Helsper W. (Hrsg.). Pädagogische Professionalität. 2. Auflage. Frankfurt a. M.: Suhrkamp. 70–182.

Otto U. (2001). Altenarbeit. In: Otto U., Thiersch H. (Hrsg.). Handbuch Sozialarbeit/Sozialpädagogik. 2., neu bearb. Auflage. Darmstadt/Neuwied: Luchterhand, 11–20.

Otto U., Bauer P. (2004). Lebensweltorientierte Arbeit mit älteren Menschen. In: Thiersch H., Grunwald K. (Hrsg.). Praxis Lebensweltorientierter Sozialer Arbeit. Handlungszugänge und Methoden in unterschiedlichen Arbeitsfeldern. München: Juventa, 195–212.

Otto U., Schweppe C. (1996). Individualisierung ermöglichen – Individualisierung begrenzen. Soziale Altenarbeit als sozialpädagogischer Beitrag und allgemeine Orientierung. In: Schweppe C. (Hrsg.). Soziale Altenarbeit. Pädagogische Arbeitsansätze und die Gestaltung von Lebensentwürfen im Alter. München: Juventa, 53–72.

Pantucek P., Röh D. (2008). Perspektiven sozialer Diagnostik. Über den Stand der Entwicklung von Verfahren und Standards. Münster: LIT.

Peer S. (2012). Optimierung von Versorgungsstrukturen im Krankenhaus. In: Remmel-Faßbender R., Löcherbach P., Schmid M. (Hrsg.). Case Management Beratung und Steuerung. Schriftenreihe der KH Mainz, Band 4. St. Ottilien: EOS, 129–145.

Reis C., Geideck S., Hobusch T., Kolbe C., Wende L. (2010). Produktionsnetzwerke und Dienstleistungsketten. Berlin: Bundesministerium für Familie, Senioren, Frauen und Jugend.

Remmel-Faßbender R. (2011). Case und Care Management – Bedarf und Anforderungen in der Altenhilfe. In: Zippel C., Kraus S. (Hrsg.). Soziale Arbeit für alte Menschen – Ein Handbuch zur beruflichen Praxis. 2., erg. Auflage. Frankfurt a. M.: Mabuse, 137–162.

Remmel-Faßbender R., Tafel G. (2012). Beratung im Kontext von Case Management. In: Remmel-Faßbender R., Loecherbach P., Schmid M. (Hrsg.). Case Management – Beratung und Steuerung. Schriftenreihe der KH Mainz, Band 4. St. Ottilien: EOS, 47–73.

Ribbert-Elias J. (2011). Die Implementierung von Case Management als Organisationsaufgabe. Management, 4, 174–180.

Reuschenbach B., Mahler C. H. (2011). Pflegebezogene Assessmentinstrumente. Bern: Verlag Hans Huber.

Richard N., (2010a). Das Puzzle des Lebens. Die Integrative Validation ist ein spezielles Begegnungskonzept. Altenpflege spezial, 5, 7–9.

Ronde P., Bach-Ludwig M., Pyko B. (2011). Praxisnahe Umsetzung des Handlungskonzepts Case Management am Stiftungsklinikum Mittelrhein – Gesundheitszentrum zum Heiligen Geist in Boppard. Case Management, 4, 190–192.

Saischek W. (2000). Modell Projekt: Case Management des Sozial- und Gesundheitssprengels in Innsbruck-Stadt. In: Bundesministerium für Familie, Senioren, Frauen und Jugend (Hrsg.). Case Management. Erfahrungen aus neun Ländern, Materialband. Stuttgart: Kohlhammer, 415–446.

Sauer P., Wissert M. (1997). Wer ist der richtige Case Manager? Häusliche Pflege, 3, 51–58.

Schmidt R. (1999). Soziale Altenarbeit und ambulante Altenhilfe. In: Chasse K. A, Wensierski K.-H. (Hrsg.). Praxisfelder der sozialen Arbeit. Eine Einführung. München: Juventa, 209–221.

Schmidt-Grunert M. (2009). Soziale Arbeit mit Gruppen: Eine Einführung. 3., völlig neu überarb. Auflage. Freiburg i. Br.: Lambertus.

Schmidt R., Klie T. (1998). Neupositionierung Sozialer Arbeit mit alten Menschen? Wirkungen von Wettbewerbselementen und neuen Steuerungsmodellen auf die Gestaltung einer Profession. Zeitschrift für Gerontologie und Geriatrie, 31/5, 304–312.

Schrems B. (2003). Der Prozess des Diagnostizierens in der Pflege. Stuttgart: UTB.

Schrapper C. (2004). Sozialpädagogische Diagnostik und Fallverstehen in der Jugendhilfe. Anforderungen, Konzepte, Perspektiven. Weinheim: Juventa.

Schulz A., Kunisch M. (2011). Beratungs- und Unterstützungsangebote für ältere Menschen. In: Zippel C., Kraus S. (Hrsg.). Soziale Arbeit für alte Menschen. Ein Handbuch für die berufliche Praxis. 2., erg. Auflage. Frankfurt a. M.: Mabuse, 301–320.

Schweizer Berufsverband der Pflegefachfrauen und Pflegefachmänner (2006). Qualitätsnormen für die Pflege (Pflegestandards). Bern.

Spiegel von H. (2004). Methodisches Handeln in der Sozialen Arbeit. Grundlagen und Arbeitshilfen für die Praxis. München: Ernst Reinhardt.

Statistische Ämter des Bundes und der Länder (2010). Demografischer Wandel in Deutschland. Auswirkungen auf Krankenhausbehandlungen und Pflegebedürftige im Bund und in den Ländern. www.statistik-portal.de/statistik-portal/demografischer_wandel_heft2.pdf, [10.12.2010].

Stefan H., Eberl J., Allmer F., Hansmann R., Jedelsky E., Schalek K. et al. (2009). POP® Praxisorientierte Pflegediagnostik. Wien: Springer.

Stemmer R. (2011). Pflegewissenschaft als Player im Gesundheitswesen. Pflegewissenschaft in der Praxis. Bern: Verlag Hans Huber.

Stemmer R. (2003). Pflegetheorien und Pflegeklassifikationen. Pflege & Gesellschaft, 8, 51–58.

Stemmer R. (2008). Messung von Ergebnisqualität in der Pflege. In: Stemmer (Hrsg.). Qualität in der Pflege – trotz knapper Ressourcen. Hannover: Schlutersche, 79–100.

Stimmer F. (2006). Grundlagen des Methodischen Handelns in der Sozialen Arbeit. Stuttgart: Kohlhammer.

Tafel G. (2009). Beratung in unterschiedlichen Handlungsfeldern des Case Managements. Auf welche Kompetenzen kommt es an? Vortrag: Qualitätstagung der DGCC Institute. www.dgcc.de, [15.12.2009].

Thiersch H. (1992). Lebensweltorientierte Soziale Arbeit. Aufgaben der Praxis im sozialen Wandel. München: Juventa.

Uzarewicz C. (2003). Das Konzept der Leiblichkeit und seine Bedeutung für die Pflege. In: Deutscher Verein für Pflegewissenschaft (Hrsg.). Das Originäre der Pflege entdecken. Pflege beschreiben, erfassen, begrenzen. Frankfurt a. M.: Mabuse.

Wendt W. R., Löcherbach P. (2011). Case Management in der Entwicklung. Stand und Perspektiven in der Praxis. 2., überarb. Auflage. Heidelberg: Economica.

Wendt W. R. (2010). Care und Case Management. In: Aner K., Karl U. (Hrsg.). Handbuch Soziale Arbeit und Alter. Wiesbaden: VS-Verlag, 215–222.

Wendt W. R., Löcherbach P. (2009). Standards und Fachlichkeit im Case Management. Heidelberg: Economica.

Wendt W. R. (2008). Case Management im Sozial und Gesundheitswesen. Eine Einführung. 4., überarb. Auflage. Freiburg i. Br.: Lambertus.

Wendt W. R. (2000). Case Management im Altenhilfesystem in Baden-Württemberg. In: Bundesministerium für Familie, Senioren, Frauen und Jugend (Hrsg.). Case Management. Erfahrungen aus neun Ländern. Materialband. Stuttgart: Kohlhammer, 36–41.

Wilkinson J. (2012). Das Pflegeprozess-Lehrbuch. Bern: Verlag Hans Huber.

Windeler J., Görres S., Thomas S., Kimmel A., Langner I., Reif K. et al. (2011). Maßnahmen zur Schaffung eines neuen Pflegebedürftigkeitsbegriffs und eines Begutachtungsinstruments zur Feststellung der Pflegebedürftigkeit. www.uni-bielefeld.de/gesundhw/ag6/projekte/begutachtungsinstrument.html, [06.01.2014].

Wingenfeld K., Büscher A., Gansweid B. (2008). Das neue Begutachtungsassessment zur Feststellung von Pflegebedürftigkeit. Bielefeld: Münster.

Wissert M. (2010). Soziale Arbeit in Beratungsstellen. In: Aner K., Karl U. (Hrsg.). Handbuch Soziale Arbeit und Alter. Wiesbaden: VS-Verlag, 113–120.

Wissert M. (2005). Case Management mit alten pflegebedürftigen Menschen. Lehren aus einem Modellversuch. In: Löcherbach P., Klug W., Remmel-Faßbender R., Wendt W. R. (Hrsg.). Case Management: Fall und Systemsteuerung in der Sozialen Arbeit. 3. Auflage. München: Ernst Reinhardt, 199–215.

Wissert M. (1996). Ambulante Rehabilitation alter Menschen. Beratungshilfen durch das Unterstützungsmanagement. Freiburg i. Br.: Lambertus.

Zippel C., Kraus S. (2011). Soziale Arbeit für alte Menschen. Ein Handbuch für die berufliche Praxis. 2., erg. Auflage. Frankfurt a. M.: Mabuse.

Zeman P. (2007). Strukturelle Vernetzung in Altenhilfe und Pflege – Zur Aktualität eines viel diskutierten Konzepts. In: Deutsches Zentrum für Altersfragen (Hrsg.). Informationsdienst Altersfragen, 6, 2–4.

Quellen im Internet

Deutscher Berufsverband für Soziale Arbeit (DBSH): www.dbsh.de.

Deutsche Gesellschaft für Pflegeberufe (DBfK): www.dbfk.de.

Deutsche Gesellschaft für Soziale Arbeit (DGSA): www.dgsa.de.

Deutsche Gesellschaft für Care und Case Management (DGCC): www.dgcc.de.

Deutsche Gesellschaft für Pflegewissenschaft (DGP): www.dg-pflegewissenschaft.de.

Deutsche Gesellschaft für Gerontologie und Geriatrie e. V. (DGGG): www.dggg-online.de/wir/sektionen.php.

Zentralstelle für Klinische Sozialarbeit (ZKS): www.klinische-sozialarbeit.de/.

14 Professionelle Soziale Arbeit und Pflege zwischen Theorie und Praxis

Franz Kolland, Theresa Fibich

Zusammenfassung

Berufe als soziokulturell definierte Fähigkeits- und Tätigkeitsformen lassen sich im europäischen Raum bis ins früheste Mittelalter und davor bis weit in die Antike zurückverfolgen. Mittlerweile ist ein umfangreicher theoretischer Korpus im Rahmen der Professionssoziologie entstanden, der von strukturfunktionalistischen bis hin zu interaktionistischen Ansätzen reicht und die analytischen Professionalisierungsprozesse auf der Mikro-, Meso- und Makroebene in den Blick nimmt. Bestimmt wird die Diskussion um das Wesen, die Merkmale und Determinanten von Professionen durch das Verhältnis von Wissenschaft und Praxis, von Theorie und Anwendung. Dabei geht es in der jüngsten Debatte vor allem um die Auseinandersetzung evidenz- versus eminenzbasierte Soziale Arbeit bzw. Pflege. Diese Debatte wird, wie die Debatte um die Professionalisierung selbst, sehr stark von der Entwicklung und Stellung der Medizin beeinflusst. In diesem Konfliktfeld suchen Soziale Arbeit und Pflege mit Konzepten wie evidenzinformierte Praxis und Transdisziplinarität eine eigene Position zu entwickeln. So wird die Soziale Arbeit zu einer pragmatischen eigenreferenziellen Profession, die durch zurückhaltende Aktivität die Balance zwischen wissenschaftlich ausgelegter Qualifikation, gesellschaftlicher Legitimation, eigengestalteter Praxis und Orientierung zum Wohl der KlientInnen aufrechtzuerhalten sucht.

> **Lernziele:**
>
> - Kenntnisse über die Herausbildung von Professionen und deren Funktions- bzw. Wirkungsmechanismen erhalten.
> - Das Verhältnis von Wissenschaft und Praxis (inter)disziplinär reflektieren.
> - Einen kritischen Blick auf Professionalisierungsprozesse im Feld der sozialen Altenarbeit und Geriatrischen Pflege entwickeln.
> - Das eigene berufliche (inter)disziplinäre Selbstverständnis reflektieren.

14.1 Einführung

Der Beruf ist nach wie vor einer der entscheidenden Mechanismen der Vergesellschaftung und Verortung des Einzelnen. In der Europäischen Wertestudie wird von rund der Hälfte der Befragten die Arbeit als einer der wichtigsten Lebensbereiche angegeben. Sie hat zwar, etwa in Österreich, in der Zeit von 1990 bis 2008 an Bedeutung verloren, befindet sich aber weiterhin nach der Familie auf dem zweiten Platz in der Wertehierarchie. Im europäischen Vergleich zeigen sich nach eigenen Berechnungen erhebliche Unterschiede. Einerseits differiert das Ausmaß der Wichtigkeit – in Schweden sehen 92 % diesen Lebensbereich als wichtig, in Tschechien sind es 43 % – andererseits finden sich im Zeitvergleich sowohl Zunahmen (Deutschland, Schweden) als auch Abnahmen (Österreich, Tschechien). Die gesellschaftliche Verteilung der Berufe (Berufsstruktur, System der Berufe) bildet jedenfalls eine grundlegende Form sozialer Ordnung. Sie erfolgt auf der Grundlage der fortschreitenden Differenzierung gesellschaftlicher Funktionen und Aufgabenbereiche.

Den einzelnen Berufsgruppen wird ein unterschiedliches Prestige zugeordnet, und zwar als Ausdruck wahrgenommener Funktionen und als Folge machtbasierter Strategien. In der Allensbacher Berufsprestige-Skala 2011 erfahren die ÄrztInnen (in Deutschland) die größte Wertschätzung (82 %), dahinter folgen die KrankenpflegerInnen (67 %) und die LehrerInnen (42 %). Gering ist das Berufsprestige von PolitikerInnen (6 %), BuchhändlerInnen (6 %) und FernsehmoderatorInnen (4 %) (www.ifd-allensbach.de/uploads/tx_reportsndocs/prd_1102.pdf, [21.01.2013]). Eine ähnliche Studie für Österreich (2006) zeigt, dass SozialarbeiterInnen prestigemäßig höher rangieren als leitende Beamte, SteuerberaterInnen, ManagerInnen oder PolitikerInnen (Market, 2006). Während SozialarbeiterInnen von 67 % der ÖsterreicherInnen als sehr wichtig eingeschätzt werden, sind es nur 41 %, die leitende Beamte als wichtig sehen. Das Berufsprestige des Pflegepersonals ist in Österreich ähnlich hoch wie in Deutschland. Der Beruf der Pflege ist für 82 % der Befragten sehr wichtig. Diese Ergebnisse zeigen aber auch, dass Einkommen und Prestige sich nicht decken, ein hohes Prestige nicht zwangsläufig ein hohes Einkommen bedeutet und umgekehrt.

In den Berufsfeldern Soziale Arbeit und Pflege wird die Frage der weiteren Professionalisierung vor dem Hintergrund unterschiedlicher Paradigmen intensiv und konfliktuell diskutiert. Noch spezifischer fällt diese Diskussion in der Arbeit mit und Pflege von alten Menschen aus. Hier wird die Debatte von den Professionalisierungsbestrebungen in Nachbardisziplinen beeinflusst. In der Medizin hat sich im Laufe der vergangenen Jahrzehnte die Geriatrie herausentwickelt und in der Soziologie die Sozialgerontologie. Insgesamt zeigt sich dabei ein umkämpftes Terrain entlang unterschiedlicher erkenntnistheoretischer Zugänge, gesellschaftspolitischer Veränderungen und wirtschaftlicher Überlegungen.

Wir wollen uns im Folgenden mit den Professionen der Sozialen Arbeit und Pflege beschäftigen und der Frage nachgehen, wie eine Profession überhaupt zur Profession wird. Beschrieben und analysiert werden jene Merkmale und Dimensionen, die der Skizzierung einer Profession dienen können. Abgerundet wird die Analyse durch Hinweise auf die Professionsentwicklung in den Bereichen der sozialen Altenarbeit und der Geriatrischen Pflege.

14.2 Beruf und Profession

Max Weber formulierte im 19. Jahrhundert eine oft rezipierte Definition von Beruf, demnach soll «Beruf jene Spezifizierung, Spezialisierung und Kombination von Leistungen einer Person heißen, welche für sie Grundlage einer kontinuierlichen Versorgungs- oder Erwerbschance ist» (Weber, 1972: 80). Weber führt für den Beruf noch zwei weitere Merkmalsdimensionen an, nämlich Qualifikation und soziale Schließung. Berufe wirken demnach nicht nur qualitätssichernd über bestimmte ihnen zugehörige Ausbildungsgänge, sie führen auch zu einer Monopolisierung sozialer Chancen, d.h. sozialer Schließung des eigenen Berufs gegen Außenstehende. Damit sind Berufe sowohl Elemente zur Entwicklung von Produktivität und Wertschöpfung als auch Faktoren zur Stabilisierung des Machtgefüges in der Gesellschaft. Demszky von der Hagen und Voß (2010) stellen darüber hinaus fest, dass Max Weber nicht nur für das gesellschaftliche Verständnis von Berufen Ansatzpunkte geschaffen, sondern auch für die Professionssoziologie einen bedeutenden Grundstein gelegt hat, indem er die historischen Ursprünge privilegierter Berufe in außeralltäglichen Leistungen charismatischer Führer oder Neuerer sieht.

Als Professionen können jene Berufe gelten, die sich durch besondere Erwerbs-, Qualifikations- und Kontrollchancen auszeichnen und dadurch oft ein ausgeprägtes Sozialprestige genießen (Pfadenhauer/Sander, 2010). Markante und oft untersuchte Beispiele sind die Professionen der Ärzte, Juristen und Theologen. Der gesellschaftliche Status und die Anziehungskraft dieser Professionen war seit dem ausgehenden Mittelalter sehr hoch, da sie eine Möglichkeit boten, eine höher gestellte Position in der Gesellschaft einnehmen zu können, ohne Mitglied der Aristokratie sein zu müssen. Professionen hatten aus diesem Grund auch eine wichtige Rolle in der Strukturbildung im frühneuzeitlichen Europa (Kurtz, 2010). Sie waren korporativ organisiert und traten neben den Ständen auf. Den Korporationen wurden bestimmte Privilegien und Rechte zugesprochen, für die sie im Gegenzug entsprechende Leistungen zu erbringen hatten.

Die klassische Ordnung der Professionen funktionierte am besten mit einer begrenzten Zahl gesellschaftlich unabweisbarer Funktionen und den ihnen zugeordneten Wissenssystemen. Dies macht plausibel, dass den TrägerInnen dieser wenigen Funktionen eine herausragende gesellschaftliche Rolle zugeschrieben werden konnte. Die Untersuchung solcher Berufsgruppen sowie der Gründe ihrer besonderen Stellung und der damit verbundenen Privilegien hat eine lange Tradition.

In der heutigen Zeit ist eine begrenzte Zahl an Funktionen und Wissenssystemen im Zuge einer zunehmend differenzierten Arbeitsteilung so nicht mehr vorzufinden, weshalb auch der Professionsbegriff neu gefasst werden muss. Stichweh (2005) legt daher beispielsweise den Professionsbegriff in einer engen Definition über die Merkmale «Freiberuflichkeit» und «KlientInnenbezug» fest: Dies umfasst nur Aufgaben des «people processing» und beschränkt sich auf Tätigkeiten, die durch eine Experte- bzw. Expertin-KlientIn-Beziehung (z. B. Anwalt/Anwältin) charakterisiert sind und freiberuflich ausgeübt werden. Professionalität könne sich demnach gewissermaßen nur in einer selbstständigen Tätigkeit entfalten.

Wird von einem solchen Professionsverständnis ausgegangen, dann erfüllt die Soziale Arbeit zwar den KlientInnenbezug, aber in nur sehr eingeschränktem Maß das Merkmal der Freiberuflichkeit, weil sich die Mehrzahl der erwerbstätigen SozialarbeiterInnen in einem abhängigen Beschäftigungsverhältnis befindet. Für Deutschland kann nach Schätzungen davon ausgegangen werden, dass von rund 110 000 SozialarbeiterInnen etwa 10 % selbstständig tätig sind. Die deutliche Zunahme so genannter Ich-AGs seit 2003 wird dabei weniger als Merkmal einer zunehmenden Professionalisierung, sondern als Prekarisierung in diesem Berufsfeld gesehen (Rödig, 2009).

Professionen lassen sich aber nicht nur über ihr Verhältnis zu KlientInnen bestimmen, sie können auch machttheoretisch gefasst werden, weil Berufe nach ihrem Prestige gesellschaftlich nicht horizontal, sondern vertikal angeordnet sind. In dieser Hinsicht ist ein enger Professionsbegriff interessengeleitet, wird er nur auf wenige Berufe bezogen, nämlich den Beruf des Arztes und die juristischen Berufe, die damit eine Sonderstellung in der beruflichen Gliederung der Gesellschaft einnehmen. Ebenso beanspruchen sie – so die These – eine elitäre («mächtige») Position in der beruflichen Statushierarchie. Auf derartige machttheoretische Ansätze kommen wir später noch einmal zurück. Von Bedeutung für die heutigen Professionen, wie etwa für die Soziale Arbeit, ist der Tatbestand, dass der Profession bereits in diesen frühen Aushandlungen sowohl funktionale Expertise als auch soziale Kontrolle als Aufgaben zugeschrieben wurden (Kurtz, 2010). Wenn auch das Sozialprestige des Berufs des Sozialarbeiters nicht so hoch ist wie etwa der des Arztes, so ist doch bemerkenswert, wie stark die Ausbildung zum Sozialarbeiter nachgefragt wird. Die hohe Attraktivität dieser Ausbildung lässt sich beispielsweise für den Studiengang Soziale Arbeit an der Fachhochschule FH-Campus Wien zeigen, in der das Verhältnis zwischen InteressentInnen und Aufgenommenen seit mehr als 10 Jahren stets etwa 7 : 1 beträgt.

Berufsgesetzliche Regelungen der Sozialen Arbeit in Österreich, Deutschland und der Schweiz
Weder in Deutschland noch in Österreich oder in der Schweiz liegt ein Berufsgesetz für professionelle Soziale Arbeit vor. Schritte in Richtung einer Professionalisierung zeigen die von den Berufsverbänden formulierten Berufsbilder und berufsethischen Prinzipien, die als Argumentatorium für eine professionelle Praxis zu verstehen sind. Alle drei Länder orientieren sich dabei weitgehend an den Leitlinien der International Federation of Social Workers (IFSW) und der International Association of Schools of Social Work (IASSW).

Der österreichische Berufsverband Diplomierter SozialarbeiterInnen (OBDS) forderte erstmals 1997 ein Berufsgesetz, das bis zum heutigen Tag nicht durchgesetzt werden konnte. Formuliert wurde 1994 bereits ein Berufsbild, was als erster Schritt in Richtung einer Professionalisierung zu verzeichnen ist. Im Gegensatz zu anderen Berufen im Sozialbereich, wie den PsychotherapeutInnen (geregelt durch das Psychotherapiegesetz), PsychologInnen (geregelt durch das Psychologengesetz) und Lebens- und SozialberaterInnen (gewerbliche Ausübung geregelt in der Lebens- und Sozialberatungs-Verordnung), besitzt der Beruf des Sozialarbeiters in Österreich kein Berufsgesetz. Bundesweite Regelungen sind nicht in Aussicht, viel wahrscheinlicher erscheinen Regelungen auf Bundesländerebene (OBDS, 2005).

Auch in Deutschland fordert der Deutsche Berufsverband für Soziale Arbeit (DBSH) ein Berufsgesetz, das einer Dequalifizierung im Sozialbereich durch den Einsatz nichtqualifizierter MitarbeiterInnen entgegenwirkt und eine kontinuierliche Ausbildung von Fachkräften sicherstellt. Auch hier liegt für PsychotherapeutInnen schon ein derartiges Bundesgesetz vor (Psychotherapeutengesetz). In Deutschland wurde 2002 daher (nicht zuletzt als politisches Projekt) das Berufsregister für Soziale Arbeit (BSA) gegründet, in dem sich SozialarbeiterInnen auf freiwilliger Basis registrieren können, ihre fachliche Qualifikation wird nach ethischen und Qualitätskriterien bewertet. Fort- und Weiterbildungen werden akkreditiert und erhöhen den eigenen Marktwert. Die eingetragenen Sozialarbeiter-Innen können den Zusatztitel «rBSA» (registriert im Berufsregister für Soziale Arbeit) führen.

Auch in der Schweiz liegt kein Berufsgesetz vor, ein Berufskodex Sozialer Arbeit wurde vom schweizerischen Berufsverband professioneller SozialarbeiterInnen formuliert (AvenirSocial, 2010). Auch hier finden sich für PsychotherapeutInnen (und PsychologInnen) andere Regelungen: Bis 2012 wurden diese kantonal reglementiert, ab April 2013 regelt ein bundesweites Psychologieberufsgesetz die Zulassung zur Berufsausübung.

Was macht nun in der Gegenwart eine Profession zur Profession? Wie oben gezeigt, sind Berufsgesetze ein Element im Prozess der Professionalisierung eines Berufs. Als ein Beispiel für die Bestimmung von Professionen anhand empirischer Merkmale kann das Modell von Albrecht Hesse (1972) genannt werden. Hesse hat folgende Charakteristika von Professionen herausgearbeitet:

- überwiegend theoretisch ausgerichtete Tätigkeit mit einer lang dauernden, wissenschaftlich fundierten Spezialausbildung
- ethische Verhaltenscodices
- Altruismus
- Organisation in einem Berufsverband
- hohes Ansehen
- Prestige und Selbstbewusstsein und
- monopolisierte Arbeitsbereiche mit kontrollierten Berufszugängen.

Eine kürzere Liste an Merkmalen legen Dieter Blaschke und Heinz Stegmann (1989) vor, in der im Unterschied zu Hesse ebenso das monetäre Element eine Rolle spielt. Sie sehen als Kriterien für Professionen den eindeutigen Gegenstandsbereich, die wissenschaftliche Ausbildung (Disziplin), das (eindeutige) gesellschaftliche Mandat und die Bezahlung. Demnach ist «Beruf eine Tätigkeit, die auf den Erwerb von Geldeinkommen gerichtet ist, der meistens auf Dauer nachgegangen wird und die bestimmte Kenntnisse, Fertigkeiten und Erfahrungen voraussetzt» (Blaschke/Stegmann, 1989: 65). Gerade eine hochqualitative Ausbildung sowie Typus und Höhe der Gratifikationen (Entgelt, Prestige, Karriere) sind für die Pflege und die Soziale Arbeit von Bedeutung, weil es in diesem Kontext auch um die (qualitative) Abgrenzung gegenüber der freiwilligen Sozialen Arbeit und der informellen Pflege geht.

Gemeinsam sind allen Professionen, so kann zusammenfassend gesagt werden, die Bearbeitung praktischer Probleme, wissenschaftliches Bezugswissen und meist eine multidisziplinäre Herangehensweise, da die vorliegenden sozialen, gesundheitlichen und psychischen Probleme und Aufgabenstellungen kaum monodisziplinär zu bearbeiten sind. Während die erste und dritte Gemeinsamkeit kaum umstritten sind, bestehen in der Sozialen Arbeit erhebliche Debatten über die wissenschaftliche Ausrichtung. Diese Diskussion entspringt zum einen einer grundlegenden Vorstellung vom Verhältnis von Wissenschaft und Praxis. So steht die Anforderung, einer Praxis zu folgen, die sich der neuesten und bestverfügbaren Evidenz bedient, einer wissenschaftsskeptischen Position gegenüber, die sich von unbrauchbarem, realitätsfremden wissenschaftlichen Wissen abzuschotten versucht (Gredig/Sommerfeld, 2010). Zum anderen geht es um einen Konflikt zwischen einer Orientierung an nomologischen Hypothesen, die auch als evidenzbasierte Ausrichtung bezeichnet wird, und einer hermeneutischen, stark auf Individuen zentrierten Ausrichtung, die von eminenzbasiert bis evidenzinformiert (Otto et al., 2010) reicht. So steht eine quantitative Forschung, die darauf abzielt, vorab aufgestellte theoriegeleitete Hypothesen zu überprüfen (deduktive Vorgehensweise), indem sie soziale Wirklichkeit mithilfe großer repräsentativer Stichproben zu messen versucht, einer qualitativen Forschung gegenüber, in der keine absolute Vergleichbarkeit angestrebt wird, sondern eine fallgerechte Beschreibung im Zentrum steht (Lamnek,1995). Im Rahmen quantitativer Methoden werden Messwerte miteinander in Beziehung gesetzt, Zusammenhänge zwischen verschiedenen Merkmalen hergestellt und auf ihre Signifikanz hin überprüft, um allgemeine Aussagen treffen zu können, die für eine vorab definierte Grundgesamtheit gültig sind. Gütekriterien wie Reliabilität, Validität und Objektivität stehen im Zentrum. AnhängerInnen qualitativer Verfahren kritisieren, dass quantitative Forschung nicht den wahren Bedeutungsgehalt von Handlungen erfassen könne. Das Handeln von Menschen sei nicht nach naturwissenschaftlichen Forschungsmethoden zu untersuchen (Lamnek, 1995). Daher steht bei qualitativer Forschung die Herauslösung des Typischen im Sinne von Repräsentanz (im Gegensatz zum statistischen Repräsentativen) im Fokus (Lamnek, 1995). Sie zeichnet sich durch deutlich mehr Offenheit aus und geht induktiv (von der Beobachtung/dem Einzelfall zur Theorie) vor. Gearbeitet wird je nach Offenheitsgrad und Untersuchungsgegenstand mit offenen Interviews, teilnehmender Beobachtung, Gruppendiskussionen usw. Quantitative AnhängerInnen kritisieren hier häufig fehlende Standardisierung und mangelnde Objektivität, nicht zuletzt aufgrund des stark interpretativen Zugangs; darüber hinaus könnten keine allgemein gültigen Aussagen getroffen werden.

Wer allerdings diesen Methodenstreit mit etwas Distanz betrachtet, wird erkennen: Er resultiert aus den (theoretischen) Annahmen über die Funktionsweisen, Ordnungsprinzipien, Handlungsweisen und Interaktionen gesellschaftlichen Zusammenlebens, die der Wahl der Methode vorausgehen. So stehen sich, grob gesagt, individualistische und kollektivistische Annahmen gegenüber, die in weiterer Folge unterschiedliche Fragestellungen und Perspektiven einnehmen.

Um also die Diskussion über das Verhältnis von Wissenschaft und Praxis und daraus resultierend die Diskussion über eminenz- versus evidenzbasierte Soziale Arbeit bzw. Pflege nachvollziehen zu können, müssen die dahinterliegenden unterschiedlichen theoretischen Annahmen über Gesellschaft und die daraus abgeleiteten Aufgaben bzw. Merkmale von Professionen beachtet werden.

14.3 Theoretische Positionen in der Professionsforschung

Nach Michaela Pfadenhauer und Tobias Sander (2010) können über die Beschreibung äußerer Merkmale von Professionen hinaus (Attributemodell) fünf theoretische Positionen unterschieden werden, die dem Prozess der Professionalisierung eine jeweils andere Bedeutung zuschreiben und dadurch auch unserer Ansicht nach die Vorstellungen vom Verhältnis von Wissenschaft und Praxis mit formen. Die Ab- und Ausgrenzung von Professionen allein auf der Grundlage heuristischer Verfahren vorzunehmen ist analytisch wenig brauchbar. Zu den dominanten theoretischen Ansätzen gehören strukturfunktionalistische, strukturtheoretische, systemtheoretische, machttheoretische und interaktionistische Konzepte. Je nach theoretischer Ausrichtung ergeben sich andere Handlungsimplikationen für die Soziale Arbeit und ein anderes berufliches Selbstverständnis. Wenn auch die nachfolgende Darstellung, die verschiedene Denkrichtungen repräsentativ veranschaulichen soll, auf eine historische Entwicklung hinweist, so ist die Praxis der Sozialen Arbeit eher von einer Gleichzeitigkeit geprägt. Das theoretische Professionsverständnis hängt also mehr davon ab, welche Problemlagen und sozialen Gegenstände bearbeitet werden, und weniger von einem bestimmten Stand der theoretischen Entwicklung. Während systemtheoretische Positionen eher in Zusammenhang mit Interventionen im familialen Kontext anzutreffen sind, haben machttheoretische Ansätze eher im Zwangskontext Sozialer Arbeit, wie z. B. der Straffälligenhilfe, Bedeutung.

14.3.1 Strukturfunktionalismus – Profession als institutionalisierter Altruismus

Wesentlicher Vertreter der so genannten strukturfunktionalistischen Position in der Professionsdebatte ist Talcott Parsons, der den Professionen im Unterschied zur Geschäftswelt, die eine Prävalenz des Selbstinteresses vertritt, einen institutionalisierten Altruismus zuschreibt. Elemente dieses institutionalisierten Altruismus sieht Parsons in der Bindung professionellen Handelns an zugehörige Wissensbestände und in den Dienstidealen, die die Einstellung der Professionellen gegenüber ihren KlientInnen bestimmen (Demszky von der Hagen/Voß, 2010). Der Kern des Modells schreibt Professionen im Prozess der Modernisierung und damit der Differenzierung von Gesellschaft eine hervorgehobene Rolle zu, weil sie in diesem Prozess entscheidende Träger und Vermittler rationaler Werte und neuen technologischen Wissens sind (Parsons, 1968). Das Berufshandeln von Professionen ist durch affektive Neutralität, Universalismus, Kollektiv- und Leistungsorientierung sowie eine spezifische Definition der Situation geleitet, in der nur bestimmte (partikuläre) Eigenschaften der KlientInnen relevant sind. Nach Talcott Parsons bestehen und entstehen Professionen aus einem tätigkeitsspezifischen Wertekonsens und dienen der Lösung von bestimmten Problemen, deren Streben danach eine hohe gesellschaftliche Wertschätzung genießt. Eine weitere Prämisse für Profession stellt für Parsons das Risiko des Scheiterns bei dieser Tätigkeit dar. Für Parsons haben Professionen zudem eine herausgehobene Bedeutung für die Gesamtgesellschaft, indem sie für die Gesellschaft zentrale Werte vermitteln. Die professionellen Berufsgruppen bilden den so genannten «professional complex», der die beruflichen Gruppen vereinigt, die auf der Grundlage hochspezialisierten Wissens für die Allgemeinheit als ExpertInnen bestimmte Aspekte der Lebenswelt bearbeiten (Parsons, 1978). Sozialer Fortschritt und Modernisierung der Gesellschaften sind eng an institutionalisiertes professionelles Handeln geknüpft. Nach diesem Ansatz wäre professionelles Handeln in der Sozialen Arbeit und Pflege durch Spezialisierung, starke Arbeitsteilung, emotionale Neutralität und selektive Problembearbeitung gekennzeichnet.

14.3.2 Strukturtheorie – Problemlösung und Autonomiestärkung

Der strukturtheoretische Ansatz fokussiert auf praktische Probleme, die professionalisierungsfähig und -bedürftig sind (Obrecht, 2009). Es geht um jene Probleme, die Individuen beschäftigen und die sie nicht mehr aus eigenen Kräften zu lösen vermögen, d.h. um Individuen, die sich in «Krisen» befinden (Oevermann, 1996). Es geht im strukturtheoretischen Ansatz, den auch Oevermann vertritt, somit weniger um die Profession an sich als um das professionelle Handeln, welches strukturell Praxis und Theorie verbindet, da lebenspraktische Probleme von KlientInnen mit Hilfe wissenschaftlicher Analysen und Methoden einer Lösung zugeführt werden (Oevermann, 1996). Die aktive Gestaltung der spezifischen Interaktion zwischen SozialarbeiterIn und KlientIn hebt die Profession von anderen Professionsgruppen ab. In der stellvertretenden Krisenbewältigung wird die «psycho-somatisch-soziale Integrität» von Personen hergestellt und nach Möglichkeiten für Gerechtigkeit und Anerkennung gesucht. Aus strukturtheoretischer Perspektive handelt es sich bei Professionen um Berufe, die durch eine eigengesetzliche Handlungsdynamik bestimmt sind (Pfadenhauer/Sander, 2010). Professionalität zeigt sich nicht in der Anwendung von systematischem Wissen, wie es die strukturfunktionalistische Theorie annimmt, sondern Professionalität zeigt sich in einer autonomen Handlungsstruktur. Dieses Professionsverständnis entspricht dort sehr stark sozialarbeiterischem Handeln, wo Beratung und einzelfallorientierte Problemlösung die Praxis bestimmen. Den Ausgangspunkt für professionelles Handeln bildet die Lebenspraxis, denn sie gilt als Ort, an dem «Neues» entsteht. Es ist die Besonderheit des konkreten Falls, die ein autonomes Agieren verlangt (Pfadenhauer/Sander, 2010). Das Ziel des professionellen Handelns ist die Stärkung der Autonomiepotenziale von Personen (Demszky von der Hagen/Voß, 2010).

14.3.3 Systemtheorie – Wirksamkeitskalkulation von Handlung/Nicht-Handlung

Im Gegensatz zum Strukturfunktionalismus, der die Einheit eines Systems der Professionen betont, bilden sich nach Luhmann Professionen in denjenigen Teilsystemen aus, deren Funktion die Bearbeitung der «personalen Umwelt» sozialer Systeme ist (Luhmann, 1981, 2002). Erst durch Professionen wird Kommunikation in nicht technisierbaren Teilsystemen möglich, etwa im Gesundheits-, Erziehungs-, Religions- und Rechtssystem. Funktion der Professionen ist dabei eine Veränderung der Menschen in Richtung der erwünschten Hauptunterscheidung des Teilsystems (gesund statt krank, gerecht statt ungerecht). Da der Erfolg dieser Operation nicht nur von den Fähigkeiten des Professionellen abhängt, sondern auch von den KlientInnen sowie von externen Faktoren, ist das Risiko des Misslingens bei professioneller Arbeit hoch – und diese Risikobelastung räumt Professionen ihr Sozialprestige ein (Stichweh, 1994).

Was moderne Professionen auszeichnet und gleichzeitig die Abgrenzung zu primär wissenschaftlichen Orientierungen ermöglicht, sind ihre KlientInnenorientierung sowie ihre Durchsetzung des Primats des Handlungsbezugs (Stichweh, 1994). Professionen orientieren sich permanent an Handlungsprämissen und entwickeln an der Differenz Handeln/Nichthandeln Formen der Wirksamkeitskalkulation bezogen auf die Problemspezifika ihrer Klientel: Im Grundsatz beschreiben Professionelle eine Intervention als durch ihr Handeln verursacht (Eugster, 2000).

Der Professionelle befindet sich im permanenten Spannungsfeld (1) zwischen seiner relativen Bindung an wissenschaftliches Wissen und (2) seiner KlientInnenorientierung, welche «mythologisches Wissen» aktiviert. Damit ist keine Bewertung der Wissensarten geleistet. Die selektive Orientierung am wissenschaftlichen Wissen ermöglicht unter anderem die Selbstbindung von Professionen, also die Bezugnahme auf Standards, auf «Regeln des Fachs» und damit situativ auch die Ablehnung von KlientInnenansprüchen. Die prinzipielle KlientInnenbindung erlaubt wiederum die Distanzierung von übergeordneten Ansprüchen und setzt

Individualisierung in Gang. Professionen erreichen durch dieses Spannungsfeld eine relative Autonomie (Eugster, 2000).

14.3.4 Interaktionstheorie – die adäquate Reaktion auf das Unbekannte

Eine interaktionistische Annäherung an Professionen orientiert sich an der Chicagoer Schule und geht auf Everett C. Hughes (1963) zurück. Wichtigstes Charakteristikum von Professionen ist bei Hughes die Arbeit an Personen (Kranke, Arme, Kinder oder Rat Suchende) statt an Gegenständen. In diesem Sinn geht dieser Ansatz nicht von einer bestimmten Profession aus, sondern interessiert sich für die empirische Vielfalt von Professionen (Demszky von der Hagen/Voß, 2010). Die interaktionistische Professionsforschung sucht in ihrem Bezug auf das Interpretative Paradigma die empirische Erschließung konkreter Arbeitssituationen und der damit verbundenen Anforderungen. Sie nimmt damit Aspekte in den Blick, die aus der strukturfunktionalistischen bzw. systemtheoretischen Perspektive weitestgehend unberücksichtigt bleiben. Professionalität ist bestimmt als ExpertInnenarbeit in Form von interaktiv zu erbringenden Dienstleistungen, die mit Technologiedefiziten und Ungewissheitszonen behaftet ist, daher ist ein instrumentell-technisches Anwendungsmodell wissenschaftlichen Wissens nicht brauchbar (Kranz, 2011).

In der deutschsprachigen Diskussion wird der «Fall» zum wesentlichen Faktor der Problembehandlung (Schütze, 1992). Dieser Blick geht über die KlientInnen hinaus, indem in der Fallbearbeitung die Interaktion zwischen Professionellen und KlientInnen mit in die Analyse einfließt. Der Interaktionsprozess kann nur angemessen verstanden werden, wenn beide Seiten gleichgewichtig in die Analyse einbezogen werden. Dabei ist das professionelle Handeln infolge des problematischen Verhältnisses von Nähe und Distanz, von evidenzorientiertem Handeln versus Lebensweltbezug hochgradig fehleranfällig (Schütze, 1992). Der Einzelfall wird mit regelhaftem Wissen verknüpft, ohne die jeweilige Besonderheit und das Individuum zu vernachlässigen. Professionelles Handeln bedarf gesicherter Routinen, erfordert aber gleichzeitig eine bewusste Haltung der Skepsis gegenüber jeder Routine. Damit ist ein Scheitern an jeder Stelle des professionellen Handelns möglich, was Schütze et al. (1996) zur Formulierung der Routine-Paradoxie geführt hat. KlientInnen finden in kritischen Lebenssituationen in ihrem Handlungsrepertoire keine routinisierten Problemlösungen, die Ungewissheit ist somit die für KlientInnen bestimmende Erfahrung. Diese Ungewissheit ist gleichzeitig die strukturelle Grundlage der Asymmetrie zwischen den Professionellen und den KlientInnen. Für die Professionellen entsteht ein signifikantes Potenzial, die zukünftigen Handlungen der KlientInnen zu beeinflussen. Vertrauen ist zentral und notwendig, damit jede Entscheidung, die getroffen wird, sowohl auf der einen als auch auf der anderen Seite handlungsrelevant werden kann. Unsicherheit verlangt eine Rahmung über Vertrauen (Naegele, 1956). Professionalität kann, so die hier abzuleitende These, als adäquate Reaktion auf das Unbekannte, das Unsichere gesehen werden.

Damit Vertrauen entsteht, umgeben sich die Professionellen mit bestimmten Symbolen oder so genannten Kontextualisierungsschlüsseln. Dazu gehören zum Beispiel eine bestimmte Ausstattung der Räumlichkeiten, in denen das professionelle Handeln stattfindet, sowie eine bestimmte Sprache, deren Sinn darin besteht, Verlässlichkeit und Sicherheit zu signalisieren.

Zur Professionalisierung aus interaktionstheoretischer Perspektive gehört schließlich auch die Darstellung der Professionellen nach außen. Pfadenhauer (2003) bezieht sich in ihrer Studie «Professionalität» auf die Außendarstellung der beruflichen Expertise, indem sie Professionelle als «darstellungskompetente Kompetenzdarsteller» betrachtet. Aus der ihrer Arbeit zugrunde liegenden inszenierungstheoretischen Sicht ist Professionalität als soziale Etikettierung zu begreifen. Sie ist keine unmittelbar sichtbare Qualität des Berufs oder der Berufsgruppe, sondern ein Anspruch, der über Darstellungen zu erreichen versucht wird. Wer sich als kompetent zu inszenieren vermag, erfüllt die Voraussetzung für ExpertInnenschaft.

14.3.5 Machttheoretische Ansätze – Exklusive Expertise

Der «Power Approach» betont, dass Professionen ihre privilegierte Stellung nicht ihren besonderen Fähigkeiten oder Funktionen verdanken, sondern einer erfolgreichen Durchsetzung von Eigeninteressen (Demszky von der Hagen/Voß, 2010). Der Prozess der Professionalisierung kann als eine Entwicklung verstanden werden, in der eine Berufsgruppe versucht, die Bedingungen für den Zugang zum Arbeitsmarkt selbst zu bestimmen. Die eigenen beruflichen Leistungen werden mit Attributen wie Wissenschaftlichkeit, Objektivität, Expertise und Autonomie versehen, Strategien der Selbstverortung mit Strategien der Konkurrenzreduktion verknüpft. Damit wird versucht, unerwünschte Anbieter zu vertreiben und es wird eine Abgrenzung gegenüber verwandten Berufen vorgenommen. Dem Power Approach liegt, worauf Max Weber hingewiesen hat, soziale Schließung als Ziel zugrunde. «Geschlossen» werden professionelle Communities auf der Basis von Zulassungsmechanismen, die meist auf bestimmten (wissenschaftlichen) Qualifikationen aufbauen. Die Schließungstendenz führt in der Folge zu professioneller Hierarchie.

Andrew Abbott richtet in seiner Studie «The System of Professions» (1988) das Augenmerk auf die Inhalte professioneller Arbeit, d. h. auf den jeweiligen Zuständigkeitsbereich einer Profession sowie auf den Wettbewerb zwischen Professionen und anderen Berufen um eine begrenzte Zahl von Zuständigkeitsbereichen. Grundlegend für Abbotts Verständnis der Professionen als System ist seine Annahme, dass Zuständigkeiten exklusiv sind, eine Aufgabe also jeweils nur einer Profession zugeordnet werden kann. Veränderungen der Zuständigkeit einer Profession beeinflussen daher andere Professionen und führen mitunter zu interprofessionellen Konflikten. Übertragen auf Berufe, dient die Darstellung der berufsspezifischen Handlungslogik der Abgrenzung des eigenen Zuständigkeitsbereichs gegenüber anderen Berufen.

Machttheoretische Ansätze stellen Professionen in den Referenzrahmen der politischen Ökonomie und suchen nach Kriterien, die eine Abgrenzung gegenüber anderen Berufen bzw. gegenüber bürokratischen Organisationen erlauben (Kranz, 2011).

14.4 Soziale Arbeit als pragmatische eigenreferenzielle Profession

Professionalisierung ist von verschiedenen theoretischen Perspektiven her denkbar und reflektierbar. Was bedeuten diese verschiedenen theoretischen Überlegungen nun für die Weiterentwicklung der Sozialen Arbeit? Schütze hat 1992 die Sozialarbeit als «bescheidene» Profession bezeichnet und verlangt ein «positives Professionsverständnis». Denn, so Schütze, für eine gelingende Soziale Arbeit ist die Haltung des ethnografischen Fremdverstehens Voraussetzung. Diese Haltung könnte auch als eine der gleichschwebenden Aufmerksamkeit benannt werden, wie sie in Zusammenhang mit der Interviewsituation in der qualitativen Sozialforschung formuliert wurde (Flick, 2005).

Eine Grundlage findet diese Sichtweise in den Arbeiten von Clifford Geertz (1983), dessen Grundannahme ist, dass der Mensch der Welt immer einen Sinn verleiht und von daher nur über dichte Beschreibungen zu verstehen ist. Während eine dünne Beschreibung nur Verhalten aufzeichnet, interpretiert die dichte Beschreibung Tätigkeiten in ihrem kulturellen Kontext und versucht, die kulturellen Kategorien des Sinns in diesen Tätigkeiten zu identifizieren.

Angesichts der Spannung zwischen emotionaler Nähe zum Klienten bzw. zur Klientin und professioneller Distanz ist Bescheidenheit notwendig. Wenn SozialarbeiterInnen mit Lizenz (formaler Qualifikation) und Mandat (gesellschaftlicher Legitimation) ausgestattet sind, können diese Attribute nur dann zu einer entsprechenden Wahrnehmung sozialer Probleme führen, wenn eine Haltung der Bescheidenheit gegeben ist. Mit dieser Bescheidenheit gelingt es, so die Annahme, jene sozialen Probleme zu erfassen, die hinter den Alltagsroutinen von KlientInnen stecken und entscheidend dafür sind, dass es zu Veränderungen bzw. Problemlösungen kommt.

Die Bescheidenheit im professionellen sozialarbeiterischen Handeln kann als essenziell verstanden werden, sie kann aber auch aus professionssoziologischer Perspektive als eine defensive Strategie und mangelnde Entwicklung gesehen werden, da diese Zurückhaltung als aktive Zurückhaltung ebenso wie als zurückhaltende Aktivität gedeutet werden kann. Wie sehr hier ein Dilemma sichtbar wird, zeigt sich an der Auseinandersetzung um Doppel- und Triple-Mandat.

Das «doppelte Mandat» geht auf einen Artikel von Lothar Böhnisch und Hans Lösch (1973) zurück. Entsprechend diesem doppelten Mandat sind SozialarbeiterInnen angehalten, «ein stets gefährdetes Gleichgewicht zwischen den Rechtsansprüchen, Bedürfnissen und Interessen des Klienten einerseits und den jeweils verfolgten sozialen Kontrollinteressen seitens öffentlicher Steuerungsagenturen andererseits aufrechtzuerhalten» (Böhnisch/Lösch, 1973: 27). Damit schufen die beiden Autoren einen wichtigen Beitrag zur Klärung des Auftrags der Sozialen Arbeit als Beruf. Allerdings ist mit diesem Mandat keine explizite Wissenschaftsorientierung vorgesehen und – wie Staub-Bernasconi (2007) ausführt – sogar unerwünscht. Statt wissenschaftlicher Begründung ist politische Aktion gefordert, statt unabhängiger Sachexpertise wird die Auseinandersetzung mit Institutionen und Interessengruppen gefordert. Doch woher sollen die Bewertungskriterien und der Sachverstand kommen? Was unterscheidet Soziale Arbeit mit ihrem Fokus auf Werten und Normen, aber auch wissenschaftlichem Sachverstand von einer politischen Partei? Diese Fragen führen vor dem Hintergrund der bildungs- und wissenschaftspolitischen Entscheidung, Fachhochschulgänge für Soziale Arbeit einzurichten, zu Diskussionen um eine Erweiterung des doppelten Mandats in Richtung eines Triple-Mandats. Dieses beinhaltet wissenschaftsbegründete Arbeitsweisen und Methoden und den internationalen wie nationalen Berufskodex, in welchem festgehalten wird, dass Soziale Arbeit in ihrer Theorie und Praxis die Menschenrechte zu berücksichtigen hat. Anhand wissenschaftlicher Arbeitsweisen und Methoden gilt es, inter- und transdiziplinär soziale Probleme zu beschreiben und zu erklären. Die Einhaltung eines Berufskodex ermöglicht eine ethische Rückkoppelung. Die Forderung nach einer ethischen Rückkoppelung wird durch die 2004 in Adelaide verabschiedeten globalen Akkreditierungsstandards für Ausbildungen in Sozialer Arbeit sowie durch Richtlinien des Europarates von 2006 unterstützt, wonach alle Curricula im Fachbereich Soziale Arbeit das Thema Menschenrechte in den Lehrplan aufnehmen müssen. Zusätzlich wird die Einhaltung eines solchen Kodex durch entsprechende Berufsgesetze (s. o.) gefördert. Die Menschenrechte dienen als Legitimation für einen selbstbestimmten Auftrag Sozialer Arbeit. Beides, also Wissenschaftsbasierung und Menschenrechte, führen zu einem «dritten Mandat» der Sozialen Arbeit, welches Soziale Arbeit erst zur Profession macht. Das Triple-Mandat ermöglicht eine gewisse Unabhängigkeit des Urteils sowohl von den Zumutungen der Gesellschaft als auch von bestimmten Zumutungen der AdressatInnen Sozialer Arbeit.

Das Triple-Mandat ist allerdings nicht unumstritten. Wie sehr es sich hier um ein Konfliktfeld handelt, lässt sich daran ablesen, dass die Bestrebungen, die Praxis der Sozialen Arbeit auf Wissenschaftlichkeit verpflichten zu wollen, als wenig ergiebig eingeschätzt werden (Eugster, 2000). Es ist ein Unterfangen, dem zwar die hochschulischen Ausbildungsstätten für Soziale Arbeit folgen, jedoch deutlich weniger die Praxis. Die Ursache liegt in der Distanz zwischen einer in Theorie und Lehre entfalteten Komplexität sozialer Situationen auf der einen Seite und dem unter Handlungsdruck erforderlichen alltagspraktisch relevanten Wissen auf der anderen Seite. Die erfahrungsgesättigten, im Einzelfall gewonnenen und am Einzelfall verifizierten Regeln («Faustregeln») und die «mythologischen» Wissensderivate sozialarbeiterischer Praxis prägen das Methodenverständnis und führen zur relativen Abschottung gegenüber wissenschaftlichen Zuschreibungen (Eugster, 2000). Gerade in der Differenz wird die Ordnung Sozialer Arbeit gesehen. Professionelle Sozialarbeit ist bestimmt durch den Respekt vor der Autonomie der Lebenspraxis der KlientInnen. Sie hat sich entwickelt von der fraglosen Gewissheit zur Wahrscheinlichkeit und zur unaufhebbaren Differenz zwischen interner und externer Evidenz. Externe Evidenz liegt in Form von qualitativen und quantitativen Forschungsergebnissen vor und somit außerhalb der Intervention des Sozialarbeiters, während die interne Evidenz stark erfahrungsbasiert und klientInnenzentriert zu verorten ist. In diesem Sinne wäre eine bloße Akademisierung Sozialer Arbeit über Zertifikate, die wissenschaftliche Kompetenz ausweisen, nicht ausreichend. Denn der wissenschaftliche Blick ist immer mit einem Blick der Besonderheit der KlientInnen verbunden.

Die spezifische Aufgabe professioneller Sozialer Arbeit liegt darin, eine bestimmte Problemlage korrekt einzuschätzen (Diagnose) und eine angemessene Bearbeitung vorzuschlagen und durchzuführen. Schwierig ist dabei der Transfer bzw. der Übergang von der Diagnose zu einer effektiven Behandlung. Für diesen Prozess, der Inferenz genannt wird (Buer, 2006), gilt es günstige Voraussetzungen und entsprechende Kompetenzen zu schaffen. Die Inferenz-Kompetenz wird auch näher beschrieben als «pragmatische Orientierung» professionellen Handelns: Hier ist Praxiswissen vonnöten, das zwar wissenschaftliches Wissen berücksichtigt, aber wesentlich auf Erfahrungswissen basiert. Aus dieser spezifischen Autorität folgt auch, dass das Handeln nicht durch andere Berufsgruppen adäquat verstanden und damit auch nicht überprüft werden kann. Solange InhaberInnen anderer Positionen nicht über das professionelle Wissen verfügen und die Verantwortung für die Unwägbarkeiten des Einzelfalls übernehmen, sind «externe» Ansprüche nur begrenzt legitimiert. «Der Individualismus professionellen Handelns geht mit einer Ablehnung von formalen Vorgaben und von Hierarchie einher» (Buer, 2006: 272).

Um nicht völlig in aktionistisches, externer Kontrolle entzogenes Handeln zu geraten, wird als Korrektiv die kollegiale Selbstkontrolle eingesetzt. Das Team ist allgemein ein wesentlicher Bestandteil professionellen Handelns, wie etwa in der Medizin, wo die Fallbesprechung im klinischen Setting zur Routine gehört. Allerdings ist das Team nur eine zusätzliche Instanz, schafft aber als solches noch keine Klärung über den epistemologischen Zugang zu den angetroffenen Problemlagen. Wie schwierig eine solche Klärung ist, zeigt die intensiv in der Fachwelt geführte Diskussion, die zwischen evidenzbasierter und evidenzinformierter Praxis hin- und herwogt (s. o.) (Otto et al., 2010; Baumgartner/Sommerfeld, 2012). Als ungünstig gilt jedenfalls eine eminenzbasierte Herangehensweise, in der die Wissenschaft über standardisierte Instrumente und Vorgehensweisen auf die Praxis einwirkt. Als Weiterentwicklung wird ein Modell der kooperativen Wissensbildung gesehen, in welchem Wissenschaft und Praxis in einem transdisziplinären zyklischen Austausch stehen (Hüttemann/Sommerfeld, 2007). Dabei ist die Praxis nicht als Anwendungsfeld der Forschungsergebnisse zu sehen, sondern als ein Kooperationsprojekt zweier epistemischer Systeme, die sich um Problemlösung bemühen. Das Ergebnis wird in der Praxis in eine handlungssteuernde Form, auf wissenschaftlicher Seite in den Diskurs übergeführt. Die Soziale Altenarbeit ist ein Handlungsfeld, in dem sich eine solche transdisziplinäre Herangehensweise besonders eignet. Voraussetzung dafür ist, wie nachfolgend ausgeführt wird, eine multiparadigmatische Perspektive.

14.5 Pflege zwischen Eminenz und Evidenz

Welche Herausforderungen der Professionalisierung ergeben sich für die Pflege in Gesellschaften, in denen Langlebigkeit keine Ausnahme mehr darstellt, sondern zum Normalfall geworden ist? Altersmedizin und Langzeitpflege sind vom Bevölkerungsaltern zentral betroffen. Altern ist zwar keine Krankheit, aber eine wesentliche Determinante des hohen Alters. Hochaltrigkeit ist mit einem erhöhten Krankheitsrisiko verknüpft, jedoch weist die gerontologische Forschung auch deutlich darauf hin, dass der traditionelle Krankheitsbegriff wenig brauchbar ist. In sehr eindrucksvoller Weise illustriert das etwa eine im Jahre 2006 begonnene, groß angelegte Längsschnittstudie über Hochaltrige in Großbritannien. In dieser Studie an 1042 Personen, die im Jahre 1921 in Newcastle geboren wurden – die so genannte Newcastle 85+ Study (Collerton et al., 2009) – war im Untersuchungsjahr 2006 (Baseline-Erhebung) keine einzige der Testpersonen ohne Krankheitssymptome. Die durchschnittliche Zahl der Erkrankungen lag bei den Männern bei vier Erkrankungen und bei den Frauen bei fünf Erkrankungen. Rund 50 % der untersuchten Personen hatten Schmerzen, über ein Drittel war im vergangenen Jahr vor der Untersuchung gestürzt, ein Viertel der Frauen hatte eine starke Inkontinenz. Mehr als die Hälfte der Frauen und Männer hatte Hörprobleme und etwa 35 % hatten visuelle Einschränkungen. Auf der Grundlage dieser Ergebnisse wäre die Erwartung, dass das Niveau der Behinderung in dieser Gruppe hoch ist. Die Forschungsergebnisse zeigen jedoch, dass 20 % der Hochaltrigen in 17 Alltagsaktivitäten (z. B. Waschen, Anziehen, Essen, Aufstehen) keine Schwierigkeiten angaben. Anders ausgedrückt: Trotz einer hohen Krankheitsprävalenz ist das Niveau funktionaler Einschränkungen gering. In der Studiengruppe gaben 78 % (!) eine gute, sehr gute bzw. exzellente Gesundheit an. Diese Kombination aus positivem Gesundheitsempfinden, geringem Niveau funktionaler Einschränkungen und gleichzeitiger Multimorbidität macht es notwendig, neu darüber nachzudenken, was Krankheit und Pflege im späten Leben überhaupt bedeuten und wie professionelles Handeln zu gestalten ist. Anders gesagt: Was wir unter Krankheit verstehen und wie wir diese empfinden, zeigt eine deutliche Veränderung im Lebenslauf. Es ist nicht schlicht die Abwesenheit von Krankheit, die Gesundheit definiert. Nachdem das hohe Alter praktisch immer mit Krankheit verknüpft ist, wäre die Schlussfolgerung, dass hohes Alter ungesund ist. Die hier aus der Newcastle-Studie vorgestellten Forschungsbefunde, die sich übrigens mit vielen anderen internationalen Forschungsergebnissen decken, weisen in eine andere Richtung. Hochaltrige Menschen zeigen ein stark adaptives Verhalten und Handeln. In diesem Zusammenhang kann auch von einem Wohlbefindensparadox gesprochen werden, das heißt, die Mehrheit der hochaltrigen Menschen hat eine hohes positives Gesundheitsempfinden und eine gute Lebenszufriedenheit trotz Multimorbidität.

Mit dieser exemplarischen Darstellung eines neueren Forschungsergebnisses zur Hochaltrigkeit soll die Gebrechlichkeit in dieser Lebensphase keineswegs romantisiert werden, es soll lediglich das konventionelle Denken über das späte Leben in eine neue Richtung lenken. Denn charakteristisch für das hohe Alter ist Multimorbidität, das gleichzeitige Bestehen mehrerer Krankheiten bei einer einzelnen Person. Hinzu kommen als weitere typische Merkmale Chronizität und Immobilität. In ihrer Wechselwirkung führen diese Faktoren letztlich zu Frailty, dem Auftreten von Gebrechlichkeit und Autonomieverlust bis hin zur Pflegebedürftigkeit (vgl. Sieber, 2005). Multimorbidität bedingt einen speziellen pflegerischen Zugang. Beim geriatrischen Patienten ist die Erhaltung der Selbstständigkeit und der von ihm selbst definierten Lebensqualität Ziel der Pflegehandlungen. Der Tod sollte nicht als Versagen pflegerischen Handelns gesehen werden.

Es sind diese sozial-strukturellen Bedingungen, die die Besonderheit der Geriatrischen Pflege ausmachen und die Frage der professionellen Entwicklung beeinflussen. Damit sind auch gleichzeitig jene oben beschriebenen Theorieansätze, die dem funktionalistischen Paradigma zuzuordnen sind, einer kritischen Prüfung zu unterziehen. Pflegefragen und die oft der Geriatrischen Pflege angelasteten Pflegemängel – Unterernährung, Übergewicht, Dekubitus, Immobilität – sind nicht primär Folge mangelnder professioneller Organisation und Steuerung oder Folge von Ressourcenmängeln, sondern Folge eines problematischen Pflegehabitus

(Roth, 2007). Während funktionalistische Konzepte die Professionalisierung in der Pflege vorwiegend über die Qualifikation der Pflegepersonen und gut funktionierende Organisationen gewährleistet sehen, gehen interpretative und interaktionistische Ansätze von personen- und lebensweltbezogenen Hilfeleistungen aus. Nach letzterer Perspektive muss die berufliche Pflege älterer Menschen als komplexe, risikoreiche und belastende soziale Interaktion begriffen werden, die in einem sozialen Konfliktfeld stattfindet (Roth, 2007: 86). Als besonders konfliktiv ist in der Geriatrischen Pflege die Gleichzeitigkeit von Macht auf der Seite des Pflegepersonals und erhöhter Vulnerabilität auf der Seite der Pflegebedürftigen einzuschätzen (Schroeter, 2008). Mit zunehmender Hilfebedürftigkeit sinkt das sozio-kulturelle Kapital der Pflegebedürftigen und verlangt einen professionellen Habitus, der nicht in Überversorgung, Paternalismus und Infantilisierung abgleitet, sondern durch intensivierte Beobachtung und Verstehen bestimmt ist.

Wie ein solcher Habitus aussehen könnte, der jenseits einer funktionalistischen Ausrichtung angesiedelt ist, zeigt Berta Schrems über die bestehenden Taxonomien in der Pflegediagnostik. Im Prozess des Diagnostizierens geht es um das Erkennen, das Auslegen und das Verstehen der pflegebedürftigen Person. Es geht dabei nicht nur um die Frage, *was* diagnostiziert wird, sondern *wie* diagnostiziert wird. Pflegediagnosen stellen nicht nur die klinische Beurteilung von Reaktionen dar, sondern sind als das Ergebnis eines Interaktions- und Kommunikationsprozesses zu sehen. Es handelt sich um soziale Konstruktionen. Es geht dabei etwa auch um die Rolle der Körpersprache, die bei der Diagnose von Pflege bei demenziellen Erkrankungen wichtig ist. Schrems hebt die Notwendigkeit verstehender Zugänge im Prozess der Pflege heraus, die in der Pflegewissenschaft unter dem Druck der Professionalisierung in Richtung einer evidenzbasierten Disziplin in den Hintergrund rücken. Mit dem Konzept der «Verstehenden Pflegediagnostik» wird eine differenzierte Weiterentwicklung des Diagnostizierens in der Pflege stimuliert. Wenn auch die meisten Ansätze zur Pflegediagnostik Verstehensprozesse als wesentlich für nachhaltigen Erfolg in der Pflege einschätzen, so werden realiter doch eher jene Ansätze unterstützt, die in Richtung Taxonomie und Standardisierung gehen und damit die lebensweltlichen Bedingungen und Erfahrungen unzureichend berücksichtigen. Hinzu kommt, dass lebensweltlich ausgerichtete Ansätze in der Geriatrischen Pflege mit dem Handicap zurechtkommen müssen, dass die Generationen von Pflegepersonal und pflegebedürftigen Älteren in verschiedenen Lebenswelten leben (Schroeter, 2008).

Ein anderes Beispiel für eine ganzheitliche und partizipative Handlungsstrategie auf organisationaler Ebene ist die Berücksichtigung von sozialen Interaktionen in der stationären Pflege. Eine Longitudinalstudie, die in einem mittelgroßen Pflegeheim in Südwestengland durchgeführt wurde, beruht auf einem Feldexperiment mit 27 Bewohnern einer Station in einem neu gebauten Pflegeheim (Knight et al., 2010). Während die teilnehmenden Personen der Experimentalgruppe bei der Gestaltung ihrer Station hinsichtlich des Designs und der Innenausstattung mitbestimmen konnten, war dies für die Kontrollgruppe einer anderen Station nicht möglich. Untersucht wurden die beteiligten Personen in ihrem Sozialverhalten und ihren Einstellungen 4 Wochen vor dem Heimeinzug, 4 Wochen nach der Übersiedlung ins Heim und noch einmal 4 Monate später. Im Ergebnis hat dieses Modellprojekt gezeigt, dass Pflegepatienten, die in Entscheidungen einbezogen werden, die gemeinsame (öffentliche) Lebensräume betreffen, eine höhere soziale Identifikation mit anderen Heimbewohnern aufweisen und den öffentlichen Raum in der Pflegeeinrichtung stärker nutzen. Soziale Partizipation führt zu einer höheren Identifikation mit dem Pflegepersonal und zu einer höheren Lebenszufriedenheit.

Eine Engführung der Pflege in Richtung auf evidenzbasiertes und standardisiertes Handeln, das dem funktionalistischen Paradigma entspricht, ist ein kritisches Moment in der Professionalisierung. Das andere kritische Element ist eine Pflege, die sich auf Intuition, Empathie und Introspektion verlässt. Damit ist die Pflege dem privaten, familialen Handeln sehr nahe und ähnlich. Sie wird in dieser Ausrichtung wohl auch durch Rückmeldungen von Seiten der Pflegebedürftigen und ihren Angehörigen verstärkt und ermutigt, gerät jedoch damit sehr leicht in die Falle, persönliche Abhängigkeiten und klientilistische Beziehungen zu schaffen. Von daher sind Verstehen bzw. Fallverstehen nicht mit introspektivem Nachvollzug konkreter Lebenspraxis zu verwechseln (Raven, 2009), sondern verlangt ist ein geleitetes, rekonstruktives Vorgehen. Ein solches rekonstruktives Vorgehen kann über eine multidisziplinäre Einbettung gewährleistet werden.

14.6 Multiparadigmatismus am Beispiel der Geriatrischen Pflege und Sozialen Altenarbeit

Die Soziale Altenarbeit oder, wie sie in Deutschland auch heißt, Soziale Altenhilfe hat ihre Wurzeln in der Armenfürsorge und ist erst seit den 70er-Jahren des 20. Jahrhunderts durch eine zunehmende Professionalisierung gekennzeichnet (Aner, 2010). Vorangetrieben wird diese Professionalisierung makrostrukturell durch den demografischen Wandel und mikrostrukturell durch Veränderungen in der Lebenswelt (neue Technologien, neue Pflegeformen) älterer Menschen. Diese Veränderungen haben insgesamt zu einer Ausweitung des Angebots der Sozialen Altenarbeit, ob nun in Formen einer offenen Altenarbeit oder als Case Management, und zu interdisziplinärem Handeln geführt.

Die Geriatrische Pflege oder auch «Pflege des alten Menschen» bzw. professionelle Altenpflege (Thür, 2004) wird in der Professionalisierung stark von der Entwicklung der Pflegewissenschaft und der Geriatrie beeinflusst. Zum professionellen Handeln gehören Biographiearbeit, Erhalt und Förderung der Lebensqualität, Validation, Lebensweltbezug und Case Management sowie aktivierende Pflege. Ähnlich wie in der sozialen Altenarbeit wird die Professionalisierung beeinflusst von Konzepten, die in Richtung Standardisierung und Evidenz gehen, und solchen, die stärker von der Handlungskompetenz und der «alltäglichen» Professionskultur ausgehen (Roth, 2007). Ähnlichkeiten zwischen Sozialer Altenarbeit und Geriatrischer Pflege bestehen auch hinsichtlich der interdisziplinären Ausrichtung, wie sich etwa anhand der Schmerzbehandlung zeigen lässt (Wulff et al., 2012).

Das interdisziplinäre Handeln wird unterstützt durch die Altersforschung bzw. Gerontologie, die ihrerseits selbst eine starke interdisziplinäre Ausrichtung hat (Brandenburg, 2001). Die Entwicklung, die sich im Feld der Altenarbeit abzeichnet, lässt sich als multiparadigmatisch beschreiben. Gekennzeichnet ist dieser Multiparadigmatismus sowohl durch disziplinäre Öffnung als auch durch Widersprüche.

Paradigma bezeichnet eine bestimmte wissenschaftliche Denkweise bzw. eine bestimmte Art der Weltanschauung. Wird der Erkenntnisgegenstand als veränderbar angesehen, dann ist ein Paradigma auch ein Vorgriff auf eine noch nicht vorhandene, aber wünschenswerte Realität (Amann, 2008). Zu einem Paradigma gehören Theorieansätze, methodische Bezüge und Anwendungsqualitäten. Wenn man die Soziale Altenarbeit als multiparadigmatisch bezeichnet, dann ist damit gemeint, dass sie kein eigenes berufliches Praxisfeld und damit auch keine eigene originäre kognitive Identität hat. Sie ist daher multiparadigmatisch, weil sie in Medizin, Psychologie, Soziologie, Sozialpolitik, Pädagogik, Ökonomie und Rechtswissenschaften verankert ist. Dies gilt wohl nicht nur für die Altenarbeit, sondern auch in anderen Handlungsfeldern der Sozialen Arbeit. Der multiparadigmatische Zugang erlaubt es, den Alternsprozess als ein Zusammenspiel biomedizinischer, psychischer und sozialer Faktoren und nicht einseitig nur als soziales Geschehen zu sehen. Allerdings birgt dieses Zusammenspiel erhebliches Konfliktpotenzial, etwa dann, wenn bestimmte Disziplinen eine gesellschaftlich anerkannte und legitimierte Vorrangstellung einnehmen, wie dies z. B. für die Medizin gilt. Welches wissenschaftstheoretische Modell sich schließlich durchsetzt, ist eng mit solchen Machtverhältnissen verknüpft. Vertritt die Medizin etwa ein stark evidenzbasiertes empirisches Vorgehen, ist die Soziale Arbeit, wenn sie einem anderen Vorgehen folgt, einem hohen Legitimationsdruck ausgesetzt.

Mit der Perspektive auf ein multiparadigmatisches Handeln stellt sich auch die Frage, ob dieses Handeln eher in Richtung Inter- oder Transdisziplinarität geht. Interdisziplinarität geht vom Aspekt der kooperativen Zusammenarbeit im Sinne eines Austausches und eventueller Synthesebildung aus. Disziplinäre Grenzen bleiben dabei in jedem Fall bestehen. Die Widersprüchlichkeit der Interdisziplinarität liegt darin, dass es eine Gleichzeitigkeit von Interdisziplinarität und Spezialisierung gibt. Sowohl ForscherInnen als auch PraktikerInnen haben gegenüber dieser Kooperationsform eine ambivalente Haltung. Ambivalent deshalb, weil nach Klein (1996) beide dazu prädisponiert sind, zu kategorisieren, zu klassifizieren und in Disziplinen zu denken.

Um interdisziplinär zu handeln, ist es nötig, das Bewusstsein dafür zu schärfen, dass in konsequenzenreicher Weise in verschiedenen Disziplinen in verschiedenen Sprachen über Probleme derselben Welt gesprochen wird. Eine weitere Eigenheit stellt sich als Folge der raum-zeitlichen Entgrenzungen in der «Zweiten» Moderne ein: Interdisziplinarität als theoretisch-methodische Öffnung von Einzeldisziplinen verbindet sich zunehmend mit der Notwendigkeit inter- oder transkultureller Öffnung. Jede Disziplin, jeder methodische Zugang, jede theoretische Konzeption eröffnet ihre eigene Perspektive der Dinge und verfolgt eigene Ziele. Aufgaben und Lösungen, die sich an den Überschneidungsbereichen zwischen den Disziplinen ergeben können, müssen geklärt werden.

Als noch anspruchsvoller erweist sich ein transdisziplinärer Ansatz. Transdisziplinarität überwindet mehr noch als Interdisziplinarität disziplinäre Grenzen. Drei Merkmale können als wesentlich für den transdisziplinären Ansatz angeführt werden:

- die systematische Zusammenarbeit mit PraxisakteurInnen
- der Bezug auf lebensweltliche Probleme und
- der Anspruch auf Veränderung.

Es geht also neben dem Erklären des Gegenstandes (der spezifischen Problemlage) um die Veränderung desselben. Transdisziplinäre Bemühungen sind mit einem konkreten Veränderungsinteresse verbunden (Büchner, 2012). Die PraxisakteurInnen werden nicht einfach nur konsultiert und ihre Erfahrungen berücksichtigt, sondern sie stellen gestaltende und involvierte AkteurInnen im transdisziplinären Forschungsprozess dar.

Über die Lebensweltperspektive könnte ein konstruktives Miteinander in der Pflege und Sozialen Altenarbeit möglich sein. Den Ausgangspunkt bildet das Selbstverständnis des alternden «Alltagsmenschen». Lebenswelt bezeichnet den sozial-räumlichen Kontext, zu dem sich der Mensch selbst intentional in eine Beziehung setzt. Der Gegenstandsbereich ist damit der Mensch im Prozess des Alterns. Die Handlungsintention besteht darin, praktische Mittel zur Unterstützung des Individuums im Alternsprozess zur Verfügung zu stellen. Die Lebensweltorientierung ist gewissermaßen auch eine Abkehr von schematischen Professionalisierungskulturen, wie etwa des in der Medizin gebräuchlichen Ablaufs Anamnese – Diagnose – Therapie. Sie nimmt den jeweils individuellen sozialen Alltag in den Blick und stellt die Deutungen der Betroffenen in den Mittelpunkt des sozialpädagogischen/sozialarbeiterischen bzw. pflegerischen Handelns (Bakic, 2009). Diese Orientierung lässt alte Menschen als selbstbestimmte AkteurInnen stärker in den Vordergrund treten – ein Ansatz, der sich mit dem psycho-gerontologischen Konzept der Potenziale des Alterns (Kruse, 2010) verknüpfen lässt.

14.7 Schlussfolgerungen

Die Professionen der Geriatrischen Pflege und der Sozialen Arbeit sind damit konfrontiert, die an sie herangetragenen Mandate in Balance zu halten. Dabei weisen strukturfunktionalistische, strukturtheoretische, systemtheoretische, machttheoretische und interaktionistische Konzepte jeweils unterschiedliche Wege für professionelles Handeln und für das berufliche Selbstverständnis. Je nach gewähltem theoretischem Ausgangspunkt ergeben sich für die Praxis unterschiedliche Vorgangsweisen, die von stark standardisiertem bis zu deutlich eigenreferenziellem Handeln reichen. Die Forderung nach einer stärker wirkungsorientierten evidenzbasierten Sozialen Arbeit als Triebkraft für eine weitere Professionalisierung hat innerhalb der Profession zu einer hitzigen Diskussion geführt. Ähnliches lässt sich auch in der Pflege beobachten. In dieser Diskussion werden sowohl von der kritischen Sozialen Arbeit, also auch der Pflege, zwei Entwicklungen als problematisch angeführt. Die eine Entwicklung kann unter den Begriffen Ökonomisierung und Vermarktlichung zusammengefasst werden. Dementsprechend zeige sich die Vermarktlichung in der Professionalisierung dort, wo diese privatwirtschaftlichen Mustern folge und prioritär betriebswirtschaftliche Überlegungen die Praxis leiten. Die zweite kritische Entwicklung wird in der versuchten Standardisierung sozialarbeiterischen und pflegerischen Handelns auf der Grundlage quantitativer Forschungsbefunde gesehen. Mit solchen Ansprüchen würde statt einer reflexiven Praxisorientierung ein stark auf Effizienz und Effektivität ausgerichtetes bürokratisches Handeln unterstützt. Pfau-Effinger et al. (2008) bezeichnen daher die Arbeit in der (mobilen) Pflege auf Grund des standardisierten Verhältnisses von Pflegearbeit, Zeiteinheiten und Bezahlung als «quasi-tayloristisch». Durch diese Rationalisierung sei Pflege aus dem sozialen Kontext herausgelöst, in dem sie eigentlich eingebettet sei. Eine zusätzliche Konfliktlinie, die sich gerade in der Weiterentwicklung der Profession der Sozialen Arbeit ergibt, ist die inter- bzw. transdisziplinäre Zusammenarbeit und Ausrichtung. Trotz der von allen Disziplinen geteilten Perspektive, KlientInnenprobleme als bio-psycho-sozial verursacht zu sehen, zeigt sich in der Praxis sehr oft eine Dominanz des biomedizinischen Ansatzes. Ob beispielsweise Substanzkonsum, Selbstverletzung oder Gebrechlichkeit, die professionelle Antwort ist zuvorderst eine medizinische bzw. pharmakologische. Hier ergeben sich für die Soziale Arbeit und die Geriatrische Pflege neue Herausforderungen in der Kooperation und Bestimmung des eigenen Standorts.

14.8 Debatten und Kontroversen

Die Weiterentwicklung der Professionalisierung und der Professionen befindet sich an einem Scheideweg, denn die Professionalisierung eines jeden, so die These, ist möglicherweise das Ende der Professionen. Es spricht einiges für die Vermutung, dass die Professionen, die ein wesentliches Element in der gesellschaftlichen Strukturbildung dargestellt und bei der Sicherung von Kontinuität im Übergang von der ständischen Gesellschaft zur Moderne eine wesentliche Rolle gespielt haben, diese Aufgabe verlieren. Die gegenwärtigen Ausbildungscurricula der Sozialen Arbeit sind auf Modularisierung und konsekutives Lernen angelegt, wobei auf unmittelbare Bedarfe an gesellschaftliche Ansprüche reagiert wird, indem die Lehrpläne in kurzen Zeitabständen überarbeitet und angepasst werden. Der Begriff Professionalisierung meint nicht mehr nur oder vorrangig Verberuflichung, sondern den differenzierten Umgang mit interdisziplinärem Wissen in einem bestimmten Praxisfeld. Gleichzeitig umfasst der Begriff «kompetente flexible Anwendung von Wissen im Feld, diagnostisch und flexibles vernetztes Handeln» (Giesecke, 2005: 418). Diese Entwicklung spricht für eine Professionalität ohne Professionen (Kühl, 2001).

Von Paul Ney (2006) wird ein offener Typus von Professionalität vorgeschlagen, im Sinne von wissenschaftlichem Wissen, das zur Selbstaufklärung genutzt wird, um Alltags- und Berufswissen bzw. eigene Gefühle kritisch zu reflektieren. Es ginge darum, mit verschiedenen Wissensformen situativ flexibel umzugehen, aber letztlich in der eigenen Grundhaltung zieloffen zu bleiben. Aufzulösen beginnt sich die Monoprofessionalität in den Systemen – Erziehung, Gesundheit, Recht und Religion. Ähnlich wie in den Systemen, deren Wissensbasierung nie durch eine einzelne Berufsgruppe verwaltet werden konnte, findet sich verstärkt eine heterogene und pluralisierte Berufsstruktur (Kurtz, 2010). Es gewinnen also weder neue Berufsgruppen an Gewicht noch bildet sich eine neue Hierarchie aus, sondern Handlungswissen der Funktionssysteme steht stärker in Form organisierten Wissensmanagements in den Organisationen zur Verfügung. Demnach bestimmen Organisationen immer deutlicher die soziale Ordnung von Professionalität. Hinter der Beschreibung und Erklärung dieser Veränderungen steht der neoinstitutionalistische Ansatz, wie er von Powell und DiMaggio (1991) entwickelt worden ist. Die Profession als gesellschaftliche Form wäre so gesehen ein transitorisches Phänomen, auch deshalb, weil heute einzelne Professionen immer weniger exklusiv über bestimmte Problemdefinitionen und -lösungen verfügen. Aktuell scheint es also so zu sein, dass die Organisation der gewichtigere Mechanismus gesellschaftlicher Strukturbildung ist. Man erkennt das ebenfalls daran, dass die professionelle Arbeit immer mehr von Organisation abhängig ist. Organisationen ist es gelungen, einen Rationalitätsmythos aufzubauen, der ihnen eine hohe Legitimation verschafft (Powell/DiMaggio, 1991).

> **Reflexion**
>
> - Folgen die Professionen der Sozialen Arbeit und der Geriatrischen Pflege denselben professionstheoretischen Ansätzen? Welche Unterschiede/Gemeinsamkeiten im beruflichen Selbstverständnis lassen sich finden?
> - Was bedeuten Schließungsprozesse angesichts steigender Professionalisierung im Sozialbereich für Interdisziplinarität?
> - In welchem Verhältnis stehen Ihrer Meinung nach Wissenschaft und Praxis an Ihrer Hochschule? Welches Verhältnis ist in der Praxis vorzufinden?
> - Welche Bedeutung hat eine zunehmende wissenschaftliche Ausrichtung sowohl der Sozialen Arbeit als auch der Pflege für eine interdisziplinäre Kooperation?
> - Welchen Beitrag kann die Gerontologie bzw. gerontologisches Fachwissen hier leisten?
> - Welche Bedeutung haben Ehrenamt und informelles Handeln für die Pflege bzw. für die Soziale Arbeit? Welche Folgen hat dies für die jeweilige Profession?

14.9 Literatur

Abbott A. (1988). The Systems of Professions: An Essay on the Division of Expert Labor. Chicago: The University of Chicago Press.

Amann A. (2008). Sozialgerontologie: Ein multiparadigmatisches Forschungsprogramm? In: Amann A., Kolland F. (2008). Das erzwungene Paradies des Alters? Wiesbaden: VS-Verlag.

Aner K. (2010). Soziale Altenhilfe als Aufgabe Sozialer Arbeit. In: Aner K., Karl U. (Hrsg.). Handbuch Soziale Arbeit und Alter. Wiesbaden: VS-Verlag, 33–50.

AvenirSocial (2010). Berufskodex Soziale Arbeit Schweiz. Ein Argumentatorium für die Praxis der Professionellen. Bern: AvenirSocial. www.avenirsocial.ch/cm_data/Do_Berufskodex_Web_D_gesch.pdf, [15.03.2013].

Bakic J. (2009). Alltag trifft Dienstleistung. Professionalisierung Sozialer Arbeit durch Entpädagogisierung? Kurswechsel, 3, 57–69.

Baumgartner E., Sommerfeld P. (2012). Evaluation und evidenzbasierte Praxis. In: Thole W. (Hrsg.). Grundriss Soziale Arbeit. Wiesbaden: VS-Verlag, 1163–1175.

Blaschke D., Stegmann H. (1989). Berufssoziologie. In: Endruweit G., Trommsdorf G. (Hrsg.). Wörterbuch der Soziologie. Band 1. Stuttgart: Enke.

Böhnisch L., Lösch H. (1973). Das Handlungsverständnis des Sozialarbeiters und seine institutionelle Determination. In: Otto H.-U., Schneider S. (Hrsg.). Gesellschaftliche Perspektiven der Sozialarbeit. Band 2. Neuwied: Luchterhand, 21–40.

Brandenburg H. (2001). Gerontologie und Pflege. Zeitschrift für Geriatrie und Gerontologie, 34/2, 129–139.

Büchner S. (2012). Soziale Arbeit als transdisziplinäre Wissenschaft. Wiesbaden: VS-Verlag.

Buer F. (2006). Gefährdet Organisation Profession? Organisationsberatung – Supervision – Coaching, 1, 65–85.

Collerton J. et al. (2009). Health and disease in 85 year olds: baseline findings from the Newcastle 85+ cohort study. BMJ, 99: b4904 (doi: 10.1136/bmj.b4904).

Demszky von der Hagen A., Voß G. (2011). Beruf und Profession. In: Böhle F., Voß G., Wachtler G. (Hrsg.). Handbuch Arbeitssoziologie. Wiesbaden: VS-Verlag, 751–803.

Eugster R. (2000). Die Genese des Klienten – Soziale Arbeit als System. Bern: Haupt.

Flick U. (2005). Qualitative Sozialforschung. Reinbek bei Hamburg: Rowohlt.

Geertz C. (1983). Dichte Beschreibung. Frankfurt a. M.: Suhrkamp.

Giesecke H. (2005). Wie lernt man Werte? München: Juventa.

Gredig D., Sommerfeld P. (2010). Neue Entwürfe zur Erzeugung und Nutzung lösungsorientierten Wissens. In: Otto H.-U., Polutta A., Ziegler H. (Hrsg.). What works? – Welches Wissen braucht die Soziale Arbeit? Zum Konzept evidenzbasierte Praxis. Opladen: Budrich, 83–98.

Heiner M. (2004). Professionalität in der Sozialen Arbeit. Stuttgart: Kohlhammer.

Hesse A. (1972). Berufe im Wandel. Ein Beitrag zur Soziologie des Berufs, der Berufspolitik und des Berufsrechts. Stuttgart: Enke.

Hughes E. C. (1963). Professions. Daedalus, 92, 655–668.

Hüttemann M., Sommerfeld P. (2007). Forschungsbasierte Praxis. In: Sommerfeld P., Hüttemann M. (Hrsg). Evidenzbasierte soziale Arbeit. Nutzung von Forschung in der Praxis. Baltmannsweiler: Schneider Verlag, 40–57.

Klein J. T. (1996). Crossing Boundaries: Knowledge, Disciplinarities and Interdisciplinarities. Charlottesville: University Press of Virginia.

Knight C., Haslam S. A., Haslam C. (2010). In home or at home? How collective decision making in a new care facility enhances social interaction and wellbeing amongst older adults. Ageing & Society, 30, 8, 1393–1418.

Korecic J. (2012). Pflegestandards Altenpflege. Heidelberg: Springer.

Kranz O. (2011). Interaktion und Organisationsberatung. Wiesbaden: VS-Verlag.

Kruse A. (2010). Potenziale im Alter. Chancen und Aufgaben für Individuum und Gesellschaft. Heidelberg: Akademische Verlagsanstalt.

Kühl S. (2001). Professionalität ohne Profession. In: Degele N. (Hrsg.). Soziologische Beratungsforschung. Perspektiven für Theorie und Praxis der Organisationsberatung. Opladen: Westdeutscher Verlag, 209–237.

Kurtz T. (2010). Organisation und Profession als Mechanismen gesellschaftlicher Strukturbildung. Soziale Passagen, 2, 15–28.

Lamnek S. (1995). Qualitative Sozialforschung. Band 1. Methodologie. Weinheim: Beltz.

Luhmann N. (1981). Die Profession der Juristen: Kommentare zur Situation in der Bundesrepublik Deutschland. In: Luhmann, N. (1981). Ausdifferenzierung des Rechts. Frankfurt a. M.: Suhrkamp.

Luhmann N. (2002). Das Erziehungssystem der Gesellschaft. Frankfurt a. M.: Suhrkamp.

Market (2006). Prestigegewinn für das Handwerk. News Jänner 06/01, www.market.at/redx/tools/mb_download.php/mid.x694a6f7046654e733157593d/News_0601.pdf, [15.03.2013].

Naegele K. D. (1956). Clergymen, teachers, and psychiatrists: A study in roles and socialization. Canadian Journal of Economics and Political Science, 22, 46–62.

Ney P. (2006). Methodisches Handeln als Sozialtechnologie? Zur Professionalisierungsfrage in der Sozialen Arbeit. Sozialarbeit in Österreich (SiÖ), 4, 16–21.

OBDS (2005). Berufsgesetz. Kurzdokumentation. Wien, www.tirol-sozialarbeit.at/PDFs/Berufsgesetz_Dokumentation.doc, [15.03.2013].

Obrecht W. (2009). Die Struktur professionellen Wissens. Ein integrativer Beitrag zur Theorie der Professionalisierung. In: Becker-Lenz R., Busse S., Ehlert G., Müller S. (Hrsg.). Professionalität in der Sozialen Arbeit. Wiesbaden: VS-Verlag, 47–72.

Oevermann U. (1996). Theoretische Skizze einer revidierten Theorie professionalisierten Handelns. In: Combe A., Helsper W. (Hrsg.). Pädagogische Professionalität. Untersuchungen zum Typus pädagogischen Handelns. Frankfurt a. M.: Suhrkamp, 70–183.

Otto H.-U., Polutta A., Ziegler H. (2010). Zum Diskurs um evidenzbasierte Soziale Arbeit. In: Dies. (Hrsg.). What Works – Welches Wissen braucht die Soziale Arbeit? Opladen: Budrich.

Parsons T. (1968). Profession. In: Sills D. L. (Hrsg.). Intern. Encyclopedia of the Social Science, 12, 536–547.

Parsons T. (1978). Research with Human Subjects and the «Professional Complex». In: Ders. Action Theory and the Human Condition. New York: Free Press, 35–65.

Pfadenhauer M. (2003). Professionalität. Eine wissenssoziologische Rekonstruktion institutionalisierter Kompetenzdarstellungen. Opladen: Westdeutscher Verlag.

Pfadenhauer M. (2005). Professionelles Handeln. Wiesbaden: VS-Verlag.

Pfadenhauer M., Sander T. (2010). Professionssoziologie. In: Kneer G., Schroer M. (Hrsg.). Handbuch Spezielle Soziologien. Wiesbaden: VS-Verlag, 361–378.

Pfau-Effinger B., Och R., Eichler M. (2008). Ökonomisierung, Pflegepolitik und Strukturen der Pflege älterer Menschen. In: Evers A., Heinze R. G. (Hrsg.). Sozialpolitik. Ökonomisierung und Entgrenzung. Wiesbaden: VS-Verlag, 83–98.

Powell W. W., DiMaggio P. J. (1991). The New Institutionalism in Organizational Analysis. Chicago: The University of Chicago Press.

Raven U. (2009). Zur Bewältigung der «Seneszenzkrise» – Bedingungen einer professionalisierten Hilfe für Menschen im «Vierten Lebensalter». In: Bartmann S., Fehlhaber A., Kirsch S., Lohfeld W. (Hrsg.). Natürlich stört das Leben ständig. Wiesbaden: VS-Verlag, 161–182.

Rödig D. (2009). «Voll prekär?» Beschäftigungsverhältnisse in der Sozialen Arbeit. Berlin: Bachelorthesis.

Roth G. (2007). Dilemmata der Altenpflege: Die Logik eines prekären sozialen Feldes. Berliner Journal für Soziologie, 17/1, 77–96.

Schrems B. (2008). Verstehende Pflegediagnostik. Wien: Facultas.

Schroeter K. (2008). Pflege in Figurationen – ein theoriegeleiteter Zugang zum sozialen Feld der Pflege. In: Bauer U., Büscher A. (Hrsg.). Soziale Ungleichheit und Pflege. Wiesbaden: VS-Verlag, 49–77.

Schütze F. (1992). Sozialarbeit als «bescheidene Profession». In: Dewe B., Ferchhoff W., Radtke F.-O. (Hrsg.). Erziehen als Profession. Zur Logik professionellen Handelns in pädagogischen Feldern. Opladen: Leske und Budrich, 132–170.

Schütze F., Bräu K., Liermann H., Prokopp K., Speth M., Wiesemann J. (1996). Überlegungen zu Paradoxien professionellen Lehrerhandelns in den Dimensionen der Schulorganisation. In: Helsper W., Krüger H.-H., Wenzel H. (Hrsg.). Schule und Gesellschaft im Umbruch. Band I. Theoretische und internationale Perspektiven. Weinheim: Deutscher Studienverlag, 333–377.

Sieber C. (2005). Zum Konzept der Gebrechlichkeit. Zeitschrift für Gerontologie und Geriatrie, 38 (Suppl. 1): I/1–I/3.
Staub-Bernasconi S. (2007). Soziale Arbeit als Handlungswissenschaft. Systemtheoretische Grundlagen und professionelle Praxis – Ein Lehrbuch. Bern: UTB/Haupt.
Stichweh R. (1994). Wissenschaft, Universität, Profession. Frankfurt a. M.: Suhrkamp.
Stichweh R. (2005). Wissen und die Professionen in der Organisationsgesellschaft. In: Klatetzki T., Tacke V. (Hrsg.). Organisation und Profession. Wiesbaden: VS-Verlag, 31–44.
Stichweh R. (2013). Wissenschaft. Universität. Professionen. Bielefeld: transcript.
Thür G. (2004). Professionelle Altenpflege. Heidelberg: Springer.
Weber M. (1972): Wirtschaft und Gesellschaft. Tübingen: Mohr Siebeck.
Wulff I., Könner M., Kölzsch M. (2012). Interdisziplinäre Handlungsempfehlung zum Management von Schmerzen bei älteren Menschen in Pflegeheimen. Zeitschrift für Gerontologie und Geriatrie, 45/6, 505–544.

Quellen im Internet

International Federation of Social Workers (IFSW): www.ifsw.org.
International Association of Schools of Social Work (IASSW): www.iassw-aiets.org.
International Council on Social Welfare (ICSW): www.icsw.org.
Berufsregister Deutschland: www.berufsregister.de.
Sektion für Professionssoziologie (Deutschland): www.professions-soziologie.de/.
Deutscher Berufsverband der Sozialen Arbeit: www.dbsh.de.
Schweizer Berufsverband der Sozialen Arbeit: Avenir Social: www.avenirsocial.ch.
Österreichischer Berufsverband der Sozialen Arbeit: www.sozialarbeit.at.

15 Professionalisierung der Pflege: Möglichkeiten und Grenzen

Manfred Hülsken-Giesler

Zusammenfassung

In diesem Kapitel wird der Verberuflichungs- und Professionalisierungsprozess der beruflichen Pflege aus der Perspektive verschiedener Berufs- und Professionstheorien verfolgt. Über eine kritische Auseinandersetzung mit den Professionalisierungsstrategien im deutschsprachigen Raum wird vor dem Hintergrund der hochdynamischen aktuellen Entwicklungen eine Perspektive entworfen, die eine «innere Professionalisierung» der Pflege (im Sinne der Klärung der eigenen Handlungsgrundlagen), als Ausgangspunkt für eine «äußere Professionalisierung» der Pflege (im Sinne des Ringens um gesellschaftliche Anerkennung) einklagt.

Lernziele:

- Pflege als Arbeit, Beruf und Profession identifizieren können.
- Die begriffliche Differenzierung von Profession, Professionalisierung, Professionalität und Semiprofession erkennen.
- Professionalisierungstheorien auf der Makro- und Mikroebene kennen.
- Den Stand des Professionalisierungsdiskurses der Pflege in Deutschland, Österreich und der Schweiz kennenlernen.
- Paradoxien der Professionalisierung der Pflege reflektieren können.

15.1 Einführung

Noch in den 90er-Jahren des 20. Jahrhunderts stößt Schmidbaur (2002: 9) bei Pflegenden auf eine «Utopie der Emanzipation durch Professionalisierung, auf ein berufliches Leitbild mit faszinierenden Widersprüchen». Nur wenige Jahre später – im Jahre 2011 – sieht Käppeli (2011: 9) bereits Grund zum Feiern:

> «Nach mehr als 20 Jahren fokussierten Bemühens um die Akademisierung ihrer beruflichen Bildung und die pflegewissenschaftliche Durchdringung ihrer Praxis ist der Übergang von der vorwissenschaftlichen Profession zur wissenschaftlichen Disziplin auch in den deutschsprachigen Ländern vollzogen worden.»

Hat Pflege damit die «Utopie der Emanzipation durch Professionalisierung» eingelöst? Welche Wege wurden eingeschlagen? Wo stehen wir heute? Welche Tendenzen sind erkennbar?

Diese Fragen zu bearbeiten setzt voraus, dass eine Entscheidung darüber getroffen wird, was unter «Professionalisierung», «Profession» und «Professionalität» verstanden werden soll. Zu vielfältig sind die Definitionen und Argumentationen, um die Entwicklung der beruflichen Pflege eindeutig beschreiben und das Professionalisierungspotenzial sowie den aktuellen Status abschließend bewerten zu können. Entscheidend für die Debatte ist der Hinweis darauf, dass es nach wie vor sehr unterschiedliche Betrachtungsweisen des Phänomens Profession gibt, «und je nachdem, auf welche Perspektive man sich einlässt, kommt man auch zu sehr unterschiedlichen Konsequenzen, was das derzeitige ‹Professionalisierungsgeschehen› in der Pflege angeht» (Bollinger et al., 2006: 79).

In diesem Kapitel soll ein Überblick zur Debatte um die Professionalisierung der Pflege gegeben werden. Zwar finden sich bereits zahlreiche Übersichtsarbeiten dieser Art (vgl. z. B. Dewe, 2006; Bollinger et al., 2006; Behrens, 2005; Kälble, 2006; Weidner, 1999), die hohe Dynamik im Gesundheitswesen im Allgemeinen und in der Pflege und Pflegewissenschaft im Besonderen fordert jedoch dazu auf, sich den Stand der Diskussion stetig neu zu vergegenwärtigen.

15.2 Zur Ausgangslage im deutschsprachigen Raum

Vor dem Hintergrund der Prognosen zum demografischen Wandel in weiten Teilen Europas erfahren Fragen nach der zukünftigen Versorgungssicherheit und -qualität bei alten, pflege- und hilfebedürftigen Menschen stetig wachsende gesellschaftliche Aufmerksamkeit. Neben Aspekten der finanziellen und strukturellen Absicherung von Pflege und Hilfebedarf – etwa durch Einrichtung einer Pflegeversicherung in Deutschland – gerät in diesem Zusammenhang auch die Verfasstheit der Gesundheits- und Sozialberufe als personenbezogene Dienstleistungen in den Blick. Die mittlerweile erhebliche ökonomische und gesellschaftspolitische Bedeutung gesundheits- und lebensweltbezogener Dienstleistungen in einer Gesellschaft des langen Lebens wirft Fragen nach der Dienstleistungsqualität, der Ausdifferenzierung von Leistungsangeboten, der Kooperation im Gesundheits-, Sozial- und Pflegewesen sowie zunehmend auch nach der Generierung eines qualifizierten Nachwuchses auf. Betrachtet man im Engeren die Situation der Pflegeberufe, so potenzieren sich die Herausforderungen insofern, als informelle Unterstützungssysteme (etwa als familiale Pflegebereitschaft) durch veränderte Familienstrukturen und die Auflösung tradierter Rollenbilder zunehmend an Tragfähigkeit einbüßen.

Die gesellschaftliche Herausforderung, Pflege mit Blick auf die zukünftigen Anforderungen neu zu formieren, hat dabei auch die komplexe historische Genese der Pflege aufzunehmen, insofern sich diese heute, sei es in akutstationären, langzeitstationären oder ambulanten Kontexten, in verschiedensten Spannungsfeldern niederschlägt, die Pflege zum Beispiel zwischen «Ökonomisierung und (De-)Professionalisierung» (Stemmer, 2002), zwischen «Jederfrauqualifikation und Expertentum» (Blass, 2011) oder zwischen «Professionalisierung und Prekarisierung» (Oschmiansky, 2013) verorten lassen. Diese wechselvolle Geschichte kann stichwortartig für den gesamten deutschsprachigen Raum unter den Aspekten der christlich-metaphysischen Begründung und der beginnenden Institutionalisierung der Pflege (vormodernes Pflegesystem, Antike bis 19. Jahrhundert), der sozialpolitisch motivierten und beruflich institutionalisierten Pflege (sozialstaatliches Pflegesystem, 19. Jahrhundert bis 1995) und der marktwirtschaftlich motivierten und professionell institutionalisierten Pflege (vermarktlichtes Pflegesystem, ab 1995) zusammengeführt werden (vgl. Walter, 2003; Bischoff, 1997; Braunschweig, 2004).

Diese Entwicklung der beruflichen Pflege im Schatten der Abhängigkeit von Kirche, Medizin und Ökonomie mündet heute in verschiedensten Problemlagen, die die Bestimmung einer konsistenten Ausgangslage erschweren: Als typischer Frauenberuf (ca. 85 % der beruflich Pflegenden sind bis heute Frauen) mit einem immensen Anteil an Teilzeit- und Geringbeschäftigten weist berufliche Pflege eine starke horizontale und vertikale Inhomogenität auf, die mit einem diffusen Selbstverständnis, geringem Solidarvermögen der Berufsangehörigen und fragmentierten und wenig einflussreichen berufsverbandlichen Interessenvertretungen einhergeht (vgl. z. B. Moers, 2000; Bischoff, 1997). Die Zersplitterung der Berufsbilder (Altenpflege, Krankenpflege, Kinderkrankenpflege) einerseits und der Handlungsfelder (ambulante Pflege, langzeitstationäre Pflege, akutstationäre Pflege) andererseits führt auf einer inhaltlichen Ebene zu differierenden Einschätzungen in Bezug auf das gesellschaftliche Potenzial des pflegerischen Handelns zwischen sozialpflegerischer und heilkundlicher Orientierung und damit auch in Bezug auf das für eine berufliche Pflege erforderliche Kompetenzprofil. Vor dem

Hintergrund unzureichender autonomer Handlungsspielräume, heterogener berufsverbandlicher Interessen und einer diffusen öffentlichen Wahrnehmung mit Blick auf das Leistungsprofil wird berufliche Pflege bis heute häufig auf eine Mischung aus grundpflegerischen Tätigkeiten, medizinischen Assistenz- und Ergänzungsleistungen und haushaltsnahen Aktivitäten reduziert. Pflegearbeit wird theoretisch wie empirisch primär als Interaktionsarbeit charakterisiert, in dem Bestreben, berufliche Pflege als Profession in das System der Gesundheitsversorgung zu integrieren, wird sie dagegen – unterstützt durch gesetzgeberische Maßnahmen – zunehmend als medizinisch-pflegerische Dienstleistung entworfen (vgl. Klie, 2003). Nach wie vor sind die Handlungsfelder der Pflegeberufe durch die unscharfe Beschreibung von Vorbehaltsaufgaben unzureichend von der Laienpflege und weiteren Professionen abgegrenzt. Sowohl die Belange der klinischen Versorgung als auch die des Berufsstandes selbst werden damit wesentlich durch externe Akteure bestimmt. Bollinger et al. (2005) weisen in diesem Zusammenhang auf «systematische Abweichungen (‹Sonderwege›) von einigen für Berufe in Deutschland üblichen Merkmalen» (ebd.: 76) hin. Diese historisch gewachsenen Hintergründe treffen heute auf gesellschaftliche Problemlagen, die für den deutschsprachigen Raum (Deutschland, Österreich, Schweiz) ebenfalls vergleichbar sind; als Stichworte mögen hier genügen:

- demografische Entwicklung
- epidemiologische Entwicklung (und damit einhergehend eine zunehmende Komplexität der Dienstleistungen mit der Ausdifferenzierung von Handlungsfeldern und der Notwendigkeit der interdisziplinären Kooperation)
- technische Innovationen (und damit neue Schnittstellen im Gesundheitswesen und neue Kompetenzanforderungen an die Akteure im Gesundheitswesen)
- Modernisierung auf dem Arbeits- und Bildungsmarkt (Ausdifferenzierung und Spezialisierung) und
- Kostendruck im Gesundheitswesen.

Vor diesem Hintergrund sind mittlerweile deutliche Hinweise auf eine «nachholende Modernisierung der Pflege» zu erkennen, die nahelegen, dass sich die berufliche Pflege im deutschsprachigen Raum auf dem Weg zur Profession befindet: Der Auf- und Ausbau einer Pflegewissenschaft einschließlich einer entsprechenden Infrastruktur für die Pflegeforschung, zunehmende Spezialisierung und Ausdifferenzierung von Qualifikationsmöglichkeiten und Handlungsfeldern, Bereitstellung pflegewissenschaftlicher Erkenntnisse zur rationalen Begründung des pflegerischen Handelns, erste Erfolge in der Durchsetzung einer beruflichen Selbstverwaltung über Pflegekammern und weitere Entwicklungen verweisen auf die hohe Dynamik, mit der die berufliche Pflege als relevante Profession in die

Gestaltung einer Gesellschaft des langen Lebens eingebunden werden soll. Um den Beitrag der Pflege zu den gesellschaftlichen Herausforderungen systematisch einordnen zu können, soll im Folgenden herausgearbeitet werden, was Pflege als Arbeit, als Beruf oder als Profession leistet.

15.3 Pflege als Arbeit

Aus anthropologischer Perspektive besteht ein zentrales Charakteristikum des Menschen darin, dass er in die Natur zielgerichtet und modifizierend eingreifen muss, um Überleben zu sichern. Die Natur – auch die eigene Natur – muss in diesem Sinne be-arbeitet werden, um die Gattung und das individuelle Leben zu erhalten (vgl. Plessner, 1981; Gehlen, 1993; Marx, 1968; Lukács, 1968). Arbeit gilt vor diesem Hintergrund als zentraler Vermittlungsmechanismus von Mensch und Umwelt, als «conditio sine qua non» und als «conditio humana». Auch Pflege ist damit, vor allen Versuchen, den spezifischen gesundheits- oder krankheitsbezogenen, berufs- oder professionsförmigen Charakter zu bestimmen, grundsätzlich als existenzielle Tätigkeit im Sinne von Arbeit zu beschreiben, mit der sich jeder Mensch auseinandersetzen muss, um nicht «den vielfältigen Formen der Verrottung anheim zu fallen.» (vgl. Behrens, 2005: 106). Wenn für Arbeit im Allgemeinen gilt, dass sie den ganzen Menschen betrifft und einbezieht (Pfadenhauer, 2003), dann ist dies für Pflegearbeit im Besonderen zu betonen: sie betrifft einerseits den ganzen Körper-Leib des Menschen, insofern Pflegearbeit mit dem Körper-Leib am Körper-Leib geleistet wird, und ist andererseits als zielgerichtetes Handeln immer auch mit subjektivem und intersubjektivem Sinn verbunden. «Durch pflegerische Selbstbeherrschung werden Körper zur Verkörperung des Sozialen», notiert Behrens (2005: 107) im Anschluss an Plessner, Merleau-Ponty und Bourdieu und verweist damit auf den welterschließenden und sinnvermittelnden Charakter von Pflege, der insbesondere in Situationen der existenziellen Krise sowohl die Hilfebedürftigen als auch die Pflegenden selbst zu grundlegenden Auseinandersetzungen mit sich und der Welt auffordert.

Neben diesen ontogenetisch-existenziellen Aspekten der Pflege als reproduktive Notwendigkeit zur Selbstwerdung und zum Selbsterhalt des Menschen ist Pflegearbeit in intersubjektiven Bezügen lange Zeit primär durch metaphysische Motivationen charakterisiert. Historisch nachweisbar sind Motive dieser Art erstmals für die griechische Antike (ca. 500–200 v. Chr.), die im Asklepios-Heilkult die Gesundheit und Krankheit des Menschen in göttlichen Händen sah (theurgisches Krankheitskonzept) und entsprechend Heilkunde und Pflege mit metaphysischen Ritualen verband. Im Anschluss an den urchristlichen Gedanken der Nachfolge Jesu («imitatio jesu»), setzt sich in der vormodernen, eurozentristischen Pflege dann das Motiv durch, den Dienst am Menschen als Dienst an Gott zu verstehen und Pflegearbeit in dieser christlich motivierten Wertrationalität zum «Gotteslohn» zu erbringen. Sinnstiftend ist Pflegearbeit in diesen Zusammenhängen durch aufopferungsvolles und unentgeltliches Helfen von in erster Linie weiblichen Pflegenden mit der Aussicht auf Seelenheil für Helferinnen und Hilfeempfänger.

Erst mit der deutlichen Verlängerung der Lebenserwartung im 19. Jahrhundert wird Pflegearbeit auch unter gesellschaftlichen Aspekten relevant. Die in christlich-metaphysischer Motivation begründete Institutionalisierung der Sorgearbeit am Nächsten wird vor diesem Hintergrund zunehmend als Arbeit konzipiert, die in einem modernen Begriffsverständnis auf die «Erfüllung gesellschaftlicher Funktionen und Dienstleistungen und auf die Aufrechterhaltung gesellschaftlicher Ordnungen bzw. die Bewältigung gesellschaftlicher Prozesse ganz allgemein zielt» (Beck et al.,1980: 23). Im Unterschied zu handwerklichen und produzierenden Gewerben wird Pflegearbeit als gesellschaftlich relevante Leistung allerdings zunächst nicht als Lohnarbeit entworfen. Wie in allen weiteren Lebensbereichen differenzieren sich – vor dem Hintergrund der Entwicklung zur industriellen Gesellschaft – auch im Bereich der Pflege spezialisierte Institutionen und Berufe heraus. Dieser Prozess vollzieht sich jedoch im Bereich der caritativ motivierten Pflegearbeit unter besonderen Bedingungen: So lag der …

> «[…] strukturelle Widerspruch des abendländischen Kapitalismus in der Angewiesenheit auf die physische und psychische sowie generative Reproduktion der Arbeitskraft, ohne diese im Rahmen von Lohnarbeit bzw. Marktlogik gewährleisten zu wollen.» (Blass, 2011: 13)

In den westlichen Industriegesellschaften wird dieser Widerspruch durch eine spezifische Form der Vergesellschaftung von Arbeit aufgelöst, die eine systematische Trennung von Familien- und Erwerbsleben und damit die Institutionalisierung von privater, unentgeltlicher Hausarbeit einerseits und arbeitsmarktbezogener Erwerbsarbeit andererseits einschließt. Diese Segmentierung konnte mit einer geschlechts- und milieuspezifischen Charakterisierung der marktvermittelten männlichen Arbeit und der nicht-marktvermittelten weiblichen Arbeit der bürgerlichen Frau versehen werden. Als Arbeit gilt im gesellschaftlichen Verständnis fortan vorzugsweise die marktvermittelte Erwerbsarbeit, nicht-marktvermittelter weiblicher Arbeit im Privatbereich wird dagegen kaum gesellschaftliche Anerkennung zugesprochen.

15.4 Pflege als Beruf

Mit Hartmann (1972: 37 ff.) kann in einem Prozess der «Verberuflichung» aus Arbeit dann ein Beruf werden, wenn Wissen und Fertigkeiten sich systematisch ordnen lassen und eine stärkere gesellschaftliche Bedeutung vorliegt. Als Beruf lässt sich mit Beck et al. (1980) eine «dauerhafte, standardisierte, auf einer Spezialisierung der Fähigkeiten beruhende Form der Bereitstellung von Arbeitsvermögen» (ebd.: 25) beschreiben, die in der Regel als Lohnarbeit zum Erwerb der Lebensgrundlagen ausgeübt wird. Die Verberuflichung der Pflege setzt insofern spätestens mit der sozialstaatlich motivierten Einsicht in die gesellschaftliche Verantwortung für Alter und Pflege im ausgehenden 19. Jahrhundert, mit der Emanzipation von der christlich-metaphysischen Tradition der Pflege zum «Gotteslohn», also den ersten Versuchen, Pflege mit Beginn des 20. Jahrhunderts als Lohnarbeit zu etablieren, sowie der institutionell legitimierten Ordnung von Pflegewissen durch die Etablierung gesetzlicher Regelungen zur Pflegeausbildung ein (vgl. Voges, 2002). Auf allen Ebenen sind allerdings von Beginn an Spannungsfelder angelegt, die sich bis in die aktuellen Debatten um die Weiterentwicklung der Pflege verlängern: Die gesellschaftliche Relevanz von Alter und Pflege findet auf berufs- und sozialrechtlicher Ebene kaum fachlich angemessene Entsprechungen. Die Deutungshoheit über zentrale Bestimmungen der Pflege liegt vielmehr lange bei Akteursgruppen mit spezifischen Eigeninteressen, die etwa in der Ausbildung einer medizinisch orientierten Krankenpflege zur Unterstützung der eigenen Professionalisierung im Falle der Medizin, oder in der Vermeidung von krankenhausorientierten Abwanderungstendenzen durch eine sozialpflegerische Konturierung der Altenpflege im Falle der Wohlfahrtsverbände liegen. Vor dem Hintergrund eines konservativen Wohlfahrtsstaatsmodells ist die unscharfe normative Konturierung von Pflegearbeit – bis heute etwa im Kontext des Pflegeversicherungsrechts sichtbar – insofern von Vorteil, als das Verhältnis von informeller und beruflicher Pflege weitgehend offen bleibt, familiäre Pflegearbeit also weiterhin als zentrale Ressource gesellschaftlich genutzt und die Kommodifizierung der Pflegearbeit damit begrenzt werden kann (vgl. Heinze, 2012). Auf der anderen Seite hat sich entlang dieser interessengeleiteten Ausdifferenzierung und Konturierung von Alten- und Krankenpflege ein jeweils spezifischer Wissenskanon – medizinisch-pflegerisch orientiert im Falle der Krankenpflege, sozialpflegerisch orientiert im Falle der Altenpflege – herausgebildet und bis in das berufliche Selbstverständnis etabliert.

Während die Gesundheits- und Krankenpflege über diese medizinisch-pflegerische Orientierung eine besondere Nähe zu hochinstitutionalisierten und in der Regel technikgestützten Versorgungsprozessen aufweist, betont eine sozialpflegerisch ausgerichtete Altenpflege die lebensweltlichen Aspekte:

> «Die Pflege alter Menschen ist Arbeit im Lebensraum. Die Pflege alter Menschen berücksichtigt die lebenslang gewachsene Struktur der Selbstpflege, der Alltagsbewältigung und -gestaltung mit dem Ziel der Erhaltung der größtmöglichen Selbstständigkeit und Selbstbestimmung bis zum Tod. Die Pflege alter Menschen betrifft vor allem die so genannten Basisaktivitäten des täglichen Lebens. Die Pflege ist einerseits reaktivierend und prophylaktisch ausgerichtet, beinhaltet andererseits genauso die pflegerische Begleitung Sterbender. Die Pflege alter Menschen ist Arbeit in der Privatsphäre.» (Entzian, 1999: 95)

Mit den aktuellen Bemühungen um gemeinsame Grundlagen (z. B. generalistische Ausbildung, gemeinsame berufspolitische Interessenvertretung) ist damit die schwierige Aufgabe verbunden, diese auseinanderdriftenden Perspektiven des pflegerischen Handelns in eine gemeinsame Identität zu integrieren. Der Versuch, Pflege als Lohnarbeit zu konzipieren leidet von Beginn an unter der Problematik, dass sie historisch als caritativer Dienst am Nächsten, als weibliche Tätigkeit von Frauen aus dem bürgerlichen Milieu sowie als Hilfsberuf angelegt ist und damit im sozialen Prestige am unteren Ende der Berufshierarchien festgelegt zu sein scheint (vgl. Voges, 2002). Berufe, die sich auf lebensweltliche, z. B. hausarbeits- und körpernahe Aspekte beziehen und deren fachliche Wissensbasis unter rationalen Gesichtspunkten nur unzureichend systematisiert und abstrahiert ist, erfahren tendenziell gesellschaftliche Abwertung. Diese grundlegende Problematik spiegelt sich bis heute in der zunehmenden Tendenz, gerade eine lebensweltorientierte Pflegearbeit im Niedriglohnsektor zu etablieren.

Pflegearbeit als Beruf zu etablieren, setzt also die gesellschaftliche Anerkennung als marktvermitteltes und gesellschaftlich relevantes Leistungsgeschehen auf der Basis ausdifferenzierter, explizierter und bestenfalls standardisierter Wissensgrundlagen voraus. Am Maßstab dieser Kriterien ist bis heute durchaus umstritten, ob die Verberuflichung der Pflege als abgeschlossen gelten kann (Rabe-Kleberg, 1993, 1998; Meifort, 1998; Brater, 1998; Bollinger/Grewe, 2002).

15.5 Pflege als Profession

Vor dem Hintergrund dieser Debatten macht sich die berufliche Pflege im deutschsprachigen Raum spätestens seit den 90er-Jahren des 20. Jahrhunderts auf den Weg zur Professionalisierung. Ganz allgemein steht der Begriff «Profession» «ebenso für freie, akademische Expertenberufe im Dienstleistungsbereich wie für Fach- und/oder Sachautorität (z. B. der ‹Profi›) und dient z. T. auch als Zeichen für gewisse soziale Attribute und Personenmerkmale» (Pundt, 2006: 9).

Die Frage, wie Berufe zu Professionen werden, wird – insbesondere am Beispiel der drei klassischen Professionen der Ärzte, Juristen und Theologen – seit den 20er- und 30er-Jahren des 20. Jahrhunderts im angloamerikanischen sozialwissenschaftlichen Diskurs (Parsons, 1968) und seit den späten 60er- und frühen 70er-Jahren des 20. Jahrhunderts vorzugsweise im Kontext der deutschsprachigen Berufssoziologie (Daheim, 1967; Hesse, 1972; Hartmann, 1972) untersucht und zu ausdifferenzierten Professionstheorien weiterentwickelt.

Prozessuale Ansätze der Professionstheorie formulieren Professionen als Endpunkt eines Kontinuums. «Arbeit» kann über Verberuflichung zum «Beruf» werden und sich über Professionalisierung zur «Profession» entwickeln (Hesse, 1972; Hartmann, 1972). Wenn als Maßstab der Entwicklung eines Berufs wesentlich die

Faktoren «Wissen» und «Sozialorientierung» gelten, dann spielt im Prozess der Professionalisierung Forschung eine herausgehobene Rolle:

> «Diese Beteiligung der Forschung an der Systematisierung des Wissens läge im Bereich einzelner Arbeitsverrichtungen relativ niedrig, im Feld der Berufe merklich darüber und bei den Professionen ausgesprochen hoch.» (Hartmann, 1972: 45)

Der Aspekt «Sozialorientierung» beschreibt dagegen die zunehmende Vergesellschaftung eines Berufs: Soziales Prestige und Einfluss eines Berufs auf die Gesellschaft nehmen zu und die Belange des Berufsstandes werden – meist über berufsverbandliche Aktivitäten – offensiv und strategisch vorangetrieben. In der Regel geht dieser Prozess mit einer starken Identifikation der Berufsangehörigen mit ihrem Beruf, mit der Verpflichtung auf einen speziellen Berufsethos (das lateinische Verb «profiteri» verweist etymologisch auf ein Bekenntnis im Sinne eines Gelübdes, nach bestimmten Regeln zu leben, vgl. Pfadenhauer 2003) sowie mit einem ausgeprägten Bewusstsein für die gesellschaftliche Relevanz des beruflichen Handelns einher. Der Begriff «Professionalisierung» fokussiert damit auf Prozesse, die auf verschiedenen Ebenen liegen (vg. Pfadenhauer, 2003): In einem breiten, modernisierungstheoretischen Sinne steht Professionalisierung grundsätzlich für die Institutionalisierung von spezifischen Kompetenzen und damit für die Enteignung von Laien durch institutionell spezialisierte Problemlösungsprozesse in Zusammenhang mit gesellschaftlich als relevant erachteten Problemstellungen. In einem engeren Sinne fokussiert Professionalisierung auf den Wandel von Berufen zu Professionen, der auf einer Makroebene nachzuzeichnen ist, oder auf die berufsbiographische Herausbildung eines professionellen Habitus, die auf der Mikroebene des Handelns untersucht werden muss. Auf dieser Ebene gerät auch die Professionalität der handelnden Akteure in den Blick:

> «Betrachtet man nun den Begriff *Professionalität*, bilden im Grunde Wissen und Können seine beiden Quellen, allerdings beschränkt er sich weder auf Fachwissen einer akademischen Disziplin, noch auf die bloße Intuition oder die reine Erfahrung des perfekten Praktikers im Gesundheitswesen.» (Pundt, 2006: 11, Hervorh. im Original)

15.5.1 Berufliche Pflege im Lichte der klassischen Professionskriterien

Die grundlegenden professionstheoretischen Positionen der nationalen und internationalen Debatte wurden in diesem vorliegenden Band bereits vorgestellt und mit Blick auf die Möglichkeit der Professionalisierung der Sozialen Arbeit diskutiert (s. Kap. 14). Entlang dieser Debatte soll an dieser Stelle der Fokus auf die spezifischen Ausprägungen der Professionalisierungsbestrebungen in der Pflege liegen.

Indikations- oder merkmalstheoretische Ansätze beziehen sich insbesondere auf die gesellschaftliche Dimension eines Berufs. Mit diesen Ansätzen werden

Kriterienkataloge vorgelegt, die, je nach Autor, unterschiedlichste Merkmale einer Profession beschreiben. Zusammenfassend sind Professionen demnach gekennzeichnet durch:

- ein spezialisiertes (häufig durch Forschung fundiertes) Wissen
- eine wissenschaftliche Ausbildung
- eine soziale Orientierung durch Beitrag zum Gemeinwohl (Zentralwertorientierung, z. B. Wahrheit, Recht, Gesundheit)
- Handlungsautonomie bei der Festlegung des Arbeitsinhaltes und der Ausführung der Tätigkeit und, damit verbunden, die Abwesenheit fachfremder Kontrolle
- ein Handlungsmonopol über den Arbeitsbereich, das vom Staat gesetzlich abgesichert ist und die Abgrenzung zu anderen Berufen definiert und sichert
- eine Berufsethik, die sowohl die innerprofessionellen Beziehungen sowie die Beziehung zu den KlientInnen reguliert
- eine Selbstverwaltung und
- Berufsprestige (für eine Übersicht vgl. Hesse, 1972).

Wird der Entwicklungsstand der Pflege an diesen Kriterien bemessen, so findet sich in der Regel eine Kennzeichnung als Semiprofession (z. B. Etzioni, 1969; Sprondel, 1972; Hampel, 1983; Schaeffer, 1994). Semiprofessionen erfüllen nicht alle Kriterien, die in indikationstheoretischer Perspektive eine Profession kennzeichnen:

> «Sie haben eine kürzere Ausbildung, sie haben nicht die gleichen Rechte, Interessen ihrer Berufsgruppe und Standards ihres gemeinsamen Fachwissens in einer nach außen hin abgeschirmten Kommunikation zu regeln, ihr Fachwissen ist gegenüber anderem Fachwissen und Laienwissen weniger spezifisch abgegrenzt, kann also eher von dort kritisiert oder gar ersetzt werden, und die Semi-Professionen müssen insbesondere in ihrer Organisation ein höheres Maß an externer Kontrolle über ihre Arbeit akzeptieren.» (Otto/Dewe, 1987: 783)

Dass Pflege in der aktuelleren Literatur kaum noch als Semiprofession bezeichnet wird, begründet sich allerdings weniger darin, dass die benannten Kriterien mittlerweile eingelöst werden konnten, sondern vielmehr in der Entwertung des indikationstheoretischen Ansatzes selbst. Theoretisch wie empirisch konnte aufgezeigt werden, dass die merkmalstheoretischen Perspektiven auf Profession und Professionsentwicklung nicht haltbar sind (vgl. Abbott, 1988; Rabe-Kleberg, 1997). Merkmalsorientierte Ansätze gelten daher professionstheoretisch heute als weitgehend überholt, haben aber nach wie vor eine immense normative berufspolitische Bedeutung, insofern sie als idealtypische Folie, also als Orientierung für Berufe mit Professionalisierungsabsichten genutzt werden (vgl. Bollinger et al., 2006; Kälble, 2006; Pfadenhauer, 2003; Schmidbaur, 2002). Das zeigt sich insbesondere auch an den berufspolitischen Bemühungen um die Professionalisierung der Pflege in den deutschsprachigen Ländern. Merkmalskataloge werden hier seit Jahren als «eine Art ‹Blaupause› für die Bemühungen um die «Professionalisierung der Pflege» (Bollinger et al., 2006: 77) genutzt und haben insofern wesentlich dazu beigetragen, dass zwei zentrale Entwicklungen vorangetrieben wurden: die Verwissenschaftlichung der Pflege über Akademisierung und Etablierung der Pflegeforschung sowie die Durchsetzung normativer Regelungen zur Selbstorganisation des beruflichen Handelns.

Strukturen der Verwissenschaftlichung der Pflege im deutschsprachigen Raum

Mit der Verwissenschaftlichung der Pflege im deutschsprachigen Raum seit den 90er-Jahren des 20. Jahrhunderts wird im Anschluss an die internationale Entwicklung systematisch das Projekt verfolgt, spezifisches und spezialisiertes Pflegewissen theoretisch und empirisch zu begründen und über eine generalisierte (Gesundheits- und Krankenpflege, Gesundheits- und Kinderkrankenpflege, Altenpflege) akademische Ausbildung in das Berufsfeld zu verbreiten. «Akademisierung als Professionalisierungsschritt» (Bollinger et al., 2006: 77) soll damit die Wissensgrundlage der Pflege rational fundieren, zur Attraktivität, Homogenität und Identität der historisch stark zersplitterten Berufsgruppe beitragen und auf die oben skizzierten Herausforderungen der Pflege in der modernen Gesellschaft vorbereiten. Dabei ist die Etablierung der Pflegewissenschaft als eigenständige Wissenschaftsdisziplin keineswegs primär innerprofessionell motiviert, sondern muss als Ergebnis einer politisch-administrativen Willensbildung betrachtet werden, die auf externe gesellschaftliche Bedarfe (z. B. demografische und epidemiologische Entwicklung, Etablierung der Pflegeversicherung, Angleichung der europäischen Bildungssysteme, zunehmender Problemdruck im medizinischen Versorgungsbereich etc.) reagiert (vgl. Gerlach, 2013; Weidner, 1995). Die spezifische Strategie, auf diese Herausforderungen mit der Akademisierung von Pflegeeliten (vgl. Robert-Bosch-Stiftung, 1992) zu antworten, also die akademische Qualifizierung in der Pflege nicht auf die klinische Praxis, sondern primär auf Lehr-, Leitungs- und Forschungsaufgaben zu konzentrieren, hat allerdings im deutschsprachigen Raum bislang kaum zu einer Professionalisierung der klinischen Pflege selbst beigetragen (vgl. Schaeffer, 1994; Bollinger et al., 2006). Erst jüngst wird daher der Versuch unternommen, die berufsqualifizierende Ausbildung in der Pflege auf akademischem Niveau zu verankern. In Deutschland wird dies seit 2004 über Modellversuchsklauseln im Krankenpflegegesetz ermöglicht, in Österreich regelt eine FH-Gesundheits- und Krankenpflege-Ausbildungsverordnung entsprechende Programme seit 2008 und in der Schweiz ist die Ansiedlung der Pflegebildung auf

Fachhochschulniveau durch eine Teilrevision des Fachhochschulgesetzes seit 2006 möglich, die aktuell durch ein nationales Gesundheitsberufegesetz (GesBG) abgesichert wird (vgl. Gerlach, 2013; Mühlherr, 2013; Rottenhofer/Stewig, 2012).

Nach dem stetigen Ausbau von Studienprogrammen in den vergangenen Jahren diagnostizieren Schaeffer et al. (2010) jedoch erste Erosionstendenzen. Die höchst heterogene curriculare Entwicklung sowie die Integration pflegewissenschaftlicher Studienangebote in interdisziplinäre Programme verwässern demnach zunehmend die Ausbildung eigener Wissensgrundlagen sowie die Entwicklung einer homogenen professionellen Identität, bevor diese sich wirklich entfalten konnte (vgl. Gerlach, 2013). Diese Probleme scheinen nicht unwesentlich in der nach wie vor mangelhaften Systematisierung des Pflegewissens begründet zu sein (vgl. Remmers, 2011), die mit Blick auf die hochschulische Pflegebildung erst jüngst wieder thematisiert wird (vgl. Hülsken-Giesler/Korporal, 2013; Hülsken-Giesler et al., 2010), Zudem verweisen erste Erfahrungen der Integration akademisch gebildeter Pflegender in die klinische Versorgung in allen drei Ländern auf Probleme der Zersplitterung von Theorie und Praxis (vgl. Rottenhofer/Stewig, 2012; Bollinger et al., 2006).

Die Herausforderung, pflegerisches Handeln theoretisch und empirisch zu begründen, konzentriert sich im Schatten der Studiengangsentwicklung bislang vorzugsweise auf den Bereich einer anwendungsorientierten, klinischen Pflegeforschung, während weitere relevante Fragen der Pflegeforschung (z. B. zu präventiven, edukativen und versorgungssteuernden Funktionen der Pflege), aber auch zu grundlagentheoretischen Begründungen des Pflegehandelns weitgehend vernachlässigt werden (vgl. Schaeffer/Wingenfeld, 2011; Schaeffer et al., 2010). Sowohl für die Schweiz als auch für Deutschland wurden vor diesem Hintergrund Forschungsagenden entwickelt, die den Ausbau der Pflege als Wissenschaft entlang gesellschaftlich relevanter Problemstellungen über die kommenden Jahre systematisch vorantreiben sollen (vgl. Imhof et al., 2008; Behrens et al., 2012). Mit Rappold (2009) befindet sich der Entwicklungsstand der Pflegewissenschaft in Österreich in einer Phase der Normalisierung. Die kommenden Schritte haben sich demnach der Systematisierung des Gegenstandsbereichs, der Erarbeitung von Forschungsstrategien sowie dem Ausbau von Förderstrukturen zu widmen.

Exkurs

Während der Wissenschaftsrat (2012) für Deutschland eine Akademisierungsquote von 10–20 % vorschlägt, werden in der Schweiz aktuell bereits zirka 10 % der klinisch Pflegenden an Fachhochschulen akademisch qualifiziert (vgl. Mühlherr, 2013).

15.5.2 Selbstorganisation und berufliche Autonomie

Die Vergesellschaftung der Pflege als Profession ist maßgeblich davon abhängig, in welcher Weise pflegerisches Handeln auf der normativ-gesetzlichen Ebene verankert wird. Im Kern der Debatten stehen dabei Fragen der Handlungsautonomie, die sich insbesondere in der Zuerkennung von Vorbehaltsaufgaben und der Kontrolle über die Berufsausübung einschließlich einer Berufsordnung und einer Berufsethik konkretisieren und über die Einrichtung von Pflegekammern realisiert werden können. Inwiefern die Nutzung erster Autonomiespielräume von geschickten berufs-, sozial- und fachpolitischen Interessenvertretungen abhängt, zeigen die Diskussionen um die Handlungsspielräume der Pflege im Kontext der Pflegeversicherungs- oder Pflegeweiterentwicklungsgesetzgebung (vgl. Klie/Brandenburg, 2003).

Mit Blick auf Fragen der Handlungsautonomie hat in Österreich die Einführung des Gesundheits- und Krankenpflegegesetzes von 1997 Dynamik in die Weiterentwicklung der Pflege gebracht. Das Berufsgesetz formuliert erweiterte Handlungsspielräume und differenziert diese in eigenverantwortliche, mitverantwortliche und interdisziplinäre Tätigkeiten. Eigenverantwortlichkeit bedeutet die fachliche Weisungsfreiheit von im gehobenen Dienst tätigen Pflegenden mit Blick auf Pflegeprozess, Pflegeforschung, Gesundheitsförderung und Pflegeberatung (Weiss-Faßbinder/Lust, 2004). Unsicherheiten bleiben allerdings dadurch, dass Vorbehaltsaufgaben nicht eindeutig definiert und ausdifferenziert wurden. Eine Pflegekammer konnte auch mit Unterstützung des Österreichischen Bundesinstituts für Gesundheitswesen (ÖBIG) bislang nicht etabliert werden. Eine von der Österreichischen Pflegekonferenz (ÖPK) unterstützte Bürgerinitiative zur Gründung einer Kammer für die Gesundheits- und Krankenpflegeberufe wurde im Jahre 2010 vom Bundesministerium für Gesundheit abschlägig beschieden. In Deutschland ist die Frage der Vorbehaltsaufgaben in der Pflege uneindeutig geklärt. Mit den Gesetzen für die Berufe in der Altenpflege (2003) und Krankenpflege (2004) werden eigenverantwortliche Aufgaben sehr allgemein formuliert, klare Definitionen von Vorbehaltsaufgaben für die Pflege finden sich trotz fachlicher Begründung nicht (vgl. Klie/Brandenburg, 2003). Die Einrichtung von Pflegekammern über bundeslandspezifische Regelungen wird nach jahrelangen Vorarbeiten aktuell vereinzelt auf den Weg gebracht (Rheinland-Pfalz, Bayern und Schleswig-Holstein). In der Schweiz wird die Initiative «Gesetzliche Anerkennung der Verantwortung der Pflege» des Schweizer Berufsverbandes der Pflegefachfrauen und Pflegefachmänner derzeit politisch verhandelt (Lüthi, 2013). Ziel ist es, die Berufsausübung über ein Gesundheitsberufegesetz einheitlich zu reglementieren und dabei insbesondere auch die Handlungsfelder von akademisch ausgebildeten Pflegeexpertinnen und -experten (ANP) abzusichern. Über ein Berufsregister soll überdies die Kontrolle über die eigenen beruflichen Belange verbessert und die Stärkung der Berufsidentität zur Mitbestimmung und Gestaltung in politischen und gesundheitspolitischen Prozessen vorangetrieben werden (Spirig et al., 2001).

Die Etablierung einer Profession Pflege wird damit erkennbar entlang merkmalstheoretischer Kriterien vorangetrieben. Während Hartmann (1972) davon ausgeht, «dass bei der Verberuflichung die Systematisierung des Wissens besonders betont wird, während im Prozess der Professionalisierung relativ viel Gewicht auf der Vergesellschaftung liegt» (ebd.: 42), kann für die Pflege im deutschsprachigen Raum aufgezeigt werden, dass diese Prozesse seit den 90er-Jahren des 20. Jahrhunderts eng miteinander verbunden waren: Die wissenschaftliche Rationalisierung der beruflichen Praxis kann als berufspolitische Strategie zur Vergesellschaftung einer professionalisierten Pflege gelesen werden (vgl. Krampe, 2009).

15.5.3 Zur Integration der beruflichen Pflege in das Gesundheitssystem

Die Frage der gesellschaftlichen Funktion beruflichen Handelns gerät in strukturfunktionalistischer Perspektive in den Mittelpunkt der Betrachtung (vgl. Parsons, 1968). Gesellschaft wird in diesem Zusammenhang als System entworfen, in dem das Gesundheitssystem als Subsystem eine bedeutende Rolle zur Aufrechterhaltung des Gesamtsystems sowie zur Reproduktion gesellschaftlicher Wertvorstellungen erhält. Als Profession im Gesundheitswesen gelten jene Berufe, die wiederum einen zentralen Beitrag zur Aufrechterhaltung des Gesundheitssystems leisten. Vor dem Hintergrund, dass wissenschaftshistorisch systemtheoretisch begründete Perspektiven in den 60er- und 70er-Jahren des 20. Jahrhunderts eine prominente Stellung einnehmen, fließt die strukturfunktionalistische Interpretation von Professionen über die Pflegetheoriebildung in die Begründung der Pflege als Profession ein. Einflussreiche Pflegetheorien (z. B. Orem, King, Roy, Newman) suchen den eigenständigen Betrag einer professionalisierten Pflege zur Aufrechterhaltung des Gesundheitssystems durch rationale Begründung des pflegerischen Handelns nachzuweisen. Dieser Zusammenhang von Verwissenschaftlichung und Professionalisierung wird in den Professionstheorien dieser Zeit ausdrücklich betont (vgl. z. B. Abbott, 1988) und in der Debatte um die Professionalisierung der Pflege entsprechend nachvollzogen (vgl. Donaldson/Crowley, 1978). Weitgehend unreflektiert bleibt dabei jedoch die Frage nach den Rückwirkungen dieser Verquickung von professionspolitischen Interessen und pflegetheoretischen Begründungen auf die Konturierung der Pflegewissenschaft als angewandte Praxisdisziplin einerseits und die inhaltliche Begründung der Pflege als Profession andererseits (vgl. Remmers, 2000, 2011; Friesacher, 2008). Im Zentrum der Kritik steht, dass sich zur theoretisch-inhaltlichen Begründung der Pflege ein spezifisches Rationalisierungsverständnis durchsetzt, das vorzugsweise Wissensformen als legitimes

Pflegewissen ausweist, die als wissenschaftlich überprüfte Erkenntnisse das pflegerische Handeln im Sinne von Zweck-Mittel-Rationalitäten begründen, wobei die Ziele des Pflegehandelns über die institutionellen Maßstäbe der Gesundheitsversorgung immer schon vorgegeben sind. Um Anerkennung als Profession zu erhalten, wird berufliche Pflege als systematischer Bestandteil des Gesundheitssystems entworfen, der die Interessen des Gesamtsystems durch rational begründetes Handeln im Sinne eines technischen Handelns der zweckrationalen Wahl geeigneter Mittel bei gegebenen Zielen verfolgt (Remmers, 2011: 13 ff.; Remmers, 2000: 134 ff.; Friesacher, 2008: 57 ff.). Die Konzentration auf geeignete Problemlösungsverfahren führt dabei notwendig zu einer Abstraktion vom eigentlichen fachlichen Wissen (Blass, 2011). Vielmehr gerät das abstrakte Problemlösungsinstrumentarium selbst zunehmend in den Mittelpunkt der Betrachtung: Die internationale Diskussion um die Funktion des kybernetischen Regelkreises zur Steuerung komplexer Systeme hat eine inhaltlich ausgerichtete Theoriebildung in der Pflege zunehmend verdrängt, dafür aber eine rationale und systemkompatible Rekonstruktion der Pflege in der Sprache der Technik und Ökonomie zur Begründung der Pflege als professionelles Handeln bereitgestellt (vgl. Friesacher, 2011a). Prominent protegiert durch eine ebenfalls systemtheoretisch inspirierte Politik der WHO wird der Pflegeprozess weltweit als normatives Fundament in berufs- und sozialrechtliche Begründungen des pflegerischen Handelns installiert (vgl. Habermann/Uys, 2006). Bereits seit Anfang der 70er-Jahre des 20. Jahrhunderts wird parallel dazu die evidenzbasierte Begründung einer standardisierten Fachsprache der Pflege entlang des Pflegeprozesses vorangetrieben, um geeignete Schnittstellen zu relevanten Teilbereichen des Subsystems (interprofessionelle Zusammenarbeit, Administration, Wissenschaft, Politik, Bildung) zu schaffen (vgl. Gorden/Bartholomeyczik, 2001). Insbesondere in Koppelung mit modernen Technologien kann berufliche Pflege damit zunehmend ihren Beitrag zur Optimierung des Leistungsgeschehens im Gesundheitssystem – und damit zum Systemerhalt insgesamt – nachweisen (vgl. Hülsken-Giesler, 2008). Der Preis für eine Professionalisierung dieser Couleur besteht darin, dass pflegerisches Handeln hier als ein instrumentelles Handeln konzipiert wird, dass sich vollständig den Systemerfordernissen unterwirft und damit den jeweiligen institutionellen Maßstäben und Zielen ausliefert (vgl. Remmers, 2000; Friesacher, 2008). Eine professionelle Pflege erschöpft sich nach dieser Spielart weitgehend in «professionell-technologischen Verfahren» (Orem, 1997: 292–308). Dass damit allerdings eine Professionalisierung im Sinne der gesellschaftlichen Aufwertung verbunden ist, wird bezweifelt: «Der ‹Status Quo› in der Pflegepraxis wird dadurch eher festgeschrieben als verändert, bestehende Machtungleichverhältnisse werden zementiert» (Friesacher, 2008: 64). Die zweckrationale Perspektive dieses Ansatzes äußert sich schließlich darin, dass auch die interaktionsorientierten Aspekte der Pflegearbeit (Interaktionsarbeit, Gefühlsarbeit oder Emotionsarbeit) im Rahmen des Pflegeprozesses (bestenfalls wissenschaftlich fundiert) entlang einer technischen Rationalität entworfen und in Sozialtechnologien überführt werden. Dieser Entwurf entleert das pflegerische Handeln von allen nicht zweckrational orientierten lebensweltlichen Aspekten, die insbesondere im Kontext einer Gesellschaft des langen Lebens, also im Umfeld einer gerontologisch orientierten Pflege voraussichtlich an Bedeutung gewinnen werden (vgl. Klie/Brandenburg, 2003).

Behrens und Langer (2006) suchen mit dem Ansatz des Evidence-based Nursing der rein technokratischen Anwendung von Pflegewissen eine Alternative entgegenzustellen. Expertokratische «Eminenzen» von vorab definierten Nursing Outcomes, Leitlinien und Standards sind demnach durch das Zusammenspiel von interner und externer Evidence im Arbeitsbündnis zwischen Hilfeempfänger und Pflegenden zu überwinden:

> «Die unaufhebbare Differenz von interner und externer Evidence und der auseinandernehmende, zersetzende Charakter unvorhersehbarer Studienergebnisse macht es unmöglich, dass Entscheidungsprozesse über Diagnoseverfahren und Behandlungen (Pflegepfade) in individuellen Arbeitsbündnissen zwischen einzigartigen Nutzern und Professionsangehörigen ablaufen können nach dem Muster vollständig selbstgenügsamer bürokratischer Systeme.» (Behrens, 2005: 124)

Dass aber auch dieser Ansatz den Grundprinzipien einer strukturfunktionalistisch orientierten, problemlösenden und prozesssteuernden Pflege verhaftet bleibt, zeigt sich durch den limitierten Erkenntnisgewinn einer in dieser Perspektive angestellten Forschung für die theoretische Begründung des Pflegehandelns (vgl. Schaeffer et al., 2010; Remmers/Hülsken-Giesler, 2012).

Auf einer weiteren Ebene forciert die Professionalisierung entlang strukturfunktionalistischer Impulse die horizontale und vertikale Ausdifferenzierung der Pflege im Sinne der Spezialisierung auf spezifische Problemlösungsprozesse. Pflege als Prozesssteuerung liefert einerseits das Fundament für die zunehmend eingeforderte Ausweitung von Handlungsfeldern, Pflege als wissenschaftlich rationalisierte berufliche Praxis liefert das Fundament für die Binnendiversifizierung im Sinne innerberuflicher Hierarchien. Dass diese Entwicklung sowohl mit Chancen auf Statusgewinn, etwa im Kontext der akademisierten Pflege, als auch mit Gefahren der Deprofessonalisierung und Prekarisierung, etwa im Kontext der jüngst wiederentdeckten Pflegeassistenz, einhergeht, wird aktuell in Deutschland, Österreich und der Schweiz sichtbar (vgl. Darmann-Finck/Hülsken-Giesler, 2013).

15.5.4 Berufliche Pflege zwischen Ohnmacht und Machterwerb

Machttheoretische Ansätze in der Pflege untersuchen die Frage, «wie es bestimmten Berufen gelingt, gesellschaftliche Anerkennung zu beanspruchen und wie Professionen im beruflichen Alltag ihre besondere Stellung vertreten und erhalten»

(Schmidtbauer, 2002: 21). Damit gerät der Wandel der Pflege vor dem Hintergrund des Zusammenwirkens von externen Kontextbedingungen (z. B. gesellschaftlichem Strukturwandel, Modernisierung, Staat, Märkte, Hochschulen etc.), der Entwicklung konkurrierender Berufsgruppen und berufsinterner Strategien, Interessen und Potenziale – also der konkreten historischen und gesellschaftlichen Bedingungen – in den Blick. Eine zentrale Annahme besteht in diesem Zusammenhang darin, dass Prozesse der Professionalisierung in erster Linie auf die Sicherung von Monopolen für spezielle Berufsvollzüge abzielen, um den entsprechenden Berufen gesellschaftlichen Aufstieg und Status (einschließlich materieller und/oder immaterieller Privilegien) zu sichern. Dabei spielen fachliche Aspekte gegebenenfalls nur eine untergeordnete Rolle. Von Bedeutung ist vielmehr die Kompetenz, das Leistungsprofil eines Berufs in der gesellschaftlichen Wahrnehmung als einzig relevantes Angebot zur Problemlösung eines gesellschaftlichen Problems durchzusetzen und exklusiv zertifizieren zu lassen (vgl. Hitzler, 1994; Pfadenhauer, 2003). Damit erhalten Professionen das Recht auf Zuständigkeit, den Anspruch auf Zuständigkeit und die Kontrolle über die Zuständigkeit (Jurisdiction) für eine bestimmte Problemlösung (vgl. Abbott, 1988). Dabei verschiebt sich aber auch die Art der zu bewältigenden Probleme, insofern es nicht nur um die reine Problemlösung geht, sondern um eine spezifische, vorab lizensierte Art der Problemlösung. Ein Prinzip des professionellen Handelns besteht demnach darin, diffuse lebensweltliche Problemlagen des Einzelfalls subsumptionslogisch den fachlich bekannten und wissenschaftlich begründeten Phänomenen zuzuordnen und mit den vorab lizensierten und standardisierten Problemlösungsmethoden zu bearbeiten (vgl. auch Stichweh, 1992). Die Problemdefinition als eine Form der Wirklichkeitskonstruktion dient damit ebenso wie die Art der Problemlösung und die Kontrolle über eine angemessene Problembewältigung primär dem Interesse, den eigenen Status als Profession zu sichern und gegen Konkurrenz zu verteidigen:

> «In diesem Sinne sind Professionelle nicht mit Experten identisch: Professionelle sind vielmehr eine spezifisch moderne, an der Durchsetzung von kollektiven Eigeninteressen orientierte Erscheinungsform des Experten.» (Pfadenhauer, 2003: 29)

Eine zentrale Erkenntnis dieser Perspektive besteht darin, dass der Status der Pflege als «Semiprofession» wesentlich dem Status der Pflege als Frauenberuf geschuldet ist. Mittlerweile weisen zahlreiche Untersuchungen – insbesondere Studien der feministischen Professionsforschung – darauf hin, dass die typische Profession männlich, Semiprofessionen dagegen in der Regel weiblich sind (vgl. z. B. Etzioni, 1969; Rabe-Kleberg, 1993; Schmidbaur, 2002; Blass, 2011). Während geschlechtspezifische Perspektiven in traditionellen Professionalisierungsansätzen nahezu ausgeklammert blieben, verweisen feministische Studien auf die strukturelle Funktion des Geschlechterverhältnisses in Kontexten des beruflichen Handelns, die in strukturellen Benachteiligungen durch Überschneidung von Berufs- und Reproduktionsbereichen, in der direkten oder indirekten geschlechtsspezifischen Aufteilung in Männer- und Frauenberufe, in der Ausgrenzung von Frauen als konstitutivem Teil der Etablierung von Professionen und aktuell immer deutlicher auch in professionsinternen Hierarchien sichtbar wird (vgl. zum Überblick mit Blick auf die Pflegeberufe Blass, 2011). Professionalisierungsprozesse sind demnach immer auch als Teil der sozialen Konstruktion von Geschlecht zu verstehen, der aber kaum öffentlich diskutiert wird. Als Anlässe für die Notwendigkeit der Weiterentwicklung der Pflege werden dagegen in der Regel externe Einflussfaktoren benannt und berufspolitisch in Stellung gebracht:

- Ökonomisierung und Technisierung des Gesundheitswesens
- Veränderungs- und Innovationsdruck auf die Gesundheitsberufe
- Wissens- und Wissenschaftsentwicklung
- Veränderung der Versorgungsstrukturen
- demografischer Wandel
- epidemiologische Entwicklung
- Veränderung der gesetzlichen Grundlagen, Entwicklungen am Arbeitsmarktes etc. (vgl. Kälble, 2005; Blass, 2011).

Rabe-Kleberg (1993) zeigt, dass dieser Prozess insbesondere darauf fokussiert, jene Strukturmerkmale des Berufs umzugestalten, die ihn als Frauenberuf markieren. Reproduktionsarbeit im Sinne der Gefühls- und Beziehungsarbeit wird als «weibliches Arbeitsvermögen» zunehmend aus dem beruflichen Selbstverständnis verdrängt und durch rationale und bestenfalls wissenschaftlich fundierte Problemlösungsmethoden ersetzt, um berufliche Pflege einer männlich geprägten Berufskultur anzupassen. Insbesondere auch die wissenschaftliche Rationalisierung der beruflichen Pflege durch Akademisierung kann, darauf verweist Krampe (2009), als berufspolitische Strategie gelesen werden, die ehedem primär emanzipatorisch motivierten Professionalisierungsbemühungen der Pflege als Frauenberuf durch Konzentration auf wissenschaftlich fundierte Problemlösungen systematisch zu entpolitisieren, um die Aussichten auf Anerkennung als institutionell spezialisierte Problemlöser in Zusammenhang mit dem gesellschaftlich als zunehmend relevant erachteten Pflegebedarf in einer Gesellschaft des langen Lebens zu steigern.

15.6 Zur Professionalität der Pflege

Während die bislang diskutierten Ansätze die Professionalisierung der Pflege aus einer Makroperspektive zu beleuchten erlauben, dabei aber die konkreten Arbeitsinhalte und Handlungsvollzüge weitgehend aus dem Blick verlieren, suchen aktuell breit diskutierte Ansätze Professionalität auf der Binnenebene des Handelns zu begründen. Professionalität lässt sich demnach nicht primär an kollektiven Merkmalen eines Berufsstandes festmachen, sie realisiert sich vielmehr auf der Ebene des beruflichen Handelns und der Berufslaufbahnen der Akteure. Systemtheoretische, symbolisch-interaktionistische und strukturtheoretische Zugänge konnten hier zu wesentlichen Präzisierungen der Logik professionellen Handelns beitragen (vgl. Luhmann, 1981; Stichweh, 1992; Oevermann, 1996, 2002; Schütze, 1992).

Systemtheoretische Ansätze fokussieren in diesem Zusammenhang z. B. auf die Ausbildung von Systemstrukturen entlang funktionaler Spezialisierungen. Funktionale Differenzierung geht demnach mit der Ausbildung von zentralen Dualismen innerhalb eines Subsystems einher (Luhmann, 1981). Das Gesundheitssystem ist zentral durch den Dualismus von «gesund/krank» geprägt, während in sozialen Referenzsystemen etwa mit der Differenzierung in «Fall/Nicht-Fall» bzw. «Hilfe/Nicht-Hilfe» gearbeitet wird. Die Präferenz für den als systemerhaltend erachteten Code muss über Interaktion zwischen den Systemmitgliedern immer wieder neu vermittelt werden. Professionelles Handeln bemisst sich an der Befähigung von Akteuren in spezialisierten Berufsrollen (z. B. Pflege, Soziale Arbeit), in der Interaktion erfolgreich zwischen der positiv besetzten Seite eines binären Codes und den Akteuren in Komplementärrollen (z. B. Patient/Klient) zu vermitteln. Die erfolgreiche Vermittlung trägt dazu bei, die Akteure in das System zu integrieren und damit den Systemerhalt zu unterstützen. Der Blick richtet sich damit auf Kommunikation als zentrale Instanz zur Aufrechterhaltung des Systems. Gefragt wird dabei aber nicht primär nach inhaltlichen Aspekten, also etwa dem subjektiv gemeinten Sinn von Kommunikationen, sondern vielmehr nach der Selektivität von Kommunikationen im Kontext der prägenden Dualismen eines Subsystems (Stichweh, 1992). Gefragt wird nach dem modus operandi der Praxis, danach, wie Gesundheit/Krankheit, Hilfe/Nicht-Hilfe in der Interaktion zwischen den Akteuren konstruiert werden.

Interaktionistische Ansätze fokussieren dagegen in erster Linie auf «das Paradoxe, das Zerbrechliche, das Fehlerhafte» (Schütze, 1996: 187) des professionellen Handelns. Grundlegende Probleme des professionellen Handelns begründen sich demnach darin, erstens, «auf unsicherer empirischer Basis Prognosen über die Fall- bzw. Projektentwicklung anstellen zu müssen», sowie zweitens, «die allgemeinen Typenkategorien des professionellen Wissens auf die Spezifität des konkreten Projekts bzw. Falls anwenden zu müssen» und drittens, den richtigen Zeitpunkt zum Eingreifen zwischen Zuwarten und Intervention in die Entwicklung eines Falles zu finden (Schütze, 1996: 194; vgl. dazu ausführlicher Kapitel 14).

Doppelte Handlungslogik als Kern des beruflichen Pflegehandelns

Während diese Ansätze in der Debatte um die Professionalisierung der Pflege eher zögerlich aufgenommen werden, erhält der strukturtheoretische Ansatz von Ulrich Oevermann (1996, 2002) etwa seit Mitte der 90er-Jahre des 20. Jahrhunderts eine prominente Bedeutung (vgl. Schaeffer, 1994; Weidner, 1995; Bartholomeyczik, 2001; Isford, 2002; Dewe, 2006). Mit Oevermann (2002: 23) besteht der Kern professionellen Handelns darin, dass Professionen «stellvertretend für Laien, d. h. für die primäre Lebenspraxis, deren Krisen bewältigen», wenn die Entscheidungsautonomie der Laien teilweise oder komplett, temporär oder auf Dauer eingeschränkt ist. Mit dieser Perspektive rücken Strukturprobleme des professionellen Handelns in den Mittelpunkt der Aufmerksamkeit, die über den Zusammenhang von Regelwissen und Fallverstehen, die Wechselseitigkeit von Begründungs- und Entscheidungszwängen, die Anerkennung der Autonomie der Lebenspraxis der Klienten, die subjektive Betroffenheit des Klienten, die analytische Distanz des Professionellen sowie den Umstand, dass sich vor dem Hintergrund dieser Aspekte keine vollständigen Handlungsstandards für das professionelle Handeln ableiten lassen, bestimmt werden (vgl. ausführlich zur Bedeutung dieser Aspekte in der Pflege: Raven, 2007). Professionalisierbar sind demnach Berufe, wenn sie sich auf «Wahrheitsbeschaffung» (Fokus Rechtspflege), «Therapiebeschaffung» (Fokus Therapie und Prophylaxe) oder «Konsensbeschaffung» (Fokus methodische Bearbeitung von Geltungsansprüchen) beziehen und eine spezifische Handlungslogik entwickeln, die sich auf eines dieser drei Probleme bezieht (Oevermann, 2002; Schaeffer, 1994; Raven, 2007). Mit Raven (2007: 206) ist «davon auszugehen, dass Pflege – strukturtheoretisch betrachtet – mit der Gewährleistung der somato-psycho-sozialen Integrität konkreter Lebenspraxen befasst ist» und damit den Fokus auf «Therapie und Prophylaxe» legt. Neben diesem krisentheoretischen Begründungszusammenhang sieht Raven (2009), in Anschluss an Honneth (1994), insbesondere in altenpflegerischen Bezügen aber auch einen anerkennungstheoretischen Begründungszusammenhang, der an anderer Stelle über die Aspekte «emotionale Zuwendung in Form von Liebe und Fürsorge», «kognitive Achtung in Form von Zuerkennung von Rechten» und «soziale Wertschätzung als Zeichen von Solidarität» ausbuchstabiert wurde (Friesacher, 2011b). Erst vor diesem Hintergrund sind demnach auch relevante Abgrenzungen zu weiteren Professionen im Gesundheitswesen möglich, die einen pflegerischen Handlungsraum markieren,…

> «[…] in dem es um die Auseinandersetzung des Patienten mit seiner Krankheit in dem Sinne geht, noch vorhandene Autonomiepotenziale so zu stärken, dass eine bestmögliche autonome Lebenspraxis erreicht werden kann.» (Raven, 2007: 207)

In dieser Sphäre begründen sich auch Ansätze, die derzeit «Caring als zentrale Qualität in der Gesundheitsversorgung» in der Schweiz ausweisen (Imhof et al., 2010: 26), situative Handlungsfähigkeit als zentrale Kompetenz (im Sinne von P. Benner) in Österreich hervorheben (vgl. Rottenhofer/Stewig, 2012) oder in Deutschland Pflegearbeit als Interaktionsarbeit begründen, die in ihren Kernkomponenten durch Emotions- und Gefühlsarbeit sowie durch die Kooperation zwischen den Akteuren zu charakterisieren ist (vgl. Böhle et al., 1997; Giesenbauer/Glaser, 2006; Weishaupt, 2006). Im Kontext der Professionalisierung der Pflege geht es nun insbesondere darum, «was man die Logik professionellen Handelns im Spannungsfeld von allgemeiner Wissensapplikation und individuellem Fallverstehen nennen könnte» (Dewe, 2006: 24). Es geht um die Frage, wie über die Ausbildung eines «professional point of view» eine gelungene Vermittlung von Theorie und Praxis erfolgen und über die Professionalität der konkreten Akteure auf der Binnenebene des Handelns realisiert werden kann. In Perspektive der strukturalen Handlungstheorie ist die Professionalität der Akteure an der wissenschaftlichen Kompetenz zur universalisierten Regelanwendung wissenschaftlichen Wissens einerseits und der hermeneutischen Kompetenz des handlungspraktischen Einsatzes dieses Wissens auf der Basis eines methodisch kontrollierten Fremdverstehens der lebenspraktischen Situation des Hilfebedürftigen andererseits festzumachen (Oevermann, 1996). Dabei ist wissenschaftliches Wissen nicht deduktiv nomologisch im Sinne einer technischen Problemlösung auf den Einzelfall anzuwenden, vielmehr macht sich Professionalität daran fest, dass der professionelle Akteur …

> «[…] jeweils die konkrete, historische Lage und Situation des Klienten, worin auch immer diese besteht, rekonstruieren muss und das Problem, das dieser Klient hat, durch die Rekonstruktion hindurch so bestimmen kann, dass man es dann dem standardisierten Wissen subsumieren kann.» (Oevermann, 2004: 7, zit. n. Raven, 2007: 204)

Raven (2009) geht davon aus, dass eine entsprechende hermeneutisch-lebenspraktische Kompetenz in der beruflichen Pflege derzeit vorrangig vorbewusst und unspezifisch zum Einsatz kommt, eine professionelle Pflege aber zukünftig eine gezielte und begründete Vermittlung zwischen wissenschaftlichem Regelwissen und hermeneutischem Fallverstehen nachzuweisen hat.

> «Soll dieses Beziehen nicht nur auf zufällig gelingendem «intuitiven Fallverstehen» beruhen, sondern auf dem systematischen Verstehen der Fallstrukturgesetzlichkeit des Klienten/Patienten, bedarf es einer rekonstruktiven Vorgehensweise und als deren Ergebnis eröffnet sich die Chance, das vorhandene standardisierte Wissen auf das transparent gewordene Problem interventionspraktisch anzuwenden.» (Raven, 2007: 206)

Mit Remmers (1997, 2000) ist der Anschluss an Oevermann allerdings um die spezifischen Besonderheiten des pflegerischen Handelns als personenbezogene

Dienstleistung zu erweitern. Der Körper-Leib erhält demnach eine konstitutive Rolle in pflegerischen Bezügen, insofern Pflege mit dem Körper-Leib der Pflegenden am Körper-Leib der zu Pflegenden geleistet wird. Die Bedeutung körper-leiblicher Aspekte für Expertenhandeln im Allgemeinen und für Pflegehandeln im Besonderen konnte in arbeitswissenschaftlichen Studien mittlerweile auch empirisch aufgezeigt (vgl. Böhle/Porschen-Hueck, 2012; Böhle/Fross, 2009; Böhle, 2007; Böhle et al., 1997; Böhle/Weihaupt, 2003; Weihaupt, 2006) und als subjektivierendes Arbeitshandeln systematisch in den Kontext der Pflege als Interaktionsarbeit integriert werden (Böhle et al., 1997; Weihaupt, 2006). Subjektivierendes Arbeitshandeln unterscheidet sich vom planbaren und rational begründbaren objektivierten Arbeitshandeln durch ein situatives und exploratives Vorgehen und ist daher betrieblich nur begrenzt organisierbar (Dunkel/Weihrich, 2010). Es reduziert Arbeitshandeln nicht auf distanzierend kognitiv-rational begründete Prozesse, sondern bezieht komplexe sinnliche Wahrnehmungen (Geräusche, Gerüche etc.) in die berufliche Entscheidungsfindung ein, die erst in Situationen der persönlichen Nähe und Vertrautheit zwischen Pflegenden und Pflegebedürftigen realisiert werden können.

> «Durch die arbeitswissenschaftliche Bestimmung der Dienstleistungsarbeit als Interaktionsarbeit ist es möglich, auch die Spezifika der Pflegearbeit aktiv zu benennen und nicht mehr länger nur passiv in Form von Residualkategorien gegen andere Formen der Erwerbsarbeit abzugrenzen.» (Blass 2011: 42)

Professionelles Handeln beruht demnach neben logisch-formalen Operationen und fundiertem Fachwissen auch auf Aspekten eines elementaren Verstehens, metaphorisch-assoziativen Denkens und beruflichen Erfahrungswissens (vgl. Hülsken-Giesler, 2008).

> «Vor diesem Hintergrund besteht professionelles Handeln in der Fähigkeit zu einer jeweils situationsspezifischen Nutzung und Verbindung planmäßig-rationalen Handelns und erfahrungsgeleitet-subjektivierenden Handelns. Beides zu können und je nach Bedarf zu nutzen und zu kombinieren, ist daher die Grundlage professionellen Handelns. Doch während ersteres bisher beachtet und in vielfältiger Weise in der Ausbildung gefördert wird, bleibt das zweite bislang weitgehend verborgen. Soweit es in Erscheinung tritt, wird es entweder mit Misstrauen betrachtet oder als eine individuelle Fähigkeit, die «man hat oder nicht hat.» (Böhle, 2007: 94)

Vor dem Hintergrund dieser Überlegungen wäre als zentrales Merkmal der Professionalität des pflegerischen Handelns hinzuzufügen, dass Pflegende in der Lage sind, institutionelle und institutionalisierte, also etwa durch verschiedenste Rituale und Sozialisationsprozesse stetig reproduzierte Überformungen der pflegerischen Entscheidungsfindung in ihrer Bedeutung für das unmittelbare Arbeitsbündnis auf der Binnenebene der Dienstleistung zu reflektieren (vgl. auch Hülsken-Giesler, 2008).

Mit der Bestimmung des Pflegehandelns als stellvertretende Bewältigung lebenspraktischer Krisen lässt sich mit Raven (2007) ein neues professionelles Selbstverständnis pflegerischen Handelns begründen, das auch die aktuell wieder intensiv diskutierte Integration der verschiedenen Berufs- (Altenpflege, Gesundheits- und Krankenpflege, Gesundheits- und Kinderkrankenpflege) und Handlungsfelder der Pflege (ambulante Pflege, langzeitstationäre Pflege, akutstationäre Pflege) unter dem Aspekt des professionellen Pflegehandelns erlaubt.

> «Die Handlungskompetenz aller Pflegekräfte besteht genau in dem zu entwickelnden Vermögen, der «inneren» Logik des Phänomens der stellvertretenden Krisenbewältigung folgen zu können. Dazu ist die Internalisierung standardisierter ingenieurialer Wissenskomponenten (wissenschaftlich fundiertes pflegerisches Fachwissen) ebenso notwendig, wie das Erlernen und Einüben der methodisch kontrollierten diagnostischen Rekonstruktion der Motivierung eines Krisen erzeugenden Mangels. Diese fallverstehende Diagnostik erfolgt im Bewusstsein, dass die darauf aufbauende interventionspraktische Reaktion ingenieuriale Wissenskomponenten der Spezifität des Falles angemessen anzupassen hat. Grundlegend für die Diagnostik und «Therapie» (interventionspraktische Reaktion) ist als weitere Komponente der pflegerischen Handlungskompetenz das Vermögen zur Gestaltung einer Beziehungspraxis (Arbeitsbündnis zwischen Klient/Patient und Pflegekraft).» (Raven, 2007: 208 f.)

Der pflegespezifische Fokus auf die körper- und leibnahen Aspekte einer Krisensituation impliziert einerseits, dass dabei ebenso lebensweltliche wie kurative, präventive, rehabilitative oder palliative Orientierungen von Bedeutung sind, also sozialpflegerische und medizinisch-pflegerische Elemente eine Rolle spielen, die mit Blick auf das jeweils konkrete Handlungsfeld und den jeweiligen Einzelfall immer neu auszutarieren sind. Andererseits markiert diese Perspektive auf den Körperleib aber auch die Grenzen des professionellen pflegerischen Handelns, die mit Blick auf weitere Aspekte der Integritätssicherung gegebenenfalls durch interprofessionelle Bezüge zu überwinden sind.

15.7 Zusammenfassung und Ausblick

Die Strategien zur Professionalisierung der Pflege im deutschsprachigen Raum sind deutlich erkennbar: Am Maßstab klassisch-professionstheoretischer Indikatoren führt der Weg von einer Verwissenschaftlichung der Pflege über die Etablierung von Selbstverwaltungs- und Kontrollinstanzen (Verkammerung) zu rational begründeten Anforderungen nach autonomen Handlungsspielräumen. Die in strukturfunktionalistischer Perspektive vorgenommene Konturierung der beruflichen Pflege als rational begründete Problemlösungsinstanz im Gesundheitswesen konnte im Zuge der «nachholenden Modernisierung» bereits in relevante normative Rahmenregelungen überführt werden und hält als systemkonforme und medizinnahe Professionalisierung auch zunehmend Einzug in das Selbstkonzept von Kranken- und Altenpflege. Insofern sich dieser Weg allerdings vorzugsweise auf die Etablierung im gegebenen Begründungszusammenhang des Gesundheits- und Medizinsystems konzentriert, ist der Erfolg der Professionalisierungsbemühungen allerdings mehr als fraglich: Freidson (1979) konstatiert, dass die Pflege ...

> «[...] solange ihre Arbeit medizinischen Charakter hat, keine Berufsautonomie erlangen kann, ganz gleich wie klug und energisch ihre Sprecher auch sein mögen. Um die Autonomie einer Profession zu erreichen, muss der paramedizinische Beruf einen einigermaßen abgeschlossenen Arbeitsbereich beherrschen, der von der Medizin als Ganzem abgetrennt und ohne ständigen Kontakt zur Medizin oder Abhängigkeit von ihr ausgeübt werden kann.» (Ebd.: 59)

Die Etablierung eines «eigenständigen Arbeitsbereichs» der Pflege wird dagegen über handlungstheoretische Ansätze in Aussicht gestellt, die die stellvertretende Regulierung von Lebens- und Alltagsanforderungen unter Berücksichtigung der körperlich-leiblichen Aspekte der Pflege in den Mittelpunkt des professionellen Handelns rücken. Insofern aber diese Ansätze wiederum gesellschaftliche und politische Rahmenbedingungen sowie den Arbeitsmarkt als zentrale Instanz für die Vermittlung von Sozialstatus und damit auch von gesellschaftlicher Anerkennung weitgehend ausblenden, ist berufs- wie wissenschaftspolitisch derzeit kaum Interesse daran zu erkennen, die Professionalität des pflegerischen Handelns auf der Binnenebene zu begründen oder gar die spezifischen Besonderheiten einer konstitutiv auf Körper- und Leibarbeit basierenden Pflege zu profilieren. Zu groß scheint die Befürchtung, dass eine eher konservativ anmutende, alltagsweltlich orientierte und mit «weiblichem Arbeitsvermögen» konnotierte Sorgearbeit in Zeiten eines auf Effektivität und Effizienz ausgerichteten Gesundheits- und Pflegewesens gesellschaftliche Anerkennung verwehrt wird. Die Lösung wird derzeit in einer wissenschaftlichen Rationalisierung der Pflegepraxis gesucht, die die nicht rational begründeten Anteile des pflegerischen Handelns zunehmend aus dem Professionsprofil ausgrenzt. Unter Gesichtspunkten einer lebensweltorientierten Begründung des Pflegehandelns kann dieser Prozess wiederum als Deprofessionalisierung markiert werden. Dass also im Prozess der Professionalisierung die Deprofessionalisierung der Pflege bereits angelegt ist, verweist ebenso auf die Paradoxien der «nachholenden Modernisierung» der Pflege im 21. Jahrhundert (vgl. Hülsken-Giesler, 2010), wie der Umstand, dass gerade diese ausgelagerten körper- und leibnahen Elemente der Pflegearbeit zukünftig voraussichtlich unter prekären Arbeitsbedingungen wiederum von Frauen übernommen werden.

Mit den Arbeiten von Weidner (1995), Veit (2002) oder Behrens und Langer (2006) liegen mittlerweile auch Ansätze vor, welche die Professionalisierung der Pflege auf der Grundlage der Vermittlung von Miko- und Makorebene voranzutreiben suchen. Strukturell sind vor diesem Hintergrund auch gemeinsame Handlungslogiken für die soziale Arbeit und die berufliche Pflege als professionelle, personenbezogene Dienstleistungen zu identifizieren. Während jedoch in evidenzorientierten Zusammenhängen das Zusammenwirken von interner und externer Evidence noch äußerst unscharf konturiert ist (vgl. Remmers/Hülsken-Giesler, 2012), steht andererseits die systematische Integration der spezifischen Körper- und Leibnähe des pflegerischen Handelns in die Struktur der doppelten Handlungslogik aus. Mit arbeitswissenschaftlichen Erkenntnissen zur Konturierung der Pflege als professionelle Interaktionsarbeit steht dafür aber mittlerweile ein begriffliches Instrumentarium bereit, um diese Vermittlung auf rational begründeten Fundamenten zu leisten.

Insofern ist eine «innere Professionalisierung» der Pflege unter handlungstheoretischen Gesichtspunkten voranzutreiben und für das gesamte Berufsfeld zu reklamieren, welche die spezifischen, arbeits- und pflegewissenschaftlich fundierten, körper- und leibnahen Besonderheiten des pflegerischen Handelns aufzugreifen und in das Selbstverständnis und die Identität einer sozial- wie medizinisch-pflegerisch orientierten Pflege systematisch zu verankern vermag. Dieses Proprium der Pflege ist auf der gesellschaftlichen Ebene zur Geltung zu bringen und zum Ausgangspunkt einer «äußeren Professionalisierung» zu machen, die den eigenständigen Beitrag der Pflege zu einer Gesellschaft des langen Lebens zur Geltung bringt und auf dieser Basis autonome Handlungsspielräume etabliert.

Während der Pflegewissenschaft und der akademischen Pflegebildung dabei die Aufgabe zukommt, die zwischen abstrakter und abstrahierender Professionalisierung und konkret-situativer Professionalität angelegten Paradoxien in den jeweils historisch gegebenen gesellschaftlichen Zusammenhängen zu analysieren und einer Vermittlung zuzuführen, die das Proprium des pflegerischen Handelns in der gesamten Breite der Handlungsfelder zur Geltung bringt, obliegt es den

Reflexion

- Wie lässt sich Pflege als Profession beschreiben?
- Woran macht sich die Professionalität der Pflege fest?
- Welche Widersprüche zeigen sich im Prozess der Professionalisierung der Pflege?
- Inwiefern kann die Bezugnahme auf gerontologisches Fachwissen zur Professionalisierung der Pflege beitragen? Welche Ansätze halten Sie für besonders fruchtbar?
- Welche Schritte sind zur weiteren Professionalisierung der Pflege vorrangig zu unternehmen?

berufsständischen Vertretungen, dieses gesellschaftlich, d. h. insbesondere arbeitsmarkt- und sozialpolitisch zu verankern. Die Praxis der klinischen Versorgung ist jedoch über die Pflegebildung in einer Weise vorzubereiten, die einen reflektierten Umgang mit den objektiven Widersprüchen einer professionalisierten Pflege begünstigt und dabei einerseits das Bewusstsein für das Proprium der Pflege ausbildet und andererseits die durch externen Druck innerprofessionell wachsenden Belastungen in politisch wirksames Empowerment überführt. Entscheidend wird auf dieser Ebene sein, inwieweit Pflegewissenschaft sowie politische Interessenvertretungen der Pflege bereit sind, die Anpassung der Pflege an tradierte Professionsvorstellungen aufzugeben und die Vielschichtigkeit der Pflege in den Professionalisierungsprozess aufzunehmen.

15.8 Literatur

Abbott A. (1988). The System of Professions. An Essay on the Division of Expert Labor. Chicago/London: The University of Chicago Press.

Bartholomeyczik S. (2001). Professionelle Kompetenz in der Pflege. Teil I, II, III. Pflege Aktuell, Heft 5, 6 und 7/8, 284–287, 344–347 und 412–414.

Beck U., Brater M., Daheim H. (1980). Soziologie der Arbeit und der Berufe. Grundlagen, Problemfelder, Forschungsergebnisse. Reinbek bei Hamburg: Rowohlt.

Behrens J. (2005). Soziologie der Pflege und Soziologie der Pflege als Profession: die Unterscheidung von interner und externer Evidence. In: Schroeter K. R., Rosenthal T. (Hrsg.). Soziologie der Pflege. Grundlagen, Wissensbestände und Perspektiven. München: Juventa, 51–70.

Behrens J., Görres S., Schaeffer D., Bartholomeyczik S., Stemmer R. (2012): Agenda Pflegeforschung für Deutschland. Halle: Eigenverlag.

Behrens J., Langer G. (2006). Evidence-based Nursing and Caring. Interpretativ-hermeneutische und statistische Methoden für tägliche Pflegeentscheidungen. Vertrauensbildende Entzauberung der «Wissenschaft». 2. Auflage. Bern: Verlag Hans Huber.

Bischoff C. (1997). Frauen in der Krankenpflege. Zur Entwicklung von Frauenrolle und Frauenberufstätigkeit im 19. und 20. Jahrhundert. 3., durchges. Auflage, überarb. und erw. Neuausg. Frankfurt a. M.: Campus.

Blass K. (2011). Altenpflege zwischen Jederfrauqualifikation und Expertentum. Verberuflichungs- und Professionalisierungschancen einer Domäne weiblicher (Erwerbs-)Arbeit. Saarbrücken: ISO-Verlag.

Böhle F. (2007). Die Bewältigung des Unplanbaren durch erfahrungsgeleitetes Arbeiten. In: Tomaschek N. (Hrsg.). Perspektiven systemischer Entwicklung und Beratung von Organisationen. Heidelberg: Verl. für Systemische Forschung im Carl-Auer-Verl., 89–94.

Böhle F., Brater M., Maurus A. (1997). Pflegearbeit als situatives Handeln. Ein realistisches Konzept zur Sicherung von Qualität und Effizienz der Altenpflege. Pflege, 10, 18–22.

Böhle F., Fross D. (2009). Erfahrungsgeleitete und leibliche Kommunikation in der Arbeitswelt. In: Alkemeyer T., Brünner K., Kodalle R., Pille T. (Hrsg.). Ordnung in Bewegung. Choreographien des Sozialen. Körper in Sport, Tanz, Arbeit und Bildung. Bielefeld: transcript, 107–126.

Böhle F., Porschen-Hueck S. (2012). Verwissenschaftlichung und Erfahrungswissen. Zur Entgrenzung, neuen Grenzziehung und Grenzüberschreitung gesellschaftlich anerkannten Wissens. In: Wengenroth U. (Hrsg.). Grenzen des Wissens – Wissen um Grenzen. Weilerswist: Velbrück, 154–192.

Böhle F., Weishaupt S. (2003). Unwägbarkeiten als Normalität – die Bewältigung nichtstandardisierbarer Anforderungen in der Pflege durch subjektivierendes Handeln. In: Büssing A., Glaser J. (Hrsg.). Dienstleistungsqualität und Qualität des Arbeitslebens im Krankenhaus. Göttingen: Hogrefe, 149–162.

Bollinger H., Gerlach A., Grewe A. (2006). Die Professionalisierung der Pflege zwischen Traum und Wirklichkeit. In: Pundt J. (Hrsg.). Professionalisierung im Gesundheitswesen. Positionen – Potentiale – Perspektiven. Bern: Verlag Hans Huber, 76–92.

Bollinger H., Gerlach A., Pfadenhauer M. (2005). Gesundheitsberufe im Wandel. Soziologische Beobachtungen und Interpretationen. Frankfurt a. M.: Mabuse.

Bollinger H., Grewe A. (2002). Die akademisierte Pflege in Deutschland zu Beginn des 21. Jahrhunderts. Entwicklungsbarrieren und Entwicklungspfade. Jahrbuch für Kritische Medizin 37 – Qualifizierung und Professionalisierung. Berlin: Argument Verlag, 43–59.

Brater M. (1998). Beruf oder Tätigkeit. Zur gesellschaftlichen Bewertung von Beruflichkeit und Fachlichkeit personenbezogener Dienstleistungen. In: Meifort B. (Hrsg.) Arbeiten und Lernen unter Innovationsdruck. Alternativen zur traditionellen Berufsbildung in gesundheits- und sozialberuflichen Arbeitsfeldern. Bielefeld: Bertelsmann, 29–36.

Braunschweig S. (2004). Die Entwicklung der Krankenpflege und der Psychiatriepflege in der Schweiz. In: Walter I., Seidl E., Kozon V. (Hrsg.). Wider die Geschichtslosigkeit der Pflege. Wien: ÖGVP-Verlag, 113–122.

Daheim H. (1967). Der Beruf in der modernen Gesellschaft. Versuch einer soziologischen Theorie beruflichen Handelns. Köln: Kiepenheuer & Witsch.

Darmann-Finck I., Hülsken-Giesler M. (2013). Editorial Fachtagung 14 «Pflegebildung im Zeichen des demografischen Wandels». In: bwp@ Spezial 6 – Hochschultage Berufliche Bildung 2013, Fachtagung 14, hrsg. v. Darmann-Finck I., Hülsken-Giesler M., 1–5. www.bwpat.de/ht2013/ft14/editorial_ft14-ht2013.pdf, [13.09.2013].

Dewe B. (2006). Professionsverständnisse – eine berufssoziologische Betrachtung. In: Pund J. (Hrsg.). Professionalisierung im Gesundheitswesen. Positionen – Potentiale – Perspektiven. Bern: Verlag Hans Huber, 23–35.

Donaldson S. K., Crowley D. M. (1978). The Discipline of Nursing. In: Nicoll L. H. (Ed.). Perspectives on Nursing Theory. 2nd ed. Philadelphia: Lippincott, 204–215.

Dunkel W., Weihrich M. (2010). Arbeit als Interaktion. In: Böhle F., Voß G. G., Wachtler G. (Hrsg.). Handbuch Arbeitssoziologie. Wiesbaden: VS-Verlag, 177–200.

Entzian H. (1999). Die Pflege alter Menschen und die professionelle Pflege. Pflegewissenschaft und Lebensweltorientierung. In: Klie T., Schmidt R. (Hrsg.). Die neue Pflege alter Menschen. Bern: Verlag Hans Huber, 93–120.

Etzioni A. (Hrsg.) (1969). The Semi-Professions and their Organizations: Teachers, Nurses and Social Workers. New York, London: Oxford Press.

Freidson E. (1979). Der Ärztestand. Berufs- und wissenschaftssoziologische Durchleuchtung der Profession. Stuttgart: Enke.

Friesacher H. (2011a). Macht und Steuerung – zur Kybernetisierung von Pflege und Gesundheit. In: Remmers H. (Hrsg.). Pflegewissenschaft im interdisziplinären Dialog. Eine Forschungsbilanz. Göttingen: V&R unipress, 343–367.

Friesacher H. (2011b): «Vom Interesse an vernünftigen Zuständen …» Bedeutung und konstitutive Elemente einer kritischen Theorie der Pflegewissenschaft. Pflege, 24, 6, 373–388.

Friesacher H. (2008). Theorie und Praxis pflegerischen Handelns. Begründung und Entwurf einer kritischen Theorie der Pflegewissenschaft. Göttingen: V&R unipress.

Gehlen A. (1993). Der Mensch. Seine Natur und seine Stellung in der Welt. Band 3 der Gesamtausgabe. Frankfurt a. M.: Vittorio.

Gerlach A. (2013). Professionelle Identität in der Pflege. Akademisch Qualifizierte zwischen Tradition und Innovation. Frankfurt a. M.: Mabuse.

Giesenbauer B., Glaser J. (2006). Emotionsarbeit und Gefühlsarbeit in der Pflege – Beeinflussung fremder und eigener Gefühle. In: Böhle F., Glaser J. (Hrsg.). Arbeit in der Interaktion – Interaktion als Arbeit. Arbeitsorganisation und Interaktionsarbeit in der Dienstleistung. Wiesbaden: VS-Verlag, 59–83.

Gordon M., Bartholomeyczik S. (2001). Pflegediagnosen. Theoretische Grundlagen. München: Urban & Fischer.

Habermann M., Uys L. R. (2006): The nursing process. A global concept. Edinburgh: Elsevier Churchill-Livingstone.

Hampel K. (1983). Professionalisierungstendenzen in den Krankenpflegeberufen. Ein theoretischer und empirischer Beitrag zu neuen Berufsbildern in den paramedizinischen Berufen. Münster: LIT.

Hartmann H. (1972). Arbeit, Beruf, Profession. In: Luckmann T., Sprondel W. M. (Hrsg.). Berufssoziologie. Köln: Kiepenheuer & Witsch, 36–52.

Hesse H. A. (1972). Berufe im Wandel. Ein Beitrag zur Soziologie des Berufs, der Berufspolitik und des Berufsrechts. Stuttgart: Enke.

Heinze C. (2012). Auf dem Highroad – der skandinavische Weg zu einem zeitgemäßen Pflegesystem. Ein Vergleich zwischen fünf nordischen Ländern und Deutschland. Expertise im Auftrag des Forums Politik und Gesellschaft und der Abteilung Wirtschafts- und Sozialpolitik der Friedrich-Ebert-Stiftung (Kurzfassung). Bonn.

Hitzler R. (1994). Wissen und Wesen des Experten. In: Hitzler R., Honer A., Maeder Chr. (Hrsg.). Expertenwissen: Die institutionalisierte Kompetenz zur Konstruktion von Wirklichkeit. Opladen: Westdeutscher Verlag, 13–30.

Honneth A. (1994). Kampf um Anerkennung. Zur moralischen Grammatik sozialer Konflikte. Frankfurt a. M.: Suhrkamp.

Hülsken-Giesler M., Korporal J. (2013). Fachqualifikationsrahmen Pflege für die hochschulische Bildung. Berlin: Purschke + Hensel.

Hülsken-Giesler M., Brinker-Meyendriesch E., Keogh J., Muths S., Sieger M., Stemmer R., Stöcker G., Walter A. (2010). Kerncurriculum Pflegewissenschaft für pflegebezogene Studiengänge – eine Initiative zur Weiterentwicklung der hochschulischen Pflegebildung in Deutschland. Pflege & Gesellschaft, 15, 3, 216–236.

Hülsken-Giesler M. (2010). Modernisierungsparadoxien der beruflichen Pflege im 21. Jahrhundert. In: Kreutzer S. (Hrsg.). Transformationen pflegerischen Handelns. Institutionelle Kontexte und soziale Praxis vom 19. bis 21. Jahrhundert. Göttingen: V&R unipress, 155–174.

Hülsken-Giesler M. (2008). Der Zugang zum Anderen. Zur theoretischen Rekonstruktion von Professionalisierungsstrategien pflegerischen Handelns im Spannungsfeld von Mimesis und Maschinenlogik. Göttingen: V&R unipress.

Imhof L., Rüesch P., Schaffert R., Mahrer-Imhof R., Fringer A., Kerker-Specker C. (2010). Professionelle Pflege Schweiz: Perspektive 2020. Ein Grundlagenbericht. Winterthur: ZHAW.

Imhof L., Abderhalden C., Cignacco E., Eicher M., Mahrer-Imhof R., Schubert M., Shaha M. (2008). Swiss Research Agenda for Nursing (SRAN). Die Entwicklung einer Agenda für die klinische Pflegeforschung in der Schweiz. Pflege, 21, 252–261.

Isford M. (2003). Wissen und Tun. Was ist Profession, was Professionalität, woran ist professionelles pflegerisches Handeln zu erkennen und wie wird es in der pflegerischen Praxis umgesetzt? Teil I und II. Pflege Aktuell, 5 und 6, 274–277 und 325–329.

Kälble K. (2006). Die Pflege auf dem Weg zur Profession? Zur neueren Entwicklung der Pflegeberufe vor dem Hintergrund des Wandels und der Ökonomisierung im Gesundheitswesen. In: Eurich J., Brink A., Hadrich J., Langer A., Schröder P. (Hrsg.) (2006). Soziale Institutionen zwischen Markt und Moral. Führungs- und Handlungskontexte. Wiesbaden: VS-Verlag, 215–245.

Käppeli S. (2011). Einleitung. In: Dies. (Hrsg.) (2011). Pflegewissenschaft in der Praxis. Eine kritische Reflexion. Bern: Verlag Hans Huber, 9–10.

Klie T. (2003). Professionalisierung in der Pflege und Gerontologie. In: Klie T., Brandenburg H. (Hrsg.) (2003). Gerontologie und Pflege. Beiträge zur Professionalisierungsdiskussion in der Pflege alter Menschen. Hannover: Vincentz, 114–131.

Klie T., Brandenburg H. (2003). Gerontologie und Pflege. Beiträge zur Professionalisierungsdiskussion in der Pflege alter Menschen. Hannover: Vincentz.

Krampe E. M. (2009). Emanzipation durch Professionalisierung? Akademisierung des Frauenberufs Pflege in den 1990er-Jahren: Erwartungen und Folgen. Frankfurt a. M.: Mabuse.

Lüthi U. (2013). «Eigenverantwortliche» Pflege in den Mühlen der Politik. Krankenpflege/Soins infirmiers, 2, 22–23.

Luhmann N. (1981). Die Profession der Juristen: Kommentare zur Situation in der Bundesrepublik Deutschland. In: Ders. (1981). Ausdifferenzierung des Rechts. Frankfurt a. M.: Suhrkamp.

Lukács G. (1968). Geschichte und Klassenbewusstsein. Studien über marxistische Dialektik. Darmstadt: Luchterhand.

Marx K. (1968). Ökonomisch-philosophische Manuskripte aus dem Jahre 1844. MEW Ergänzungsband. Erster Teil. Leipzig: Reclam, 465–588.

Meifort B. (1998): «Nichts bleibt wie es ist» – einleitende Vorbemerkungen. In: Dies. (Hrsg.) (1998). Arbeiten und Lernen unter Innovationsdruck. Alternativen zur traditionellen Berufsbildung in gesundheits- und sozialberuflichen Arbeitsfeldern. Bielefeld: Bertelsmann, 5–12.

Moers M. (2000). Pflegewissenschaft: Die Bedeutung von Pflegestudiengängen für die Pflegeberufe. In: Kozon V., Mayer H., Seidl E. (Hrsg.) (2000). Pflegewissenschaft – Aufbruch in Österreich. Wien: Facultas, 72–85.

Mühlherr L. (2013). Akademische Grundbildung in der Pflege in der Schweiz. bwp@ Spezial 6 – Hochschultage Berufliche Bildung 2013, Fachtagung 14, hrsg. v. Darmann-Finck I., Hülsken-Giesler M., 1–13. www.bwpat.de/ht2013/ft14/muehlherr_ft14-ht2013.pdf, [13.09.2013].

Oevermann U. (2002). Professionalisierungsbedürftigkeit und Professionalisiertheit pädagogischen Handelns. In: Kraul M., Marotzki W., Schweppe, C. (Hrsg.) (2002). Biographie und Profession. Bad Heilbronn: Klinkhardt, 19–63.

Oevermann U. (1996). Theoretische Skizze einer revidierten Theorie professionalisierten Handelns. In: Combe A., Helsper W. (Hrsg.) (1996). Pädagogische Professionalität. Untersuchungen zum Typus pädagogischen Handelns. Frankfurt a. M.: Suhrkamp, 70–182.

Orem D. E. (1997): Strukturkonzepte der Pflegepraxis. Wiesbaden: Ullstein Mosby.

Oschmiansky H. (2013). Zwischen Professionalisierung und Prekarisierung. Altenpflege im wohlfahrtsstaatlichen Wandel in Deutschland und Schweden. Berlin: Freie Universität Berlin, Diss., www.d-nb.info/103255911X/34, [10.10.2013].

Otto H. U., Dewe B. (1987). Professionalisierung. In: Eyferth H., Otto H.-U., Thiersch H. (Hrsg.) (1987). Handbuch der Sozialarbeit/Sozialpädagogik. 2., vollst. Auflage. Neuwied: Luchterhand, 775–811.

Parsons T. (1968) [1937]. The Structure of Social Action. A Study in Social Theory with Special Reference to a Group of Recent European Writers. Band 1: Marshall, Pareto, Durkheim. New York: London.

Pfadenhauer M. (2003). Professionalität. Eine wissenssoziologische Rekonstruktion institutionalisierter Kompetenzdarstellungskompetenz. Opladen: Leske + Budrich.

Plessner H. (1981). Die Stufen des Organischen und der Mensch. Gesammelte Schriften. Band X. Frankfurt a. M.: Suhrkamp.

Pundt J. (2006). Professionalisierung im Gesundheitswesen – Einstimmung in das Thema. In: Dies. (Hrsg.). Professionalisierung im Gesundheitswesen. Positionen – Potentiale – Perspektiven. Bern: Verlag Hans Huber, 7–20.

Rabe-Kleberg U. (1998). Berufliche Karrierewege im Gesundheits- und Sozialwesen. Stand, Perspektiven, Visionen. In: Meifort B. (Hrsg.). Arbeiten und Lernen unter Innovationsdruck. Alternativen zur traditionellen Berufsbildung in gesundheits- und sozialberuflichen Arbeitsfeldern. Bielefeld: Bertelsmann, 117–121.

Rabe-Kleberg U. (1993). Verantwortlichkeit und Macht. Ein Beitrag zum Verhältnis von Geschlecht und Beruf angesichts der Krise traditioneller Frauenberufe. Bielefeld: Kleine.

Rappold E. (2009). Pflegewissenschaft in Österreich – eine Standortbestimmung. In: Mayer H. (Hrsg.). Pflegewissenschaft – von der Ausnahme zur Normalität. Ein Beitrag zur inhaltlichen und methodischen Standortbestimmung. Wien: Facultas, 10–25.

Raven U. (2009). Altenpflege: Handeln ohne Verstehen, Verstehen ohne Handeln? Bestimmungsgründe einer professionalisierten Altenpflegepraxis aus strukturtheoretischer Sicht und deren Bedeutung für die Ausbildung. Teil II: Lebenspraxis im Altenpflegeheim – Eine Fallrekonstruktion und Perspektiven einer zukünftigen strukturtheoretisch fundierten Altenpflegeausbildung. Pflegewissenschaft, 4, 209–220.

Raven U. (2007). Zur Entwicklung eines «professional point of view» in der Pflege. Auf dem Weg zu einer strukturalen Theorie pflegerischen Handelns. PR-InterNet, 7, 196–209.

Remmers H., Hülsken-Giesler M. (2012). Evidence-based Nursing and Caring – Ein Diskussionsbeitrag zur Fundierung und Reichweite interner Evidenz in der Pflege. Pflege & Gesellschaft, 17, 1, 79–83.

Remmers H. (2011). Pflegewissenschaft als transdisziplinäres Konstrukt. Wissenschaftssystematische Überlegungen – Eine Einleitung. In: Ders. (Hrsg.). Pflegewissenschaft im interdisziplinären Dialog. Eine Forschungsbilanz. Göttingen: V&R unipress, 7–47.

Remmers H. (2000). Pflegerisches Handeln. Wissenschafts- und Ethikdiskurse zur Konturierung der Pflegewissenschaft. Bern: Verlag Hans Huber.

Remmers H. (1997). Normative Dimensionen pflegerischen Handelns – Zur ethischen Relevanz des Körpers. Pflege,10, 279–284.

Robert Bosch Stiftung (1992). Pflege braucht Eliten. Denkschrift zur Hochschulausbildung für Lehr- und Leitungskräfte in der Pflege. Gerlingen: Bleicher.

Rottenhofer I., Stewig F. (2012). Perspektiven der Pflege in Österreich. Differenzierung, Professionalisierung und Akademisierung. PADUA, 7, 5, 241–245.

Schaeffer D. (1994). Zur Professionalisierbarkeit von Public Health und Pflege. In: Schaeffer D., Moers M., Rosenbrock R. (Hrsg.). Public Health und Pflege, zwei neue gesundheitswissenschaftliche Disziplinen. Berlin: Ed. Sigma, 103–126.

Schaeffer D., Moers M., Hurrelmann K. (2010). Public Health und Pflegewissenschaft – zwei neue gesundheitswissenschaftliche Disziplinen. Eine Zwischenbilanz nach 15 Jahren. In: Gerlinger T., Kümpers S., Lenhardt U., Wright M. T. (Hrsg.). Politik für Gesundheit. Fest- und Streitschriften zum 65. Geburtstag von Rolf Rosenbrock. Bern: Verlag Hans Huber, 75–92.

Schaeffer D., Wingenfeld K. (2011). Entwicklung von Pflegewissenschaft in Deutschland. In: Dies. (Hrsg.). Handbuch Pflegewissenschaft. Neuausgabe. Weinheim und München: Juventa, 9–14.

Schmidbaur M. (2002). Vom «Lazaruskreuz» zu «Pflege aktuell». Professionalisierungsdiskurse in der deutschen Krankenpflege. 1903–2000. Königstein/Taunus: Helmer.

Schütze F. (1996). Organisationszwänge und hoheitsstaatliche Rahmenbedingungen im Sozialwesen: ihre Auswirkungen auf die Paradoxien des professionellen Handelns. In: Combe A., Helsper W. (Hrsg.). Pädagogische Professionalität. Untersuchungen zum Typus pädagogischen Handelns. Frankfurt a. M.: Suhrkamp, 183–276.

Schütze, F. (1992). Sozialarbeit als «bescheidene Profession». In: Dewe B., Ferchhoff W., Radtke F.-O. (Hrsg.). Erziehen als Profession. Zur Logik professionellen Handelns in pädagogischen Feldern. Opladen: Leske & Budrich, 132–170.

Spirig R., Petry H., Kesselring A., De Geest S. (2001). Visionen für die Zukunft – Die Pflege als Beruf im Gesundheitswesen der Deutschschweiz. Pflege, 14, 141–151.

Sprondel W. (1972). «Emanzipation» und «Professionalisierung» des Pflegeberufes – Soziologische Aspekte einer beruflichen Selbstdeutung. In: Pinding M. (Hrsg.). Krankenpflege in unserer Gesellschaft: Aspekte aus Praxis und Forschung. Stuttgart: Enke, 17–26.

Stemmer R. (2002): Die Zukunft der Pflege zwischen Ökonomisierung und (De-)Professionalisierung». PR-InterNet, 4, 82–91.

Stichweh R. (1992). Professionalisierung, Ausdifferenzierung von Funktionssystemen, Inklusion. Betrachtungen aus systemtheoretischer Sicht. In: Dewe B., Ferchhoff W., Radtke F. O. (Hrsg.). Erziehen als Profession. Zur Logik professionellen Handelns in pädagogischen Feldern. Opladen: Leske & Budrich, 36–48.

Veit A. (2002). Professionelles Handeln als Mittel zur Bewältigung des Theorie-Praxis-Problems in der Krankenpflege. Bern: Verlag Hans Huber.

Voges W. (2002). Pflege alter Menschen als Beruf: Soziologie eines Tätigkeitsfeldes. Wiesbaden: Westdeutscher Verlag.

Walter I. (2003). Zur Entstehung der beruflichen Krankenpflege in Österreich. Historicum, 78, 22–29.

Weidner F. (1995). Professionelle Pflegepraxis und Gesundheitsförderung. Eine empirische Untersuchung über Voraussetzungen und Perspektiven des beruflichen Handelns in der Krankenpflege. Frankfurt a. M.: Mabuse.

Weidner F. (1999). Was bedeutet Professionalisierung für die Pflegeberufe? In: Sauter D., Richter D. (Hrsg.). Experten für den Alltag. Professionelle Pflege in psychiatrischen Handlungsfeldern. Bonn: Psychiatrie-Verlag, 18–38.

Weishaupt S. (2006). Subjektivierendes Arbeitshandeln in der Altenpflege – die Interaktion mit dem Körper. In: Böhle F., Glaser J. (Hrsg.). Arbeit in der Interaktion – Interaktion als Arbeit. Arbeitsorganisation und Interaktionsarbeit in der Dienstleistung. Wiesbaden: VS-Verlag, 85–106.

Weiss-Faßbinder S., Lust A. (2004). Gesundheits- und Krankenpflegegesetz – GuKG. Wien: Manzsche Verlags- und Universitätsbuchhandlung.

Wissenschaftsrat (Hrsg.) (2012). Empfehlungen zu hochschulischen Qualifikationen für das Gesundheitswesen. Köln.

Quellen im Internet

Deutsche Gesellschaft für Pflegewissenschaft: www.dg-pflegewissenschaft.de.
Gesellschaft der Pflegewissenschaft im Österreichischer Gesundheits- und Krankenpflegeverband: www.gespw.at.
Schweizerischer Verein für Pflegewissenschaft: www.pflegeforschung-vfp.ch.
Deutscher Berufsverband für Pflegeberufe: www.dbfk.de.
Österreichischer Gesundheits- und Krankenpflegeverband: www.oegkv.at.
Schweizer Berufsverband der Pflegefachfrauen und Pflegefachmänner: www.sbk-asi.ch.
Pflegekammern in Deutschland: www.pflegekammer.de.

16 Herausforderungen in der Zusammenarbeit zwischen Pflege- und Sozialberufen

Hermann Brandenburg, Stefanie Becker

16.1 Zum Schwerpunkt des Buches

Aufgrund der in den vergangenen 100 Jahren enorm verbesserten Lebensbedingungen (medizinische Versorgung, Hygiene, Ernährung etc.) leben wir heute in einer Gesellschaft mit nie dagewesener Lebenserwartung. Verbunden mit dieser bisher einmaligen Chance auf ein langes Leben haben sich auch die Lebensbedingungen älterer Menschen sehr verändert. Dabei ist neben dem Gewinn an körperlich und geistig (fast) unbeeinträchtigter, gesunder Lebenszeit auch eine Kumulation von Einschränkungen und Erkrankungen am Ende des Lebens verbunden. Die Lebenssituationen älterer und vor allem hochbetagter Menschen sind somit häufig von Beratungs-, Unterstützungs- und/oder Pflegebedarf gekennzeichnet. Hinzu kommt, dass sich das Alter heute nicht nur im gesundheitlichen Bereich durch hohe Komplexität auszeichnet. Neben der im höheren Lebensalter typischen gesundheitlichen Multimorbidität (d.h. dem Leiden an mehreren Erkrankungen gleichzeitig) tragen auch soziale (z.B. der Verlust an Freunden und des Ehepartners) und psychische (z.B. Vereinsamung, kognitive Einbußen) Besonderheiten dazu bei, dass die Unterschiedlichkeit (Variabilität) der Lebenslagen im Alter größer ist als in allen anderen Lebensabschnitten zuvor. Um in Situationen der Abhängigkeit oder des Angewiesen-Seins auf Dritte dennoch die größtmögliche Lebensqualität erfahren zu können, ist es zwingend erforderlich, dass die professionellen Erbringer der Hilfe und Unterstützung diese Komplexität berücksichtigen. Dies erfordert einerseits spezifisches Wissen, wie es die Gerontologie

(Alternswissenschaft) bereithält, und andererseits die berufsgruppenübergreifende Kooperation.

In dem vor Ihnen liegenden Buch stand gerontologisches Fachwissen für Pflege- und Sozialberufe im Mittelpunkt. Zentraler Punkt war für uns dabei nicht nur das Wissen allein, sondern seine Bedeutung als Grundlage für die Zusammenarbeit zwischen den Berufsgruppen. Vor allem in den Überschneidungsbereichen, wie an den «Grenzgebieten» beider Disziplinen, ist dieser Wissens- und Erkenntnisfundus entscheidend. Es ist evident, dass in den verschiedenen Settings (z. B. Akutkrankenhaus, Pflegeeinrichtung) viele Bereiche existieren, in denen Information, Abstimmung und Koordination zwischen Mitarbeitenden der Pflege und der Sozialen Arbeit (oft auch weiterer Disziplinen, wie z. B. Physio- oder Ergotherapie) erforderlich sind. Beispiele hierfür reichen von der Beratung pflegender Angehöriger (zu Hause) über die Suche nach einem geeigneten Pflegeplatz (Krankenhaus) bis hin zur Abstimmung bezüglich der Ziele, die in einer Fallkonferenz zu verfolgen sind (Pflegeeinrichtung). Diese Herausforderungen zur Zusammenarbeit erleben nicht nur Pflege- und Sozialberufe. Sie sind charakteristisch für die aktuelle Situation im Gesundheits- und Pflegewesen überhaupt. Im Bereich der Altenarbeit und Langzeitpflege sind sie jedoch besonders wichtig. Wir wollten zeigen, dass gerontologisches Fachwissen für die professionelle Arbeit mit älteren und hochbetagten Menschen disziplinspezifisch aber eben besonders auch disziplinübergreifend eine wertvolle Grundlage darstellt, um zu einer erfolgreicheren Kooperation beider Berufsgruppen – zum Wohle der Zielgruppe – beizutragen.

16.2 Berufsgruppenübergreifende Zusammenarbeit für mehr Lebensqualität

Professionsübergreifende Zusammenarbeit ist bereits heute eine zentrale Aufgabe in der Altenarbeit und -pflege:

> «Interprofessionelle oder Berufsgruppen übergreifende Zusammenarbeit im Gesundheitswesen heißt, dass Angehörige unterschiedlicher Berufsgruppen mit unterschiedlichen Spezialisierungen, beruflichen Selbst- und Fremdbildern, Kompetenzbereichen, Tätigkeitsfeldern und unterschiedlichem Status im Sinne einer sich ergänzenden, qualitativ hochwertigen, patientenorientieren Versorgung unmittelbar zusammenarbeiten, damit die spezifischen Kompetenzen jedes einzelnen Berufs für den Patienten nutzbar gemacht werden.» (Kälble, 2004: 40)

Ein Beispiel, das aufzeigt, wie unerlässlich die Kooperation von Sozial- und Pflegeberufen zum Wohle der älteren und hochaltrigen Menschen ist, ist das Case Management (s. Kap. 13). Dieses zunächst ja klassische Konzept der Sozialen Arbeit gewinnt im Sinne des Care Management auch in der Pflege zunehmend an

Bedeutung. Ziel ist die sektoren- und professionsübergreifende fallbezogene Arbeit. Nach der Definition der multidisziplinär zusammengesetzten «Case Management Society of America» handelt es sich dabei um eine «systematisch vorgehende, auf Interaktion und Kooperation basierende sowie auf Bedarfsdeckung, Wirksamkeit und Wirtschaftlichkeit zielende kooperative Steuerung von Versorgungsprozessen» (Ewers, 2011: 643). Die Übergänge zum Care Management, welches stärker die überindividuelle Koordination der Versorgung betont, sind fließend. Beiden Konzepten kommt insbesondere in der Betreuung, Begleitung und Pflege älterer und demenzerkrankter Menschen in komplexen gesundheitlichen und sozialen Lebenssituationen große, sogar wachsende Bedeutung zu.

Bisher ist jedoch sowohl die Soziale Arbeit als auch die Pflege noch zu wenig in gemeinsame Diskussionsprozesse um die Einführung von Case- und Care-Modellen involviert. In Bezug auf alte und hochbetagte Menschen kann gerontologisches Fachwissen in beiden Disziplinen eine zentrale gemeinsame Verständnisgrundlage für die spezifischen Lebenssituationen darstellen. Sie kann helfen, Brücken zwischen ihnen zu schlagen und so den Imperativ der Kooperation zunehmend zu einer Selbstverständlichkeit werden lassen – zum Wohl der unterstützungs- und pflegebedürftigen alten und hochbetagten Menschen in unserer Gesellschaft.

Wir hoffen, durch dieses Buch einen Beitrag zur Vertiefung solcher disziplinübergreifenden Diskussionen leisten zu können.

16.3 Weitergehende Bedeutung dieses Studienbuchs

Was bedeuten die obigen Ausführungen für die Zusammenarbeit? Ausgangspunkt ist ein Verständnis, das Inter- und Transdisziplinarität auf ein bestimmtes, konstruktives Verhältnis unterschiedlicher Disziplinen verweist. Dieses Verhältnis gilt es insbesondere in der Altersarbeit zu befördern. Um ein Verständnis anderer Disziplinen zu entwickeln und es von Anfang der Berufstätigkeit an mitzudenken, ist es notwendig, hierfür bereits in der Ausbildung die Grundlagen zu legen.

Die Erfahrungen aus der bisherigen (und vielleicht nicht immer ganz unproblematischen) Zusammenarbeit zwischen Pflege und Sozialer Arbeit sollten dafür genutzt werden. In Zeiten von Multi-, Inter- und Transdisziplinarität sind gemeinsame Ausbildungsanteile zentral, um bereits so früh wie möglich ein Verständnis für die jeweils andere Disziplin zu fördern. Das gilt insbesondere für die Ausbildung an den Hochschulen, und zwar sowohl an den Fachhochschulen wie den Universitäten. Dabei geht es darum, das jeweilige Professionsverständnis um die Selbstverständlichkeit der inter- und multidisziplinären Reflexion zu erweitern. Nur so kann die Bereitschaft entstehen bzw. an ihr gearbeitet werden, sich auf etwas Neues und Gemeinsames einzustellen und gelingende Zusammenarbeit zu ermöglichen. Bereitschaft zur Irritation und zum (gegenseitigen) Lernen ist Voraussetzung. Erst dadurch wird die Grundlage für die konkreten Formen der Zusammenarbeit geschaffen, etwa im Hinblick auf gemeinsame Assessments, Leitlinien, Fallkonferenzen. Dies bedeutet, dass eigene Denkweisen und Praktiken nicht unkritisch kultiviert werden, sondern eine Distanz zur eigenen professionellen Haltung entwickelt wird. Damit ist die Einsicht in deren Bedingtheit und Relativität verbunden. Dies «passiert» aber nicht einfach im Berufsalltag, sondern es muss gelernt und geübt werden – eine Erkenntnis, die bereits 1998 von der Soziologin Ulrike Höhmann publiziert wurde, aber bis heute noch nicht erfolgreich umgesetzt wurde.

Unser Anliegen hat der amerikanische Philosoph Rawls (2003) als «faires System der Kooperation» (ebd: 82) beschrieben. Rawls verfolgte ein pragmatisches Ziel: Er wollte zeigen, dass es denkbar und möglich ist, in Kooperation zu einem tragfähigen «übergreifenden Konsens» zu gelangen, d. h. sich auf etwas Gemeinsames zu verpflichten, ohne – und das ist entscheidend! – die eigenen Überzeugungen und Handlungsziele aufzugeben. Wechselseitige Anerkennung, ein gemeinsames Interesse am Gegenstand und eine gemeinsame Wissensbasis sind dabei zentrale Voraussetzungen und ermöglichen dann eine faire Kooperation, die nicht nur aus der Perspektive der eigenen Disziplin oder Eigeninteressen heraus definiert wird. Rationalität ist dabei sicherlich wichtig, aber sie reicht nicht aus. Ohne Lust an einer kritisch-konstruktiven Auseinandersetzung mit dem Anderen geht es nicht. Und warum sollte dies den Pflege- und Sozialberufen in der Beratung, Unterstützung und Pflege alter und hochaltriger Menschen nicht gelingen?

Nutzen Sie dieses Buch als Ouvertüre für diese Auseinandersetzung, die für eine gelingende Zusammenarbeit im Feld der Altenarbeit unumgänglich ist!

16.4 Literatur

Ewers M. (2011). Case Management und andere Steuerungsaufgaben der Pflege. In: Schaeffer D., Wingenfeld K. (Hrsg.). Handbuch Pflegewissenschaft. Weinheim: Juventa, 643–660.

Höhmann U., Müller-Mundt G., Schulz G. (1998). Qualität durch Kooperation. Frankfurt a. M.: Mabuse.

Kälble K. (2004). Berufsgruppen- und fachübergreifende Zusammenarbeit – Terminologische Klärungen. In: Kaba-Schönstein L., Kälble K. (Hrsg.). Interdisziplinäre Kooperation im Gesundheitswesen. Eine Herausforderung für die Ausbildung in der Medizin, der Sozialen Arbeit und der Pflege (Ergebnisse des Forschungsprojektes MESOP). Frankfurt a. M.: Mabuse, 29–41.

Rawls J. (2003). Politischer Liberalismus. Frankfurt a. M.: Suhrkamp.

Glossar

Active Ageing: Prozess der Optimierung der Möglichkeiten von Menschen, in zunehmendem Alter ihre Gesundheit zu wahren, am Leben ihrer sozialen Umgebung teilzunehmen, ihre persönliche Sicherheit zu gewährleisten und auf diese Weise ihre Lebensqualität zu verbessern.

Advocacy: Wahrnehmung der Interessen und Bedürfnisse der ihr anvertrauten Menschen – eine der Schlüsselaufgaben der Pflege und Teil der offiziellen Definition von Pflege der Berufsverbände Deutschlands, Österreichs und der Schweiz.

Asklepios: Asklepios ist in der griechischen Mythologie der Gott der Heilkunst. Er trägt einen Stab, der von einer Schlange umschlungen wird (Asklepiosstab). Dieser wurde zum Symbol der Heilkunst. (Lehman T. [2006]. Wunderheilung in der Antike: Von Asklepios zu Felix Medicus. Oberhausen: Athena)

BESA: Abkürzung für «BewohnerInnen-Einstufungs- und Abrechnungssystem; ein im Rahmen des Krankenversicherungsgesetzes (KVG) von den Krankenversicherern anerkanntes Leistungserfassungssystem. Kernstück ist der Leistungskatalog, der eine transparente Einstufung der von den BewohnerInnen (der Alterspflege) bezogenen Leistungen ermöglicht und die wichtigsten im Heim anfallenden Leistungen, aufgeteilt in zehn Leistungsgruppen, erfasst.

Biografieorientierung: Biographische Ereignisse und Lebenslinien bilden in der Betreuung und Pflege alter (und vor allem demenzkranker) Menschen eine wichtige Grundlage. Vor einem biographischen Hintergrund ist die Individualität des Einzelnen zu verstehen und dient als Deutungshorizont und Ressource, an der sich Pflege und Betreuung ausrichten.

Bologna-Prozess: Harmonisierung der Europäischen Studiengänge mit Einführung des Bachelor- und Master-Systems. Gilt als eine der größten Bildungsreformen. (http://www.bmbf.de/de/3336.php, [08.02.2014])

Chicagoer Schule: bezieht sich auf die Forschungsarbeit, die seit dem frühen 20. Jahrhundert am Institut für Anthropologie und Soziologie der University of Chicago betrieben wurde. Themen sind unter anderem Stadtsoziologie, Minderheiten- und Subkulturstudien. Die Chicagoer Schule verfolgte einen mikrosoziologischen Ansatz, also einen vom Individuum ausgehenden Forschungsansatz.

Conditio sine qua non: lateinisch, wörtlich «Bedingung, ohne die nicht». Eine Conditio sine qua non ist damit eine notwendige Bedingung für eine bestimmte Tatsache bzw. einen Umstand.

Coping: aus dem englischen Verb «to cope with», d. h. etwas bewältigen, überwinden. Eine Bewältigungs- bzw. Coping-Strategie bezeichnet die Art des Umgangs mit einem als bedeutsam und schwierig empfundenen Lebensereignis oder einer Lebensphase.

Deduktiv: bezeichnet eine Methode bzw. Richtung des Schlussfolgerns. In den empirischen Sozialwissenschaften bilden Deduktion, Induktion, Theorie und Empirie zentrale Begriffe. Dabei werden in der Empirie Daten erhoben und daraus per Induktion allgemeine Sätze (Theorie) gewonnen. Aus der Theorie wiederum können per Deduktion Aussagen über Einzelfälle gewonnen werden.

Defizitorientierung: sich ausschließlich an Defiziten, Einbußen oder Krankheiten orientierende Sicht auf den Menschen. In der Gerontologie ist diese Sichtweise schon lange überholt und einer Kompetenzorientierung gewichen. Dennoch sind vor allem die Medizin und das negative gesellschaftliche Altersbild nach wie vor von der Defizitperspektive geprägt.

Delir: akuter (reversibler) Verwirrtheitszustand, ausgelöst z. B. durch Alkohol, Drogen, Flüssigkeitsmangel oder auch oft nach Operationen mit Vollnarkose.

Demenzielles Syndrom: «Demenz» ist ein Oberbegriff für Erkrankungen der geistigen Funktionen aufgrund verschiedener Ursachen. Mit «demenziellem Syndrom» ist der Verlust zuvor bestehender kognitiver (geistiger) und gedächtnisbezogener Fähigkeiten gemeint. Hinzu kommen jedoch die zunehmende Abnahme der alltagspraktischen Kompetenzen (z. B. Nahrungszubereitung, Sich-Ankleiden) sowie Beeinträchtigungen mindestens eines neuropsychologischen Teilbereichs (z. B. Veränderung der Aufmerksamkeit, erschwerte Umstellungsfähigkeit).

Deontologie: die aus der Natur sich ergebende Erklärung für eine Norm oder Pflicht. Deontologische Ethik oder Deontologie bezeichnet eine Klasse von ethischen Theorien, die Handlungen unabhängig von ihren Konsequenzen zuschreiben, intrinsisch gut oder schlecht zu sein.

Dialektik: philosophische Methode, die die Position, von der sie ausgeht, durch gegensätzliche Behauptungen infrage stellt und in der Synthese beider Positionen eine Erkenntnis höherer Art zu gewinnen sucht.

Dialektischer Materialismus: eine Form der philosophischen Weltanschauung. Sie verwendet die Methode der Dialektik, um die Welt auf materieller Grundlage zu erklären und geht auf Karl Marx zurück. (Anzenbacher A. [2002]. Einführung in die Philosophie. Freiburg i. Br.: Herder)

Drehtüreffekt: Metapher für die Beschreibung der Situation, dass sich der Gesundheitszustand der (nicht vollständig ausgeheilten) Patienten durch frühzeitige Entlassung aus der Akutversorgung rasch wieder verschlechtern kann und der Patient nach kurzer Zeit mit einem Rückfall erneut ins Krankenhaus eingeliefert werden muss. Der Patient verlässt das Krankenhaus durch die Drehtür und kehrt nach kurzer Zeit wieder zurück.

Eminenz: wird in der Gesundheitsversorgung (meist Medizin) dem Begriff der «Evidenz» gegenübergestellt, um eine stark am Senioritätsprinzip orientierte Entscheidung, z. B. bei der Frage nach der «richtigen» Behandlung und Pflege, zu beschreiben. Evidenzbasierte Behandlung und Pflege dagegen stellt erfahrungsbasierte Erkenntnis als Handlungsorientierung heraus. Dies meint den gewissenhaften, ausdrücklichen und vernünftigen Gebrauch der gegenwärtig besten externen, wissenschaftlichen Evidenz für Entscheidungen in der medizinischen Versorgung individueller Patienten.

Ergotherapie: unterstützt und begleitet Menschen jeden Alters, die in ihrer Handlungsfähigkeit eingeschränkt oder von Einschränkung bedroht sind. Ziel ist, sie bei der Durchführung bedeutungsvoller Betätigungen in den Bereichen Selbstversorgung, Produktivität und Freizeit in ihrer persönlichen Umwelt zu stärken. Hierbei dienen spezifische Aktivitäten, Umweltanpassung und Beratung dazu, dem Menschen Handlungsfähigkeit im Alltag, gesellschaftliche Teilhabe und eine Verbesserung seiner Lebensqualität zu ermöglichen (Deutscher Verband der Ergotherapeuten, DVE).

Etymologie: Wissenschaft von der Herkunft und Geschichte der Wörter und ihrer Bedeutungen.

Foucaults Machtanalytik: Michel Foucault ist wohl einer der meistdiskutierten Denker des 20. Jahrhunderts. Er richtet seinen Blick nicht auf eine Theorie der Macht an sich (es gibt nicht die Macht), sondern auf deren Analyse. Seine Fragestellung lautet demnach: Wie (d. h. an welchem Ort, zu welcher Zeit und in welchem Kontext) funktioniert Macht?

Fragilisierung: aus dem Englischen «frailty». Der Prozess der Fragilisierung entspricht dem allmählichen und unvermeidlichen Verlust der physiologischen, sensorischen und motorischen Reserven. Der Zustand ist meist schwer zu definieren, folgt aber auf den der Schwäche und gilt als Konstellation verschiedener Defizite und Vulnerabilität.

Geragogik: kann auch mit Alterspädagogik übersetzt werden und lässt sich in der Schnittmenge von Gerontologie und Pädagogik ansiedeln. Es geht um Methoden, Inhalte und didaktische Konzepte, die besonders für älteren Menschen geeignet sind. Der Begriff Geragogik wird meist der Sozialen Arbeit zugeordnet, aber auch in den Gesundheitswissenschaften, insbesondere im Bereich der Förderung der Gesundheitskompetenz, der Prävention und Rehabilitation älterer Menschen genutzt. Er wurde 1965 von Hilarion Petzold geprägt.

Geriatrie: Lehre von den Krankheiten alter und hochaltriger Menschen, Altersmedizin, Altersheilkunde.

Gerontopsychiatrie: Fachgebiet der Psychiatrie, beschäftigt sich mit älteren Menschen und ihren psychischen Erkrankungen.

Hermeneutik: aus dem Altgriechischen «hermēneuō» = ich erkläre, lege aus; eine Theorie über die Auslegung von Texten und über das Verstehen.

Heuristik: erfahrungsbasierte Annahmen und Schlussfolgerungen zum Verstehen von Situationen mit wenig oder begrenztem Wissen. Eine bekannte Heuristik ist z. B. Versuch und Irrtum.

Historischer Materialismus: Theorien zur Erklärung von Gesellschaft und ihrer Geschichte entsprechend der von Karl Marx und Friedrich Engels geprägten «materialistischen Geschichtsauffassung». Im Kern bedeutet dies, die materialistische Antwort auf die Grundfragen auf die Geschichte und die Gesellschaft zu übertragen. Auch hier seien die materiellen Lebensverhältnisse und nicht der geistige Lebensprozess das Ausschlaggebende.

Hochschulrektorenkonferenz (HRK): freiwilliger Zusammenschluss der staatlichen und staatlich anerkannten Universitäten und Hochschulen in Deutschland, Stimme der Hochschulen gegenüber Politik und Öffentlichkeit und Forum für den gemeinsamen Meinungsbildungsprozess der Hochschulen (www.hrk.de/hrk/aufgaben-und-struktur/ [13.01.2014]).

Imago Dei: Lateinisch für «Bild Gottes», d. h. Gottesebenbildlichkeit.

Inter- und intraindividuelle Variabilität: Die Verschiedenartigkeit (Variabilität) von Entwicklungsverläufen im höheren Erwachsenenalter ist durch Unterschiedlichkeit sowohl zwischen Personen (inter-individuelle Variabilität) als auch der verschiedenen Merkmale innerhalb einer Person (intra-individuelle Variabilität) gekennzeichnet. Mit Letzterem ist gemeint, dass ein Mensch z. B. geistig bis ins hohe Alter noch sehr kompetent sein kann, während seine körperlichen Kompetenzen abnehmen (oder umgekehrt).

Interdisziplinarität: die Nutzung von Ansätzen, Denkweisen und/oder Methoden verschiedener Fachrichtungen. Dabei steht – im Unterschied zur Multidisziplinarität – der integrative Bezug aufeinander im Mittelpunkt, der das Ganze zu mehr als die Summe der einzelnen Fachrichtungen macht (s. a. Multidisziplinarität).

Kategorischer Imperativ: Nach Immanuel Kant besagt der kategorische Imperativ die Handlungsmaxime: «Handle so, dass dein eigenes Handeln jederzeit auch ein allgemeines Gesetz werden kann.»

Komorbidität: Von Komorbidität wird in der Medizin gesprochen, wenn zu einer Grunderkrankung gleichzeitig eine oder mehrere weitere Erkrankungen vorliegen, d. h. diagnostiziert werden.

Kompression der Morbidität: Das Modell beschreibt die Möglichkeit, medizinisch nicht heilbare chronische Erkrankungen und physiologische Alterungsprozesse durch die allgemeine Verbesserung der Lebensverhältnisse (z. B. durch entsprechende Prävention, Therapie- und Behandlungsmöglichkeiten) zeitlich hinauszuschieben und auf wenige Jahre kurz vor dem Tod zu komprimieren. Damit ist eine Verlängerung der Lebensjahre in guter Gesundheit bzw. eine Kompression der Lebensphase mit Krankheit in eine kürzere Periode am Ende des Lebens verbunden (Fries J. F [2000]. Compression of morbidity in the elderly. Vaccine, 18,16, 1584–1589).

Konstrukt: ein nicht empirisch beobachteter Sachverhalt innerhalb einer wissenschaftlichen Theorie, der auf rein gedanklicher bzw. theoretischer Ebene existiert. Der Begriff Konstrukt ist dem des Konzepts sehr ähnlich, wobei ein Konzept auf empirisch erfassbaren Merkmalen beruht.

Kontrollüberzeugung: Begriff der psychologischen Lerntheorien. Eine internale Kontrollüberzeugung liegt vor, wenn eine Person ein (positives oder negatives Ereignis) als Konsequenz des eigenen Verhaltens wahrnimmt, während eine externale Kontrollüberzeugung vorliegt, wenn dieses Ereignis vom eigenen Verhalten als unabhängig wahrgenommen wird, d. h. außerhalb der eigenen Kontrolle liegt.

Kritische Theorie der Frankfurter Schule: Als Frankfurter Schule wird eine Gruppe von Philosophen und Wissenschaftlern verschiedener Disziplinen bezeichnet, die an die Theorien von Hegel, Marx und Freud anknüpfte und deren Zentrum das 1924 in Frankfurt am Main eröffnete Institut für Sozialforschung war. Sie werden auch als Vertreter der dort begründeten Kritischen Theorie begriffen. Ihr Gegenstand ist die kritische Analyse der bürgerlich-kapitalistischen Gesellschaft, d. h. die Aufdeckung ihrer Herrschafts- und Unterdrückungsmechanismen und die Entlarvung ihrer Ideologien mit dem Ziel einer vernünftigen Gesellschaft mündiger Menschen. (Walter-Busch E. [2010]. Geschichte der Frankfurter Schule. Kritische Theorie und Politik. München: Wilhelm)

Kritischer Rationalismus: Die Wissenschaftstheorie des kritischen Rationalismus geht von einer kritisch-rationalen Überprüfung wissenschaftlicher Theorien (Hypothesen) mit dem Ziel ihrer vorläufigen Bestätigung durch den permanenten vergeblichen Versuch ihrer Widerlegung (Falsifikation) aus. Es handelt sich um eine von Karl Friedrich Popper begründete philosophische Denkrichtung.

Kultusministerkonferenz (KMK): Zusammenschluss der für Bildung und Erziehung, Hochschulen und Forschung sowie kulturelle Angelegenheiten zuständigen Minister bzw. Senatoren der Bundesländer in Deutschland (www.kmk.org/, [13.01.2014]).

Kustodial: aus dem Lateinischen «custos», d. h. die Wache, der Wächter; bewachend, beaufsichtigend.

Kulturrealismus: philosophische Denkweise, die das Wesen des Menschen als Kulturwesen besonders stark betont. In den Sozialwissenschaften dient der Begriff als Bezeichnung für die Überbewertung des Kulturellen gegenüber anderen gesellschaftlichen Faktoren.

Lebensweltorientierung: von Hans Thiersch geprägter Begriff, der heute zum festen Bestandteil der theoretischen und praktischen Diskurse der Sozialen Arbeit gehört (abgeleitet aus dem Lebensweltbegriff der Soziologie). Lebensweltorientierung bedeutet, in Abkehr von klassischen, medizinisch geprägten Hilfeformen (Diagnose, Therapie) die individuellen sozialen Probleme der Betroffenen in deren Alltag in den Blick zu nehmen.

Medizinischer Dienst der Krankenkassen (MDK): medizinischer, zahnmedizinischer und pflegerischer Beratungs- und Begutachtungsdienst für die gesetzliche Kranken- und Pflegeversicherung in Deutschland. Er ist regional tätig, in der Regel jeweils in einem Bundesland, aber auch bundeslandübergreifend (www.mdk.de [13.01.2014]).

Metaphysik: philosophische Disziplin oder Lehre, die das hinter der sinnlich erfahrbaren, natürlichen Welt Liegende, die letzten Gründe und Zusammenhänge des Seins behandelt.

Modus operandi: aus dem Lateinischen für Art des Handelns oder Art der Durchführung.

Multidisziplinarität: Verschieden Disziplinen bearbeiten ein gemeinsames Thema unabhängig voneinander jeweils aus ihrer fachspezifischen Perspektive heraus (s. a. Interdisziplinarität).

Normalisierungsprinzip: In den 50er-Jahren des 20. Jahrhunderts wurde das Normalisierungsprinzip als zentrale Maxime im Umgang mit Erwachsenen mit einer (geistigen) Behinderung entwickelt. Zunächst als Leitlinie für die Gestaltung sozialer Dienste ausgearbeitet, besagt es, dass das Leben von (erwachsenen/alten) Menschen mit kognitiven Beeinträchtigungen in allen Phasen so normal wie möglich zu gestalten ist. (Thimm W. [2005]. Das Normalisierungsprinzip. Ein Lesebuch zu Geschichte und Gegenwart eines Reformkonzepts. Marburg: Lebenshilfe-Verlag).

Objektivität: Nach Lienert (1989) unterscheidet man bei empirischen Tests Haupt- und Nebengütekriterien. Zu den Hauptkriterien zählt unter anderem die Objektivität. Sie bezeichnet das Ausmaß, in dem ein Untersuchungsergebnis in Durchführung, Auswertung und Interpretation von den Rahmenbedingungen ist. (Lienert G. A. [1989]. Testaufbau und Testanalyse. München: Psychologie Verlags Union).

Operationale Definition: Mittels einer operationalen Definition werden theoretische oder abstrakte direkt messbare Begriffe durch die Bestimmung ihrer Merkmale messbar. Wenn beispielsweise gemessen werden soll, wie viele Ältere eine «gute Lebensqualität» haben, muss zunächst festgelegt werden, was genau man unter dem Begriff «gute Lebensqualität» versteht. (Lienert G. A. [1989]. Testaufbau und Testanalyse. München: Psychologie Verlags Union).

Palliative Care: aus dem Lateinischen «pallium» = Mantel, Umhang. Umfasst die (interdisziplinäre) Betreuung und Behandlung von Menschen mit unheilbaren, lebensbedrohlichen und/oder chronisch fortschreitenden Krankheiten. Ihr Schwerpunkt liegt in der Zeit, in der Heilung kein primäres Ziel mehr darstellt und stellt Linderung (z. B. von Schmerzen und Symptomen) und die optimale Lebensqualität der Betroffenen in den Mittelpunkt.

Paradigma: bezeichnet eine grundlegende Denkweise oder Lehrmeinung.

Paraprofessionalisierung: griechisch «para», als Vorsilbe = bei, neben, entlang. Mit dem Begriff «paraprofessionell» werden die den Professionellen assistierenden Berufstätigkeiten bezeichnet.

Parkinson-Syndrom: chronisch-progrediente neurologische Erkrankung, die vor allem durch zunehmenden Ruhetremor (Zittern) und verminderte Bewegungsfähigkeit der Muskeln gekennzeichnet ist.

Pflegestützpunkte: Einrichtungen in einzelnen Bundesländern Deutschlands, um den gesetzlich festgeschriebenen Anspruch auf Pflegeberatung für Menschen mit Hilfebedarf und ihre Angehörigen nach § 7, SGB XI umzusetzen. Alle PflegeberaterInnen (Fach aus Pflege oder Sozialer Arbeit) müssen für diese Aufgabe auch im Case Management qualifiziert werden. Mehr als 80 % der Zielgruppe der Pflegestützpunkte sind 65 Jahre und älter.

Phänomenologie: aus dem Altgriechischen «phainómenon» = Sichtbares, Erscheinung; philosophische Strömung, deren Vertreter den Ursprung der Erkenntnisgewinnung in unmittelbar gegebenen Erscheinungen, eben den Phänomenen sehen.

PLAISIR: französisches Akronym für «Planification Informatisée des Soins Infirmiers Requis», d.h. EDV-gestützte Planung des erforderlichen Pflegeaufwands. Es handelt sich um ein Pflegebedarfs- und Personalbemessungsverfahren für BewohnerInnen von Einrichtungen der Langzeitpflege und für Pflegestationen von Krankenhäusern/-heimen mit mittlerer und langer Verweildauer, das eist in der französischen Schweiz angewendet wird.

Prekarisierung: ursprünglich ein Begriff aus der Arbeitssoziologie; beschreibt einen tief greifenden Wandel in der Arbeitswelt, nämlich die stetige Zunahme von Arbeitsplätzen mit zu geringer Einkommenssicherheit, d.h. Arbeitsplätzen, mit denen der Betroffene seine Existenz nicht bestreiten kann. Wird auch im Kontext der steigenden Altersarmut in modernen Gesellschaften genutzt.

Qualitative Studie: hauptsächlich in der Sozialforschung verwendeter Begriff, beschreibt die wissenschaftlich methodische Erhebung nichtstandardisierter Daten (z.B. mittels Interviews) und deren interpretative Auswertung (z.B. Inhaltsanalyse).

RAI: englisches Akronym für «Resident Assessment Instrument», d.h. Bedarfsabklärungsinstrument für PflegeheimbewohnerInnen. Entstand Ende der 80er-Jahre des 20. Jahrhunderts als Folge einer umfassenden Gesetzgebung, die der

US-Kongress 1987 zur Verbesserung der Qualität in der stationären Langzeitpflege erließ. Es gibt verschiedene RAI-Systeme, die für unterschiedliche Kontexte anwendbar sind. In der Schweiz sind es die Instrumente für die Alters- und Pflegeheime (RAI-NH) und für die Spitex (RAI-HC Schweiz).

Reframing: englisch für Umdeutung; psychologischer Begriff. Einer Situation oder einem Geschehen wird durch Umdeutung ein anderer Sinn zugewiesen, z. B. in der (Familien-)Therapie.

Reliabilität: Gütekriterium der Verlässlichkeit wissenschaftlicher Messungen (z. B. Assessment oder Fragebogen). Ein Instrument ist reliabel, wenn es durch möglichst wenige Störeinflüsse und Fehler belastet wird, d. h. zuverlässig ist und konsistente Messergebnisse liefert.

Resilienz: Widerstandsfähigkeit einer Person (häufig bezogen auf gesundheitliche oder psychische Merkmale).

Ressourcenorientierung: Im Unterschied zur Defizitorientierung wird hier der Fokus auf materielle, soziale und psychische Fähigkeiten und Kompetenzen einer Person gelegt. Ziel sind die Förderung und Aufrechterhaltung einer selbstständigen Lebensführung.

Salutogenetisches Modell: komplementärer Begriff zur Krankheitsorientierung (Pathogenese). Fokussiert werden jene Merkmale, die Menschen gesund erhalten.

Selbsttechnologie: (sozial-)kritisch genutzter Begriff, der die eigene Unterordnung/Unterwerfung unter eine bestimmte Form der Lebensführung bezeichnet (z. B. religiös, moralisch-ethisch oder gesundheitsorientiert).

Self-fulfilling prophecy: englisch für «Sich selbst erfüllende Prophezeiung». Die Überzeugung, z. B. bei einer Klassenarbeit zu versagen/Erfolg zu haben, beeinflusst das eigene Handeln (unbewusst) so, dass in der Konsequenz das befürchtete Ereignis tatsächlich eintritt und damit zur Bestätigung der ursprünglichen Annahme führt (nach dem Motto: «Ich hab es ja gleich gewusst»).

Symbolischer Interaktionismus: wissenschaftliche Forschungsrichtung in der Soziologie. Sie beruht auf der Annahme, dass die Bedeutung von Objekten, Situationen und Beziehungen durch einen symbolisch vermittelten Prozess der Interaktion sozial konstruiert wird.

Taxonomie: einheitliches Klassifikationssystem, mit Hilfe dessen Objekte nach bestimmten Regeln oder Kategorien bestimmt und/oder eingeordnet werden können. Taxonomien sind für jede Wissenschaft von Bedeutung, weil sie sowohl den Umgang mit Einzelfällen erleichtern und zur Erklärung von Zusammenhängen führen können als auch die Grundlage für ein gemeinsames Verständnis bilden.

Teilstationär: Das Gesundheitssystem wird differenziert in den stationären Sektor (z. B. Krankenhäuser, Langzeitpflegeeinrichtungen), den teilstationären Sektor (z. B. Tagespflegeeinrichtungen) und den ambulanten Bereich (z. B. Pflegedienste).

Transformatives Lernen: Den Kern der Theorie des Transformativen Lernens bilden Prozesse der «Perspektiventransformation», die zu qualitativen Veränderungen im Selbstbild und in Werte- und Glaubenssystemen (Einstellungen, Meinungen) sowie auf der Handlungsebene führen.

Validität: Gütekriterium eines Assessmentinstruments oder Fragebogens. Ein Instrument ist valide, wenn es das misst, was es zu messen vorgibt. Die Validität gibt z. B. die Eignung eines Messverfahrens oder einer Frage bezüglich ihrer Zielsetzung an.

Zeitreihenanalyse: Bei der (statistischen) Datenanalyse wird generell zwischen der Analyse von Querschnittsdaten, die zu einem Zeitpunkt bei verschiedenen Untersuchungsobjekten erhoben wurden, und Zeitreihendaten (Längsschnittdaten), die zu verschiedenen Zeitpunkten erhoben wurden, unterschieden. Diese werden meist zur Analyse von Veränderung bestimmter Merkmale und deren Prognose genutzt, z. B. bei Wetterbeobachtungen, Börsenkursen etc.

Verzeichnis der HerausgeberInnen und AutorInnen

HerausgeberInnen

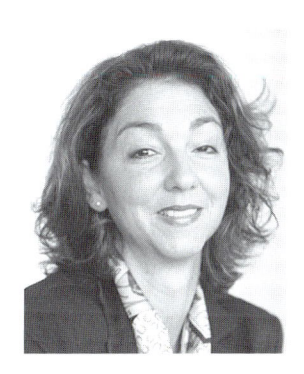

Stefanie Becker, Prof. Dr. phil., Dipl.-Psych., Dipl.-Geront., Leiterin des interdisziplinären Instituts Alter an der Berner Fachhochschule, Schweiz. Präsidentin der Schweizerischen Gesellschaft für Gerontologie (SGG SSG), Vorstandsmitglied der Koordinationsstelle Forschungsplattform Palliative Care (FPPC).

Arbeitsschwerpunkte: Angewandte Gerontologie, Lebens- und Wohnqualität im Alter und bei Demenz, Unterstützung pflegender Angehöriger, dynamische Personalkonzepte, attraktive Arbeitsplätze in den Gesundheitsberufen, Professionalisierung der Gerontologie, Sozialraum.

Kontakt: stefanie.becker@bfh.ch

Ausgewählte Veröffentlichungen:
Becker S. (2013). Evaluation einer Pflegeoase. In: Brandenburg H., Adam-Paffrath R. (Hrsg.) Pflegeoasen – Eine Positionierung der Expertengruppe. Stuttgart: Kohlhammer, 69–94.
Becker S. (2012). Demographische Herausforderungen. In: Bechtel P., Smerdka-Arhelger A. (Hrsg.). Wandel in der Pflege – eine Führungsaufgabe: Lösungsansätze, Strategie, Chancen. Heidelberg: Springer, 15–24.
Becker S., Kaspar R., Kruse A. (2010). H.I.L.DE. Heidelberger Instrument zur Erfassung der Lebensqualität demenzkranker Menschen. Bern: Verlag Hans Huber.

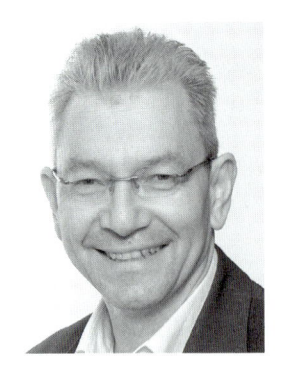

Hermann Brandenburg, Univ. Prof., Dr. phil., Professor für Gerontologische Pflege an der Philosophisch-Theologischen Hochschule Vallendar, Prodekan der Pflegewissenschaftlichen Fakultät.

Arbeitsschwerpunkte: Gerontologische Pflege (Fokus auf Lebensqualität bei Menschen mit schwerer Demenz), Versorgung (Fokus auf Pflegeoasen und Demenzdörfer).

Kontakt: hbrandenburg@pthv.de

Ausgewählte Veröffentlichungen:
Brandenburg H., Bode I., Werner B. (2014). Soziales Management in der stationären Altenhilfe. Kontexte und Handlungsspielräume. Bern: Verlag Hans Huber.
Brandenburg H., Adam-Paffrath R. (2013). Pflegeoasen in Deutschland. Hannover: Schlütersche.
Brandenburg H., Kohlen H. (2012). Gerechtigkeit und Solidarität im Gesundheitswesen. Stuttgart: Kohlhammer.

AutorInnen

Sabine Bartholomeyczik, Univ.-Prof., Dr. rer. pol., Lehrstuhl Epidemiologie-Pflegewissenschaft, Department für Pflegewissenschaft, Fakultät für Gesundheit der Universität Witten/Herdecke, Gründungsmitglied und -sprecherin des Deutschen Zentrums für Neurodegenerative Erkrankungen (DZNE), Standort Witten, bis Januar 2013.

Arbeitsschwerpunkte: Pflege bei Menschen mit Demenz, Assessmentinstrumente und Pflegediagnostik, Ernährung in der Pflege, Pflege unter DRG-Bedingungen, Entwicklung der Pflegewissenschaft in Deutschland.

Kontakt: sabine.bartholomeyczik@uni-wh.de

Ausgewählte Veröffentlichungen:
Bartholomeyczik S., Holle D., Halek M. (2013). Herausforderndes Verhalten bei Menschen mit Demenz verstehen. Weinheim: Beltz Juventa.
Bartholomeyczik S., Dinand C. (2012). Entscheidungsfindung zur PEG-Sonde bei alten Menschen. Problemlagen und Entscheidungshilfe. Frankfurt a. M.: Mabuse.
Bartholomeyczik S., Holle B. (2012). Pflegerische Versorgung. In: Hurrelmann K., Razum, O. (Hrsg.). Handbuch Gesundheitswissenschaften. Weinheim: Beltz Juventa, 931–959.

Eva Birkenstock, Dr. phil., Dozentin für Philosophie, Ethik und Gerontologie.

Arbeitsschwerpunkte: Philosophische Perspektive auf das Altern von Individuen und Gesellschaften, Ethik in den Bereichen Pflege, Soziale Arbeit, internationale Zusammenarbeit, Wirtschaft und Schule.

Kontakt: eva.birkenstock@alice.it

Ausgewählte Veröffentlichungen:
Birkenstock E. (2012). Die Herausforderung der Entscheidungsfreiheit. Lebensgeschichte als Leidensweg der Selbstverwirklichung bei Schopenhauer und Kierkegaard. In: Cappelørn N. J. v., Hühn L., Fauth S., Schwab Ph. (Hrsg.). Schopenhauer – Kierkegaard. Von der Metaphysik des Willens zur Philosophie der Existenz. Berlin: de Gruyter, 183–210.
Birkenstock E. (2011). Altern jenseits von Selbstüberhöhung und Selbsthass: Was die Anti-Aging-Mode übersieht. In: Maio G. (Hrsg.). Altwerden ohne alt zu sein? Ethische Grenzen der Anti-Aging-Medizin. Freiburg: Alber, 273–298.
Birkenstock E. (2008). Angst vor dem Alter? Zwischen Schicksal und Verantwortung. Freiburg: Alber.

Matthias Brünett, B. A. (Management im Gesundheitswesen), Altenpfleger, Student der Pflegewissenschaft (M. Sc.) an der Philosophisch-Theologischen Hochschule Vallendar, Studentischer Mitarbeiter an der Pflegewissenschaftlichen Fakultät.

Arbeitsschwerpunkte: Gerontologische Pflege, demenzfreundliche Kommunen.

Kontakt: matthias-bruenett@web.de

Ausgewählte Veröffentlichungen:
Brünett M. (2014). Demenzfreundliche Kommunen in England. Analyse aktueller Entwicklungen unter Gesichtspunkten des foucaultschen Gouvernementalitätskonzepts. Masterthesis. Philosophisch-Theologische Hochschule Vallendar.

Theresa Fibich, Studienassistentin am Institut für Soziologie, Universität Wien.

Arbeitsschwerpunkte: Familie, Arbeitsmarkt, Sozialstruktur.

Kontakt: theresa.fibich@univie.ac.at

Helen Güther, Dipl.-Heilpäd. (Univ.), MPH, wissenschaftliche Mitarbeiterin am Lehrstuhl für Gerontologische Pflege der Philosophisch-Theologischen Hochschule Vallendar (PTHV).

Arbeitsschwerpunkte: Lebensqualität, Autonomie, Anerkennung von Menschen mit Demenz und pflegenden Angehörigen.

Kontakt: hguether@pthv.de

Aktuelle Veröffentlichungen:
Brandenburg H., Güther H. (2013). Was ist ein gutes Leben für Menschen mit Demenz? Zeitschrift für medizinische Ethik, 59, 95–105.
Güther, H. (2013). Personenzentrierte Pflege. In: Kitwood T. (2013). Demenz. 6. Auflage. Bern: Verlag Hans Huber, 275–288.

Sabine Hahn, Prof. Dr., Doktorin der Gesundheits- und Pflegewissenschaft (PhD), Dipl. Pflegeexpertin (RMN), Pflegefachfrau Psychiatrie (CNS), Leiterin Disziplin Pflege und Leiterin der angewandten Forschung und Entwicklung/Dienstleitung Pflege am Fachbereich Gesundheit der Berner Fachhochschule, Dozentin an der University of Central Lancashire, School of Mental Health Nursing, Preston (UK).

Kontakt: sabine.hahn@bfh.ch

Ausgewählte Veröffentlichungen:

Hahn S., Müller M., Hantikainen V., Dassen T., Kok G., Halfens R. J. G. (2013). Risk factors associated with patient and visitor violence in general hospitals: Results of a multiple regression analysis. International Journal of Nursing Research, 50, 3, 374–385.

Fluder R., Hahn S., Riedel M., Bennett J., Schwarze T. (2012). Ambulante Alterspflege und -betreuung. Zur Situation von pflege- und unterstützungsbedürftigen älteren Menschen zu Hause. Bern: Seismo.

Thilo F., Sommerhalder K., Hahn S. (2012). Gesundheitskompetenz – ein Konzept für die professionelle Pflege? Health literacy – a concept for professional nursing? Die Pflege, 6, 427–438.

François Höpflinger, Univ.-Prof., Dr. phil. (Soziologie), Titularprofessor für Soziologie an der Universität Zürich, Forschungsdirektor am Universitären Institut Alter und Generationen (INAG) in Sion. Von 1991 bis 1998 Programmleitung des Nationalen Forschungsprogramms Alter.

Arbeitsschwerpunkte: Altersforschung (Sozialgerontologie), Familiensoziologie, Generationen, Sozialpolitik.

Kontakt: fhoepf@soziologie.uzh.ch

Ausgewählte Veröffentlichungen:

Höpflinger F. (2012). Bevölkerungssoziologie. Eine Einführung in demographische Prozesse und bevölkerungssoziologische Ansätze. Weinheim: Juventa.

Perrig-Chiello P., Höpflinger F., Kübler Chr., Spillmann A. (2012). Familienglück – was ist das? Zürich: Verlag Neue Zürcher Zeitung.

Perrig-Chiello P., Höpflinger F., Suter Chr. (2008). Generationen – Strukturen und Beziehungen. Generationenbericht Schweiz. Zürich: Seismo.

Manfred Hülsken-Giesler, Univ.-Prof., Dr. phil., Lehrstuhl für Gemeindenahe Pflege an der Philosophisch-Theologischen Hochschule Vallendar.

Kontakt: mhuelsken-giesler@pthv.de

Ausgewählte Veröffentlichungen:

Hülsken-Giesler M., Kreutzer S., Dütthorn N. (2014). Rekonstruktive Fallarbeit in der Pflege. Methodologische Reflexionen und praktische Relevanz für Pflegewissenschaft, Pflegebildung und klinische Pflegepraxis. Göttingen: V&R unipress.

Hülsken-Giesler M. (2010). Modernisierungsparadoxien der beruflichen Pflege im 21. Jahrhundert. In: Kreutzer S. (Hrsg.).Transformationen pflegerischen Handelns. Institutionelle Kontexte und soziale Praxis vom 19. bis 21. Jahrhundert. Göttingen: V&R unipress,155–174.

Hülsken-Giesler M. (2008). Der Zugang zum Anderen. Zur theoretischen Rekonstruktion von Professionalisierungsstrategien pflegerischen Handelns im Spannungsfeld von Mimesis und Maschinenlogik. Göttingen: V&R unipress.

Stefanie Klott, Sozialpädagogin M. A. (FH), wissenschaftliche Mitarbeiterin am Institut für Angewandte Forschung, Entwicklung und Weiterbildung der Katholischen Hochschule Freiburg.

Arbeitsschwerpunkte: Angewandte Gerontologie, Geragogik, pflegende Angehörige, Alter und Sozialraum.

Kontakt: stefanie.klott@kh-freiburg.de

Ausgewählte Veröffentlichungen:
Klott S. (2012). Wenn Söhne pflegen … In: DZA (Hrsg.): Informationsdienst Altersfragen, 4 (39), 12–18.
Kricheldorff C., Klott S. (2012). Soziale Netzwerke für gelingendes Altern im Quartier. In: RKF (Hrsg.). Forschung trifft Praxis. Selbstverständnis und Perspektiven der Forschung an kirchlichen Hochschulen. Freiburg: FEL.
Klott S. (2010). «Ich wollte für sie sorgen.» Die Situation pflegender Söhne: Herausforderungen, Bedürfnisse, Motivation. Frankfurt a. M.: Mabuse.

Ursula Köstler, Dr. rer. pol., wissenschaftliche Mitarbeiterin am Lehrstuhl für Sozialpolitik und Methoden der qualitativen Sozialforschung im Institut für Soziologie und Sozialpsychologie (ISS) an der Wirtschafts- und Sozialwissenschaftlichen Fakultät der Universität zu Köln.

Arbeitsschwerpunkte: Reziprozität, Selbsthilfe, freiwilliges Engagement, dritter Sektor.

Kontakt: ursula.koestler@uni-koeln.de

Ausgewählte Veröffentlichungen:
Köstler U. (2012). Nightline: Das Zuhör- und Informationstelefon von Studierenden für Studierende. Ein studentisches Projekt zivilgesellschaftlichen Engagements – Entwicklungschancen und Nachhaltigkeitsprofile. Baden-Baden: Nomos.

Franz Kolland, Univ.-Prof., Dr. phil., Professor für Soziologie am Institut für Soziologie, Universität Wien.

Arbeitsschwerpunkte: Altern und Generationenbeziehungen, Bildung im Alter, Kulturgerontologie.

Kontakt: franz.kolland@univie.ac.at

Ausgewählte Veröffentlichungen:
Kolland F., Meyer Schweizer R. (2012). Werte und Wertewandel im Alter. Zeitschrift für Gerontologie und Geriatrie, 5, 70–78.

Angel S., Kolland F. (2011). Armut und soziale Benachteiligung im Alter. In: Verwiebe R. (Hrsg.). Armut in Österreich. Wien: Braumüller, 185–208.

Amann A., Kolland F. (2008). Das erzwungene Paradies des Alters? Fragen an eine kritische Gerontologie. Wiesbaden: Westdeutscher Verlag.

Cornelia Kricheldorff, Prof. Dr. phil., Dipl. Sozialpädagogin, Dipl. Sozialgerontologin, Professorin für Soziale Gerontologie, Prorektorin für Forschung und Weiterbildung an der Katholischen Hochschule Freiburg, Leiterin des Instituts für Angewandte Forschung, Entwicklung und Weiterbildung (IAF).

Arbeitsschwerpunkte: Angewandte Gerontologie, Geragogik, pflegende Angehörige, Alter und Sozialraum, Demenz, bürgerschaftliches Engagement und Partizipation älterer und alter Menschen.

Kontakt: cornelia.kricheldorff@kh-freiburg.de

Ausgewählte Veröffentlichungen:

Kricheldorff C. (2013). Vom Pflegemix zur Caring Community. Neue Antworten auf den Pflegebedarf der Zukunft. Zeitschrift für medizinische Ethik, 59, 2, 71–84.

Kricheldorff C. (2012). Soziale Arbeit in gerontologischen Handlungsfeldern und im Gesundheitswesen. In: Kricheldorff C., Becker M., Schwab J. E. (Hrsg.). Handlungsfeldorientierung in der Sozialen Arbeit. Stuttgart: Kohlhammer.

Kricheldorff C. (2011). Soziale Arbeit mit älteren und alten Menschen und ihren Angehörigen. In: Gastiger S., Kricheldorff C. (Hrsg.). Methoden und Konzepte der Sozialen Arbeit in verschiedenen Arbeitsfeldern. Freiburg i. Br.: Lambertus.

Remi Maier-Rigaud, Dr. rer. pol., Akademischer Rat am Lehrstuhl für Sozialpolitik und Methoden der qualitativen Sozialforschung im Institut für Soziologie und Sozialpsychologie (ISS) an der Wirtschafts- und Sozialwissenschaftlichen Fakultät der Universität zu Köln.

Arbeitsschwerpunkte: Verbraucherpolitik und Sozialpolitik (Fokus auf Gesundheit und Europa).

Kontakt: remi.maier-rigaud@uni-koeln.de

Ausgewählte Veröffentlichungen:

Maier-Rigaud R. (2013). Der Patient als rationaler Verbraucher? Eine Leitbildanalyse ausgewählter Entwicklungen des deutschen Gesundheitssystems. Sozialer Fortschritt/German Review of Social Policy, 62, 51–60.

Schulz-Nieswandt F., Maier-Rigaud R. (2012). Gesundheits- und Verbraucherpolitik. In: Weidenfeld W., Wessels W. (Hrsg.). Jahrbuch der Europäischen Integration 2012. Baden-Baden: Nomos, 177–182.

Maier-Rigaud R., Sauer M., Schulz-Nieswandt F. (2012). The social costs of private elderly care. In: Ramazzotti, R., Frigato P., Elsner W. (Hrsg.). Social Costs Today. Institutional analyses of the present crises. London: Routledge, 203–224.

Kristina Mann, Dipl.-Kff., wissenschaftliche Mitarbeiterin am Lehrstuhl für Sozialpolitik und Methoden der qualitativen Sozialforschung im Institut für Soziologie und Sozialpsychologie (ISS) an der Wirtschafts- und Sozialwissenschaftlichen Fakultät der Universität zu Köln.

Arbeitsschwerpunkte: Alter und Pflege, Seniorenmärkte und Seniorenmarketing als Schnittbereiche zur Alternsforschung.

Kontakt: kristina.mann@uni-koeln.de

Heike Marks, Dipl. Ges.-Ök., wissenschaftliche Mitarbeiterin am Lehrstuhl für Sozialpolitik und Methoden der qualitativen Sozialforschung im Institut für Soziologie und Sozialpsychologie (ISS) an der Wirtschafts- und Sozialwissenschaftlichen Fakultät der Universität zu Köln.

Arbeitsschwerpunkte: Gesundheitspolitik und freiwilliges Engagement.

Kontakt: marksh1@uni-koeln.de

Ausgewählte Veröffentlichungen:
Schulz-Nieswandt F., Köstler U., Langenhorst F., Marks H. (2012). Neue Wohnformen im Alter. Wohngemeinschaften und Mehrgenerationenhäuser. Stuttgart: Kohlhammer.

Mike Martin, Univ.-Prof., Dr. phil., Ordinarius für Gerontopsychologie an der Universität Zürich, Direktor des Zentrums für Gerontologie (ZfG) der Universität Zürich, Ko-Direktor des International Normal Aging and Plasticity Imaging Competence Center (INAPIC), des Kompetenzzentrums für Multimorbidität und des Universitären Forschungsschwerpunktes UFSP «Dynamik gesunden Alterns».

Arbeitsschwerpunkte: Kognitives Altern, soziale Entwicklung im Alter, Ressourcen und Alltagskompetenz, mittleres Erwachsenenalter, Entwicklung über die Lebensspanne.

Kontakt: m.martin@psychologie.uzh.ch

Ausgewählte Veröffentlichungen:
Martin M., Theill N., Schumacher V. (2013). Gerontopsychology: Ageing is all in your head. In: Komp K., Aartsen M. (Eds.). Old Age in Europe: A Textbook of Gerontology. New York: Springer, 29–43.

Martin M., Schneider R., Eicher S., Moor C. (2012). The functional Quality of Life (*f*QOL) model: A new basis for quality of life-enhancing interventions in old age. Journal of Gerontopsychology and Geriatric Psychiatry, 25, 1, 33–40.

Martin M., Kliegel M. (2010). Psychologische Grundlagen der Gerontologie. 3. Auflage. Stuttgart: Kohlhammer.

Frank Schulz-Nieswandt, Univ.-Prof., Dr. rer. soc., Erster Prodekan der Wirtschafts- und Sozialwissenschaftlichen Fakultät der Universität zu Köln, Professor für Sozialpolitik und Methoden der qualitativen Sozialforschung, Direktor des Seminars für Genossenschaftswesen, Honorarprofessor für Sozialökonomie der Pflege an der PTH Vallendar.

Arbeitsschwerpunkte: Anthropologie der Sozialpolitik und Gegenseitigkeitshilfe, Alternsforschung im Gesundheits- und Pflegewesen, Europarecht und soziale Dienstleistungen.

Kontakt: schulz-nieswandt@wiso.uni-koeln.de

Ausgewählte Veröffentlichungen:

Schulz-Nieswandt F. (2013). Der leidende Mensch in der Gemeinde als Hilfe- und Rechtsgenossenschaft. Berlin: Duncker & Humblot.

Schulz-Nieswandt F. (2012). Der homo patiens als Outsider der Gemeinde. Zur kulturellen und seelischen Grammatik der Ausgrenzung des Dämonischen. Zeitschrift für Gerontologie und Geriatrie, 45, 7, 593–602.

Schulz-Nieswandt F. (2012a). Gemeinschaftliches Wohnen im Alter in der Kommune. Das Problem der kommunalen Gastfreundschaftskultur gegenüber dem homo patiens. Berlin: Duncker & Humblot.

Ruth Remmel-Faßbender, Prof., Dipl. Päd., Dipl. Soz.Arb.(FH), Dipl. Rel. Päd. (FH). Prorektorin, Professorin für Interventionslehre an der Katholischen Hochschule Mainz im Fachbereich Soziale Arbeit. Case-Management-Ausbilderin, Gründungsmitglied und Vorsitzende der Anerkennungskommission der Deutschen Gesellschaft für Care und Case Management (DGCC).

Arbeitsschwerpunkte: Personen- und steuerungsbezogene Einzelhilfekonzepte, Case Management Jugendhilfe im internationalen Vergleich, Schwerpunkt: Osteuropa.

Kontakt: ruth.remmel-fassbender@kh-mz.de

Ausgewählte Veröffentlichungen:

Effinger H., Remmel-Faßbender R. (2013). Case Management studieren? Anforderungen und Kompetenzerwerb in Masterstudiengängen der Sozialen Arbeit. In: Ehlers C., Broer W. (Hrsg.). Care und Case Management in der Sozialen Arbeit. Reihe «Theorie, Forschung und Praxis Sozialer Arbeit», Band 7. Leverkusen: Budrich.

Remmel-Faßbender R., Tafel G. (2012). Beratung im Case Management. In: Remmel-Faßbender R., Loecherbach P., Schmid M. (Hrsg.). Case Management – Beratung und Steuerung. Schriftenreihe der KH Mainz, Band 4. St. Ottilien: EOS.

Remmel-Faßbender R. (2011). Case- und Care Management – Bedarf und Anforderungen in der Altenhilfe. In: Zippel C., Kraus S. (Hrsg.). Soziale Arbeit für alte Menschen. Ein Handbuch für die berufliche Praxis. 2. überarb. und aktualis. Auflage. Frankfurt a. M.: Mabuse.

Michael Sauer, Dipl.-Pol.-Wiss., Dipl. Betriebswirt (BA), wissenschaftlicher Mitarbeiter am Lehrstuhl für Sozialpolitik und Methoden der qualitativen Sozialforschung im Institut für Soziologie und Sozialpsychologie (ISS) an der Wirtschafts- und Sozialwissenschaftlichen Fakultät der Universität zu Köln.

Arbeitsschwerpunkte: Entwicklung und Vergleich von Wohlfahrtsstaatenregimen in Südosteuropa, mit speziellem Bezug zu den Politikfeldern Arbeitsmarkt und Pflege.

Kontakt: michael.sauer@uni-koeln.de

Ausgewählte Veröffentlichungen:

Sauer M. (2012). Long-Term Care Regimes in Comparison – The Case of Serbia. In: Vuković D., Perišić N. (Hrsg.). Risks and Challenges of Social Reform. Belgrad: Fakultet političkih nauka, 79–95 (in serbischer Sprache).

Sauer M. (2012). Sozialpolitik im Kosovo: Liberalisierung eines Politikfeldes? Südosteuropa Mitteilungen 5/6, 44–61.

Maier-Rigaud R., Sauer M., Schulz-Nieswandt F. (2012). The social costs of private elderly care. In: Ramazzotti P., Frigato P., Elsner W. (Hrsg.). Social Costs Today. Institutional analyses of the present crises. London: Routledge, 203–224.

Renate Stemmer, Prof. Dr. phil., Professorin für Pflegewissenschaft und Pflegemanagement an der Katholischen Hochschule Mainz, Dekanin im Fachbereich Gesundheit und Pflege, Vorsitzende der Deutschen Gesellschaft für Pflegewissenschaft (DGP).

Arbeitsschwerpunkte: Pflegebezogene Interventionen zur Unterstützung von Menschen mit Demenz, Aufgabenverteilung zwischen den Berufsgruppen im Gesundheitswesen, Outcome-Messung.

Kontakt: renate.stemmer@kh-mz.de

Ausgewählte Veröffentlichungen:

Gräßel E., Siebert J., Ulbrecht G., Stemmer R. (2013). Was leisten «nicht-medikamentöse» Therapien bei Demenz? Informationsdienst Altersfragen, 40, 2, 9–16.

Ewers M., Grewe T., Höppner H., Huber W. et al. (2012). Forschung in den Gesundheitsfachberufen. Potenziale für eine bedarfsgerechte Gesundheitsversorgung in Deutschland. Konzept der Arbeitsgruppe Gesundheitsfachberufe des Gesundheitsforschungsrates. Deutsche Medizinische Wochenschrift, 137, 2, 29–76.

Behrens J., Görres S., Schaeffer D., Bartholomeyczik S., Stemmer R. (2012). Agenda Pflegeforschung für Deutschland. O. V.

Daniel Tucman, B. A. (Pflegepädagogik), Gesundheits- und Krankenpfleger, Student der Pflegewissenschaft (M.Sc.) an der Philosophisch-Theologischen Hochschule Vallendar, freiberuflicher Dozent im Bereich der Pflegebildung.

Arbeitsschwerpunkte: Leibphänomenologische Zugänge im Bereich der Demenzversorgung.

Kontakt: daniel.tucman@gmx.de

Ausgewählte Veröffentlichungen:

Tucman D. (2014). Möglichkeiten und Grenzen der Talking Mats™ in der Kommunikation mit Menschen mit Demenz. Masterthesis. Philosophisch-Theologische Hochschule Vallendar.

Tucman D. (2014). Demenz – (k)ein medizinisches Phänomen? In: Uzarewicz C. (Hrsg.). Leiborientierte Pflege. Ver-rückt sein anders verstehen – Handlungsräume erweitern. München: Katholische Stiftungsfachhochschule.

Sachwortverzeichnis

A

Advocacy 188, 322
Aktivitätstheorie 46
Altenpflegeberuf 78
Alter-/Alternstheorien s. Theorien, gerontologische
Alter-/Alternstheorien, psychologische 50–53
- Entwicklungsaufgaben 51
- Intelligenzentwicklung 52

Alter-/Alternstheorien, soziologische 54–55
Alter, fragiles 169, 172–177
Altern, dreifaches 55
Alternswissenschaft s. Gerontologie
Altersgesellschaft s. Wandlungen, demografisch-gesellschaftliche 22
Altersphasen 165–172
Alterssicherung/-sozialpolitik 97, 99–101
Alterssicherung/-sozialpolitik A, CH, D 117–159
- Alterspflege/Arbeit, soziale 146
- Alterssicherung 121
- Aspekte, ökonomische 146
- Bedarfslagen, komplexe 146
- Debatten/Kontroversen 149
- Engagement, freiwilliges 141
- Gesundheitswesen 126
- Krankenversicherung 126
- Langzeitpflege 131
- Lebenslagen 119
- Literatur 150
- Migration 137
- Schlussfolgerung 149
- Theorierahmen 119
- Vergleich, wohlfahrtsstaatstypologischer 120

Altersstratifizierungsmodelle 56
Altersstrukturwandel, sozialer 55
Alterungsprozess 23–25
Anti-Ageing 24
Arbeit, soziale s. Soziale Arbeit
Autonomie 216, 229–247, 256
- Alltagskompetenz 237
- Alter, Behinderung, Krankheit 232
- Ausblick 244
- Begriffsbestimmungen 231
- Einschätzung von Konzepten, kritische 238
- Gerontologie 234
- Handlungspraxis, verantwortungsvolle 242
- Heilpädagogik 233
- Literatur 244
- Medizin 232
- Polaritäten 236
- Schlussfolgerung 244
- Selbstbestimmung, graduelle 237
- Traditionen 231
- Verhältniskonzept 239

B

Bengtson-Modelle 65
Bereichsorientiertheit, interprofessionelle 196
Beruf 351
Berufsgesetze A, CH, D 353
Berufsorientiertheit, intraprofessionelle 196
Berufsverbände Pflege 93
BESA 338
Bezugsdisziplinen 27
Biografieorientierung 63
Bürgersolidarität A, CH, D 141–145

C

Case Management 312–322
- Assessment/Hilfeplanung 318
- Evaluation/Fallabschluss 320
- Linking 319
- Monitoring/Re-Assessment 319
- Organisationsebene 316

Chicagoer Schule 105

D

Defektmodell 43
Defizitmodell 43
Demenz 85, 229, 235, 237, 238
Demografie s. Wandlungen, demografisch-gesellschaftliche
Denken, divergentes 241
Deontologie 239
Disengagement-Theorie 44–45
Diskursethik 211
Disuse-Modell 43

E

Empathie, reflektierte 224
Empowerment 106, 249–270
- Bedeutung, etymologische 251
- Betrachtung, historische 252
- Debatten/Kontroversen 265
- Definitionen 254
- Defizitorientierung 260
- Experten und Lebenswelt 257
- Konstrukt 253
- Literatur 268
- Macht 251, 257, 266
- Modelle des Helfens 259
- Ressourcen und Fähigkeiten 261
- Ressourcenorientierung 259
- Schlagwort 265
- Schlussfolgerungen 263
- Wertemaxime 256
- Zugangswege 255

Entscheidungen s. Handeln, ethisch reflektiertes
Entscheidungskompetenz, gelassene 225
Entscheidungskorrektur 225
Ethik 201–227
Ethik der Achtsamkeit 241
exchange theories 41
Expertenstandard 82, 335

F

Fachsprache, gemeinsame 193
Fachwissen 17–20, 22, 193
Freiheit s. Autonomie
Freiwilligenarbeit 141
Fürsorge, selbstverpflichtende kritische 243
Fürsorgekonflikte 216–222

G

Gedächtnistraining 52
Geriatrie 28
Gerontologie 17, 21–34, 234
- Definition 23
- Interdisziplinarität 25
-, soziale s. Soziale Arbeit; Soziale Gerontologie
- Wissenschaft, interdisziplinäre 21

Gerontologische Pflege 230, 271–285, 287
- Aufgabe, interdisziplinäre 271, 290
- Autonomie 235
- Fazit 282
- Geburt der Klinik 275
- Gegenstand 280
- Geschichte 274
- Handbücher, aktuelle 279
- Handlungsebenen 290
- Interventionen 287, 322
- Literatur 283
- Methoden 287, 322
- Notwendigkeit 281
- Pflegeakademisierung 277
- Pflegeforschung 278
- Pionierarbeit 278
- Professionalisierung 277
- Themenfelder 282
- Theoriediskussion 278
- Triebkraft Medizin 275
- Verortung 281
- Versorgungsleitbilder, stationäre 276
- Zielsetzung 281

Gerontopsychiatrie 28
Gerontopsychologie 27
Gesinnungsethik 211
Gesundheitswesen A, CH, D 126–131
GKV 126
Grundlagen, ethische s. Ethik

Grundlagen, theoretische 35–74
- Literatur 70
- Schlussfolgerungen 67

H

Haltung, fragende selbstkritische 224
Handeln, ethisch reflektiertes 203–227
- Autonomie 216
- Debatten 222
- Ethik, kommunikative 214
- Ethik und Moral 205
- Handeln, menschliches 207
- Konflikte, ethische 215
- Kontroversen 222
- Literatur 225
- Prinzipien, moralische 205
- Prinzipienentwicklung, historische 205
- Prinzipienpyramide 208
- Prinzipienvergleich, historischer/interkultureller 212
- Reziprozität 214
- Schlussfolgerungen 224
- Treue 220
- Universalität 211
- Versprechenseinhaltung 221
- Wahrheit 217, 220
- Wohlbefinden, subjektives 218
Handlungstheorie 235
Herangehensweise, interdisziplinäre 31
Herausforderungen, interdisziplinäre 33
Hochaltrigkeit 165, 170, 177

I

Imago dei 210
Imperativ, kategorischer 239
Individualisierung 22
Intelligenz, fluide/kristalline 52
Interaktionstheorie 359
Interdisziplinarität 21–20, 25–34, 271
Interventionen s. Pflege; Soziale Arbeit

K

Kompetenztheorie 49
Kontinuitätstheorie 47
Kontrolltheorie 235
Kontrollüberzeugung 108, 235, 267
Krankenpflegeberuf 78
Krankenversicherung A, CH, D 126–131

Krisenmodell, psychosoziale 51
Kritische Gerontologie 66

L

Langzeitpflege A, CH, D 131–137
Lebensdreiteilung, klassische 163
Lebenserwartung, hohe 163, 168, 177
Lebenslagen 115–200
Lebenslagenkonzept 55
Lebenslauftheorien 54
Lebensspannenkonzeption 48
Lebensweltorientierung-Konzept 108
Lebenswerte, postmoderne 173
Leitbilder 201–227
life-course-perspective 41
live-span developmental theories 41

M

Macht 251, 257, 266, 360
MDK 85, 89, 318, 338
Mechanik, fluide 53
Methoden s. Pflege; Soziale Arbeit
Migration 23
Migration A, CH, D 137–141
Moral 205
Multidisziplinarität 25
Multimorbidität 22
Multiparadigmatismus 367

N

NANDA 328–330
NIC 332
NOC 331

O

Ökologische Gerontologie 56
OKP 129
Optimierung, selektive durch Kompensation 48

P

Paraprofessionalisierung 277
Partizipation, demokratische 257
person-environment theory 41
Person-Umwelt-Passung 56
Pflege/Anforderungen 185–200
- Anforderungen 193
- Attraktivität 189, 196

- Debatten/Kontroversen 195
- Definition 188
- Erfahrung, gelebte 188
- Imageprobleme 189
- Integration 192
- Kompetenzen 193, 195
- Koordination 192
- Literatur 198
- Qualität 191
- Zufriedenheit 191
- Zusammenarbeit, interdisziplinäre 196

Pflege/Interventionen u. Methoden 287, 322–348
- Diskussion/Fazit 339
- Expertenstandard 335
- Funktionspflege 335
- Grundlagen, pflegetheoretische 323
- Literatur 342
- Makroebene 337
- Mesoebene 334
- Mikroebene s. Pflegeprozess
- Pflege, primäre 335

Pflege/Pflegeaufgaben 75–96, 146
- Akutversorgung 91
- Altenheime 89
-, ambulante 90
- Arbeitsbereiche 78
- Aufgabe, zentrale 82
- Bildungsfragen 91
- Demenz als Herausforderung 85
- Entwicklung 76
-, gerontologische s. Gerontologische Pflege
- Handlungsdimensionen 83
- Krankenhäuser 91
- Langzeitversorgung 89
- Literatur 95
- Perspektiven 76
- Politik 93
- Schlussfolgerungen 94
- Settings 87
- Verbände 93

Pflegebedürftigkeit, altersbezogene 170, 177
Pflegediagnosen 328–330
Pflegeergebnisklassifikation 331
Pflegekammer 93
Pflegeprozess 324–334
- Diagnosestellung 328
- Evaluation 334

- Informationssammlung 326
- Pflegeplanimplementierung 334
- Planung 330
- Planung der Interventionen 332

Pflegeversicherung 79, 97, 131
PKV 126
Power Approach 360
Pragmatik, kristalline 53
Prekarisierung 68, 352, 392
Primärdisziplinen 27
Prinzipien, moralische s. Handeln, ethisch reflektiertes
Profession 351
Professionalisierung 349–375
- Beruf/Profession 351
- Debatten/Kontroversen 371
- Forschung 356
- Literatur 372
- Multiparadigmatismus 367
- Schlussfolgerungen 370
- Soziale Arbeit 361

Professionalisierung/Pflege 364, 377, 395–408
- Ausblick 399
- Ausgangslage 378
- Autonomie, berufliche 389
- Eminenz u. Evidenz 364
- Grenzen/Möglichkeiten 377
- Handlungslogik, doppelte 396
- Integration in das Gesundheitssystem 390
- Kriterien, klassische 385
- Literatur 402
- Machterwerb u. Ohnmacht 392
- Pflege als Arbeit 381
- Pflege als Beruf 382
- Pflege als Profession 384
- Selbstorganisation 389
- Verwissenschaftlichung 387
- Zusammenfassung 399

Professionsforschung 356–361
- Altruismus, institutionalisierter 356
- Ansätze, machttheoretische 360
- Autonomiestärkung/Problemlösung 357
- Reaktion auf das Unbekannte 359
- Wirksamkeitskalkulation v. Handlungen 358

Psychohygiene 220

R

Rationalismus, kritischer 105
Rentenalter 167
role theories 41
Rückzugstheorie 44

S

Selbstbefähigung/-ermächtigung 251
Selbstbestimmung s. Autonomie
Selbstbestimmungsfähigkeit, graduelle 238
Selbstverpflichtung 242
Selbstwirksamkeitstheorie 235
Self-Determination 235
Senioren, erwerbstätige 166
Seniorenalter 165
Singularisierung 22
Social-Breakdown-Modell 57
SOK-Modell 48, 239
Soziale Arbeit 61, 97–113, 146, 271, 287, 291
- Aufgabe, interdisziplinäre 271, 290
- Ausblick 110
- Begrifflichkeiten 292
- Empowerment 106
- Entwicklungslinien 99
- Handlungsebenen 290
- Identitätsbildung 105
- Interventionen 287, 295
- Lebenswelt 108
- Literatur 111
- Methoden 287, 295
- Positionen/Tendenzen 101
- Profession, pragmatische eigenreferenzielle 361
- Standortbestimmung 291
- Themenbereiche 292
- Theoriebildung 105
- Zusammenfassung 110
Soziale Arbeit/Interventionen u. Methoden 287, 295–338
- Beratung 303
- Case Management 312
- Diskussion/Fazit 339
- , einzelfallbezogene 297
- Gemeinwesenarbeit 308
- Gruppenarbeit 306
- Hilfeplan 298

- Literatur 342
- Mikroebene 297
- Netzwerkarbeit 310
- , sozialraumbezogene 306
Soziale Gerontologie 97, 101, 105
Sozialkonstruktivismus 65
Sozialpädagogik 101
Sozialpolitik A, CH, D 117–159
Sozialpolitik, staatliche 97, 99–101
Strukturfunktionalismus 356
Strukturtheorie 357
Systemtheorie 358

T

Tätigkeitsfelder, interdisziplinäre 28
Teamarbeit 193, 196
Theorien 38–42
- Nutzen/Sinn 39
- Status quo 40
Theorien, gerontologische 37–74
- Altern, erfolgreiches 43
- Arbeit, soziale 61
- Bengtson-Einteilung 65
- Klassiker 42
- , kritische 66
- Literatur 70
- , ökologische 56
- Perspektiven, multidisziplinäre 50
- , pflegewissenschaftliche 57
- Schlussfolgerungen 67
- , sozialkonstruktivistische 65
Theorien, pflegewissenschaftliche 57–61
Theorien, sozialpädagogische 61–64
Transdisziplinarität 29
Treue 220

U

Ungleichheit, soziale s. Alterssicherung/-sozialpolitik
Utilitarismus 211

V

Variabilität, inter-/intraindividuelle 22
Verantwortungsethik 211
Versprechensbruch 220
Versprechenseinhaltung 221
Verteilungsgerechtigkeit 256

W

Wahrheit 217
Wandlung, demografisch-gesellschaftliche 22, 161–184
- Alter, fragiles 169, 172
- Altersphasen 165
- Debatten, kontroversen 180
- Differenzierungen 162
- Lebensphasen 163
- Literatur 182
- Pflegebedürftigkeit 170, 177
- Rentenalter, gesundes 167
- Senioren, erwerbstätige 166
- Schlussfolgerungen 179

Wissenschaft, interdisziplinäre 21–34
- Literatur 34
- Schlussfolgerungen 33

Wohlbefinden, psychologisches 235
Wohlbefinden, subjektives 218
Wohlfahrtsstaaten D, CH, A 117–159

Z

Zeitreihenanalyse 167
Zusammenarbeit, berufsübergreifende 409–412
- Literatur 412